다해선생의 자연의원리 강의록(비위장편)

④

玄聖의 잠기로
새 文明의 밭을 갈다

玄聖의 쟁기로 새 文明의 밭을 갈다 4 - 다해선생의 자연의 원리 강의록

발행일 | 단기 4347년(서기 2014년) 1월 18일
지은이 | 다해 표상수

펴낸이 | 표건우
펴낸곳 | 화평제
구입문의 | 화평제

출판등록 | 단기 4346년(2013년) 10월 30일(제2013-87호)
주소 | 서울시 관악구 남부순환로198길 7 지층동 101호(신림동, 현대 성우@)
홈페이지 | 자연의 원리 자하선도(www.jahasundo.kr)
전화번호 | 02-872-6067
팩스번호 | 02-872-6069

값 31,000원

이 책의 저작권은 저자와 출판사에 있습니다. 저자와 출판사의 허락 없이 책의 전부 또는 일부 내용을 사용할 수 없습니다.
잘못 만들어진 책은 구입처나 본사에서 교환해 드립니다.

ISBN : 979-11-951942-1-6 04040
ISBN : 979-11-951942-0-9 (전6권)

玄聖의 정기로
새 文明의 밭을갈자

다해선생의 자연의원리 강의록(비위장편) ④

들어가는 글

 이 책에서 다루고 있는 현성 의학은 잘 배워서 실천한다면 누구나 자기 병을 자기 자신이 고칠 수 있게 했다. 또한 병이 없거나, 경미한 병을 갖고 있는 사람들에게도 이 책은 건강을 지키고 예방할 수 있는 방법이 될 것이다.
 사실 병을 고친다는 말도 이치적으로 그리 합당한 말은 아니다. 병을 고치는 것을 보통 치료라고 하는데, 우리가 지향하는 바는 치료가 아니라 깨어진 장부의 균형을 회복하는 것에 있다. 기존의 모두 의학은 병명치료, 증상치료, 국소치료, 통계치료에 국한한다. 일찍이 현성 선생님께서는 이러한 일체의 치료 행위는 근본을 무시한 삿된 방법이며, 이를 멈추지 않는다면 언젠가는 파멸을 맞이할 것이라 경고하셨다.
 현성 의학에 따르면 만병의 근원은 6장 6부의 음양 허실 한열의 균형이 깨져서 생긴 것이므로 그 균형을 찾으면 병이 낫는다고 했다. 그 균형을 찾기 위해서는 먼저 사람을 알아야 하고, 사람을 알기 위해서는 반드시 우주 자연이 생성 소멸하는 이치를 알아야 한다. 사람을 형성한 그 근원적 질료는 바로 우주 자연으로부터 기인하기 때문이다.
 우주 자연은 시간과 공간, 물질(에너지)과 비물질(정보), 그리고 그 밖의 또 다른 무언가로 이루어져 있어, 그러한 것들이 무량한 억겁의 세월을 지나오면서 서로 엉기어 생명을 빚어내고 만물을 길러낸 것이다.

이렇게 우주 자연이 저절로 생성 소멸하는 과정을 거쳐 지금의 내가 존재하게 되었음을 동양 과학으로 설명한 것이 바로 무극과 태극(음양), 삼태극(음양중), 사상(하통지리), 그리고 오행(상통천문)이다. 이 책은 기존의 음양오행에 심포 삼초 상화(相火)를 더한 육기(六氣, 중통인사)론을 통해 생명이 출현하는 과정에서의 기운 작용을 보다 구체적으로 설명할 것이다. 현성 이전에는 없었던 심포 삼초론으로 인류 문명은 비로소 인간의 제 문제에 대해서 바르게 알게 될 것이다.

자연의 원리는 일견 사람의 육체를 건강하게 하는 단편적인 면만이 부각된 듯 보이나, 한 발 깊이 들어가 보면 우주 만유의 생성 원리와 그것이 뭇 생명들에 미치는 영향, 지구의 자전(음양)과 사시(四時)가 순환 공전(오행)하면서 다른 행성들과 맺는 상호 연관성을 알게 되고, 사람으로 일생을 살면서 그 누구도 피할 수 없는 만병의 원인을 근원적으로 찾아내어 그에 합당한 해결책을 제시하고 있음을 알 수 있다.

여기서 그 해결책으로 제시하고 있는 것이 바로 육기섭생법이다. 육기섭생법을 실천한다면 누구나 자신의 병을 자신이 고쳐서 정기신을 바르게 할 수 있으며, 이것이 다름 아닌 진정한 의미의 의통(醫通)이라고 할 수 있다.

육기 섭생법을 제대로 실천하려면 가장 먼저 자연의 원리를 알아야 한다. 그리고 6장 6부의 음양 허실 한열을 알기 위해 맥진법과 체질분류법을 필히 익혀야 한다. 그런 뒤에는 그 결과를 바탕으로 처방을 할 줄 알아야 한다. 특히 이 처방을 자기 자신에게 하는 것이 핵심이다.

그리고 더 나아가 현성 선생님께서 말년에 정립하신 '7대 완전한 자연섭생법'을 통하면 사람의 내면에 잠재하고 있는 무한한 잠재력을 계발하는 경지에 이를 수 있다. 이 잠재력을 계발하여 사용한다면 누구나 자신이 얻고자 하는 것, 되고자 하는 것을 이룰 수 있다. 현대 문명은 시험 위주의 제도권 교육, 국가 시책과 제도, 또한 권력화 되어가는 거대 언론에 의해서 인간의 잠재 능력계발이 퇴보하고 있다고 해도 과언이 아니다.

이번 '비위장편'에서는 만병의 근원을 찾는 여러 보조적 진단법에 대한 내용과, 그에 대한 해결책으로써 육기섭생법 처방론을 다룬다. 또한 일체의 대인관계를 다루는 체질별 궁합에 대한 내용을 담았다.

특히 본서(本書)는 비위장이 허약할 때의 일체의 육체적 증상과 정신적 증상뿐만 아니라, 그 중에서도 현대 인류의 적이라 할 수 있는 몸을 차게 하는 행위와 과식으로 인해 발생하는 비만과 위장병에 대한 설명을 심도 있게 다루었다. 그리고 이러한 문제를 해소하기 위한 방법으로 운동하는 원리와 각 장부를 튼튼하게 하는 운동에 대한 내용을 함께 실었다. 그 밖에도 동양 과학의 새로운 관점을 들여다 볼 수 있는 여러 내용이 수록되어 있으므로 본문을 찬찬히 일독하시길 권한다.

자연의 원리 요법사 강의 내용을 엮은 『현성의 쟁기로 새 문명의 밭을 갈다』 시리즈가 2011년 첫 출간된 '간담편'을 필두로 지금까지 총 3편이 간행되었다.

지금까지 출판사 이름으로 써왔던 '만국활계남조선'을 본편부터 '화평제(和平齊)'로 바꾸었다. 그동안 모 종교단체와 관련된 출판사가 아니냐는 오해가 잦아 혼동을 줄이기 위함이다. 앞으로 우리 출판사의 새 이름이 될 '화평제'는 삼가 서로 다툼이 없고, 고르게 잘 다스려 조화로운 인의예지신으로 화목하고 평화로운 세상을 건설하자는 뜻을 담아 지어졌다.

자연의 원리 강의록 시리즈 제4편 『현성의 쟁기로 새문명의 밭을 갈다(비위장편)』을 펴내는데 여러 일꾼들이 거들었다. 특히 1편부터 편집을 맡은 주경자 선생을 팀장으로 하여 김소연 선생이 전체적인 교정과 교열을 맡아서 수고해 주었고, 주인숙 선생이 교정과 색인 작업을 거들었다. 조안나 선생은 보이지 않는 곳에서 여러 일을 처리해 주었다. 또한 자하누리 장진기 원장은 본문에 수록된 많은 그림을 정성을 다해 세심하게 그려 독자들의 이해를 돕는데 큰 도움을 주었다. 그 외에도 여러 도반들의 도움으로 본서가 출간되었음을 지면을 통해 감사드린다.

새 책 출간으로 돌아오는 갑오년은 많은 인연되는 분들로 하여금 정기신(精氣神)의 건강을 회복하고, 행복한 삶을 이어가길 소망한다. 아울러 책 출간에 힘써준 모든 분들과 일 년 이상 책 출간을 기다려 주신 독자 제현들께 감사한 마음을 전하며 서문을 갈음한다.

　　　　　　단기 4346년(서기 2013년) 계사(癸巳)년 동지절(冬至節)에
　　　　　　　　　　　　　청룡동 우거(寓居)에서
　　　　　　　　　　　　　　다해 표상수 씀

일러두기

1. 본 강의록은 2008년 10월에서 12월까지 진행된 제 33기 요법사반 강의 내용을 책자로 펴낸 것이다. 요법사 교육은 봄과 가을 각각 한 차례씩 1년에 두 번 진행된다.

2. 본권은 앞으로 나올 자연의 원리 강의록 시리즈 중에서 비위장에 관련된 내용만 정리해서 내는 것이니, 차후에 폐대장편과 마지막으로 신장방광편이 계속 나올 것이다.

3. 본문 내용 중, 학생이 묻고 선생이 답한 것은 질문과 대답으로 표시했다. 선생이 묻고 전체 학생이 답한 경우에는 선생이 한 질문에 대해서는 따로 표시하지 않고, 학생이 답한 것은 괄호 표시로 구분하였음을 알려둔다.

차 례

들어가는 글   5

일러두기   9

제1강   비위장 洪脈편

잠을 많이 자도 피로가 안 풀리는 이유, 후중   23

손에서 진물이 나거나 갈라지는 이유, 삐거나 접질렸을 경우,
    다친 곳을 회복시켜 주는 것은 피(血)다   25

시간을 잘 쓰는 법, 우리말에 담긴 시간의 의미   27

죽음(死)의 의미   29

오늘과 내일의 의미, 일(事)과 업(業), 오늘을 잘 살아야 한다   30

풍류와 풍수   33

영계에도 음양중(陰陽中)이 있다, 오직 천당과 지옥만 있는
    개신교   34

중(中)을 인정하는 불교와 천주교, 개신교의 OX식 교리는
    종교개혁에서 비롯되었다   35

토기의 속성, 우주는 사상(四象)으로 돌아가지 않는다,
    우주와 방위의 중심은 나(我)   38

비위장이 지배하는 곳   44

홍맥의 생성 원인과 맥상(脈像)   45
음양기운의 생성-목기의 작용   45
음양기운의 생성-화기의 작용   46
음양기운의 생성-토기의 작용   48
음양기운의 생성-금기의 작용   49
음양기운의 생성-수기의 작용, 우리음악과 서양음악의 차이   53
음양기운의 생성-상화기(相火氣)의 작용   57
장부에서 인의예지신(五德)이 나온다, 한글전용론은 조상과
  후손을 격리하자는 것   58
마음수련의 허구성, 태교의 중요성과 방법   61
중국 고사에 등장하는 단장(斷腸)의 아픔, 경기(驚氣)의 원인   63
언어장애 고치는 방법   64
의방류취, 지금은 약재로 병을 고치기 힘든 시대   67
오계(五季)의 맥상(脈像)과 원리   69
비위장이 건강할 때의 성격, 토형의 본성(本性)   70
우주 기운의 차원과 오행체질에 따른 생각의 차원   73
비위장이 허약할 때의 정신적 증상, 토형이 병날 때의 성격   80
의처증, 의부증 다스리는 방법   82
못 믿어서 계속 반복하고 확인하는 사람,
  병들면 병든 기운이 나온다   85
몸에서 나는 냄새는 생명이 보내는 신호다   87
제철 음식에는 각 계절에 따른 천지기운이 담겨 있다,
  자연을 모르는 현대의 영양학   88
훈민정음 창제와 현성의 자연의 원리   91
각 장부와 대기의 관계   92

감기환자에게 장부에 열이 있다고 진단하는 현재 한의학   93
맥의 완급으로 한열의 실상을 알 수 있다,
   맥을 모르는 사상의학의 한계   96
맥을 알아야 침을 제대로 놓을 수 있다   97
체질에 맞는 음식과 통증부위에 해당하는 음식을 같이 먹어야,
   같은 맛도 체질에 따라 느끼는 강도가 다르다   98
체질분류법은 원방각에서 비롯, 앞 세상은 표준형 후손들이
   등장할 것, 우리에게는 재(財), 관(官)을 살릴 방도가 있다   101
천지와 생명 탄생의 과정   107
세포 창조와 육기(六氣)의 작용, 우리의 유전자에는
   우주의 모든 정보가 들어 있다   109
교육, 학습, 자습, 연습, 수습의 의미   112
원효대사의 '자루 없는 도끼', 각설(覺說)이 타령과 거지(巨知)   115
무릎 통증, 체했을 때, 전두통, 복명(腹鳴), 입과 입술 이상,
   비만, 구안와사   121
서양의학이 병(病)을 보는 관점   125
수술이 꼭 필요한 경우, 음양(陰陽) 허실(虛實)
   한열(寒熱)의 조절   130
수술 후의 맥과 영양하는 법, 의학 상식이라는 것들의
   이면을 살펴야   131

제2강 비위장 洪脈편

손톱에 줄이 생기는 이유, 병맥(病脈),
   아기들은 허실 조절이 빠리 된다   137
몸의 특정 부위에 살이 찌는 이유, 화병   142

장부와 마음의 상관관계, 몸이 차면 마음도 차다	145
홍맥일 때의 육체적 증상, 마른 사람이 살찌려면	150
현하의 의학은 비만의 원인을 잘 모른다,	
비만의 원인과 해결 방법	152
홍맥 비만	155
구삼맥 비만(물만 먹어도 살찌는 비만)	158
불임 수술에 의한 비만	162
체질별 살 빼는 방법	165
비만에 관한 질의응답	168
소금(素金), 물, 공기(空氣)는 화학기호 그 이상의 것이다	172
유동기, 적, 취, 뒤꿈치 갈라지는 것	174
계절에 따른 천지기운이 우리에게 미치는 영향	175
비위장이 허약하면 눕기를 좋아 하고,	
하치통(아래 잇몸)이 생긴다	180
속 쓰림, 더부룩함, 위궤양, 위암	181
와들와들 떨리는 수전증과 두전증, 알코올 중독	182
이마가 검고, 설근이 굳는 것, 몸 전면에 열, 위무력,	
위하수, 당뇨병	185
구안와사, 개기름, 딸기코, 구취, 식욕항진	186
백혈병, 살에 멍이 잘 들고, 잇몸에 피가 잘 난다, 면황	189
토형의 특징	192
위장병, 짠 것을 먹고 따뜻하게 하면 위장 속 균과	
바이러스는 다 없어진다	193
서양의학의 위장병 처방	194
현맥 위장병(무산증)	194

홍맥 위장병(위산 과다증) 197
석맥 위장병(배고파도 못 먹는 사람) 200
구삼맥 위장병(신경성 소화불량, 십년 체증), 식도염,
   장부의 균형이 맞아야 몸이 가볍다 202
홍맥의 변화-인영과 촌구 205
홍맥의 변화-허실, 한열, 부침, 지삭, 대소, 활삽 207
운동을 하지 않으면 고칠 수 없는 병(중풍, 당뇨, 수전증,
   정신병, 천식, 류머티스) 211
치료의 관점을 바꾼 위대한 스승, 나를 살릴 줄 알아야
   남도 살릴 수 있다 212
저혈압, 성장통, 루푸스에 관한 질의응답 214

제3강 비위장 洪脈편

현맥 위장병은 단맛이 당기지 않는다,
   자하순소금에 들어간 공력 221
소금과 물은 생명을 담는 본질적 질료 223
현재 식용으로 쓰이는 소금의 문제점 224
화기(火氣)의 준동으로 장차 슈퍼 바이러스가 나온다 225
시간의 기준, 자오(子午)와 묘유(卯酉) 227
처방의 기준 1-기경팔맥의 병(4~5성) 이상은 맥대로 한다 229
잠이 안 올 때는 짠맛을 먹어라 232
병치(病治)는 언제까지 해야 하는가?
   맥은 언어나 문자보다 상위 개념 234
맥이 고쳐지는 과정에서 나타나는 반응,
   불가피하게 진통제를 써야 하는 경우 235

처방의 기준 2-정경의 병(맥이 1~3성)일 때는 체질대로 한다	237
편식은 결코 나쁜 것이 아니다	241
체질에 따라 가장 약한 장부가 지배하는 부위를 운동하는 것이 좋다	243
이제부터는 만나는 모든 사람을 이롭게 할 수 있다	244
상화형과 표준형의 처방	245
손가락, 발가락에서 시작하고 끝나는 12경맥의 종시혈(終始穴)	246
육합혈(六合穴)	249
12모혈(募穴)	251
12유혈(腧血)	256
척추에 질서 정연하게 매달린 12장부	261
허리가 아프면 수술 대신 짠맛을 먹고 운동하는 것이 훨씬 유리하다	263
얼굴색과 코 부위 찰색으로 살피는 6장 6부의 허실 판단	264
안면 찰색과 눈으로 살피는 6장 6부의 허실 판단	266
관절과 몸 전체로 살피는 6장 6부의 허실 판단	267
운(運)이란 무엇인가? 현재 도판의 잘못된 운기조식법	269
최고의 개운(開運)법은 운동(運動)이다	273
족태음비장경의 주요 혈자리	275
족양명위경의 주요 혈자리	278
기경팔맥에 속하는 충맥, 충맥이 병났을 때의 증상-비만, 토사곽란	281
위경련도 위장이 식어서 온다	283
생명력은 절대 죽지 않으려고 하는 힘이다, 충맥의 병을 고치는 법	284

침법의 기본은 음양기운을 조절하는 것이다,
　보사법(補瀉法)의 본질　　　　　　　　　　　287
장부는 마음과 성품이 만들어지는 곳　　　　　288
침을 찌르는 방향(方向), 보사(補瀉)의 이치　　289
홍맥이 나오고 인영이 클 때의 침법　　　　　291
홍맥이 나오고 촌구가 클 때의 침법　　　　　292
홍맥이 나올 때의 육기섭생법 처방　　　　　　293
허실을 조절하는 1차 처방과 상극작용의 원리　295
독한 술이나 석청을 먹으면 쓰러질 수도 있다,
　보약(補藥)보다 보식(補食)이 좋다　　　　　297
완벽하게 허실을 조절하는 2차 처방과 상극작용의 원리,
　율려(律呂)　　　　　　　　　　　　　　　　299
음양오행은 형이하학이다　　　　　　　　　　303
기경팔맥에도 음양이 있다　　　　　　　　　　305
천기보다 더 중요한 것이 체질과 맥이다　　　　308
12정경과 기경팔맥의 유주(流注) 운행의 순서　310
무조건 배불리 먹는 게 능사가 아니라 허기(虛氣)진 장부에
　기운을 채워야 한다　　　　　　　　　　　　311
소강절 선생의 우주 1년　　　　　　　　　　　312
일부 김항 선생의 정역(正易)과 수운 선생의 인내천(人乃天)　314
화기가 충천하면 소금을 주식처럼 먹어야,
　인간을 알려면 이 법을 알아야 한다　　　　　315
궁합(宮合)이란 무엇인가?　　　　　　　　　　316
모든 궁합 중에서 제일 중요한 것은 부부궁합이다　318
목형 남자와 화형 여자의 궁합(남자가 여자를 生하는 관계)　320

목형 남자와 토형 여자의 궁합(남자가 여자를 克하는 관계)	321
목형 남자와 금형 여자의 궁합(여자가 남자를 克하는 관계)	322
목형 남자와 수형 여자의 궁합(여자가 남자를 生하는 관계)	324
백년해로(百年偕老) 하는 이상적인 궁합	325
선천(先天)은 남자가 여자를 극하는 궁합이 좋다	327
여자가 남자보다 너무 크면 안 좋다	329
절대 피해야 할 궁합	329
남자가 여자를 생하는 궁합	333
여자가 남자를 생하는 궁합	335
같은 기운으로 만난 친구나 동업자 같은 궁합	336
얼굴과 몸의 체질이 다른 경우, 평천하(平天下)는 내 몸을 바르게 하는 것에서부터	339
선(善)과 악(惡)의 차이	342

제4강 비위장 洪脈편

무릎에 물이 차는 경우	349
구안와사 다스리는 법	351
치질 다스리는 법	355
현맥이 나오는 폐암 말기와 모맥이 나오는 폐암 말기	357
6장 6부를 열나게 하는 음식, 내 몸은 내가 조율해야 한다	360
뽕나무, 동충하초, 오가피, 오디	362
비장과 위장을 영양하는 음식 1	363
육류 소비를 줄이지 않으면 장차 대재앙이 닥쳐올 것이다	364
비장과 위장을 영양하는 음식 2	365
비장과 위장을 튼튼하게 하는 운동부위	366

운동의 기준	366
운동의 순서	367
운동의 3대 원칙	368
생명은 제일 약한 곳부터 에너지를 공급하려는 속성이 있다	371
운동의 요령(방법)	371
운동은 열을 만들고 순환시키기 위한 몸짓, 오랜 기간 수영한 사람들은 대개 살이 잘 안 빠진다	374
우리의 전통 춤사위, 선도는 상하 좌우의 균형을 이루는 몸동작이다	376
운동 시간의 설계	377
각 장부를 튼튼하게 하는 운동	379
맥에 따라 12경맥에 전달되는 기운의 양이 다르다, 몸에 이상이 있는 것은 몸의 주인이 제일 잘 안다	381
폐와 대장을 튼튼하게 하는 운동	382
자신이 싫어하는 냄새와 색깔은 오장 중 가장 허약한 장부를 극하는 기운이다	383
신장 방광을 튼튼하게 하는 운동	385
심포 삼초를 튼튼하게 하는 운동	387
아기의 손톱이 휘어지고 깨지는 경우, 빈혈	387
고관절 괴사증	389
병이 상극의 방향으로 진행하는 이치	391
병맥이 고쳐지는 이치와 그 진행방향, 회복(回復)의 의미	395
현맥 6~7성인 사람이 꾸준히 노력하면 홍모맥이 나온다	398
맥이 명확하지 않은 경우, 원형탈모증	401
명현반응은 과거의 병력을 해소하는 과정의 산물이다	402

부정맥이 나올 때는 심포 삼초를 좋게 하는 것이 급선무다	405
좌우의 맥이 다르게 나오는 경우	406
단식과 생식의 차이점	407
15낙맥(絡脈)의 병, 경맥, 낙맥, 손낙맥	408
초목을 소금에 절이는 것은 제독하여 중화시키는 것이다,	
15낙맥의 병	414

찾아보기   425

비위장 洪脈편 제1강

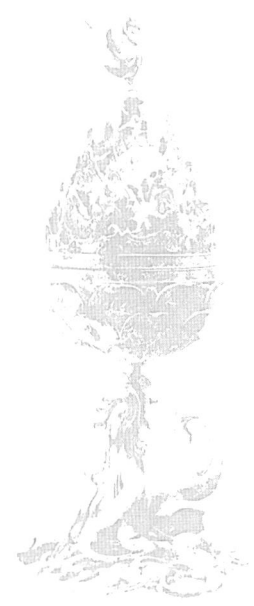

비위장 洪脈편 제 1 강

잠을 많이 자도 피로가 안 풀리는 이유, 후중

앞으로 이 주간 비장과 위장에 해당하는 토기(土氣)에 대해서 공부하겠습니다. 현재의 학문으로는 비위장에 병이 왜 생기는지 그 원인을 모릅니다. 또 병난 비위장을 본질적으로 건강하게 하는 방법이 없습니다. 위장이 병나면 그저 소화제, 진통제, 소염항생제 같은 약을 먹이거나 칼로 병난 부위를 잘라내는데, 그건 위장을 건강하게 하고 튼튼하게 하는 것과는 무관합니다.

그래서 이번 홍맥편에서는 비위장에 병이 생기는 원인과 비위장에 병이 생길 때 나오는 홍맥이 어떠한 이치에 의해 생기는지 배우게 될 겁니다. 비위장이 허약해져서 홍맥이 나올 때는 어떤 음식을 먹어야 하고, 어떤 운동을 해야 하며, 호흡은 어떻게 해야 건강을 빨리 회복할 수 있는지에 대해서도 배우게 됩니다. 또한 어떤 경맥의 혈자리에 침이나 뜸, 자석테이프를 사용해야 유리한지도 알아 볼 것입니다. 진도 나가기 전에 질문 받겠습니다.

질문 : 잠을 많이 자도 피로가 안 풀리는 사람이 있고, 조금만 자도 몸이 쌩쌩한 사람이 있는 것은 체질의 차이 때문에 그런 건가요?

대답 : 잠을 많이 자도 피로가 안 풀리는 사람은 짠 것이 부족해서 그렇습니다. 인영 촌구의 맥 차이가 크게 나거나 석맥이 나오는 사람들은

잠을 많이 자도 피로가 잘 안 풀려요. 낮에 조는 사람들 있죠? 걸어가면서도 하품하는 분들은 대개 석맥입니다.

반면에 잠을 조금밖에 안 잤는데도 피로를 느끼지 않고 쌩쌩 날아다니는 사람은 인영 촌구가 거의 같기 때문에 건강한 것으로 봐야 됩니다. 인영 촌구의 차이가 많이 나고 인영맥이 큰 경우에는 잠잘 때도 기운이 머리 쪽으로 많이 가잖아요? 기운이 몸 쪽으로도 가야 피곤이 풀어지는데 한쪽으로 치우치게 되면 아무래도 그렇지 못하겠죠.

이렇게 잠을 많이 잤는데도 개운치가 않고 피곤이 풀리지 않는다면 맥대로 음양 허실을 조절하면 됩니다. 석맥은 짠맛을 안 먹으면 절대로 안 고쳐집니다. 안 먹으면 그 맥을 가지고 늘 피곤하게 그냥 살아야 돼요. 또 이렇게 신장 방광이 허약해지고 있는 상황에서 짠맛으로 건강하게 해놓지 않으면 점점 병은 커지게 됩니다.

그래서 엄밀하게 말하면 우리는 맥을 고치는 거지, 병을 고치는 게 아닙니다. 이게 무슨 말인지 못 알아들어도 할 수 없어요. 우리는 인영 촌구가 차이 나면 그걸 같게 고치고, 석맥이면 짠맛으로 석맥을 고치면 되는 거예요. 그러면 이걸 언제까지 먹으면 되겠어요?

(석맥이 없어질 때까지)

그렇죠. 석맥이 없어질 때까지 먹어야 합니다. 석맥이 있으면 계속해서 짠맛 나는 음식들, 된장찌개, 콩자반, 장아찌, 젓갈 같은 것들이 맛있어요. 맛있는 걸 먹으라는데 그걸 못해요? 그런데도 못 먹겠다면 할 수 없습니다. 제가 대신 먹어줄 수도 없고, 엄마가 자식을 위해서 대신 먹어줄 수도 없어요. 자식도 석맥이고, 엄마도 석맥인데 엄마만 짠맛을 먹었다면 엄마만 좋아집니다.

질문 : 후중은 어떻게 해야 하나요?

대답 : 후중일 때는 뒤가 무겁다고 했어요. 변이 가늘게 조금씩 나옵니

다. 화장실에 가서 변을 봤는데도 시원하지가 않고 찝찝하게 남아 있는 것 있잖아요. 후중은 심포 삼초가 안 좋을 때 생기니까 떫은 것을 더 드시면 됩니다.

손에서 진물이 나거나 갈라지는 이유, 삐거나 접질렸을 경우, 다친 곳을 회복시켜 주는 것은 피(血)다

질문 : 손에서 진물이 나고 갈라지는 것은 왜 그런 겁니까?

대답 : 그건 심포 삼초가 안 좋은 겁니다.

질문 : 피부의 허물이 벗겨지는 거니까 금기인 폐대장으로 보면 안 됩니까?

대답 : 인체의 부위 중에서 손과 어깨는 심포장과 삼초부가 지배하는 대표적인 곳입니다.

질문 : 제 손가락(중지와 약지)을 보면 이렇게 허옇거든요?

대답 : 심포경과 삼초경이 그 정 가운데를 지나가는데 그것도 심포 삼초예요. (엄지손가락만 그럴 때는요?) 일단 손과 손가락은 심포 삼초가 지배하니까 상화인 떫은맛을 드시면 됩니다. 엄지만 그렇다면 거긴 폐경맥이 지나가니까 매운맛과 떫은맛을 먹고, 폐경에 MT(자석테이프)를 하나 붙여주면 좋습니다.

질문 : 어디가 삐거나 접질렸을 때 그 부위에 MT를 붙여줘도 효과가 있습니까?

대답 : 그렇죠. 생활하다보면 접질리거나 다칠 때가 있는데 그럴 땐 그 부분에 MT를 붙여줘도 되고, 또 사혈침이라는 게 있습니다. 다쳐서 퍼렇게 부었을 때는 사혈침을 이용해 그 부위에서 어혈을 빼내면 좋습니다. 사혈침으로 탁탁탁 자극을 해주면 피가 나와요. 다친 곳을 고쳐주고 회복시켜 줄 수 있는 물질이 바로 피예요. 피 말고 다른 게 있으면 얘기

해 보세요. 하느님의 성령? 부처님의 가피? 무엇이 실제로 다친 부분을 회복시켜 주는지 한번 생각해 보라는 겁니다.

일단은 다친 쪽으로 피가 잘 가야 나을 수 있습니다. 거기에 뭉쳐져 있는 피, 그걸 울혈 내지는 어혈이라고 하거든요. 기능을 상실하여 죽은 피를 어혈(瘀血), 흐르지 못하고 정체되어 묵은 피를 울혈(鬱血)이라고 하는데, 울체되어 있다는 것은 피가 순환되어서 빠져나가야 될 게 못 빠져나가고 있는 겁니다. 그런 게 있으면 당연히 그 부분이 냉해지겠죠. 그러면 그 부위를 마사지, 사혈침, 따뜻한 찜질 등을 하여 피를 잘 순환시켜 주어야 합니다. 또 그 부분이 무릎인 경우에는 단 것, 발목일 때는 짠 것, 손목일 때는 매운 것으로 영양하면 훨씬 효과가 빠릅니다. 기운이라는 것도 힘이 있어야 잘 돌아가잖아요.

그 돌리는 힘이 약할 때는 돌릴 수 있는 힘을 확보해야 합니다. 허약하다면 음식으로 보충하는 것이 유리하고, 운동, 호흡, 침법, 사혈법, 뜸법, 마사지, 지압 등으로 몸 안에 있는 기운을 돌려주는 방법도 있습니다. 몸 내부에 있는 기운만 잘 돌려줘도 병이 일정 부분은 낫습니다. 허약한 상태로는 내부의 기운을 돌려 좋아지게 하는데 한계가 있어요. 그래서 석맥이면 짠 것을 먹지 않으면 안 되고, 홍맥이면 단것을 먹지 않으면 안 되는 겁니다.

즉 가장 먼저 영양을 해주고, 자기 몸으로 운동하고, 자기 코로 호흡하고, 인간은 온열동물이니까 몸을 따뜻하게 만들고, 천기를 잘 이해해서 그에 맞게 잘 적응해야 건강을 회복할 수 있습니다.

또 자기 체질과 나이에 맞게 살아야 돼요. 나이 육십 먹은 사람이 20~30대 청년처럼 살려고 하면 안 되는 겁니다. "내가 왕년에는 어땠네" 하면서 으스대면 안 되는 거예요. 왕년에 한 가닥 못한 사람이 어디 있습니까? 왕년(往年)이 어떤 년이에요? 간 년이잖아요. 갈 왕(往)자.

그러면 올 년은 뭐예요? 내년(來年)이 올 년이죠. 올 래(來)자!

시간을 잘 쓰는 법, 우리말에 담긴 시간의 의미

그러면 말 나온 김에 시간에 대해서 한번 살펴보고 갑시다. 또 어떻게 하면 시간을 잘 쓸 수 있는지도 알아보겠습니다.

사람의 일생을 보면 처음과 끝의 시종(始終)이 있어요. 만약 지금의 내가 스무 살이라고 한다면 그 이전은 과거이고, 그 이후는 미래죠? 살아있는 모든 사람에게는 과거가 있고, 앞으로는 미래가 있습니다. 또 우리는 현재(現在)의 시점을 지금이라고도 하고, 오늘이라고도 합니다. 오늘을 잘 살아야 된다는 말도 있잖아요.

표 시간

시간 개념	과거	현재	미래
시간 흐름 인식의 기존 개념	어제 (언제) →	오늘 (늘 온다) →	내일
사실적 시간의 흐름	지나갔다 ←	지금 ←	온다

※ 시간=과거, 현재, 미래=늘(항상)

그게 무슨 말이냐? 지금껏 수많은 철학자, 현자, 모든 성인들이 오늘을 잘 살아야 한다고 말했습니다. 예수님도 지금 현재를 잘 살고 내일 일은 내일로 미루라고 했습니다. 그런데 막상 오늘을 잘 살려면 어떻게 해야 되는지 구체적으로 말해 주는 사람은 없었어요. 막 뛰어다니는 게 잘 사는 건지, 골방에 들어가서 기도만 하는 게 잘 사는 건지, 그저 막연합니다.

그렇다면 오늘을 잘 사는 게 뭐냐? 아무도 그 얘기를 안 해서 제가 지금 말하려고 합니다. 바로 지나간 하루 전날을 뭐라고 하죠?

(어제)

그렇죠. 하루 전을 어제라고 하는데 여기에 ㄴ자만 붙이면 '언제'가 됩니다. "언제 그랬냐?" 그러면 그건 무조건 과거(過去)를 얘기하는 겁니다. 1년 전도 언제, 100년 전도 언제, 1000년 전, 1만 년 전도 언제 입니다. 그 어제에서부터 과거의 어느 특정 시점에 멈추게 하는 것이 니은(ㄴ)이에요. 시간의 멈춤. 언제 그랬냐고 묻는 것은 시간이 멈춘 그 시점의 일을 따져 보려고 하는 겁니다. '오늘' 할 때의 '늘'은 '항상'이라고 했어요. 그럼 항상은 뭘 말하는 거예요?

(과거, 현재, 미래)

그렇죠. 과거, 현재, 미래를 한 통으로 묶어 놓은 시간을 '늘'이라고 하잖아요. 지금 제가 하는 이야기는 우리 선조님들의 시간에 대한 함축된 철학적 사유에 관한 것입니다. 오늘이 단기 4341(2008)년 11월 29일 오전 11시 17분이죠. 이게 지금입니다. 오늘 안에도 또 지금이 있습니다.

그러면 우리가 내일로 가는 겁니까? 내일이 우리에게 오는 겁니까? 요즘은 보통 우리가 내일로 가는 것으로 보잖아요. 내일 만나자거나 모레 만나자고 약속을 하는 건 앞으로, 미래에 뭘 하자는 얘기잖아요. 갈 거(去), 갈 왕(往)은 같은 뜻이죠? 오는 건 올 래(來)라고 쓰죠? 그래서 거래(去來)라고 합니다. 오고 감. 생사거래(生死去來)라는 말은 생사도 내가 현생으로 왔다가 다시 어디로 가는 겁니다. 그러면 시간은 시작 이전도 있을 것이고 끝 이후도 있겠죠.

전생이 어떻다, 죽은 뒤의 세계가 어떻다 하는 건 하나도 중요하지 않으니까 따지지 마세요. 사후의 세계는 오늘, 지금, 여기서 결판나는 겁니다. 극락이 있다고들 하는데 아마 있겠죠. 영혼이니, 영계니, 의식계가 어쩌고저쩌고 하잖아요. 그런데 지금 여기를 잘 못살고 있다면 천당이나 극락 같은 곳은 기대도 하지 말아야 합니다.

죽음(死)의 의미

죽음은 이렇게(死) 씁니다. 그런데 죽음이 끝은 아니죠? 시간은 영속성이 있기 때문에 분명히 태초 이전도 있고, 끝 이후도 있습니다. 끝이 아닌 죽음을 대비하기 위해서 이 사(死)자가 무슨 글자인지 알아야겠죠.

사(死)는 '돌 알(歹)' 자와 '바뀔 화(匕)' 자의 조합으로, 돌아가서 변화된다는 의미가 있습니다. 그래서 이걸(死) '돌아갈 사' 자로 쓰는 것인데 정작 사람들은 그 돌아간다는 것의 철학적 의미를 모릅니다. 돌아간다는 것은 온 곳으로 다시 되돌아가는 겁니다. 그래서 우리 민족은 누가 죽으면 하늘로 돌아가셨다고 말하잖아요? 그런데 허신(중국 후한의 경학자로 『설문해자(說文解字)』의 저자)이 그 본래의 의미를 망각하고 그냥 '죽을 사' 자로 쓴 겁니다.

죽음이 뭐예요? 끝난 것? 종친 것? 망한 것? 여기서 망(亡)은 머리 두, 근본 두(亠)에 숨을 은(乚) 자거든요. 근본을 숨긴다는 뜻입니다. 어떤 회사가 존재했다가 망하죠? 그건 회사의 근본이 없어져 버린 겁니다. 숨어 버린 거죠. 망하게 되면 그 근본(亠)이 어디론가 자취를 감추고 숨(乚)게 됩니다.

마찬가지로 우리가 이번 생을 살아가면서 떳떳이 살면 그건 존재하는 것이고, 만약에 남의 돈 떼먹고 어디론가 도망갔다면 인생이 망한 것으로 볼 수 있습니다. 그게 근본을 숨기는 거예요. 즉 사망(死亡)이라는 것은 현상계에 있다가 돌아가서 그 근본을 감춘 것으로, 근본(亠)을 숨기고(乚) 돌아가(歹) 무언가가 됐다(匕) 이렇게 볼 수도 있습니다.

사망에 대해서 이 외에 달리 해석할 수 있습니까? 천당이나 지옥에 간다는 식의 이야기는 빼고요. 죽음의 의미를 제대로 안다면 죽는 것을 두려워할 이유가 없습니다. 하지만 어떤 사람이 죽어서 돌아가 그 근본이 숨은 뒤에도 그분에 대한 평가는 살아있는 사람들에 의해 치열하고 냉혹하게 다루어집니다. 그분은 비록 돌아갔지만 유지가 있느냐 없느냐, 유업이 있느냐 없느냐를 따지게 되는 겁니다.

* 주 : 여기서의 파자와 문자의 조합 원리는 박소천 선생의 『파자비결』 인용함.

오늘과 내일의 의미, 일(事)과 업(業), 오늘을 잘 살아야 한다

제가 여기서 떠든 것은 이 한마디를 하기 위해섭니다. 미래란 무엇이냐? 현재의 시점에서 볼 때 우리가 내일로 가는 게 아니라 시간이 이리(오늘)로 오는 거예요. 오늘의 '오'는 무슨 뜻이에요? 가는 거예요, 오는 거예요?

(오는 것)

오는 것이잖아요. 오는 늘. 그래서 시간이 바로 지금 왔다는 것을 온 늘(오늘)이라고 한 겁니다. 두 개의 ㄴ이 부딪히면 하나를 떼야 하죠? 여기서 그냥 가만히 있으면 늘(항상 그러한 시간)이 계속 옵니다. 시간이 나한테 쉼 없이 다가오는 거예요. 우리가 지금 미래의 어디로 가는 게 아니라 사실은 시간이 우리에게 오는 겁니다. 그러니 제발 시간을 쫓아가지 마세요. 어디로 가려고 쫓아가다 보면 지금 이 순간을 챙길 수가 없습니다. 지금 있는 그 자리에서 가만히 있으면서 지금 챙길 것만 챙기고, 지금 할 것만 하면 시간은 끊임없이 나한테 늘 옵니다. 내일(來日)이라는 글자도 잘 보면 어떻게 되어 있죠? 시간인 해(日)가 와(來)요, 가(往)요?

(옵니다)

선조들께서 분명히 시간이 온다(來)고 적어 놓으셨는데, 요즘에는 자꾸 내일로 가려고만 하니 관념이 뒤죽박죽 되어버린 겁니다. 인영맥이 더 커지면 자꾸 미래로 가려고만 해요. 그렇지 않은 사람들에게도 시간의 개념을 반대로 교육시켜 놓아서 서두르게 만듭니다. 그러니 시행착오를 끊임없이 범하는 겁니다.

가려고도 하지 말고, 오려고도 하지 말고, 그 자리에 가만히 있으면 시간이 분명히 나한테 오게 되어 있으니까 지금 할일 한 가지만 잘하면 됩니다. 우리는, 아이들에게 엄마는 엄마 노릇, 아버지는 아버지 노릇만 잘하면 저절로 가화만사성(家和萬事成)이 되는 겁니다. 그런데 지금 할 일들은 않고 엉뚱한 데로 가려고만 하잖아요.

아이를 키울 때도 그래요. 미래(未來)가 뭐예요? 아직 안 온 거죠. 그 아직 안 온 걸 어떻게 미리 쓰냐는 겁니다. 그런데 벌써부터 그 찬란한 미래로 가려고 아이들을 유치원 때부터 과외 시키고, 초등학교 3학년밖에 안된 녀석을 유학 보낸다고 난리치잖아요. 수능 고득점을 목표로 초등학교 때부터 소위 선행학습이라는 교육 방식으로 우리 아이들을 혹사시키고, 영혼을 황폐화시키고 있는 어른들이 득실거립니다. 지금 해야 할 일, 가장 시급한 일을 해야 하는데 말입니다. 병 있는 사람은 병을 고치는 일이 가장 시급합니다. 그 사람에게는 건강을 회복하는 것이 오늘을 잘 살고, 미래를 대비하는 거예요.

이 시간이라는 개념을 글자 그 자체로 살펴보니까 미래(未來)는 아직 오지 않은 시간입니다. 그러면 편안하게 그냥 놔두면 되는 겁니다. 내일은 나한테 오는 것이지 내가 앞당겨 쓸 수 있는 게 아닙니다. 내일은 그냥 놔둬도 오니까 학생이라면 몸을 튼튼하게 키우면서 공부만 열심히 하면 되고, 사업가는 사업만 잘하면 되겠죠. 이 업(業)에 충실하지 않고 딴 짓거리를 하게 되면 그건 직업을 소홀히 하는 것과 마찬가지입니다.

그건 시간을 다른데 허비한 거예요. 가장 우선해야 하는 것이 바로 현재의 업을 충실히 하는 것입니다.

일(事)과 업(業)이 있습니다. 일(事)은 만사(萬事)를 말합니다. 똥 누는 것도 일이고, 밥 먹는 것도 일이에요. 식사(食事)라고 하잖아요. 어디 가는 것도 일이고, 한번 하고 마는 것도 일입니다. 그런데 업(業)은 같은 일을 반복하는 것을 말합니다. 제가 일 년 열두 달 내내 이런 이야기 하는 일을 계속 반복하면 그건 업입니다. 보통 직업(職業)이라고 하죠. 여러분들은 지금 현재 이 공부를 하는 게 업은 아니고 일입니다. 평생 배우는 건 아니니까요.

그러면 지금 무엇을 배워서 앞으로 다가올 시간에 무엇을 할 것이냐? 계속 나에게 나가올 그 시간을 어떻게 살 것이냐? 숨만 쉬면서 이 자리에 가만히만 있어도 지구가 나를 싣고 태양을 오십 바퀴 돌면 오십년을 사는 것이고, 백 바퀴 돌면 백년을 사는 겁니다. 그러니 시간을 쓸 때 이런 저런 신경 쓸 것 없이 오늘 할 일만 잘하면 되는 거예요. 그게 바로 성인들의 '내일 일은 내일로 미루라'는 말씀의 요지입니다. 또 아직 오지 않은 시간을 어떻게 쓸 것이며, 또한 지나간 일에 연연할 것 없다는 뜻이기도 합니다.

우리는 각자 살아오면서 행한 일들, 과거 업을 바탕으로 지금을 사는 거잖아요. 그래서 그것이 도움이 되면 계속 쓰면 되고, 잘못된 것이라면 가량을 해서 반성할 것이 있으면 반성을 하면 됩니다. 그 속에는 시행착오도 있고, 성공도 있고, 뭐 여러 가지가 있잖아요. 그런데 이 속에도 선악이 있습니다. 이걸 망각하면 안 됩니다.

그리고 어떤 사람은 과거에 사로잡혀서 헤어 나오질 못해요. 과거의 어떤 불쾌한 감정이나 과거의 망상 같은 건 중요한 게 아니거든요. 거기에 매달리지 말고 나의 생명과 영혼이 현재 숨 쉬고 있는 이 자리, 즉 지금을 잘 살아야 합니다. 아까의 시간은 이미 지나갔고, 지금은 또 다른 시간이 와 있습니다. 그러면 지금 와 있는 요놈을 잘 써야 합니다. 동양에서는 송나라 때의 학자인 소강절 선생이 우주의 시간을 정리해 놓았는데, 그것도 나중에 알기 쉽도록 썰 한번 풀도록 하겠습니다.

풍류와 풍수

질문 : 선생님께서 저번에 풍수와 풍류에 대해서 말씀하셨는데요. 다시 한 번 설명 부탁드립니다.

대답 : 그래요. 풍류는 고대 우리 선조들이 수행을 할 때 생활의 기본 지침으로 삼았던 가르침을 말합니다. 이것이 고구려에서는 조의선인, 백제에서는 배달도가 되고, 신라에서는 진흥대왕 때에 이르러서야 본격적으로 화랑도를 육성하기 시작합니다.

최치원 선생이 화랑 낭도를 위해 쓴 난랑비 서문을 보면 '예부터 나라에 현묘(玄妙)한 도(道)가 있는데, 이를 풍류(風流)라 일컫는다'는 글이 있습니다. 이것은 신라에 이미 불교나 유교가 들어오기 전부터 선불유(仙佛儒) 삼교(三敎)를 포함하는 가르침이 있었다는 뜻입니다.

뭇 생명을 사랑하며 도의로써 몸을 닦고, 악업을 멀리하고 선업을 쌓고, 집에 들어오면 부모에게 효도하고, 밖에서는 나라에 충성해야 한다는 생활 덕목은 우리 민족의 삼대 경전 중 하나인 『참전계경』에 나와 있는 가르침이기도 합니다. 이것이 고려 왕조에서는 팔관회로 전승되고, 조선 왕조에서는 선비도로 그 명맥이 이어져 오다가 근대에 이르러서는 풍류가 무슨 음주가무를 즐기는 것인 양 왜곡되어 전해지고 있는 실정입니다.

그리고 풍수(風水)는 말씀드렸듯이 생명의 근본 질료인 공기와 물을 말합니다. 공기가 이동하는 것이 바람이에요. 공기가 거대한 힘으로 이

동하면 태풍이 되는데 공기가 움직이려면 반드시 한열(寒熱)이 있어야
합니다. 한열의 차가 별로 없고 온도가 서로 같다면 절대로 움직이지 않
습니다. 우리 몸을 병나게 하는 원인도 마찬가지입니다. 너무 뜨거워도
병, 너무 차도 병이잖아요.

공기와 물은 생명이 살아가는데 있어서 절대적 조건이고, 생명을 있
게 하는 근원적 질료라고 했죠? 그래서 심포 삼초 생명력을 좋게 하려
면 기본적으로 좋은 공기와 좋은 물이 있어야 합니다. 같은 지역에 사는
사람들은 똑같은 공기와 물을 마시고 섭취합니다. 우리가 서울에 살면서
거의 같은 공기와 물을 마시고 살잖아요.

한편 땅에 기반을 둔 곡기는 종자에 따라서 수많은 다양한 먹거리가
만들어집니다. 참외씨가 만들어 내는 먹거리, 수박씨가 만들어 내는 먹
거리, 각종 곡식과 야채, 과일은 그 기운이 서로 다릅니다. 하늘과 땅의
기운을 거두어 먹은 씨(氏)종자의 품성에 따라 맛이 만들어지는 겁니다.
그 맛은 천기에 상응하여 땅에서 얻어지는 기운 덩어리라고 말씀드렸
죠? 사람도 이런 풍수지(風水地)의 이치(理致)로 만들어집니다.

영계에도 음양중(陰陽中)이 있다, 오직 천당과 지옥만 있는 개신교

이것 말고도 하늘에는 천기(天氣)가 있습니다. 빛과 온기 그리고 온
우주에서 오는 기(氣)가 있습니다. 우리의 몸(我)에서 보이지 않는 비물
질을 신(神), 물질로 되어 있는 이 몸을 정(精, 육체), 정신과 육체를
결합하도록 하는 것을 기(氣)라고 했습니다. 사람이 육체를 벗어놓고 우
주에 다시 돌아가더라도 신은 남는다고 하잖아요. 천지에 가득한 것이
바로 이 신입니다. 심포 삼초 공부할 때 이 세계를 신이라고 할 수도 있
고, 영과 혼 또는 얼이라고 할 수도 있다고 했는데, 혼이 가는 그 세계
를 또 나눠서 얘기해 볼 수 있습니다.

어떤 종교들은 사람이 죽어서 가는 세계를 음양중 삼태극으로 나눴습니다. 죄를 지은 영혼이 가는 곳을 음(陰)인 지옥, 착한 영혼이 가는 곳을 양(陽)인 극락(천당)이라고 했습니다. '극락왕생(極樂往生) 하옵소서' 하고 축원하는 것은 지극히 즐거운 곳에 가서 살라는 뜻입니다. 그 외에 그저 그러한 영혼이 가는 중(中)에 해당하는 곳도 있습니다. 그곳을 천주교에서는 연옥(煉獄)이라고 합니다. 이 중(中)에 해당하는 곳은 불교에도 있고, 민족종교에도 있는데 개신교만 없습니다.

개신교는 그저 천당과 지옥, OX로만 딱 구분해 놨어요. 지옥은 나쁘고 천당은 좋다는 식으로 말이죠. 하지만 죽어서 영혼이 가는 동네를 삼태극으로 나누지 않고, 이렇게 태극으로만 나눠 놓으면 사람이 불안할 수밖에 없습니다. 천당 못 간 영혼은 죄다 지옥으로 간다는 거잖아요. 그러니 이런 교리에 전도되어 천당과 지옥만 있다고 믿는 사람들이 얼마나 다급하겠어요? 그래서 이런 사람들이 지하철에서 시끄럽게 떠들고, 자기들의 조상인 단군 할아버지 상에 뻘건 페인트칠을 하거나, 님의 동네 기도처나 절 같은 곳에 가서 스프레이를 뿌리기도 하는 겁니다.

중(中)을 인정하는 불교와 천주교, 개신교의 OX식 교리는 종교개혁에서 비롯되었다

그런데 이 사이에 중(연옥, 중음, 구천 등)이 있다고 하면 어떻게 되죠? 내가 살아오면서 부모 형제한테 툴툴거린 적도 있고, 친구 마음 상하게 한 적도 있잖아요. 그런 게 있으면 천당에 못 간다는데, 그렇다고 나쁜 짓을 많이 하지는 않았으니 지옥은 가기 싫고, 적어도 연옥이라는 곳으로 갈 수 있다 싶으면 나름대로 안심이 되는 겁니다.

불교는 33천을 이야기합니다. 그래서 좋은 곳에 가라고 천도재 같은 것도 지내고, 구천을 맴도는 영혼을 위해서 기도하기도 합니다. 그래도 여긴 지옥은 아닙니다. 구천을 맴돈다고 해도 지옥불은 아니니까 얼마나 여유가 있느냐 이거에요. 또 위로 올라갈 수 있는 여지가 있기 때문에 불교 신자들은 여유가 있습니다. 불교는 윤회를 인정하잖아요. 어차피 세세생생 또 태어날 건데 그렇게 서두를 필요가 없다는 거죠. 이번에 좋은 일 많이 못했으면 다음에 태어나서 하면 되니까 이번 생에 다 못해도 걱정 없습니다. 이런 여유가 있기 때문에 불자들은 사후 세계에 대해서도 굉장히 느긋합니다.

두 번째로 느긋한 데가 천주교입니다. 여기선 천당도 지옥도 아닌 또 한군데의 옵션이 있습니다. 바로 연옥입니다. 나도 거긴 갈 수 있을 것 같으니까 조금 여유가 있고 느긋해요. 그런데 이걸 싹 없앤 동네는 정신이 없습니다. 누구라도 천국에 못가면 갈 곳이라곤 오직 지옥밖에 없으니 장사가 잘 될 수밖에 없어요.

그러면 거기는 교리를 왜 그렇게 만들어 놨느냐? 16세기경에 루터니 칼뱅이니 하는 사람들이 종교개혁을 했습니다. 원래 가톨릭 성직자였던 이들은 의식이 깨어 있고 양심적인 사람들이었습니다. 그런데 이 사람들이 당시 천주교에서 하는 걸 보니까 아주 가관이거든요. 무슨 면죄부라고 해서 일종의 부적 같은 걸 팔고 있어요. 돈 주고 부적만 사면 면죄된다는 게 말이 됩니까? 그렇게 유럽 전역에서 수탈한 돈을 모아서 거대한 교회 건물을 짓는 따위의 온갖 패악질을 다하고 있는 겁니다.

이를 묵과할 수 없었던 이 젊은 성직자들은 결국 종교개혁 운동을 전개하기에 이르고, 그렇게 해서 만들어진 것이 바로 프로테스탄트입니다. 프로테스탄트는 저항한다는 뜻이잖아요. 거대한 가톨릭, 그 1500년이나 된 단체에 맞장을 뜬 겁니다. 이 운동은 많은 반향을 일으켰습니다. 특히 독일 지역이 교황청의 경제적 수탈이 더 심했던 모양인지 루터의 저항운동이 다른 곳보다도 더 빠르게 들불처럼 퍼져 나갔습니다. 또 스위

스에서는 칼뱅을 따르게 되면서 유럽 전역에 새로운 영성 운동이 전개되기 시작합니다. 그리고 그 이후 루터나 칼뱅의 후예들이 그 명맥을 이어오는 과정에서 종파가 여러 갈래로 무수히 찢어져 오늘날에 이르게 된 겁니다.

가톨릭은 1960년대까지만 해도 일반 신자들이 성경책 전체를 다 보지 못하도록 했었습니다. 제대(祭臺)가 벽을 향해 있어서 신부가 벽만 쳐다보고 미사를 집전했습니다. 또 사제가 마태복음, 누가복음을 라틴어로 읽으니 일반 신도들은 전혀 알아들을 수가 없는 거예요. 그저 성직자가 성서를 읽고 해석한 그 강론만 듣는 겁니다.

신부 혼자서 라틴어로 떠들고, 신자들은 그것이 무슨 소린지도 모른 채 그렇게 떠들고 손짓 발짓하는 모양을 그냥 보기만 하는 것이 그 당시 미사였습니다. 그리고 신도들은 성서가 아닌 교리를 믿은 거죠. 그러던 것이 1960년대 중반 2차 바티칸 공의회에서 각 나라 말로 성경책을 번역하기로 결정하고, 벽에 붙어있던 제대를 신도 쪽으로 돌려서 미사를 집전하도록 하여 바야흐로 일반 신도들이 제대로 된 미사에 참례할 수 있게 된 겁니다.

그런데 이미 500여 년 전 루터와 칼뱅은 성경 말씀은 라틴어를 공부한 기존 성직자들의 전유물이 아니므로 성서를 스스로 자유롭게 읽고 해석해야 한다고 주창했습니다. 또 이들은 1500년 동안 내려온 전례를 부정하고, 오로지 성서에 기록된 내용에 의해서만 신앙을 하자고 했습니다.

문제는 이들의 주장대로 모든 신자들이 각자 나름대로 성경을 해석할 수 있게 되면서 다시금 새로운 폐단이 생기기 시작했다는 겁니다. 루터의 해석과 홍길동의 해석이 서로 다를 수 있잖아요. 그러다보니 개신교가 수많은 종파로 분열된 겁니다. 천주교는 지금도 한 줄로 가는데 개신교는 끊임없이 분열되고 있잖아요. 대한민국만 해도 종파가 수백 개는 될 겁니다. 그래서 이젠 이게 도통 무슨 소리를 하는지 알 수가 없게 돼 버렸어요.

초기 개신교가 성서 자유 해석을 들고 나와서 새로운 판을 만들었을 때 처음엔 세력이 약했습니다. 세력을 키우려면 아주 쇼킹한 교리를 만들어야 됩니다. 그래서 선택의 여지없이 죽기 살기로 천당에 가야 한다는 논리를 펼치면서 연옥의 개념을 없애버렸어요. 이렇게 천당과 지옥 OX로 판을 짜놓고서 다른 사람을 전도해야 천국에 갈 수 있다고 하면 신도 입장에서는 전도를 해야 돼요, 말아야 돼요?

(해야 됩니다)

그러니까 신림 사거리나 서울역 같은 데서 어깨띠 두르고 다닐 수밖에 없는 겁니다. 지하철을 타면 예수천국 불신지옥 이러면서 다니는 사람들 있잖아요. 남이 듣거나 말거나 천국에 갈 수 있다면 그렇게 녹음기를 틀어놓고 다니는 겁니다.

그런데 불교 신자들은 안 그렇거든요. '다시 태어날 텐데 왜 저러나?' 또 천주교 신자가 보면 '꼭 저렇게 설레발을 쳐야 되나?' 이렇게 생각합니다. 이 자리에 개신교 신자가 계신다고 해도 사리가 그렇기 때문에 이런 말씀을 드릴 수밖에 없습니다.

루터나 칼뱅이 이런 폐단에도 불구하고 인류 역사에 지대한 공을 세운 건 확실합니다.

토기의 속성, 우주는 사상(四象)으로 돌아가지 않는다, 우주와 방위의 중심은 나(我)

우주에서의 토기(土氣)는 어떤 기운인지 알아보도록 하겠습니다. 자연 안에서의 토기와 사람의 정기신 안에서의 토기를 구분해서 볼 줄 알아야 합니다.

토(土)는 흙이기 때문에 덩어리가 져 있어요. 흩어져 있는(火氣者散也) 먼지가 아니라 뭉쳐 있는 흙덩어리를 말합니다. 우리 선조들의 기록을 보면 '토기자고야(土氣者固也)' 이렇게 딱 다섯 자로 설명하고 있습니다. 즉 토기의 속성은 화합하여 단단하게(固) 뭉치는 것이고, 이것은 먼지가 결합되고 통합된 것이니까 화생토를 한 겁니다.

그 맛은 단맛이고, 단맛은 무언가를 뭉치게 만듭니다. 강정을 만들 때 단맛인 엿이나 설탕이 들어가면 서로 달라붙죠? 토기의 속성은 달라붙게 해서 덩어리를 만듭니다. 그래서 토기가 많아 토극수가 되면 투명하고 맑은 성질을 잃어버려 걸쭉하고 탁해집니다. 석맥이 나왔다는 것은 토극수를 했다는 뜻이고, 그건 맑은 피가 아니라 탁한 피가 흐른다는 얘기예요.

그리고 토 기운은 1년 중에 장하(長夏)의 한여름 기운이고, 하루 중에서는 한낮 미시(未時)쯤이고, 방위로는 중앙이고, 중앙을 향해서 뭉칩니다. 하통지리의 사상(四象)을 보면 토를 중앙에 배속시킵니다.

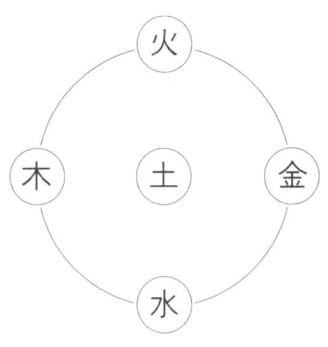

그림　사상 (원그림)1

그런데 이걸 하늘에까지 적용을 시키니 문제가 생기는 겁니다. 목생화, 화생토, 토생금, 금생수, 수생목 이렇게 가는데, 토를 중앙에 놓아야 하니까 폐단이 생기는 거예요. 왜냐하면 하늘의 이치와 땅의 이치는 분명히 다르거든요.

우주에서 대폭발인 빅뱅이 일어날 때 우선 먼지 같은 게 확 퍼졌습니다. 그게 화기입니다. 그런데 먼지가 한없이 퍼져 나가는 게 아니라 점점 그 퍼져 나가는 속도가 줄어듭니다. 땅에서 보면 먼지가 퍼져 나가다가 서서히 속도가 줄어들면서 가라앉잖아요.

마찬가지로 이 역시 우주 공간 안에서 퍼져(火氣) 나가다가 멈추면서 성질이 같은 놈들끼리 뭉치는데(土氣), 그렇게 해서 생긴 것이 별입니다. 별, 소행성, 혜성 이런 녀석들은 전부 먼지 가루가 뭉친 것들입니다. 그게 우주의 생성 원리에서 보면 화생토거든요. 한마디로 땅이 만들어진 겁니다. 일단 뭉쳐졌으면 이제부터는 땅(土氣)의 입장에서 봐야 됩니다.

그런데 문제는 하늘(上通天門)의 상생 순환 이치까지도 땅(下通地理)을 기준으로 배치해 놓으니까 우주가 찌그러져서 돌아가는 꼴이 되어버린 겁니다. 하늘은 그렇게 돌아가는 게 아니에요. 그렇다면 우리는 하늘의 이치는 어떻게 돌아가는지 우리 동양의 입장에서 살펴보자는 겁니다.

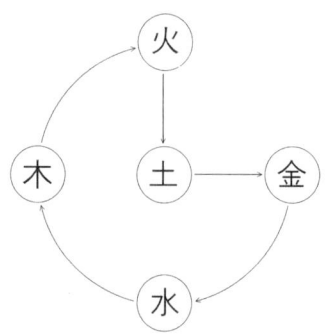

그림 상생그림의 사상 2

뭐 유럽 학자가 그랬다? 미국 학자가 그랬다? 그건 그 동네 가서 하라는 거예요. 거긴 거기에 맞는 이치가 분명히 있을 겁니다. 여기선 그 동네에서 나온 것을 논하는 것보다 이 땅 위에 있는 하늘의 상황을 논하는 것이 더 시급한 일입니다.

목생화 해서 봄이 여름을 낳고, 화생토 해서 여름이 장하를 낳고, 삼복더위가 지나면 토생금 해서 금인 가을이 옵니다. 그리고 금생수 하여 겨울이 오고, 또 다시 수생목 하여 계속해서 돌아갑니다. 그런데 하통지리에서 볼 때는 토가 가운데 있지만, 여기에서는 굳이 그림을 이렇게(찌그러트려서) 그릴 것 없이 이렇게(원 모양으로) 해도 됩니다. 우주가 이렇게(그림 사상, 四象) 찌그러지지 않았거든요. 한쪽을 이렇게 찌그러트려 놓으면 이치를 설명하기가 만만치 않습니다.

일단은 한반도의 방위(方位)가 제대로 설명되어야 합니다. 방위는 동서남북을 이야기하는 것인데, 주역을 공부한 사람들은 대한민국을 간방이라고 합니다. 마찬가지로 대한민국 안에서도 부산은 무슨 방향이고, 강릉은 무슨 방향이고, 군산은 무슨 방향이고, 평양은 무슨 방향이라고 말할 수 있잖아요. 그런데 그 전에 그 사람이 어디에 앉아서 이야기를 하는지 그걸 봐야 되는 겁니다.

원래 땅이라는 건 중앙이 없습니다. 도대체 어디가 중앙이에요? 북경이 중앙이에요? 서울이 중앙이에요? 아니면 일본 동경이 중앙입니까? 한번 봅시다. 여러분들이 저를 볼 때 제가 어느 쪽에 있어요?

(앞에 있어요)

제가 요렇게 좌측으로 틀면?

(앞에 있어요)

이렇게 우측으로 틀면?

(앞에요)

그 얘기는 뭐냐 하면 여러분들이 중심이 되어서 봤다는 겁니다. 제가 여기서 물구나무를 서든, 떼굴떼굴 구르든, 누워 있든 간에 여러분들 앞에 있는 거예요.

반대로 저 표상수를 중심으로 보면 여러분들이 제 앞에 계시는 거잖아요. 제가 우측방향으로 틀어서 있으면 여러분들은 저의 좌측에 있게 됩니다. 이 상태에서 제가 방향을 우측으로 더 틀면 여러분은 저의 뒤쪽에 있는 거죠. 그러니까 그 방위를 보는 사람이 누구냐, 보는 주체가 누구냐 하는 걸 살펴야 됩니다.

그런데 만약에 이 자리에서 어떤 유명한 사람이 저를 봤다고 해봅시다. 그 사람이 삐딱하게 서쪽을 보고 앉았어요. 그러면서 표상수는 자신의 우측에 있다고 우겨요. 그러면 여러분들도 따라서 다 우측에 있다고 말할 것 아닙니까? 그 사람이 저보다 유명하니까 말이죠. 지금 학문이 다 그렇게 되어 있습니다. 우주의 중심이 누굽니까? 바로 나(我)입니다. 여러분 자신이라는 얘깁니다. 그러니 보는 사람이 스스로 중심이 되어보자는 거예요.

대한민국을 중심으로 놓고 그 안에서도 중심이 되는 곳을 수도인 서울이라고 하는 것은 사람을 빼고 봤을 때 그렇다는 겁니다. 사람을 놓고 봤을 때는 이 중앙에 누구를 놓고 볼 것인가가 굉장히 중요합니다. 방위를 살필 때는 이렇게 사람을 놓고 보는 방법과 사람을 빼고 보는 두 가지 방법이 있거든요.

그런 걸 고려해서 살펴야 하는데 지금은 중국의 어떤 학자가 말한 대로 조선 땅은 간방이다, 몽골 땅은 무슨 방향이다, 이렇게 정해 놓았잖아요. 지구의 중심이 북경이 될 수는 없는데 중국 사람들은 거기에 자기들 임금이 앉아 있으니까 우주의 중심이라고 본 겁니다. 그 바탕에서 학문을 전개시킨 거예요. 그걸 우리가 알게 모르게 동의하잖아요.

저는 더 이상 그런 사대주의에 의한 관점으로 보지 말자는 겁니다. 여기서는 이 표상수가 중심이 아니라 여러분들이 중심입니다.

다시 돌아와서 토는 색으로는 황색, 일생에서는 장년입니다. 숫자로는 5와 10이 토에 속합니다. 천간(天干)에서는 무기(戊己)가 토에 해당하고, 지지(地支)에서는 진술축미(辰戌丑未)가 토에 속합니다. 여기에서 미토는 장하쯤에 있어서 토기가 가장 강하고, 축토는 토기가 약하고 수기가 많습니다.

사람의 정신세계에서는 신뢰, 믿음, 화합, 우애, 단합, 뭉치면 살고 흩어지면 죽는다, 이런 것들이 토기입니다. 여기 엿이 있다고 해봅시다. 엿은 토기입니다. 옆에 튀밥 같은 게 있다고 하면 엿은 그걸 결속시킵니다. 엿 따로, 튀밥 따로 놀면 안 되잖아요. 이렇게 뭉치면 살고 흩어지면 죽는다고 단합을 강조하는 것은 내면에 토기가 많아서 그렇습니다.

이런 기운은 장부 중에서 비장과 위장에서 나옵니다. 비장과 위장이 건강할 때는 믿음을 주고, 신뢰를 주고, 통합하고, 단합하자, 모여서 살자고 합니다. 반대로 비위장이 병났을 때는 실천력이 떨어지니까 모이자고 하면 귀찮아서 안 가요. 그래서 비위장이 병이 나면 앞에 말한 건강한 기운과 반대되는 의심, 고민, 공상, 망상, 호언장담, 실언 등의 기운이 나옵니다.

실천의 반대는 게으름이죠? 홍맥이 나오면 게을러집니다. 그런 집에 가면 아주 너저분합니다. 청소도 않고, 설거지도 않고, 저게 행주인지 걸레인지 구분이 안 되고, 심지어는 빨래하려고 세탁기에 넣어 놓은 게 일주일씩 그대로 있는 집도 있어요. 어떤 집은 더 가관입니다. 세탁기를 다 돌리면 빨래를 꺼내서 널어야 하는데 게을러서 빨래가 다 말라 뻣뻣해질 때까지 그냥 놔둡니다. 그래서 어떤 사람의 맥을 보고, 체질을 보면 저 사람이 집에서 대충 어떻게 해놓고 살겠다는 것이 보입니다.

반면에 실천력이 계속되는 것을 추진력, 끈기라고 합니다. 뭘 하라고 시켰는데 바로 하는 건 토기에서 나와요. 믿음을 주는 겁니다. 그래서 토형들은 속을 잘 안 썩입니다. 토기가 있는 사람은 학교 다닐 때 선생님 속 안 썩이고, 부모님 속도 잘 안 썩여요. 이런 기운들을 일반적으로 토기라고 합니다.

비위장이 지배하는 곳

육체적으로 토기에 해당하는 장부는 비장과 위장입니다. 췌장도 여기에 속합니다. 비장과 췌장은 음이고, 위장은 양입니다. 비경맥을 흐르는 힘은 비장에서 만들어지고, 위경맥을 흐르는 힘은 위장에서 만들어집니다. 그래서 장부가 약해지면 그 경맥으로 흐르는 생명력도 약해져서 그 경맥을 따라 저리고 쑤시는 신경통 같은 게 생깁니다.

교재를 보세요. 거기에 비위장이 지배하는 곳이 나와 있죠? 먼저 충맥(衝脈). 충맥은 기경팔맥(奇經八脈)에 속합니다. 그 다음 비계는 살을 말합니다. 그래서 비위장이 병나 홍맥이 나오면 살이 많이 찝니다. 살을 막 만들어서 비만 같은 게 생겨요. 또 비위장은 배통, 무릎과 대퇴부를 지배합니다. 비만인 사람을 보면 엉덩이와 대퇴부, 배에 살이 많고 또 거기가 약합니다.

입과 입술도 지배합니다. 입안이 헌다든지, 입술이 부르튼다든지, 입술이 갈라지거나 찢어지는 사람들 있죠? 이런 사람들은 단맛을 먹어주면 증상들이 깨끗이 없어져요. 유방, 발뒤꿈치도 토가 지배합니다. 홍맥이 나오면 비위장이 지배하는 이런 곳들이 먼저 약해집니다. 그래서 일단 홍맥(洪脈)이 나올 때는 비위장이 지배하는 곳을 먼저 살펴야 합니다.

홍맥의 생성 원인과 맥상(脈像)

교재 제일 위를 보세요. 홍맥은 목극토 해서 비위장이 허약할 때 생성(生成)된다고 적혀 있죠? 그 상(像)은 굵고, 넓습니다. 그 글자 자체가 '넓을 홍(洪)'이잖아요. 혈관이 넓어져서 마치 홍수가 난 것처럼 피가 콸콸 지나갑니다.

다음은 목극토 할 때 생긴다고 돼 있습니다. 목기(木氣)는 그 속성이 부드럽다고 했죠? 혈관을 부드럽게 만듭니다. 반대로 금기(金氣)로 긴장시키면 혈관이 좁아지겠죠? 팽팽하게 잡아당겨서 긴장시키면 길어지고 가늘어집니다. 그래서 금극목을 하여 현맥이 나타나면 혈관이 가늘어지고, 목기로 부드럽게 이완시키면 혈관이 지나치게 넓어져서 피가 콸콸 흐르게 되는 겁니다.

이런 걸 보면 옛날 어른들은 그 모양을 정확하게 알았던 모양입니다. 이 맥상(脈像)을 말로는 '굵고, 넓고, 짧다'고 표현하는데, 문자로는 처음에는 훈민정음(訓民正音)이 없었으니까 고심 끝에 '큰물 홍, 클 홍, 넓을 홍(洪)' 자가 가장 타당하다고 여겨 이 글자를 쓴 겁니다. 지난 수천 년 동안 망각되어 온 이런 이치를 현성 선생님께서 신시 시대의 경지로 재현해 놓으셨습니다.

음양기운의 생성 - 목기의 작용

이번 시간에는 음양의 기운이 어떻게 생기는지 살펴보겠습니다. 목기 안에서도 음양이 있다고 했어요. 그러면 이 힘이 그냥 가만히 있는 게 아니라 작동을 합니다. 우주가 처음에 빅뱅을 할 때도 어떤 기운이 작용한 거잖아요. 그 작용하기 이전의 상태, 빅뱅이 일어나기 이전의 상태를 상상해보면 처음에는 아마 그 안에서 가만히 있었을 겁니다. 그러다가 힘의 작용에 의해서 기운이 생겨난 것이 바로 태초(太初)의 일기(一氣)

인 거죠. 그 일기가 음양도 만들고, 오행도 만든 겁니다.

목기는 음기와 양기가 이렇게 평형을 이루며 가지런하게, 마치 부드러운 아지랑이처럼 갑니다. 봄에 보면 아지랑이가 이렇게 올라가죠? 그건 천지가 하늘에서 목기를 받아서 땅이 그에 상응하여 새싹이 돋아나는 현상입니다. 이렇게 부딪힘이 없이 평형을 이루며 가니까 이 안에서는 부드럽고 편안한 무언가가 형성되겠지요. 그래서 건강한 목형들은 성품이 부드러워요. 부드럽게 간다고 해서 요 기운을 완(緩)이라고 쓴 겁니다.

옛날 책에 보면 '목기자완야(木氣者緩也)'라는 기록이 있습니다. 이 '완(緩)'이라는 글자에는 여러 가지 뜻이 있어요. 부드러울 완, 느릴 완, 느슨할 완, 격렬하게 싸우지 않을 완. 한마디로 부드럽다는 얘깁니다. 우리 몸에서 그런 기운은 간담에서 만들어집니다. 그 기운이 성품으로는 순하고, 착하고, 어집(仁)니다. 그래서 간담에서는 희망적이고, 생육하고, 교육적이고, 계획적이고, 문필가이고, 시적이고, 문학적인 기운이 나옵니다.

음양기운의 생성 - 화기의 작용

화기(火氣)는 음양의 기운이 어떻게 작용하느냐? 음(陰) 기운과 양(陽) 기운이 서로 부딪히고 충돌합니다. 쾅하고 부딪히고 충돌하면 불꽃이 튀면서 그 반작용으로 사방에 흩어지겠죠? 목기는 부딪히기 전의 상태입니다. 부딪히지 않으니까 소리도 안 나고 빛도 안 납니다.

번개는 음전기와 양전기가 쾅하고 부딪혀서 생기죠? 충돌이 일어나니까 천둥소리가 나고 불꽃이 번쩍이면서 그 빛과 소리가 온 천지로 확산돼요. 그래서 화기는 충돌, 부딪힘이고, 그 결과로 소리와 빛과 열이 발생하여 확산하고 흩어집니다.

옛날 책을 보면 '화기자산야(火氣者散也)'라는 기록이 있습니다. 화기라는 것은 흩어지고, 퍼져 나간다는 뜻입니다. 그래서 '흩어질 산(散)'이라는 글자를 쓴 거예요.

우리 몸에서 이러한 화기(火氣)는 심장과 소장에서 그 기운이 만들어집니다. 이렇게 화기는 열나고, 뜨겁고, 퍼트리고, 확산한다. 즉 그 기운을 사방팔방 흩어지게 해서 사람들에게 보이도록 합니다. 불꽃같은 것은 전부 화기입니다. 이런 이유로 옛날 사람들은 예법을 화기에 배속했던 겁니다.

처녀 총각이 만나서 "우리 그냥 아무에게도 말 않고 둘이 살자" 하고 살면 그건 동거(同居)입니다. 두 사람이 혼례라는 형식을 치르지 않으면 주위 사람들은 그 둘이 부부인줄 모릅니다. 또 어떤 분이 돌아가시면 그 시신을 그냥 묻어도 되지만 그렇게 하지 않습니다. 돌아가신 분을 기리고, 이를 모든 사람들에게 알리기 위해 장례라는 형식을 갖춥니다.

예절은 그 안에 굉장한 법도가 있고 내용이 있습니다. 장례(葬禮), 제례(祭禮), 관례(冠禮), 혼례(婚禮), 차례(茶禮) 등의 예식을 보는 사람은 그 기운을 받는 겁니다. 그런 확산되는 기운을 받는 것이 예(禮)입니다. 이를테면 준범이가 와서 "선생님, 저 왔습니다" 하고 인사하면 다른 사람들이 보잖아요. 그러면 표상수가 준범이를 가르치는 선생이라는 걸 모두 알게 됩니다. 손자가 할아버지한테 인사하는 것도 저 어른이 그 아이의 할아버지라는 걸 다 알게 하는 거예요. 그것이 예(禮)라는 것입니다. 그런 기운은 심장에서 나오고, 여기서 사랑, 질서, 희생, 봉사하는 마음이 나옵니다.

그러나 심장이 약해지면 무례(無禮)가 나옵니다. 병나면 예고 뭐고, 집안에 어른이고 뭐고 없이 그냥 서까래가 내려앉고 구들장이 꺼집니다. 다 됐다는 얘깁니다. 먹을 것 있으면 혼자 다 먹어요. 또 간이 건강하면 사람이 순하고 부드러운 그런 기상이 나오는데, 병나면 불인(不仁)이 됩니다. 인자하지 않고 사나운 기운, 즉 폭력성이 나옵니다. 이런 기운을 적절히 조절하는 것이 여기서 여러분들이 배우고 있는 건강법입니다.

음양기운의 생성 - 토기의 작용

토기는 통합하는 기운이라고 했습니다. 음 기운과 양 기운이 서로 결속하고, 뭉치고, 혼합하는 기운을 말합니다. 이 안에서 음기와 양기를 이렇게 단단하게 통합시켜 나갑니다. 어디 다른 데로 가지 않아요.

토형들은 심부름을 시켜보면 재미있어요. 하나밖에 모르고 곧이곧대로 합니다. 신라면을 사오라고 시키면 가게에 갔다가 그냥 옵니다. 신라면은 없고 진라면만 있다는 거죠. 정확하게만 하려고 하지 융통성은 없습니다. 대신 정직합니다. 그래서 토형은 전문가가 많습니다. 그 중에 금융업에 종사하는 사람이 허락도 없이 고객의 돈으로 증권이나 펀드에 투자하는 경우가 있잖아요? 사고 나기 전까지는 잘만 되면 그게 융통성이거든요. 그런데 건강한 토형들은 애초에 그런 일을 벌이지 않습니다.

그래서 옛날 책에는 '토기자고야(土氣者固也)'라고 했습니다. 음양이 결속하고 뭉친다, 요 테두리 안에서 완성하여 뭉친다고 해서 고(固)라고 했던 겁니다. 이런 설명 없이 그냥 '토는 고하다' 이러면 무슨 소린지 잘 몰라요. 목(木)은 완(緩)하다. 화(火)는 산(散)하다. 이런 얘기는 기존 의학에서는 거의 못 써먹은 말들입니다.

그럼 비위장이 하는 일이 뭐냐? 깍두기를 먹든, 오이를 먹든, 콩나물을 먹든, 고기와 김치를 먹든, 위장에서는 모든 것을 혼합해 곤죽을 만들어 통합된 무엇을 만들어야 됩니다. 어떠한 것을 먹든 소화 흡수가 잘 될 수 있는 상태로 혼합하여 마치 믹서기로 간 것처럼 곤죽을 만들어요. 그렇게 생명의 기운을 만들 수 있는 상태로 만들어서 십이지장을 통해 소장으로 보내면 심장과 소장이 열을 만들고 확산시킵니다. 보통 물과 기름은 서로 잘 뭉치지 않고 섞이지도 않지만, 우리 몸에서 토기를 만들어내는 위장의 기운은 물과 기름까지도 혼합시키고 통합시켜서 생명력을 더욱 단단하게 해주는 역할을 합니다. 그런데 위장이 허(虛)해서 배탈이 나면 곤죽을 못 만들어요. 그럴 때는 김이나 콩나물 대가리가 그냥 나오기도 합니다.

하여간 토기는 무엇이든 결합하고 화합을 시키려고 합니다. 화합이란 게 뭐죠? 열 명이 모여 어떤 단체를 결성했는데, 그 열 명이 다 자기주장만 하면 통합이 안 됩니다. 그런데 그 모두를 같은 생각으로 뭉치게 하는 것이 화합입니다. 그런 게 바로 토기예요.

음양기운의 생성 - 금기의 작용

금기(金氣)는 음양 관계에서 보면 어떤 기운(氣運)이냐? 음양 관계를 보면 여기 있는 걸 잡아 당겨서 가운데를 쳐다보게 합니다. 음 기운과 양 기운이 서로 잡아당기면 팽팽해집니다. 이렇게 쫙 잡아당기면 팽팽한 긴장감이 흐르겠죠? 또 거대한 힘이 꽉 찍어 누르면 압축이 되면서 밀도가 높아지고 표면이 매끄러워지며, 긴장된 기운이 조성됩니다. 팽팽하다, 긴장된다, 억누른다. 참기름 짤 때 보면 압축기로 누르잖아요. 그러면 액체가 빠져 나와요. 바로 그게 금생수(金生水)의 원리입니다.

동양학을 공부하다 보면 오행의 상생(相生) 중 금생수는 쇠에서 물이 나오는 것이라고 가르칩니다. 그런데 쇠에서 어떻게 물이 나옵니까? 자, 이게 사과예요. 이걸 꽉 짜면 무조건 물이 빠져 나옵니다. 귤이나 감자를 압축기로 찍어 누르는 금기(金氣)의 작용으로 저절로 물이 생겨 나오는 겁니다.

그러면 지구를 양쪽에서 한번 짜 볼까요? 지구 내부 중심에는 엄청나게 뜨거운 핵과 맨틀층의 폭발하여 터져 나가려는 강력한 화기(火氣)가 있습니다. 이 폭발하려는 불덩어리를 감싸고 있는 용광로가 금기(金氣)인 지각판인데, 이 용광로가 녹아내리지 않도록 냉각을 시켜 주는 것이 바로 지구 전체의 70%를 차지하는 수기(水氣)인 바닷물입니다. 바로 수극화(水克火)의 원리로 완벽한 균형을 이룬 것이죠. 즉 지구 내면의 중심인 뜨거운 핵과 맨틀층의 엄청나게 확산하려는 기운과 그것을 식히려는 바닷물의 어마어마한 중량, 또 지표 자체의 무게에 의한 압축 작용이 생겨난 곳이 바로 지각판입니다.

그리고 엄청난 속도로 지구가 자전과 공전을 할 때 생기는 원심력과 구심력, 지구 중력과 모든 인력(引力)작용에 의해서 음양기운과 오행기운이 생기고, 이러한 기운의 상생 상극 상화의 작용으로 지표에서 생명이 탄생하게 된 겁니다.

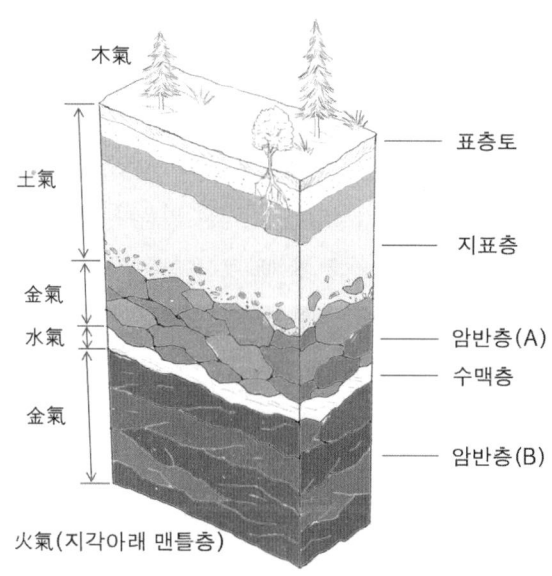

그림 표층토, 지표층, 암반층, 수맥층

여기가 지표입니다. 초목이 자랍니다. 그러면 지층을 한번 보세요. 여기가 벙벙한 지표층이고, 이만큼 더 들어가면 암반층이 있습니다. 암반층은 기운이 같은 것끼리 최대한 찍어 눌러서 생긴 거예요. 물기를 포함한 여러 가지가 섞여있는 지표층(土氣)을 꽉 짜면 물이 나옵니다.

지구의 7할이 물이잖아요. 그렇게 압축되어 만들어진 암반층은 금기(金氣)입니다. 지표의 토기는 벙벙하게 뭉쳐서 오만 것들이 뒤죽박죽 섞여 있는데, 강한 압축 작용의 금기가 작동되면 기운이 비슷한 것끼리 유유상종을 하거든요. 자기네들끼리 서로 잡아당기고 꽉 조여지면 저절로 광석(鑛石)의 암반층과 암반층 사이에 공간이 생기고, 이 빈 공간에 수맥층이 형성됩니다. 그게 우리가 개발해서 먹는 지하수예요. 여기까지가 저절로 물이 만들어지는 금생수의 원리입니다.

금생수(金生水)의 원리(原理)를 이렇게 설명해야 하는데 다들 어떻게 설명하고 있어요? 수생목(水生木)은 물이 나무를 살리고, 목생화(木生火)는 나무가 타면 불이 나오고, 화생토(火生土)는 불이 타면 재가 나와서 그 재가 흙이 되고, 토생금(土生金)은 흙속에 쇠가 있다는 식으로 설명하잖아요. 여기까지는 이해가 갑니다. 그런데 금생수(金生水)는 쇠에서 물이 나온다? 어떻게 쇠에서 물이 나옵니까? 그게 아니라 아까 말한 누르고 압축하는 금기(金氣)가 작용해서 금생수(金生水)가 되는 겁니다.

옛날 책에 보면 '금기자긴야(金氣者緊也)' 이렇게 딱 다섯 글자로 되어 있습니다. 금기라는 것은 잡아당겨서 긴장시키는 힘이라는 뜻입니다. 그래서 폐는 체외에 있는 공기를 들숨으로 체내에 쉼 없이 잡아당겨 생명을 유지하는 기운을 만들고, 대장은 그 공간에 있는 수분을 체내로 잡아당겨서 흡수하는 역할을 하는 것입니다. 인체 내에서의 금기 작용인 거죠. 지표층 가운데서 이 표층토는 오만 것들이 섞이고 뭉쳐있는 토기이고, 토생금 하여 밀도가 더 단단한 암반층은 딱딱하고 긴장되어 있잖아요. 그러니 당연히 여기에서 금생수(金生水) 하여 물이 만들어지는 겁니다.

이 암반층에는 지배하려고 하는 속성과 통제하려고 하는 속성이 있어요. 토기인 표층토는 온갖 것이 다 섞여 있어서 뭉치고 화합하려고만 하지 통제가 안 됩니다. 그런데 여기는 통제가 돼요. 비슷한 속성들끼리 뭉쳐요. 석탄은 석탄끼리, 금은 금끼리, 우라늄은 우라늄끼리 뭉칩니다. 금기가 강해질수록 자기들끼리만 모이려는, 제어하는 통제력이 생깁니다.

마찬가지로 금기가 강한 금형은 지배하고, 억누르고, 통제하려는 기운이 강해요. 그래서 상전의 기상이 있다고 하는 겁니다. 상전은 밑에 있는 사람들을 다 통제해야 하잖아요. 조직을 통제하고, 국가를 통제하려는 기운이 바로 금기인 법률과 경찰력과 국방력입니다. 금기가 건강하여 정의로울 때는 모든 것을 바르게 다스립니다.

자연에서도 금기인 가을이 되면 저절로 추살기운이 모든 초목을 금극목(金克木)으로 숙살하여 거두어들입니다. 이때는 영근 것만 취하고 쭉정이는 태워버리죠. 철모르고 나온 새싹들은 서슬이 엄정한 찬 서리 한 방에 다 죽습니다. 그래서 목기(木氣)인 초목은 흙을 기반으로 생명을 영속하는 것이지, 바위나 칼날과 같은 금기(金氣) 위에서는 살아갈 수 없는 겁니다.

건강한 금형의 폐대장에서 나오는 기운은 의(義)로운 기운입니다. 목에 칼이 들어와도 의리를 지킵니다. 고대의 칼은 통치와 권위 그리고 의(義)를 상징합니다. 칼을 왜 만들었느냐? 사람을 죽이려고 만든 게 아니에요. 내 가족과 우리 백성들을 지키려고 만들었던 겁니다.

그래서 어떤 책에는 '금기자위기야(金氣者圍氣也)'라고도 기록하고 있습니다. 금기라는 것은 외부로부터 내부를 지키는 기운이라는 뜻입니다. 폐대장이 지배하는 피부가 바로 그런 역할을 하고 있죠. 이 폐대장이 병나면 불의(不義)가 나옵니다.

비장(脾臟)이 건강한 사람이 지도자가 되면 믿음을 주는 세상을 구현하게 되고, 폐가 건강한 사람이 정치를 하면 정의로운 세상이 만들어집니다. 금기는 의리, 정의, 법, 율법을 상징합니다. 예를 들어 법으로 차선을 쫙 그어 놓고 여기로만 가라고 하잖아요. 중앙선 딱 그어 놓고 그 선을 넘어가면 죽죠? 그래서 금기가 강한 지배자들은 법, 질서, 제도, 율법, 이런 것들은 꼭 지켜야 된다고 하는 겁니다. 인간사에서 보면 이런 것들은 긴장감을 조성시킵니다.

음양기운의 생성 - 수기의 작용, 우리음악과 서양음악의 차이

그 다음 수기(水氣)는 신장 방광에서 만드는데, 음 기운과 양 기운이 내부에서 외부로 밀어냅니다. 내부의 탁한 기운을 외부로 계속 밀어내서 속을 맑게 합니다. 음양 기운이 작용하기 전에 항상 중기(中氣)가 먼저 작용을 합니다. 음기(陰氣)와 양기(陽氣) 말고도 중기(中氣)가 있어요. 그 중의 작용에 의해서 이렇게 만들어집니다.

수기는 밀어내죠. 여기에 탁한 것이 요만큼 있다면 이걸 벌어지게 하면 연해지죠? 여기서 더 벌어지게 하면 그만큼 밀도가 줄어들게 되니까 연하고 맑아지는 겁니다. 수기는 경직되지 않고 말랑말랑 연하게 하려는 속성이 있습니다. 그래서 계발하고, 좋게 하고, 발전시키려고 합니다. 수기는 우리 몸 안에서도 피를 계속 연하고 맑게 합니다.

우주 안에는 안으로 잡아당겨서 욱여드는 금기의 힘도 있지만, 수기의 밀어내는 힘도 있습니다. 토기의 뭉치려는 힘도 있지만 화기의 퍼트리려는 힘도 있어요. 또 목기의 부드럽고 느슨하게 하는 힘과 이러한 모든 작용을 조절하여 조화를 이루고 균형을 맞추려하는 상화 기운도 있습니다. 자연계 안에서 이러한 기운들이 쉼 없이 작용하고 있습니다.

밀가루를 보면 부드럽죠? 그건 목기입니다. 그걸 후, 하고 불면 확산되는 화기가 만들어져요. 거기다가 물 같은 걸 넣으면 뭉치는 토기가 형성됩니다. 그것을 완전히 건조시키면 표면이 쩍쩍 갈라지죠? 그게 금기에요. 갈라졌다는 얘기는 찢어졌다는 뜻입니다. 아토피 피부병은 금극목 하여 피부가 찢어져서 생깁니다. 그래서 피부가 꾸덕꾸덕 갈라질 때는 부드럽게 하기 위하여 신맛을 주는 겁니다.

그런데 금기가 너무 없어서 벙벙한데다가 화기까지 확산되고 있는 상태라면 어떻게 되죠? 금기의 잡아당기는 기운은 없고 화기만 있다면 벌겋게 확산되면서 진물이 나요. 이렇게 화극금(火克金) 하여 진물이 나고 피부가 헤질 때는 불을 끄기 위해 짠맛으로 수극화(水克火)를 시켜 주고, 벌겋게 퍼져 확산된 것을 조여 주기 위해서 매운맛을 줍니다. 대우주든 소우주든 오행의 기운을 조절하여 그 안에서 모든 걸 다 하는 겁니다.

건축을 하든, 의학을 하든, 음식을 만들든, 옷을 만들든, 음악의 궁상각치우든 모두 마찬가지입니다. 예를 들어 궁상각치우의 오음(五音)에는 부드러운 소리와 퍼져 나가는 소리, 뭉쳐서 울리는 소리, 예리한 소리, 가라앉는 소리가 있습니다. 또 우리의 오음계는 음 사이사이에 반음이 있는데, 이 반음계가 바로 중(中)입니다. 그래서 우리는 악보 없이도 음악이 되는 거예요.

반면에 서양음악은 7음계로 되어 있습니다. 서양음악에서는 악보 상으로 시와 파가 반음이죠? 이네들의 음악은 오직 거기에만 반음을 넣기 때문에 음이 우리 음처럼 부드럽지 못하고 조금 사나워요. 좋고, 나쁘고를 얘기하는 것이 아니라 사실이 그렇다는 겁니다.

우리는 악보가 없으니까 그들보다 뒤떨어졌다고 생각할 것이 아니라,

우리 음악에는 퍼져 나가는 힘, 부드럽게 하는 힘 같은 것들을 따지는 오묘한 이치가 있다는 것을 알아야 합니다.

또 음양에도 대소가 있습니다. 장구에서는 내내 장구 소리만 나지만 세게 두드리느냐, 약하게 두드리느냐에 따라서 울려 퍼지는 소리의 강약이 달라져요. 그게 결국은 음양오행입니다. 이런 기운들이 어떻게 강약을 조절하면서 상생(相生), 상극(相克)을 통해 조화(調和)를 만들어 내느냐? 우리 같은 경우는 맥으로 이런 것들을 알아낼 수 있는 겁니다.

수기는 내부의 걸쭉한 기운을 밀어내어 맑게 합니다. 물이 담긴 투명한 용기에 잉크를 넣었다고 해봅시다. 처음에는 물이 푸른빛을 띱니다. 거기에 물을 계속 집어넣게 되면 점점 색채가 엷어지면서 맑아져요. 맑은 물이 잉크의 분자를 밀어내기 때문에 연해지고 맑아지는 겁니다.

그래서 옛날 책에 다섯 글자로 '수기자(水氣者)는 연야(軟也)'라고 했습니다. 수기는 연(軟)하다는 말입니다. 이 연(軟)자는 보들보들하고, 가볍고, 말랑거린다는 뜻이죠? 지금까지 제가 길게 설명한 내용을 딱 이 한 글자, 연으로 정확하게 표현한 거예요.

이 문자를 쓴 그 도인(道人)은 아마 당대의 최고 석학이었을 겁니다. 문헌에 기록하고 돌에 새길 정도면 당대 최고 경지에 오른 고수입니다. 그 사람의 경지로 가 봐야 그 의미를 제대로 알 수 있습니다.

정신세계에서의 수기(水氣)는 발전시키고, 계발하고, 연구하고, 참고 견디고 인내하는 힘입니다. 어떻게 해야 저것을 좋게 할 수 있는지를 궁구하는 것은 지혜(智慧)죠. 지혜는 우리 몸의 신장에서 나옵니다. 공자님이 말씀하신 오덕은 바로 이 오행을 바탕으로 한 겁니다. 사람 몸에서 나오는 본래의 품성이 바로 인의예지신(仁義禮智信)입니다.

『참전계경』에 이런 얘기가 다 나옵니다. 인터넷에 들어가면 관련된 수백 개의 사이트가 뜹니다. 일단은 이것저것 막 읽으세요. 『삼일신고』, 『천부경』, 『한단고기』, 『한반도 조선사의 허구』도 읽어야 합니다. 그런 다음에 『단기고사』, 『규원사화』도 읽어보세요. 대륙고려사와 대륙조선사 등을 다루는 사이트도 여럿 있는데, 일단은 이런 것 정도는 읽어야 합니다.

서점에 가면 『천부경』, 『삼일신고』, 『참전계경』이 한 권으로 된 책도 있습니다. 책을 본다는 것은 스승을 만나는 것과 같습니다. 스승 하나 잘못 만나면 엉뚱한 곳에서 몇 년씩 헤매야 하잖아요.

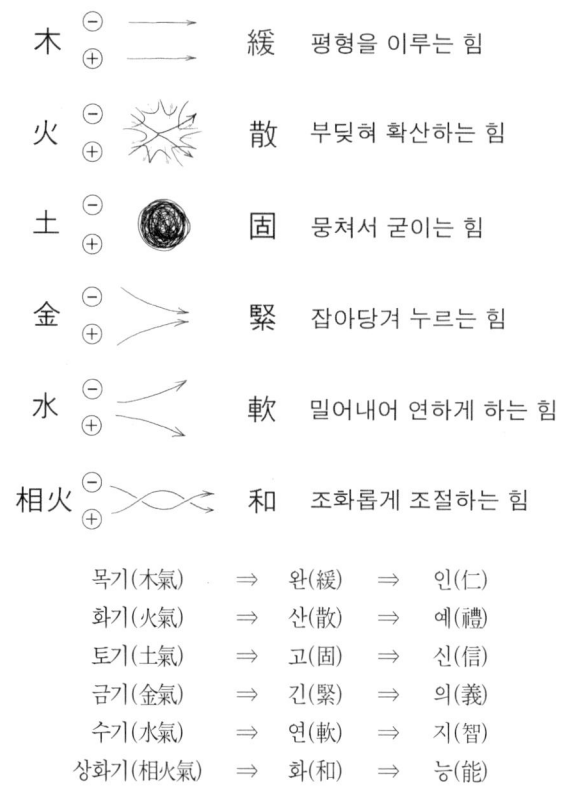

그림 오행의 기운에서 음양기운의 작용(완산고긴연, 인의예지신)

음양기운의 생성 - 상화기(相火氣)의 작용

그러면 상화기(相火氣)는 뭐냐? 상화기에도 역시 음양이 있습니다. 한번 봅시다. 경우에 따라서는 부드럽게 갈 필요가 있지만 그저 부드럽기만 하면 되는 일이 없어요. 목기만 가지고는 일이 안 됩니다.

싹만 계속 틔우는 놈만 있으면 열매를 못 맺죠. 꽃을 피우는 화기도 있어야 하고, 이 꽃들이 열매를 맺어 뭉치게 하는 토기도 있어야 합니다. 또 이 열매를 통제하고 제어해서 본성이 원하는 모양으로 영글게끔 하는 금기도 있어야 되겠죠.

내 몸의 범위를 벗어나는 이만한 뭔가가 툭 튀어나오면 안 되잖아요. 이를 막으려면 피부로 매끄럽게 각을 잡아 모양을 만들어줘야 합니다. 그게 바로 금기입니다. 피부는 폐대장이 지배하기 때문에 금기가 약하면 피부가 찢어지고, 트고, 갈라지고, 피부병이 생깁니다. 나다운 모습을 일관성 있게 유지시켜 주는 것이 이 금기예요. 또 수기는 묵묵히 때를 기다리면서 이 생명체 내부가 탁해지면 맑게 해주고 지혜를 펼쳐 발전시키도록 해줍니다.

그런데 이런 인의예지신의 모든 것이 이루어지게 하는 기운이 바로 능(能)입니다. 생명체 내부에 있는 심포 삼초 상화기(相火氣)인 조화력(調和力)의 권능(權能)입니다. 바로 이 조화가 일체의 질서를 만들고, 사람이 건강해지도록 하고 문명을 발전시키게 하는 겁니다.

우리 몸에서 만약 토기가 부족하다면 상화기운은 단 것을 먹고 싶도록 만듭니다. 그래서 이럴 땐 감, 호박죽, 엿 같은 것이 먹고 싶어집니다. 수기가 부족하다면 '오늘 된장찌개를 끓여 먹어야지' 하는 마음이 들게 해서 그걸 먹게 만듭니다. 그렇게 매 상황마다 생명력을 작동시켜 잠재능력을 발휘하게 하는 거예요. 우리 본성(本性)의 내면에서 저절로 그런 기운이 나오는 겁니다.

불가(佛家)에서는 안이비설신의(眼耳鼻舌身意)의 감각기관을 육근(六根)이라고 하고, 그 육근으로 인식할 수 있는 색성향미촉법(色聲香味觸法)의 경계를 육경(六境)이라고 합니다. 이 육근과 육경을 합친 세상의 모든 일체(一切)를 십이처(十二處)라고 합니다. 현성 선생님은 이 육근과 육경, 즉 일체의 감각, 의식, 마음이 나오는 본처(本處)를 바로 6장 6부라고 말씀하셨습니다. 다시 말하면 우리 몸의 체(體)는 육장육부, 그 용(用)은 육근이라는 안이비설신의, 그 육경은 색성향미촉법이라는 겁니다.

그동안 사람과 자연을 격리해 놓고 인문학을 하다 보니 본말(本末)이 전도된 겁니다. 이젠 5천 년 동안 내려왔던 동양학을 생명(生命) 중심으로 다 통합시켜야 합니다.

장부에서 인의예지신(五德)이 나온다, 한글전용론은 조상과 후손을 격리하자는 것

질문: 사람의 정신계도 결국은 6장 6부의 기운이 표출된 것이라는 말씀입니까?

대답: 그렇죠. 제가 항상 말씀드린 것처럼 태초의 일기(一氣)에서 천지만물이 다 생겨났습니다. 일기(一氣)가 확산되고 커지면서 다 펼쳐져 나간 겁니다. 인간도 처음에 양기인 정자(精子)와 음기인 난자(卵子)가 결합한 중(中)인 수정란 하나에서부터 시작된 것 아닙니까? 그 기운이 엄마 몸속의 탯집으로 들어가 천지기운을 질료로 하나씩 하나씩 쌓아서 온전한 사람으로 만들어지는 거예요. 이러한 현상을 『천부경』에서는 '일적십거(一積十鉅) 무궤화삼(無櫃化三)' 이라고 했습니다.

그렇다면 원래부터 인간에게 있던 인의예지신(仁義禮智信)의 오덕(五德)이 왜 발현되지 못한 채 세상이 이렇게 다 병나고 썩어 가느냐? 그게 다 몸속에 있는 장부(臟腑)가 병나서 그렇습니다. 그러면 우리 선조들은 왜 장부에서 인의예지신이 나오며, 왜 간(肝)에서 마음이 나온다고 했을까요?

복심(腹心)이라는 말 들어봤죠? "구렁이가 열 마리 들어 있나, 저놈 뱃속은 도무지 알아먹을 수가 없다", "뱃속이 시커멓다" 이런 말들 하잖아요. 뱃속에 마음이 있기 때문에 그렇습니다. 또 "속이 상한다, 속이 썩는다" 그러잖아요.

속이 썩는다는 것은 수기(水氣)가 병난 겁니다. 속이 터진다는 것은 화기(火氣)가 확산된 것이고, 속이 느물느물 뒤집어진다는 것은 토기(土氣)가 병난 겁니다. 속이 꼬인다는 것은 현맥입니다. 금극목으로 배배 틀어져서 그런 거죠. 이런 사람은 누가 무슨 말만 하면 "잘 났어, 정말!" 그럽니다. 속이 꽈배기처럼 꼬이면 그런 말이 나옵니다.

이러한 마음은 어디에서 나오느냐? 마음 심(心)자인 심장에서만 마음이 나오는 게 아니에요. 심장(心臟)에서 나오는 마음은 사랑한다, 용기가 나온다, 희생한다, 봉사한다, 예절을 지킨다, 웃어른을 공경한다, 장유유서(長幼有序)의 질서를 지킨다, 이런 마음들입니다.

간(肝)이 건강할 때는 순한 마음, 어진 마음, 사람을 잘 되게 키우고 교육하려는 마음, 생육하려는 마음이 나옵니다. 그런데 간담이 크게 병나면 노여워하고, 폭력적입니다. 아이를 창문으로 집어던져요. 텔레비전에서 가끔 나오죠? 간이 뒤집어지면 그런 행동을 합니다.

질문 : 애간장이 녹는다고 할 때의 그 마음은 어디에서 나옵니까?

대답 : 애는 간을 말하는 것입니다. 애간장이 녹는다고 할 때 맥(脈)을 보면 금극목을 못해서 모맥(毛脈)이 나옵니다. 화기가 너무 강하면 화극금(火克金) 하여 쇠가 녹겠죠? 그러면 금기인 폐대장이 허약하여 금극목을 못하게 되고, 그렇게 되면 부드러운 목기가 너무 왕성해져서 애간

장이 녹습니다.

반대로 폐(肺)가 건강할 때는 사람이 아주 의젓하고 그 의로움이 칼끝과 같은 기상이 나옵니다. 사람이 뭔가 절도가 있습니다. 그런데 화극금을 당하면 확 풀어져서 우울증도 생기고 살고 싶은 생각이 안 나는 거예요.

오행의 상생 상극 작용을 통해 표출된 생명의 기운이 내부에서 나타난 것이 바로 맥입니다. 맥을 모를 때는 밖으로 표출된 상황으로 살펴봐야 된다고 했어요. 소아과 할 때 애기들 맥은 모르니까 변이나 혈색 같은 것을 살펴본다고 했습니다. 맥을 볼 수 있으면 장부(臟腑) 내부의 더 정확한 정보를 알 수 있습니다.

작은 옥편(玉篇)에는 안 나오고 큰 자전(字典)을 보면 '오장 간(肝), 간 간(肝)'이라는 글자 밑에 '마음 간(肝)'이라고 나와 있습니다. 이번에 단국대학교 동양학연구소에서 출간한 『한한대사전』에는 '속마음 간' 이라고 나와 있습니다. 표출되는 마음 이전에 속마음이 있잖아요. 건강한 간에서 뿜어져 나오는 본성인 속마음은 어진(仁) 마음입니다. 그런데 병나면 폭력적이고 공격적인 마음이 나옵니다.

신장은 '콩팥 신(腎)'이라고 나옵니다. 이 신(腎)은 '자지 신', '불알 신', '단단할 신' 등 용례가 많습니다. 그런데 이 신(腎)이 또 '마음 신', '속마음 신'입니다. 바로 지혜로운 마음, 참고 견디는 마음이 신장에서 나온다는 얘기예요. 더 좋게 하려고 하는 마음, 발전시키려고 하는 마음이 일단 동(動)해야 무슨 생각이 나오는 거잖아요. 아이디어, 생각은 그 이후에 나오는 겁니다. 폐(肺) 역시 '허파 폐'이면서 '마음 폐(肺)', '속마음 폐'이기도 합니다. 거기에서 의로운 마음이 나옵니다. 결론을 말하면 뱃속에 있는 6장 6부 각 장기마다 각각의 마음이 있다는 겁니다.

그러니 현성 사부님이 얼마나 대단한 어른이냐는 거예요. 육장육부가 건강할 때의 본성과 병났을 때의 성격을 체질과 맥에 따라서 완전무결하게 정리하신 겁니다. 그런데도 대부분의 중생들이 말귀를 못 알아먹고 계속 의심을 하니, 이를 어떻게 입증할까 고심하면서 여러 문헌을 뒤적이던 끝에 발견하게 된 겁니다.

비장(脾臟)도 '지라 비(脾)', '오장 비(脾)'라고 하는데, '속마음 비(脾)' 자도 같이 나옵니다. 요만한 작은 옥편에서 찾으면 안 나오고, 이만한 큰 자전에서 찾아야 뜻이 수십 개씩 나와요.

예를 들어 하늘 천(天) 자만 봐도 그렇습니다. 이 글자가 하늘만 뜻하는 게 아니죠? 천(天)은 하늘 천, 우주 천, 하느님 천, 임금님 천, 아버지 천, 남편 천, 운명 천, 목숨 천, 제왕, 천자, 천체의 운행, 형벌, 성질, 타고난 천성, 자연, 기후, 상제(上帝), 만물의 주재자(主宰者) 등 각각의 시대와 장소에 따라서 여러 가지 뜻으로 사용하고 있는 문자인데, 요즘에는 가장 많이 쓰는 하늘이라는 뜻만 달랑 알게끔 하잖아요. 도대체 그것 하나 달랑 알아서 무슨 문자 공부가 되겠습니까?

한자를 폐지하고 한글 전용을 주장하는 것은 조상과 후손들의 영혼을 영구히 격리시키고, 장차 우리 아이들의 정신을 황폐화시키려는 행위입니다. 문자를 알아야 선조들의 가치관과 사상과 철학 그리고 우주관, 생명관을 알 수 있게 되는 거예요. 그 문자(文字) 속에 모든 정신세계와 생명작용 그리고 천지 기운을 담아서 그 의미를 표현하고자 했던 우리의 치열했던 선각들이 너무나 감사하고 훌륭하다는 걸 알 수 있는 겁니다.

마음수련의 허구성, 태교의 중요성과 방법

장부의 기운은 탯집에서부터 만들어집니다. 다 만들어진 상태로 태어난 뒤에는 보고, 듣고, 냄새 맡고, 맛보고, 접촉하여 의식하면서 새로운 정보를 얻습니다. 글씨를 해독할 능력이 없는 문맹인들도 사는 데는 지장이 없잖아요. 이런 기운들이 이미 다 만들어져 있기 때문입니다. 그래서 마음에 병이 나는 것도 여기, 장부(臟腑)를 건강하게 하지 않으면 천날 만날 마음수련을 해도 안 되는 겁니다.

지금까지 배운 것을 정리해 봅시다. 부정적이고, 두려움이 생기는 사람은 석맥(石脈)이 나오므로 짠 것을 먹어서 신장을 건강하게 하면 참을성이 있고 지혜로운 속마음이 나옵니다. 폭력적이고 분노하는 사람은 현맥이 나오므로 신 것을 먹어서 간담을 건강하게 하면 창밖으로 애를 던지지 않고 참는 마음이 생겨요. 애들한테 막 욕하고 싶은 걸 참고, 그 대신 애를 설득하고 달래는 순한 마음이 생깁니다. 또 무릎팍 아플 때는 단맛으로 영양해서 고칩니다. 지난 6주 동안 이 정도는 다 뗐어요. 이제 이 정도는 책만 읽어 봐도 알 수 있습니다. 앞으로는 인간의 본질적인 문제로 접근해야 합니다.

질문 : 그래서 임신 중에는 태교가 중요한 것 같습니다.

대답 : 그렇습니다. 옛날 엄마들은 자신이 듣고 보고 배운 것만 갖고 태교를 했습니다. 그게 그 당시에는 지식 정보였어요. 뱃속에 있는 아이한테는 엄마가 가진 그 정보가 바로 들어갑니다. 그래서 옛날 어른들이 "싸우는 곳에는 있지 말아라", "초상 난 집에 가지 말아라" 그랬던 겁니다. 상갓집에 가면 그 슬픈 정보가 바로 들어가거든요. 또 "나쁜 것은 함부로 먹지 말아라", "항상 마음을 편안하고 정갈하게 가져라" 이런 말도 하죠. 누구를 사랑하거나 미워하는 마음도 없이 평온한 본질적인 기운이 형성되어야 태교가 잘 되는 겁니다.

그런데 요즘은 영어회화나 비발디 같은 클래식 음악을 틀어 놓으면 태교에 좋은 줄 알아요. 그런 것 보다는 그냥 우리 조상들이 했던 것을 잘 따라 하고 자연을 보는 게 더 좋습니다. 나무를 보고, 하늘을 보고, 바람소리, 새소리, 시냇물 소리를 들으세요. 봄에 애가 들어섰다면 하루라도 빨리 시골에 내려가서 개구리 울음 소리를 들으세요. 가을이면 풀벌레 소리를 듣고요. 그게 베토벤 교향곡 천 번을 듣는 것보다 낫습니다.

그런데 엄마들이 태중에 아이를 키우면서 직장 나가고 경쟁하면서 엄청난 스트레스를 받으면 그 정보가 다 아기 몸속으로 들어갑니다. 그러니 요즘 애들은 어떻게 보면 불쌍한 거예요. 이건 엄마도 불쌍하고 애도 불쌍한 겁니다. 이런 판도를 보면 정말 탄식이 나옵니다.

중국 고사에 등장하는 단장(斷腸)의 아픔, 경기(驚氣)의 원인

자, 점심식사 맛있게 하셨으면 다시 진행하겠습니다.

질문 : 단장의 아픔이 있다고 할 때의 장은 어떤 장을 말하는 겁니까?

대답 : 장이 끊어진다는 말이죠. 소장(小腸)이나 대장(大腸)일 것 같은데 정확히 어떤 창자인지는 저도 모르겠습니다.

질문 : 중국 고사에 보면 어미 원숭이가 사람들한테 잡혀 가는 새끼 원숭이를 눈물을 흘리면서 따라 오다가 너무 슬픈 나머지 도중에 죽고 말았는데, 그 배를 갈라보니 창자가 끊어져 있었다는 이야기가 있어요.

대답 : 일단 어미 원숭이가 너무 슬퍼서 죽었다면 모맥이 나왔을 테고, 그건 금기니까 대장이 끊어진 건가요?

질문 : 애들 경련이나 경기는 왜 생기는 거죠?

대답 : 경기(驚氣)나 특히 경련은 거의 차서 오고, 대개 금극목을 하여 현맥이 나오면 발생합니다. 그러나 경기는 단순히 그런 이유 말고도 6장 6부가 다 원인이 될 수 있기 때문에 체질과 맥을 봐서 제대로 된 원인을 찾아야 할 것입니다. 이럴 땐 몸을 따뜻하게 하고 체질과 맥에 따라 섭생을 해야 합니다. 일단은 장부에 문제가 있어서 그렇습니다.

언어장애 고치는 방법

질문 : 발음이 어눌하고 말이 굉장히 느린 아이가 있는데, 말을 못하는 것은 왜 그런 겁니까?

대답 : 그것도 장부에 문제가 있어서 그렇습니다. 입 안을 보면 혀가 있습니다. '벙어리 삼룡이', '백치 아다다' 라는 소설이 있죠? 이런 사람들 보면 혀가 굳어서 어더더더, 그그그 거려요. 혀끝이 부드럽지 않아서 말을 잘 못하는 겁니다. 심장은 혀를 지배한다고 했죠? 이 심장이 병나서 혀끝이 굳으면 더더더 트트트트 그럽니다. 이럴 때 구맥이니까 쓴맛을 먹으면 됩니다. 보통 사람도 운동장 서너 바퀴를 전력질주하면 심장이 막 뛰고 숨이 차서 일시적으로 말을 제대로 못합니다. 심장이 빠르게 뛰면 혀가 통제가 안 돼요.

또 입 안을 보면 혀뿌리, 설근이 있습니다. 설근은 혀 저 안쪽에 있죠? 혀끝으로 내는 소리가 있고, 혀뿌리로 내는 소리가 있어요. 기역, 니은 할 때 기역은 혀뿌리로 목구멍을 닫아야 발음할 수 있습니다. 그런데 이 설근이 굳으면 안 닫아집니다. 어~어~어 이렇게 말이 새요. 이렇게 혀뿌리가 굳어서 말이 어눌한 경우에는 홍맥이 나옵니다.

비위장이 병난 어떤 할아버지가 풍(風)을 맞아서 언어장애가 왔다고 해봅시다. 원래는 말을 잘 하셨던 분이 홍맥으로 풍을 맞으면 어~어-어~어~ 그래요. 눈짓, 손짓으로 표현은 다 하는데 혀가 굳어서 말을 제대로 못하는 겁니다. 그런 것도 이런 증상, 저런 증상 따질 것 없이 맥만 제대로 알면 다 고칠 수 있습니다. 홍맥이 나오면 뭘 주면 돼요?

(단맛)

구맥이면?

(쓴맛)

그렇죠. 그렇게 꾸준히 하시면 됩니다. 간단합니다. 현성 스승님이 대단하신 것은 바로 이 맥진법(脈診法)을 정리했다는 겁니다. 사람의 체질과 맥의 상태에 따라서 정신과 마음 그리고 일체의 육체적 증상의 원인과 해결책을 누구나 알 수 있도록 했습니다.

다시 돌아와서 홍맥일 때는 늙은 호박에 엿이나 감초 같은 것을 넣고 푹 고은 것을 천에 받아서 먹으면 좋습니다. 홍맥이 나오는 사람이 과식하면 절대 안 됩니다. 위장이 힘들어져서 절대로 병 못 고칩니다. 위장이 힘들면 설근이 더 뻣뻣해지겠죠. 이럴 땐 기장쌀과 현미가 들어있는 생식을 하면서 소식을 해야 힘이 생깁니다.

소식은 배고프지 않을 정도로 먹는 거예요. 환자가 병을 고치려면 배부르지 않게 먹어야 됩니다. 매일 배부르게 먹으면 절대 병은 안 낫습니다. 과식하면 병이 더 악화됩니다.

그 다음에 귀에 이상이 있어서 말을 못하게 되는 경우가 있습니다. 귀는 신장 방광이 지배하니까 이런 경우에는 석맥이 나오겠죠. 저기서 "야, 홍길동!" 하고 불러도 들리진 않으니까 뭐라고 대답을 못해요. 그래서 저절로 말을 못하게 되는 겁니다. 태어나면서부터 청각장애일 경우에는 엄마 목소리를 못 듣겠죠? 말을 듣지 못하니까 말을 못하게 되는 겁니다.

한두 살짜리 어린애들을 키울 때 보면 어떤 애들은 이름을 불러도 못 들어요. 불러도 그냥 장난감만 갖고 놀기만 합니다. 들은 척을 안 해요. 그러면 둔한 엄마들은 '쟤가 노는데 빠져서 부르는 소리를 못 듣나보다' 하고 생각하는데, 소리가 안 들려서 대답을 안 할 수도 있는 겁니다. 그걸 잘 살펴야 됩니다.

만약에 아이가 저기 앉아 있으면 부르지 말고 먼저 손바닥으로 박수를 탁탁 쳐보세요. 박수치는 쪽으로 고개를 돌리면 정상이지만 소리를 못 들으면 고개를 안 돌립니다. 귀가 먹어서 청각장애가 된 거예요. 이럴 땐 무슨 맛을 주면 되죠?

(짠맛)

다시마나 멸치를 갈아서 준다든지, 콩을 갈아서 준다든지, 장아찌를 준다든지 하면 이런 아이들은 잘 먹습니다. 이렇게 어릴 때는 될 수 있어요. 그런데 이게 오래되어서 어른이 되었다면 어렵다고 봐야 합니다. 그래도 저희 어머니가 가는귀를 먹으셔서 계속 수기(水氣)와 상화를 드시게 했더니 귀 나빠지는 것이 멈추고 전보다는 잘 들린다고 하십니다.

귀 속에는 귀청, 고막, 달팽이관 등의 소리를 감지하는 기관들이 있습니다. 그 세포 속에 있는 심포 삼초 생명력이 약해지면 귓속이 윙윙거리고 울립니다. 이명이나 귀 울림증 같은 것도 일종의 청각장애죠? 요즘에는 소리 울림 판이 고장 나서 누워 있을 때도 귀에서 윙윙거리는 소리가 난다는 사람들이 부지기수입니다. 이건 전부 석맥과 심포 삼초 증상이에요. 시간이 걸리더라도 짠맛과 떫은맛으로 해결해야 합니다. 그런데 학자들이 자꾸 짠 것을 먹으면 안 된다고 해놔서 이 시대에는 이게 잘 안돼요.

또 15낙맥(絡脈) 중에서 통리(通里)라는 혈자리가 있습니다. 심장경의 통리. 심장이 멎을 만큼 놀라면 이 통리가 허해져 병이 날 수 있습니다. 6.25 때 그런 일이 많았어요. 어떤 사람이 피난길에 폭탄이 떨어져서 옆 사람의 사지가 다 찢어지는 광경을 목격했다고 합시다. 그 참혹한 광경에 심장이 얼마나 놀라겠어요? 그걸 보는 순간 심장이 멎을 만큼 충격을 받아서 그 다음부터 말을 못하는 겁니다.

또 옛날에 아주 가난하고 힘들게 살던 시절에도 그런 경우가 많았습니다. 처녀가 시집을 왔는데 시집이 너무 가난해요. 자기 친정도 가난해서 달리 갈 데도 없고 해서 하는 수 없이 시집살이를 하긴 하는데 이게 너무 힘든 거예요. 심포 삼초까지 약하니까 그 생활에 적응을 못 합니다. 그래서 결국 며느리가 어느 새벽녘 부엌에 가서 목을 매어 자살합니다. 아침 해가 떠서 밥 먹을 때가 되었는데도 며느리가 도통 밥 먹으라는 소리를 안 해서 시어머니가 부엌에 나가 봤더니 며느리가 대롱대롱 매달려 있는 거예요. 이 광경을 본 시어머니가 깜짝 놀라면서 뒤로 넘어갑니다. 그 이후부터 충격에 말문이 닫혀 말을 못하게 된 겁니다.

심장경의 통리혈이 병나면 말을 못 합니다. 그 갑작스런 충격을 통리혈(通里穴)에서 막아줘야 심장을 살릴 수 있거든요. 생명은 죽지 않고 살아남기 위해 안전장치를 해놓는다고 했죠?

병은 정경(正經)의 병과 기경(奇經)의 병, 그리고 사해(四海)의 병과 15낙맥(絡脈)의 병, 이렇게 네 종류가 있다고 했습니다. 사해에서도 막을 수 없는 것을 15낙맥의 비상수단으로 막는 겁니다. 이럴 때는 이 통리라는 혈자리에 보법으로 뜸을 뜨고 쓴맛을 먹으면 됩니다. 언어장애를 고치는 방법은 이렇게 총 네 가지가 있습니다.

의방류취, 지금은 약재로 병을 고치기 힘든 시대

얼마 전에 수원에 가서 책 한 차를 실어 왔어요. 나중에 여러분들도 그걸 다 볼 수 있게 할 생각인데, 만약에 빌려가서 안 갖고 오시면 그날로 제명(除名)입니다. 대개 책이라는 건 빌려주면 끝입니다. 내가 본 책을 빌려가서 안 갖고 오는 건 괜찮은데 나도 안 본 책을 빌려가서 안 갖고 오는 사람이 있어요.

그런데 거기에서 못 사온 책이 한 권 있어요. 『의방류취』라고 전 20권으로 된 책이 있는데 북한 학자들이 번역했더라구요. 남한에서는 아직 번역이 진행 중인가 봅니다.

그 책을 몇 페이지 들춰봤더니 '혀는 심장에 속한다'는 말이 나오고, 또 '귀는 신(腎)에 속한다'는 말도 나옵니다. 그 밑에 치료법도 쭉 나와 있어서 한번 살펴보니까 약재로 처방하게끔 해놨어요.

그런데 지금은 그게 다 한계가 있습니다. 지금의 약재로는 병을 잘 못 고칩니다. 수기가 병나서 석맥이 나오면 우리는 신장 방광을 영양하는 것을 먹으면 되잖아요. 그런데 『의방류취』에서는 무슨 탕을 먹으라고 나와 있습니다. 약재는 자연에서 채취한 약초를 말린 후 법제해서 만드는데, 지금은 약초를 거의 농사짓듯이 재배합니다. 더구나 엄청난 양을 수입해 들여오거나, 국산이라고 해도 이제는 더 이상 이 책을 쓸 당시의 자연 환경과 같지 않기 때문에 약효가 잘 듣지 않습니다.

『의방류취』를 쓸 당시에는 지구의 전체 인구가 몇 억이 채 안 되었습니다. 우리가 3.1운동 할 때만 해도 만주 땅까지 다 합해서 인구가 2천만이었죠. 만주는 지난 수천 년 전부터 최근까지 우리 영토였던 것이 분명합니다. 우리는 지금도 만주라고 하는데 지나인들은 동북 3성이라고 하잖아요. 그 길림성, 요녕성, 흑룡강성을 합한 만주 땅은 한반도 전체 면적의 서너 배가 넘습니다. 그 만주 땅까지 다 합친 인구수가 2천만 정도였어요. 그런데 지금은 남한만 해도 5천만 가량 되죠. 그만큼 자연은 파괴되었다고 봐야 합니다.

그래서 『의방류취』, 『황제내경』, 『동의보감』, 『상한론』 등 그 어떠한 책도 그것을 쓸 당시의 자연환경이 지금과 같지 않기 때문에 사실상 제대로 된 약재를 구할 수 없는 것으로 봐야 합니다.

곡식마저도 미국의 몬산토 같은 종자를 들여온 장사치들이 씨(氏)에 장난을 쳐 놓아서 원래의 그 종자가 아닙니다. 그러다보니 지금은 건강을 회복하는데 시간이 훨씬 많이 걸립니다. 그래도 바다에서 자라는 미역 같은 건 종자를 개량할 수가 없기 때문에 미역, 다시마 같은 걸 많이 드시면 좋고, 또 콩 같은 것도 굉장히 좋습니다.

오계(五季)의 맥상(脈像)과 원리

　교재 26쪽을 보면 생사(生死)의 근원(根源)이라고 나옵니다. 그 밑에 육장육부(六臟六腑)의 음양(陰陽) 허실(虛實) 한열(寒熱)이라고 나와 있죠? 그 다음에는 오계맥(五季脈)의 상(像)과 원리(原理)라고 되어 있고, 그 바로 밑에는 목화토금수상화(木火土金水相火)의 각 맥에 따른 상이 나와 있습니다.

　금극목 하여 목기가 약해지면 현맥이 나옵니다. 그래서 그 바로 밑에 긴장되었다는 의미의 긴(緊)이라는 글자가 있습니다. 긴장시키는 기운은 금기죠? 잡아당기거나 억누르는 힘이 강하게 조이면 폭신하고 부드러운 완(緩)한 기운이 없어집니다. 고무줄을 그냥 놔두면 부드러운데 이걸 팽팽하게 잡아당기면 부드러운 기운은 없어지고 긴장된 기운만 남잖아요. 그러니 금극목(金克木) 하면 당연히 가늘어지고, 길어지고, 표면이 미끄러워지고, 팽팽하고, 긴장감이 감도는 현맥(弦脈)이 뜨겠지요.

　다시 교재를 보시고, 화는 심소장이죠. 심소장이 허약하면 구맥이 나오고, 그 모양은 연하고 말랑말랑하고 꼭꼭 찌르는 것 같습니다. 속에 아무것도 없죠? 까맣게 칠한 것은 속에 무언가가 있는 것이고, 텅 빈 것은 아무 것도 없는 것입니다.

　구맥은 수극화가 원인이죠? 수기는 연(軟)하다고 했습니다. 연한 기운이 많으면 흩어지는 기운은 없어집니다. 맑고 흐르게 하는 연한 수기(水氣)가 확산하고 흩어지게 하는 화기(火氣)를 이기면 심소장이 약해져서 구맥이 나와요. 그때는 쓴 것을 먹으면 됩니다. 이런 식으로 이 오계맥의 상과 원리가 간단하게 설명되어 있는데, 나중에 이것만 가지고 구체적으로 공부하는 시간을 갖도록 할 겁니다.

비위장이 건강할 때의 성격, 토형의 본성(本性)

교재를 보겠습니다. 비위장이 건강할 때의 성격을 살펴보겠습니다. 건강한 토형은 확실하고, 철저하고, 정확합니다. 그리고 틀림없고, 빈틈없죠. 뭐가를 하면 확실하게 하고 싶어져요. 얼렁뚱땅 하는 것은 비위장인 토기가 병나서 그런 겁니다. 예를 들어 토기(土氣)가 건강한 사람은 청소를 하더라도 깔끔하게 합니다. 맡은 바 임무를 철저하게 합니다.

건강(健康)할 때의 기운을 본성(本性)이라고 하고, 건강하지 않을 때, 병났을 때는 성질이라고 합니다. 전에 격물치지에 대해 이야기 했죠? 인물(人物)에서의 격물치지는 사람의 몸(精氣神) 내부에서 뿜어져 나오는 기운의 격(格)이 건강한 상태인지, 병들어서 허약한 상태인지를 아는 겁니다.

지금 우리가 공부하는 건 건강할 때의 인격과 병들었을 때의 인격을 구분해서 알자는 거예요. 병은 안 고쳐 놓고, 허실은 조절해 놓지 않고서 "너는 왜 만날 그 모양이냐?", "왜 만날 얼렁뚱땅 하느냐?" 백날 야단쳐도 안 됩니다. 단맛을 주기 전에는 안 되는 거예요. 먼저 사람을 건강하게 만들어 놓아야 만사가 형통해집니다.

토형은 외곬수이고 하나밖에 모릅니다. 콩 심은데 콩 나고 팥 심은데 팥 나는 격으로 두 가지 생각을 안 해요. 일부종사에 일편단심이고. 그래서 토형인 사람들이 사이비 종교 같은데 한번 빠지면 못 나옵니다. 반면에 목형들은 어딘가에 빠졌다가도 '어 이건 아닌데' 하고 생각할 수 있다 이거죠.

생각의 차원도 여러 가지입니다. 저 사람은 왜 하나밖에 모를까? 그건 토형이라서 그런 겁니다. 일편단심 하는 기운, 고정시키는 기운. 배운 대로만 해서 융통성이 부족합니다. 어떤 것을 배우면 그게 잘못됐든 아니든 배운 그대로 합니다. 나중에 잘못했다고 뭐라고 하면 "그렇게 하라고 했잖아요?" 그래요. 자기가 딱 봐서 잘못된 것 같으면 고쳐가면서 하면 되는데 그저 배운 대로만 하는 겁니다. 그래서 이런 사람들은 설계도를 손에 쥐면 틀렸건 아니건 그려준 대로만 합니다.

옳고 그름, 두 가지를 아는 금형들은 봐서 틀렸다 싶으면 갖고 와서 "이것 고쳐 주세요!" 하고 오히려 지시합니다. 그래서 금형들 중에 지도자들이 많이 나오는 거예요. 할 이야기는 하거든요. 수형들은 '이건 이렇게 하는 게 더 좋은데' 생각하면서도 그걸 요구하지 않고 그냥 두고 봅니다. 보나마나 잘못 됐으니 누군가 고치겠지 하고 놔둡니다. 그런데 금형들은 잘못된 꼴을 못 봐요. 당장 수정해야 합니다.

토형은 직접 일하고, 신용이 있고, 믿음을 줍니다. 배운 대로 하니까 윗사람이 볼 때는 믿을 만해서 일을 맡길 수 있어요. 만약에 그 아랫사람이 목형이라고 합시다. 이 사람은 설계도대로 하지 않고 자기가 더 좋게 만들어요. 그러다 보면 계획보다 자재가 많이 없어질 것 아닙니까? 두 사람 사이에 일 나는 거죠.

또 토기의 속성은 결합하고 통합하는 거죠? 다른 곳에서는 이 부분을 토기가 너무 강한 나머지 피를 다 섞어서 한 종자로 통합해야 한다고 합니다. 토기가 너무 딴딴해서 그렇습니다. 그런데 자연에서 보면 그건 이치에 안 맞는 얘기입니다.

왜냐하면 자연은 다양성을 갖고 있기 때문에 다양하게 성장, 발전하고, 다양한 상태에서 건강해야 하거든요. 그런데 그런 건 무시하고 그냥 한통으로 종교도 통일하고, 혈통도 통일하겠다는 겁니다. 자연에서 보면 그것은 통합하는 것 딱 하나밖에 모르는 거예요. 자연이 그렇게 되어 있습니까?

자연은 그 자체가 다양합니다. 오행이 서로 상생(相生) 상극(相剋)하는 그 다양성 안에서 조화와 균형을 찾아가는 것인데 그걸 한통으로만 가려고 하면 탈이 나게 되어 있어요. 자연의 이치를 무시하고 자기 생각만으로, 자기 수준대로 교리를 만든 겁니다. 저는 그 잘잘못을 따지자는 것이 아니라 사실이 그렇다고 실상을 말하는 겁니다.

진리(眞理)와 교리(敎理)는 엄연히 다릅니다. 진리는 자연과 생명의 이치를 있는 그대로 보는 것이고, 교리는 인간이 만든 조직을 위한 가르침입니다. 그렇기 때문에 그럴듯한 교리에 속아 넘어가면 안 된다는 겁니다. 저 표상수한테도 속아 넘어가면 안 돼요. 항상 이야기하지만 이치와 사리에 부합하고 합당하다면 인정하면 그만입니다. 여기는 무조건 믿고 따라오라고 하는 데가 아니에요. 자연의 원리의 가르침이 경우와 이치와 사리에 맞는다면 그걸 인정하고 실천해서 자기 자신과 가족과 이웃을 이롭게 하자는 것입니다.

그 다음에, 토형은 단단하게 합니다. 집안을 단단하게 하고 단체를 단단하게 합니다. 그런데 위장이 병나면 목극토 당해서 단단하지가 못해요. 집안 살림도 흩어집니다. 옛날에는 가난하고 지식이 없어도 남편의 박봉을 쪼개서 아이들을 다 가르치고 살림을 했잖아요. 그게 바로 토형의 굳건하게 하는 성질입니다. 또 명령대로 시행한다고 돼 있죠? 엄마가 뭘 시키면 그대로 순응하고, 학교 선생님이 교칙을 어기면 안 된다고 하면 그대로 따릅니다. 모범생이죠.

그런데 간이 큰 목형이나 심장이 큰 화형들은 중·고등학교 때 가출도 합니다. 답답해서 못 살겠다 이거예요. 친구 따라 어디 여행 좀 갔다 온다고 하고 나가요. 아무나 가출하는 게 아닙니다. 간이 크고 심장이 커야 되는 거예요. 금형만 해도 간담이 작고 심소장이 작아서 거의 못합니다. 그게 모범생이라서 그런 게 아니라 간이 작아서 엄두가 안 나는 겁니다.

토형은 시키는 대로 잘 합니다. 옛날에 달덩이처럼 둥근 토형들을 부잣집 맏며느리감이라고 했는데, 종갓집 맏며느리들은 그 숱한 일들을 "예, 알았습니다" 하면서 밤새워서 했어요. 그래서 옛날 어른들은 달덩이같이 둥근 얼굴의 여자를 좋아했던 겁니다. 다 이유가 있었던 겁니다. 이미 예전부터 체질분류법이 존재했었다는 증거가 아닐까 생각할 수 있는 대목입니다.

우주 기운의 차원과 오행체질에 따른 생각의 차원

자연의 기운과 사람의 기운도 1차원, 2차원, 3차원, 4차원, 5차원, 6차원, 7차원의 여러 차원이 있습니다. 그러면 각각의 체질에 따른 차원을 살펴보도록 하겠습니다.

먼저 자연에서의 1차원은 토기(土氣)입니다. 흙이라는 것은 결합하고 혼합하여 뭉치는 속성을 가지고 있습니다. 물, 돌, 금속, 모래, 먼지, 무엇이든 가리지 않고 서로 뭉칩니다. 외곬수로 뭉치려고만 해요. 이 흙이라는 1차원의 기운에 어떠한 씨를 뿌리면 그대로 싹을 퇴웁니다.

마찬가지로 토형은 1차원적이어서 하나밖에 모릅니다. 가르친 대로, 배운 대로만 합니다. 밭에 콩을 심으면 콩이 나는데 그 콩을 갖다가 콩밥만 해먹는 게 토형입니다.

콩밭에 팥이 나면 왜 콩밭에 팥이 나느냐고 따집니다. 콩 농사를 지어서 콩밥을 해 먹는다, 콩자반을 해 먹는다, 콩을 볶아 먹는다, 이런 것을 1차원적이라고 합니다. 토형은 그런 기운이 강합니다. 토기는 옳고 그름을 구분하지 않습니다. 오로지 원칙만 있는 거죠. 이런 토형 여자들은 일단 시집가면 무조건 사는 겁니다. 아무리 시집살이가 뭣하다 해도 따지지 않아요.

맏며느리면 집안에 치러야 할 제사가 많잖아요. 토형들은 그게 내 일인 줄 알고 배운 대로 그냥 다 합니다. 토형의 본성은 믿음을 주고, 통합하고, 규합하고, 우애 있게 하는 기운이 강하다고 했습니다. 그러면 토형은 다른 것은 못 하냐? 다 할 수 있는데 특히 그런 부분이 강하다는 겁니다.

자연에서의 2차원은 금기(金氣)입니다. 금기는 잡아당기고 압축하여 긴장시킵니다. 금기는 혼합되어 뭉쳐진 토기 속에서 같은 기운끼리 결속합니다. 유유상종하고 끼리끼리 모입니다. 네 편, 내 편하면서 편 가르기를 하는 거죠. 이처럼 금기는 강한 것을 더욱 강하게 하는 속성을 가지고 있습니다.

그래서 금형은 2차원적입니다. 강하고 약하고, 나와 너, 선악을 동시에 구분해서 두 개를 볼 줄 아는 겁니다. 토형은 시집가면 그 집 귀신인 줄 알지만 금형은 아닙니다. "내가 왜 그 김 씨 집 귀신이냐? 나는 박 씨인데. 그리고 왜 나만 일해야 돼요? 모두 와서 일하세요." 이렇게 지시를 합니다. 토형은 너도 와서 일하라고 못 해요. 그냥 내 일이라고만 생각하니까 누가 와서 도와주면 고맙고, 아니면 말고 그럽니다.

콩 심은 데 콩만 나야 되는 게 토형이라면, 금형은 콩밭에 팥이 날 수도 있다고 생각합니다. 작년에 떨어진 팥씨가 싹을 틔웠나보다 여기고는 따지지 않습니다. 다 키우면 콩도 먹고 팥도 먹을 수 있다고 생각합니다. 토형은 콩밭에 난 팥을 잡초로 여겨 콩 농사를 잘 짓기 위해 뽑아 버린다면 금형은 이 두 개를 가지고 어떻게 잘 활용할 수 있느냐를 따져요.

그래서 금형이 지도자가 될 수 있는 겁니다. 대신, 선을 딱 그어놓고 이 틀로만 가게 하는, 아주 지배적이고 다스리려고 하는 획일적인 사고방식을 갖고 있습니다. 그래서 선하기도 하고 악하기도 합니다. 전투가 벌어지면 금형 대장은 전진은 선, 후퇴는 악으로 규정해 놓고 불리한 상황에도 죽어도 전진, 결사 항전하게끔 해서 전 부대원을 몰살시키는 우를 범하기도 합니다. 곧 죽어도 직진인 겁니다. 동학군의 우금치 전투와 임진왜란 때의 칠백의총이 바로 그런 경우죠. 금형은 이렇게 두 개밖에는 모릅니다. 상황이 최악일 경우엔 일단 항복을 하고 부하들을 살려서 후일을 도모할 줄도 알아야 하는데, 이 정도 할 줄 알려면 4차원적인 목형 정도는 돼야 할 겁니다.

자연에서의 수기는 3차원입니다. 흐물거리며 흐르는 액체를 말합니다. 물은 그 성질이 유연하고, 낮은 곳이라면 선악의 구분 없이, 피아(彼我)를 가리지 않고 그곳을 채웁니다. 상당히 수용적이고 유연해서 수형은 3차원적이에요. 선악 두 개만 보는 금형보다 하나를 더 알기 때문에 지혜롭다고 하는 겁니다.

수형은 콩 농사를 지어서 두부 공장도 할 수 있고, 두유 공장도 할 수 있다고 생각합니다. 기업을 일으키면 여러 사람이 먹고 살 수 있잖아요. 부족하고 필요한 것을 채워서 보충하고 발전시킵니다. 키우던 닭이 알을 낳았을 때, 그 계란을 먹는 것이 토형이라면 수형은 일단 가만히 생각합니다. 저 알을 부화시키자. 그래서 병아리가 여러 마리 나오면 그놈을 키워서 양계장을 차릴 수도 있겠다. 더 연구하면 계란빵을 만드는 기업을 만들 수도 있겠다.

3차원적인 수형은 이렇게 연구하고 계발하는 성질이 있어 발전적인 지혜가 나옵니다. 수형들한테 뭘 하라고 하면 말은 않고 일단 가만히 생각을 해요. 지금 하는 게 유리한지, 조금 있다가 하는 게 유리한지를 따져 보는 겁니다.

회사에서 상관이 뭘 지시하면 "예, 알았습니다" 하고 벌떡 일어나는 건 토형이고, "그 일은 나보다 홍길동이 더 잘해요" 하고 지시하는 건 금형입니다. 토형은 비록 잘 못할지언정 밤을 새워서라도 자신이 해야 합니다. 반면에 수형들은 대답은 않고 '그걸 하려면 자료는 뭘 찾아야 되고 어떻게 해야 되나' 하고 깊이 생각합니다.

다음으로 자연에서의 4차원은 목기입니다. 목기는 공기, 즉 바람과 같습니다. 눈으로는 보이지 않지만 완만하고 부드럽게 모든 것을 포용합니다. 대기 중의 이 부드러운 기운은 포용하지 않는 것이 없고 모든 것을 생육합니다. 그래서 목형은 4차원적입니다.

1차원은 콩밭에는 콩만 나야 하고, 2차원은 콩밭에 콩이 나지만 팥도 날 수 있으며, 콩이 좋은지 팥이 좋은지 선악을 따지고, 3차원은 답답하게 따질 것 없이 더 잘 살려면 농사를 잘 지어서 그 농산물로 공장을 차리자고 생각한다면 4차원적인 목형은 교육적이고, 학문적으로 갑니다.

목형은 콩의 싹과 꽃이 얼마나 아름다운가, 색깔은 어떠한가 하는 시를 쓰고 수필을 씁니다. 많은 부분을 포용할 수 있는 것이 문학이죠. 또 콩의 성분이 인간의 어디에 좋은 것인가에 대한 학문을 하고 논문을 씁니다. 그리고 콩 농사를 지으려면 몇 평의 밭이 필요하고, 영농 자금은 얼마가 들어가고 하는 등의 일 년 농사 계획을 짭니다. 학문적으로 생각하고 분석적으로 일을 해요. 어떤 일을 도모함에 있어서도 시키면 무조건 하는 게 아니라, 그 일을 어떻게 하면 잘 할 수 있는지 계획적이고 합리적으로, 효율적으로 그것을 따져 봅니다.

예를 들어 어딜 가더라도 목형은 차표가 몇 시에 있는지 알아보고 간다면 토형은 일단 매표소로 갑니다. 그냥 갔는데 차가 이미 출발했으면 다음 차를 타면 된다고 생각합니다. 금형은 두 개를 아니까 전화를 해서 예매하라고 지시합니다. 금형은 선택을 하고, 수형은 발전을 시키고, 목형은 차비와 시간은 얼마고 차편은 몇 시에 있으니 언제 가서 승차하면 될지를 계획합니다.

그리고 4차원적인 목형은 모든 것을 생육하고 육성시키기 위해서 교육을 합니다. 3차원의 연구하고 계발하는 것과 4차원의 교육하는 것은 차원이 다릅니다. 그러면 수형은 교육을 못 하느냐? 할 수 있는데 목형들이 더 잘 한다는 겁니다. 저 같은 경우는 교육할 때 금기가 많아서 심장이 막 뛰어요. 진도를 나가야 하는데 저기 앉아 있는 사람이 못 알아먹는 것 같으면 심장이 막 떨려서 말이 빨라집니다. 그럴 땐 쓴 것을 먹어가면서 강의하면 좀 편해집니다.

그 다음으로 자연에서의 5차원은 화기입니다. 화기는 빛이 나고, 뜨겁고 확산하며 분열합니다. 또 화기는 세상을 밝고 환하게 합니다. 이렇게 5차원적인 화형은 환상적이고 예술적으로 승화시킵니다. '콩을 뭐 하러 심느냐? 그걸 가져다가 무슨 두부를 만드느냐? 그런 건 기도하면 하늘에서 뚝 떨어진다' 이렇게 생각을 합니다. 실제로 어떤 경전에는 열심히 기도했더니 하늘에서 만나가 떨어졌다는 기록이 있잖아요.

화형은 환상적입니다. 그래서 걱정도 안 해요. 그걸 꼭 농사를 지어야 하나? 화형은 어딘가에 이상세계인 무릉도원이 있다고 환상적으로 생각합니다. 연예인들을 보면 화기가 많아서 대박을 노리는 경우가 많습니다. 하나만 터지면 원하는 건 다 얻는다는 식이죠. 인생(人生), 까짓 거 한방이라는 식입니다.

그런데 요즘은 다들 짠맛을 안 먹어서 그런지 화기가 넘쳐나서 대박을 꿈꾸고 모든 것을 한방에 얻으려고 하는 경향이 많습니다. 은행에서 감당하기 어려운 빚을 내 부동산을 구입해 놓고 가격이 오르길 바라는 것도 환상에 빠져 있는 겁니다. 요즘엔 토형처럼 1차원적으로 성실하게 콩을 심어서 밥을 해먹는 것을 답답하고 미련하다고 생각하는데, 앞으로는 큰 문제가 될 것입니다. 사기, 은행 강도, 귀금속 점포를 터는 것도 5차원적인 발상입니다. 성공만 하면 한방에 뭐가 될 거라는 환상이죠.

우주 자연에서의 6차원은 상화기(相火氣)입니다. 토기, 금기, 수기, 목기, 화기 각각의 기운을 조절해 질서와 조화를 이루어 생명을 창조해

낸 기운입니다. 그래서 상화형은 6차원적입니다. 상화 기운이 건강한 사람은 시간과 공간 안에서 그때그때 적응을 잘 하고 조화를 이루며, 모든 사람과 융화를 잘합니다. 임기응변이 뛰어나고, 능수능란하고 뭐든지 잘 할 수 있습니다.

우주 자연에서의 7차원은 완전한 것입니다. 즉 우주의 본래 모습입니다. 있는 것이 없는 것이고, 없는 것이 있는 것입니다. 태어나는 것이 죽는 것이고, 죽는 것이 태어나는 것입니다. 줄어드는 것이 늘어나는 것이고, 늘어나는 것이 줄어드는 것입니다. 항상 그렇게 있습니다.

이를 불가에서는 색즉시공, 공즉시색, 불생불멸, 불구부정, 부증불감이라고 합니다. 지금 우주의 빅뱅과 블랙홀이 동시에 일어나는 그 중간에 우리가 있습니다. 각각의 완성된 소우주는 7차원적입니다. 특히 표준형인 사람은 7차원적인 완전한 인간입니다.

완전한 것은 전지전능한 것이라고 할 수 있습니다. 우리 모두에게는 전지전능한 잠재능력이 내포하고 있기 때문에 모든 장부의 잠재능력을 온전하게 계발해서 사용할 수 있다면 자신이 원하는 모든 것을 이룰 수 있을 뿐만 아니라, 우주를 창조한 절대존재와 하나가 될 수 있습니다. 그래서 현성 선생님은 이런 우리가 육기섭생법을 실천하여 궁극적으로는 확철대오, 대자대비, 환골탈태해 보자고 하셨던 겁니다.

자! 다시 한 번 정리하겠습니다. 일생 중 20대 초반에는 화기가 많이 생긴다고 했습니다. 그래서 이때는 진취적이고, 용감하고, 화려하며, 모험심이 강하고, 희생하고 봉사하는 기운이 있습니다. 30대, 40대, 50대에도 그러느냐? 안 그렇죠. 변화합니다. 그런데 화기가 굉장히 센 정화형들은 나이가 50, 60이 되어도 몸에 딱 붙는 청바지를 입고, 예쁘게 하고, 번쩍번쩍 하는 것 붙이고 멋있게 하고 다녀요. 화기는 환상적, 비현실적입니다. 연극 같은 건 비현실이거든요. '백마 탄 기사가 언제쯤

올까?' 하고 아직도 꿈을 꿉니다. 이상향, 무릉도원 같이 모든 사람이 잘 살 수 있는 이상세계는 화기가 많아야 생각할 수 있는 겁니다.

금형들은 유토피아 같은 건 꿈도 못 꿉니다. '당장 먹고 살 게 없는데 그럼 뭘 해야 되나?' 이런 걸 생각합니다. 토형은 당장 내가 살려면 어떻게 해야 될지를 궁구합니다. 그래서 토형들이 현실적이고 좋습니다. 화토형들은 꿈을 잃지 않고 희망적으로 살 수 있으니 좋겠지요. 불이라는 속성이 뜨겁게 확산시키고 환하게 밝히는 거잖아요.

금기가 많은 금형은 뭔가 엄숙합니다. 농부가 가을에 추수할 때 쭉정이는 버리고 가듯이 필요 없는 것은 가차 없이 쳐버리고 알갱이만 갖고 가는 게 가을 숙살지기인 금기입니다. 선악 개념이 엄정한 것이 바로 금형이에요. 금형들은 법을 어기면 징역 가고, 법을 지키면 산다는 식의 획일적인 사고를 하기 때문에 목화형들은 답답하다고 여깁니다. 수형이 금형을 보면 '아! 답답해' 이러고, 토형을 보면 '저건 곰탱이야' 라고 생각합니다.

수형들은 아무 말 안 해도 뱃속에 다 들어 있거든요. 콩팥이 크니까 허리가 굵고 엉덩이도 크잖아요. 턱 앉아서 세상을 다 봅니다. 어떻게 더 발전시키고 진보시킬지를 궁구하는 것이 수형입니다. 그걸 학문적으로, 이론적으로 정리하는 것은 목형이 합니다. 정리된 이론과 학문을 세상에 퍼트리는 것은 화기를 사용하는 것이고, 상화기는 이런 것들을 조절(調節)하고 조화(調和)를 이루어 능수능란하게 다 씁니다.

심포 삼초는 다른 체질에도 다 있어서 그 안에서 조절하고 조화를 맞추려고 노력을 합니다. 계획을 세울 때는 목형들이 제일 잘하고, 예술 같은 것은 화형들이 잘 합니다. 이 두 형은 똑같은 것을 배워도 금방 습득합니다. 토형, 금형들은 오래 걸려요. 오래 걸리기 때문에 전문가가 많이 나오는 겁니다. 기술자들 있죠? 선반 기술자는 딴 생각 않고 10

년, 20년 계속 그것만 해야 됩니다. 그 설계도는 목형이 만들면 좋겠죠. 각 장기가 만들어내는 내면의 기운에 따라 인간의 표출된 정신과 외면의 세계도 이렇게 달라집니다.

토형은 비위장이 튼튼하고 토극수를 해서 신장 방광이 약하잖아요. 그래서 뭘 바꾸는 걸 싫어합니다. 집안에 가구를 딱 앉히면 끝까지, 환갑 때까지 그냥 둬요. 그런데 목화형들은 답답해서 이렇게도 놓아 보고 저렇게도 놓아 보고 하면서 분위기 바꾸는 걸 즐겨합니다. 토형이나 금형들은 옷 하나 입혀 놓으면 다 헤질 때까지 입는데, 화형들은 한 가지 옷만 입으라고 하면 지루해서 못 입어요. 기운과 성격의 차원이 이렇게 다른 겁니다.

비위장이 허약할 때의 정신적 증상, 토형이 병날 때의 성격

비위장이 허약해질 때의 정신적 증상을 알아보겠습니다. 비위장이 허약하면 홍맥이 나오는데, 목형이 홍맥이 나오는 경우가 있고, 토형이 병나는 경우가 있잖아요. 토형이 병날 때 이런 정신적 증상이 더 많습니다. 하지만 목형, 화형, 토형, 금형, 수형, 그 어떤 형이든 위장이 병나면 다음과 같은 증상이 나타날 수 있습니다.

비위장이 허약하면 공상망상을 합니다. 위장이 병난 사람들은 여름철 피서 가다가 들른 화장실 안에서도 순식간에 비현실적인 공상망상을 합니다. 설악산에 가는 길이라고 해봅시다. 그곳 칠선계곡에 있는 선녀탕에 가서 운 좋으면 예쁜 선녀가 목욕을 하는 것을 엿보다가 선녀 옷을 감춰서 하늘에 올라가지 못한 선녀와 동화 같은 결혼을 해서 아기 둘 낳고 사는 걸 상상하는 겁니다. 홍맥이 나와서 비위장이 병나면 이런 전설 같은 공상망상을 잘 합니다. 또 사람이 멍하게 있고 그래요. 우리는 그때 뭘 먹는다고요?

(단맛)

그렇죠. 단맛을 먹으면 정신이 후딱 들고 현실이 보입니다. 다음은 호언장담하는 버릇이 있습니다. 큰소리 뻥뻥 치고 뭐든 다 해준다고 합니다. 신랑이 결혼하면 내가 다 해주겠다고 큰소리쳐서 결혼했더니 막상 뭘 해주는 게 하나도 없어요. 그래서 뭘 좀 해달라고 하면 또 다 해준다고 큰소리칩니다. 혹은 사업한답시고 거창한 계획 세워놓고 부모님 찾아가서 사업 자금 빌려다가 홀랑 다 말아먹는 사람도 있어요. 그런 건 전부 단것을 먹어야 됩니다. 단것을 먹어서 비위장이 튼튼해져야 실천력이 생기고 현실을 직시하는 힘이 생겨요. 호언장담 해놓고 지키지 않는 건 거짓말 하는 것과 다름없습니다.

홍맥 증상은 정오와 장하에 심합니다. 천지에 토기가 강해지는 한여름이 되면 이런 증상이 더 심해집니다. 또 위장이 약한 사람이 과식하면 식곤증이 와서 위장이 힘들잖아요. 그럴 때 또다시 공상망상을 하고, 쓸데없는 생각을 하고, 고민을 합니다. 간단하게 생각할 수 있는 것도 위장이 약하면 깊이 생각을 해요. 아마 로댕의 생각하는 사람은 홍맥이 나올 겁니다.

위장이 병나면 뭘 생각할 때 습관적으로 깊이 생각하려고 하는 경향이 있습니다. 남이 보면 생각이 깊은 사람인 것으로 보이지만 사실은 쓸데없이 생각을 너무 많이 하고, 비현실적인 가정 같은 것을 하고 있는 겁니다. 비위장에 힘이 없으면 그렇게 돼요. 비위장에 힘이 있으면 확실하고, 철저하고, 현실을 보는 힘이 생깁니다.

그 다음으로는 거짓말을 합니다. 토기가 건강한 아이들은 정직하게 이야기합니다. 있는 그대로 돈 쓸 내역을 다 얘기해요. 그런데 위장에 병이 나면 5천원으로 공책 사겠다고 해놓고는 전자오락 하느라 천 원 쓰고, 오다가 초콜릿 사먹느라 천 원 쓰고 그럽니다. 공책 사는데 무슨

5천 원씩이나 필요하냐고 물으면 대답하기 싫어서 "빨리 주세요" 그래요. 하지만 토기가 건강하면 5천원 쓸 내역을 다 이야기 합니다. "공책 사고, 과자 천 원어치 사먹으려고 하는데 그래도 돼죠?" 하고 정직하게 허락받습니다.

의처증, 의부증 다스리는 방법

또 홍맥이 나오면 의심을 합니다. 자기 자신도 믿지를 못하니까 다른 사람도 그렇겠거니 하고 의심을 해요. 의처증, 의부증은 비위장이 병나서 생기는 홍맥 증상입니다. 현대의학에서 의처증, 의부증은 못 고치는 걸로 되어 있습니다. 대부분 못 살고 이혼해요. 이게 더 심해지면 폭력을 행사하고, 반대하고, 부정하고, 사생결단하는 등 오장이 상극의 방향으로 돌아가면서 사단이 납니다.

비위장이 건강하면 믿음이 생기는데 목극토 하여 비위장이 병나면 반대로 불신이 생깁니다. 만약에 아내가 홍맥이면 남편이 직장에 출근한 뒤에 혹시나 하고 사무실로 전화해 봅니다. 전화해서 자리에 없다고 하면 그때부터 의심하고 공상망상 하는 거예요. '이 인간이 일하다 말고 어디로 갔을까? 웬 엉뚱한 여자 만나러 간 게 아닌가?'

반대로 남편이 홍맥이면 일하다 말고 집으로 전화합니다. 아내가 쓰레기봉투 버리러 간 사이에 전화를 걸면 안 받잖아요. 그러면 남편은 의심을 하는 겁니다. '이 여편네가 어디로 갔나? 어떤 놈하고 어디로 간 건 아냐?' 자꾸 이상한 상상을 해요. 그래도 일단 그날은 그냥 넘어가요. 물어보고 싶지만 안 물어 봅니다. 증거를 찾아야지.

그 이튿날 또 전화합니다. 오후 세 시쯤 전화했더니 집안에 없어요. 착한 아내는 가족들 빨래 다 하고, 청소 깨끗이 해놓고 남편이 퇴근하면 맛있는 것 해먹이려고 반찬거리를 사러 시장에 간 거죠. 휴대전화가 없던 시절에는 장보러 가면 전화를 못 받잖아요. 남편은 '어라, 오늘도 없네. 이거 분명히 누구 만난다' 하고 의심합니다. 그러면 이제 퇴근 후에 난리가 나는 겁니다. "너 왜 집에 없었어, 어디 갔었어, 누구 만났지?" 물어서 아니라고 하면 거짓말 한다고 합니다.

이렇게 의처증이 있는 사람이 촌구맥은 더 크고 인영맥이 작다면 골고루 생식에 단맛 나는 꿀이나 인삼을 먹으면 인영맥이 커지면서 토기가 생겨 의심하는 마음은 사라지고 믿음이 생기겠죠. 반대로 홍맥이 나오고 인영맥이 큰 사람들은 인삼이나 꿀 대신 골고루 생식에 좋은 설탕을 주거나 호박이나 대추차, 단감, 엿 등을 주면 촌구맥이 커지면서 쓸데없는 생각이 줄어듭니다. 이렇게 해서 토기인 비위장이 건강해지고 인영맥과 촌구맥이 같아지면 그 즉시 의처증, 의부증이 없어집니다. 절운동, 걷기, 등산, 윗몸 일으키기 등 비장경과 위경맥을 강화하는 운동을 병행하면 그 효과는 배가 됩니다.

그런데 의처증을 그대로 방치하면 홍맥이 오래 진행되어 토극수로 석맥이 나와서 신장 방광이 허약해집니다. 그러면 이제 무섭고 겁나기 시작해요. 석맥이 나오면 두려움이 생깁니다. 더 진행되어 수극화로 구맥이 나오면 사생결단하고, 화극금으로 모맥이 나오면 자포자기하고, 좌절하고 우울해 합니다. 금극목으로 현맥이 나오면 폭력성이 생기고, 나중에는 사생결단까지 하려고 합니다. 이렇게 생명력이 균형을 잃으면 병의 세력이 그 사람을 지배하게 됩니다. 한번 볼까요?

처음엔 마누라가 짐 싸들고 어느 놈 하고 도망가면 나는 어떻게 살아야 하나 겁이 납니다. 그러다가 병이 신장에서 심장으로 가면 너 죽고 나 죽는다, 다 죽는다고 사생결단합니다. 실제로 폭력도 행사합니다. 집에 불도 지르고 하잖아요.

그 다음에 병의 기운이 폐대장으로 가면 내 인생은 끝났다, 마누라

하나도 간수 못하고 창피해서 못 살겠다고 합니다. 자신이 자신을 죽이는 겁니다. 그래서 자살을 기도했는데 안 죽고 살아남았어요. 이제 금극목을 하게 되겠죠? 간담이 병나면서 폭력성이 나오니까 이실직고하라고 때리는 거예요. 병이 깊어지면 이런 식으로 돌아가며 나타납니다. 병도 세력이기 때문에 육체적인 병만 커지는 게 아니라 정신적인 병도 함께 커집니다.

이럴 때 우리는 각시를 때리는 녀석한테는 신맛을 주고, 살기 싫다고 하는 사람은 매운맛인 생강차를 주면 됩니다. 너 죽고 나 죽자고 하는 사람은 쓴맛, 두려워하고 당신 없으면 못산다고 난리치는 사람은 짠맛, 꼬치꼬치 캐묻고 의심하는 사람은 단맛인 꿀을 줍니다. 그러면 다섯 가지 증상을 다 고친 거죠? 이런 여러 가지 증상이 다 섞여서 뭐가 뭔지 모르겠다면 한번에 고치면 됩니다. 어떻게 하면 된다고 그랬어요?

(오미를 다 줍니다)

골고루를 먹는 겁니다. 우리가 점심 때 먹는 골고루 생식을 주면 돼요. 골고루에다가 현재 나타나는 맥을 보고 그에 맞게 주면 됩니다. 골고루만 줘도 오장이 서로 상생 상극하여 조절하고 균형을 맞추려고 하는 심포 삼초 상화의 힘이 세져요. 그러면 다 됩니다. 시간이 걸려서 그렇지 다 돼요. 이런 이치를 모르니까 정신과가 생긴 겁니다. 여기서는 때리는 놈이든, 두려워 떠는 놈이든, 생을 포기하고 죽으려고 하는 놈이든, 의심하는 놈이든 모두 똑같은 약을 줍니다. 신경안정제 있죠? 이걸 먹으면 심포 삼초가 다 망가져요. 병은 고쳐지지 않고 사람만 점점 못쓰게 됩니다.

공상망상하고, 호언장담하고, 거짓말하고, 의심하고, 의처증, 의부증이 있다. 그 순서대로 병은 더 깊습니다. 그러면 우리는 각각 그 상태에서 단 것을 줘서 고치면 되는 겁니다. 호박즙, 기장밥, 토기원이나 토생식을 먹이면 됩니다.

못 믿어서 계속 반복하고 확인하는 사람, 병들면 병든 기운이 나온다

그 다음 비위장이 병나서 생기는 정신적 증상으로는 반복해서 말하고 반복해서 행동하는 것이 있습니다. 어떤 어르신들 보면 일제 강점기 때 만주에서 고생한 얘기 하고 또 하고 하잖아요.

가족끼리 오랜만에 여행을 떠나려고 자동차 시동을 딱 걸었습니다. 그런데 "아, 잠깐! 가스 밸브 잠갔는지 확인해야 돼요" 하고 다시 집에 들어가 잠긴 걸 확인하고 밖으로 내려옵니다. 식구들은 차 안에서 기다리고 있잖아요. 그래서 운전자가 "빨리 타!" 그러면 또 "아, 잠깐 수도꼭지 살펴봐야 돼요" 하고 되돌아가서 다시 확인하고 옵니다. 돌아와서 다시 차에 타려고 하는 순간 또 "잠깐, 창문 다 닫았나 확인해야 돼요" 이걸 계속 반복하는 겁니다. 그래서 어떤 집은 휴가를 못 갔다는 전설이 있어요. 이렇게 계속 확인하고 또 확인하는 것은 토기(土氣)가 병나서 그렇습니다.

저기 있는 이 선생 어머니가 학교 선생님으로 정년퇴직하셨는데 이 이야기를 해드리니 아주 자지러져요. 이 선생 어머니가 큰 수형이시거든요. 그러다 보니까 토극수가 안 돼서 이분도 해마다 그러셨다는 거예요. 누구든지 비위장이 병나면 그럴 수 있습니다.

또 이런 경우가 있을 수 있습니다. 연애할 때 "자기, 나 사랑해?" 물어보잖아요. 그리고 조금 있다가 또 "자기, 나 진짜 사랑해?" 물어보고, 데이트 하고 헤어질 때 "사랑한다고 다시 한 번 말해 봐" 그럽니다. 계속 확인하는 거예요. 그럴 때도 단 것을 먹어야 합니다. 토기가 병나면 자꾸 확인하고 싶어집니다.

저는 군대 가 있을 때 결혼했거든요. 그때는 건강할 때니까 혼례 다

치르고 귀대했는데도 걱정이 하나도 안 됐습니다. 오히려 '부인이 신랑도 없는데 시어머니하고 둘이서 살 수 있을까? 좀 있다가 친정으로 도망가겠지' 다 그렇게 생각했다는 거예요. 그런데 도망 안가고 잘 살잖아요. 건강해서 그런 겁니다. 그러니까 뭘 모를 때, 애들일 때 결혼을 해야 됩니다. 저기 준범이하고 태연이는 스물다섯 이전에 장가 갈 생각하세요. 궁합에 대해서 조금 있다가 설명할 건데, 궁합에 맞는 짝만 나타나면 먹고 살 걱정하지 말고 그냥 결혼부터 하세요.

비위장이 병나면 거추장스럽고, 자꾸 물어보고, 확인합니다. 초등학교 다니는 애가 엄마한테 자꾸 질문을 합니다. 꼬리에 꼬리를 물고 계속 물어보는 것 있죠? "나 어떻게 낳았어?" "아빠하고 엄마하고 사랑해서 낳았어." "사랑한 다음에 어떻게 했는데요?" "어찌어찌해서 다리 밑에서 주워왔어." "그럼 그 다리가 어딘데?" 하고 자꾸 물어요. 좀 지나치다 싶게 물어보는 것은 비위장이 허해서 그런 거니까 단 것을 주면 됩니다.

토형이 그런다면 목극토를 못해서 그럴 수 있으니까 그럴 때는 신맛을 주면 됩니다. 건강하면 "알았어요" 하고 다른 현실을 보는데 병나면 다른 현실이 안 보이고 오로지 그 현실만 보이는 겁니다. 토는 하나만 안다고 그랬잖아요. 지나친 것도 병입니다.

다음은 부담스럽다고 적혀 있죠? 위장이 약해서 홍맥이 나오는 사람은 함께 있기가 부담스럽습니다. 무릎팍도 약해져서 대개 다른 사람들의 입장을 고려하지 않아요. 나이 오육십 먹은 아줌마들이 위장이 안 좋아서 무릎팍이 아픈데 전철을 탔습니다. 보통 사람들은 웬만하면 아파도 자리가 없으면 그냥 서 있잖아요. 그런데 진짜 아픈 사람은 남의 입장을 고려하지 않고 안면몰수를 합니다. 젊은이들이 앉아있는 데 가서 "어휴, 다리 아파!" 그러면서 그 앞에 쪼그리고 앉아요. 이건 도대체 어떻게 하라는 겁니까? 일어나라는 건지 말라는 건지.

그 분이 건강하다면 절대 그렇게 하지 않습니다. 병이 나서 그런 기운이 어쩔 수 없이 나오는 거예요. 그러니 우리는 그것을 탓하지 말자는 겁니다. 그럴 땐 '저 사람은 어디가 허약해서 그렇구나' 생각하면 되는 겁니다. 그래야 상대방을 이해할 수 있고, 상대방을 볼 수 있기 때문에 내가 그에 맞게 적절히 처신할 수가 있습니다.

몸에서 나는 냄새는 생명이 보내는 신호다

트림을 잘하는 것은 홍맥이 오래된 것입니다. 꺽꺽 하고 트림을 잘해요. 홍맥이 나오면 트림을 잘하고, 모맥이 나오면 재채기를 잘하고, 석맥이 나오면 하품을 잘하고, 현맥이 나오면 한숨을 잘 쉬고, 구맥이 나오면 딸꾹질을 잘한다고 전에 말씀드렸습니다.

그 다음은 곯은내가 난다고 돼 있죠? 곯은내 옆에다가 암내라고 적으세요. 겨드랑이에서 곯은내가 나는 경우가 있는데 아무리 씻어도 냄새가 없어지지 않아요. 이렇게 몸에서 이상한 아취가 나는 것은 몸속 어딘가가 상하고 있다는 신호입니다. 이러한 증상은 일단 짠맛이 부족해서 그렇습니다. 곯은내가 나는 것은 위장이 상한 것이니까 짠맛과 단맛을 먹습니다.

또 쉰내나 노린내가 나면 간이 상한 것이므로 이때는 짠맛과 신맛을 먹고, 몸에서 쓴내가 나거나 입에서 단내(타는 냄새)가 나면 심장이 상한 겁니다. 한여름에 엄청 힘들게 일하고 나면 '입에서 단내 난다'고 하잖아요? 그게 화기를 너무 많이 써서 그렇습니다. 그럴 땐 쓴맛을 먹으면 되겠죠. 단, 이 경우엔 수극화가 되면 곤란하니까 짠맛을 생략합니다. 그래서 옛날 어른들은 입에서 단내 날만큼 일했다 싶으면 약주 한잔 걸치셨던 거예요.

몸에서 비린내나 매운내가 나면 짠맛과 매운맛을 먹으면 됩니다. 어떤 사람 방에서 매콤한 냄새가 난다거나 애기들이 젖비린내가 나는 건 다 금기가 약한 겁니다. 이럴 땐 어떻게 해서든 애기한테 매운맛이나 비린맛을 주면 되는데, 현미나 율무를 갈아 미지근한 물에 타서 티스푼으로 조금씩 주면 됩니다. 아기가 아직 음식을 못 먹는다면 엄마가 매운 것을 먹고 젖을 주면 되겠죠. 또 사람 몸에서 짠내, 썩은내, 고린내, 땀에서 쩐내 같은 게 난다면 그건 수기가 부족해서 몸이 썩어가고 있는 겁니다.

우리 몸은 병들었을 때 그 상태에 맞춰서 냄새라는 화학적 생명물질을 분비합니다. 그러면 사람은 그 냄새라는 정보를 인지해서 거기에 맞는 에너지를 보충하면 됩니다. 천지에서 가장 완전무결한 생명체가 사람인데 그걸 모르겠습니까?

질문 : 심포 삼초인 상화가 병나면 어떤 냄새가 납니까?

대답 : 상화가 병이 나면 어떤 때는 고린내가 났다가, 어떤 때는 쉰내가 났다가, 어떤 때는 꾸리꾸리한 냄새가 났다가, 어떤 때는 비린내도 납니다. 또 아주 역겨운 뭔가 곯는 냄새가 났다가, 어떤 냄새인지는 모르겠는데 그 사람 옆에만 가면 머리가 지끈지끈 아프고 구역질나는 냄새가 나기도 하는 등 수시로 변합니다. 이때는 떫은맛과 해당하는 냄새를 다스리는 맛의 음식을 같이 먹으면 됩니다.

제철 음식에는 각 계절에 따른 천지기운이 담겨 있다, 자연을 모르는 현대의 영양학

여름철에 나는 상추, 쑥갓, 더덕, 도라지 같은 것 있죠? 천지는 여름에는 쓴맛 나는 농사를 많이 짓습니다. 장마철이 끝나고 난 장하에는 비위장이 허약해지니까 천지에서 단맛 나는 농사를 많이 지어 줍니다. 호박, 참외 이런 것 있잖아요. 그런데 요즘은 비닐하우스 때문에 참외가 한겨울에도 나옵니다. 비닐하우스에서 나온 건 아무래도 노지 참외보다는 단맛이 덜하죠. 천지자연에서 바로 만들어야 제대로 된 단맛이 나옵니다.

입추, 처서를 지나 가을이 되면 천지는 매운맛 나는 농산물을 많이 생산합니다. 마늘, 파, 쪽파, 양파, 생강, 고추, 무, 배추, 열무 이런 것들이 다 매운맛이죠. 천지는 사람을 생산하기만 한 게 아니라 제철에 만든 먹거리를 제공해서 성장시킵니다. 그래서 예부터 이런 것들을 먹고 병을 고쳤던 겁니다.

겨울에는 수기가 내려오니까 짠맛 나는 농사가 많이 지어집니다. 농사가 꼭 땅에서만 짓는 게 아니라 바다 농사도 있잖아요. 미역, 파래, 김, 다시마, 감태 이런 해조류는 대개 겨울 농사입니다.

바다가 있는 동네에서 해조류나 젓갈 같은 걸 생산한다면 바다에서 멀리 떨어진 육지에 있는 사람들은 미리 장아찌를 담가 놓습니다. 겨울을 대비해서 봄부터 가을까지 농사 진 것을 짠맛 나는 각종 장아찌로 담가서 밑반찬을 만듭니다. 김장도 가을에 담그잖아요. 겨울 초입에 김장을 담가서 한겨울을 나는 겁니다.

수생목 해서 봄으로 갈 때 천지에는 목기가 완연해지는데, 이때 생명은 이를 상대해야 하므로 목기가 약해진다고 했습니다. 그러면 간담이 피곤해져서 신맛이 필요하겠죠? 초겨울에 담근 김장이 정월대보름 넘어가면서 저절로 신맛으로 변화합니다. 정월대보름날에 오곡밥을 먹으면서 까는 부럼이 무슨 맛입니까?

(고소한맛)

고소한맛이 바로 목기잖아요. 정월대보름쯤 되면 완연한 봄은 아니지만 어쨌건 입춘은 지난 시점입니다. 입춘이 지나면 간이 피곤해지리라는 걸 옛날 어른들은 알았어요. 그래서 가을에 농사지은 걸 겨울에 다 먹지 않고 비축했다가 봄이 될 무렵에 먹는 겁니다. 또 봄이 되어서 농사가 시작되면 근육을 많이 써야 하는데, 이때 목기를 강화시켜 간을 다치지 않도록 하려고 했던 게 아닐까 싶습니다.

이제 춘분쯤 되면, 양력 3월 21일을 전후한 그때가 춘분입니다. 그때는 봄이 한복판에 와 있기 때문에 늦가을에 담근 김장을 먹어줍니다. 춘분이 넘어가면 햇빛이 나는 쪽에는 쑥 같은 게 돋아나기 시작합니다. 이 쑥은 무슨 맛이에요?

(쓴맛)

여름에 가까워진 맛입니다. 가을에 담근 김장도 이때쯤(늦봄) 되면 묵은지가 되면서 씁쓰름한 맛으로 변해 있습니다. 처음에는 고춧가루를 뒤범벅해서 맵고 짠맛으로 만든 것이 겨울이 지나 해를 넘기면서 맛이 변하는 겁니다.

지구가 태양을 감고 돌 때 그 천지기운 받는 게 다 달라요. 각 공전도수에 맞춰서 하늘의 기운을 받으면 그 김치 안에 있는 미생물들이 자체적으로 맛과 기운을 만들어 냅니다. 그래서 김치 맛이 변하는 거예요.

여름이 가까워지면서 김치도 화의 쓴맛 쪽으로 변하고, 땅에서는 쑥이 돋아나기 시작합니다. 여름을 대비하기 위해서 쓴맛 농사가 시작되는 겁니다. 논에 가면 씀바귀가 나오고, 고들빼기가 나오고, 산에 가면 취나물 등 각종 산나물들이 나오잖아요. 왜냐? 하늘이 그냥 막 되는대로 돌아가는 것이 아니라 인간이 살기 이전부터 그 판도를 다 짜놓고 미리 대비하도록 되어져 있기 때문에 그렇습니다.

이러한 자연의 원리를 알면 생명체가 그에 맞게 건강하고 자유롭게 살 수 있는데, 지금은 이런 이치를 무시하고 서양에서 건너온 영양학 쪽으로만 가니까 문제가 생기는 거예요. 소위 4대 영양소라고 일컫는 단백질, 지방, 탄수화물, 무기질을 기초로 한, 자연을 도외시한 지식으로 영양학을 하다 보니 도통 간을 영양하는 음식이 무엇인지, 심장, 위장, 허파, 신장 등 각각의 장부들이 허약할 때는 어떻게 영양해야 할지를 모릅니다.

질문 : 제철에 나는 먹을거리가 중요한 작용을 한다는 말씀인가요?

대답 : 그렇습니다. 제철에 나는 각각의 소우주들은 소우주의 대표인 인간에게 도움이 되도록 천지가 그 기운들을 담아 만들어 놓은 것입니다.

훈민정음 창제와 현성의 자연의 원리

세종대왕께서 새로운 문자를 창제하겠다고 했을 때 그 당시의 기득권자였던 권문세가, 지방호족들 그리고 조정의 백관들은 사생결단, 반대했습니다. 자신들의 기득권을 상실할까 두려워서 그랬던 거죠. 일반 백성들이 문자를 읽고 문헌을 볼 수 있는 안목이 생긴다는 것은 바로 권력을 나눠 갖는 것과 같습니다. 그렇게 되면 사대부들이 백성을 지배하기가 만만치 않게 되므로 그 엘리트들이 그렇게 극렬하게 저지했던 겁니다.

그러고 보면 그 당시 자신들의 기득권을 내려놓고 임금님 편에 섰던 정인지, 성삼문, 신숙주, 박팽년 이런 분들은 정말 대단한 분들입니다. 이런 분들이 5백 년 전에 일궈낸 위대한 업적으로 지금 많은 사람들이 편안하게 문자를 해석하고 쉽게 정보를 습득할 수 있게 된 것 아닙니까.

그 당시 세종대왕의 나이를 보면 굉장히 젊은 나이에 임금으로 등극해서 이런 업적을 이루셨습니다. 성삼문, 신숙주 같은 분들도 10대 후반, 20대 초반에 발탁되어 그 일을 하셨다고 합니다. 왜냐하면 그 당시만 해도 25세만 넘어가면 대개 기득권층으로 편제되었거든요. 끝까지 반대한 최만리 같은 사람들은 아주 반골들 아닙니까. 그런데 최만리가 또 굉장히 나라를 사랑했던 사람입니다. 목에 칼이 들어와도 할 말은 했다는 건 요즘 말로 주관이 뚜렷한 사람이라는 얘기예요. 굽히지 않고 계속 반대하는 것도 아무나 못하는 일입니다.

이 최만리 같은 반골들의 지속적인 반대의견을 경청하면서 그들을 설득하고 이해를 구하면서 완전한 문자 체계를 확립해 나간 세종대왕과 집현전 학자들의 위대함에 고개가 숙여지는 겁니다. 이 시대의 사람들은 대단한 분들이었어요. 그때 임금님 옆에서 일을 한 분들은 모두 큰 일을 하신 겁니다.

세종대왕께서 훈민정음을 창제하여 모든 백성들이 문자를 쉽게 익혀 모든 지식을 얻고 정보를 획득하도록 하신 것처럼, 현성의 자연의 원리도 이 시대의 모든 사람이 자신의 병을 스스로 고치고 건강하고 자유로운 삶을 살아가는 방법을 배우고 실천하여 깨닫고, 널리 알려 새로운 문명을 열어가자는데 그 목적이 있습니다.

각 장부와 대기의 관계

비위장이 허약하면 습기를 싫어합니다. 애기를 키울 때 보면 기저귀를 애기가 있는 방에 널어놓는 사람이 있고, 밖에 널어놓는 사람이 있어요. 또 방에 젖은 수건을 널어놓으면 좋아하는 사람이 있고, 방 안 공기가 축축하면 몸이 더 무거워져서 싫어하는 사람이 있습니다. 습기는 몸을 더 무겁게 하거든요.

간이 병나면 바람을 싫어한다고 했죠? 간이 안 좋은 사람은 바람이 확 불면 되게 싫어해요. 심소장이 약하면 열을 싫어하고, 비위장이 허약하면 습기를 싫어하며, 폐대장이 약하면 건조한 것을 싫어합니다. 실내가 건조하면 콧구멍이 말라서 감기에 잘 걸리게 됩니다.

그런데 지금은 그런 이치를 모르니까 병원에 가면 그냥 가습기를 여기저기 다 틀어 놓잖아요. 위암 환자, 위궤양 환자, 비만인 사람이 있는 곳에서도 가습기를 틀어놓으니 몸이 더 무거워지는 거예요. 위장에 병이 있는 사람은 실내가 뽀송뽀송해야 됩니다.

신장 방광이 허약하면 한기, 추위를 잘 탑니다. 석맥인 사람은 추위에 대한 저항력이 떨어집니다. 반대로 심장이 약한 사람은 뜨거운 열기에 대한 저항력이 떨어져서 여름철이 힘듭니다. 홍맥이 나와서 습기에 대한 저항력이 떨어지면 장마철이 힘들고, 폐대장이 허약하면 가을의 건조한 기후에 대한 저항력이 떨어집니다.

그래서 가을이 되면 슬퍼지고 우울해지는 겁니다. 괜히 적적하고, 외로운 것 같고, 슬픈 것 같고 그래요. 가을이 왜 슬픈 계절입니까. 가을은 풍요의 계절이라고 분명히 얘기했죠? 병들면 병든 기운으로 자연을 보게 됩니다. 자기 깜냥대로 글을 쓰고 말하는 거예요. 저는 금형이라서 그런지 가을이 제일 좋습니다. 대신 봄, 여름은 피곤하고 힘듭니다. 간담과 심소장이 작아서 그렇죠. 비위장이 허약해서 홍맥이 나올 때의 육체적 증상은 생식으로 점심 식사를 한 뒤에 하겠습니다.

감기환자에게 장부에 열이 있다고 진단하는 현재 한의학

점심 맛있게 드셨죠? 이번 시간은 홍맥이 나와서 비위장이 허약할 때의 육체적 제 증상에 대해서 하겠습니다. 진도 나가기 전에 질문 받겠습니다.

질문 : 저희 신랑의 증상을 보면 폐대장이 약하고, 위도 약한 것 같아요. 술을 먹으면 같은 말을 한 열 번 정도 반복해서 말하고, 피부가 안 좋고, 변을 보면 설사를 하거든요. 얼마 전에는 감기에 걸려서 생강차를 먹으라고 하니까 안 먹겠대요. 그리고 그 다음날, 이 사람이 자기가 한의원에서 확인을 해봤는데 간이 커서 열이 있기 때문에 인삼, 홍삼 같은 열나는 음식을 먹으면 안 된다는 거예요. 그러면서 자기 체질을 알고 애

기해야지 그렇게 막 아무거나 먹으라고 하면 안 된다는 식으로 시비를 걸어요. 그런데 간이 큰지 아닌지 어떻게 알 수 있죠? 제가 봤을 때는 남편의 간에 그렇게 열이 많은 것 같지 않거든요?

대답 : 만약 남편분이 간이 크다면 상대적으로 비위장과 폐대장이 작습니다. 그리고 간이 크다면 실(實)하다고 볼 수 있지만 열(熱)이 있다는 것은 맞지 않습니다. 장부의 대소를 보는 건 얼굴과 몸통의 모양을 보는 체질분류법으로 합니다. 그리고 현재의 증상이 설사를 한다든지, 변비가 있다든지, 피부병이 있다든지, 위장이 아프다든지, 허리가 아프다든지 하는 건 6장 6부의 허실관계인 맥으로 나타납니다.

맥은 어제 것을 볼 수가 없어요. 한 시간 전 것을 볼 수 없고, 오직 지금 이 순간 뛰는 걸 보는 겁니다. 지금 뛰는 그 맥이 그 사람의 생명 상태이니 집에 가서 신랑 맥을 보세요.

신장 방광이 병나면 반대하고 부정합니다. 만약 그분 맥이 홍맥이라면 위에서 감당을 못 하니까 구토를 하겠죠. 위장에서 감당할 수 있을 만큼 들어와야 그걸 죽으로 끓여서 아래로 내려 보낸다고 했잖아요. 그런데 이상한 게 들어와서 감당을 못할 것 같으면 살기 위해 어떻게 해야 됩니까?

(토해야 돼요)

그 생명체가 안전을 확보하기 위해서는 토하는 것이 가장 유리합니다. 생명은 가장 유리한 행동을 하게 돼 있어요. 그런데 그 와중에 아래로 내려간 게 조금 있어요. 그 소화시킨 것을 대장에서 수분 흡수를 해줘야 변이 예쁘게 나오는데, 과다하게 술을 먹은 상태에서는 그게 잘 안 되니까 설사를 해서 빨리 내보내는 겁니다. 이럴 땐 생강차를 주면 되겠죠. 그런데 생강차를 너무 세게 주면 흡수를 못하니까 꿀물을 준다든지 해서 일단 단맛을 먼저 주세요. (자기는 꿀물을 안 먹겠대요)

인영맥이 크고 석맥이 나오면 그렇게 말할 수 있습니다. 그러니까 그냥 놔둬요. 안 먹겠다는 걸 대신 먹어줄 수 없잖아요. 그것을 애달파하지 말라는 거예요. 신랑의 생명체는 신랑 것이지 내 것이 아닙니다. 우리는 놓을 줄도 알아야 됩니다. 잡았다 놓았다 할 줄 알아야 돼요. 놓을 줄은 모르고 잡으려고만 하면 괜히 나만 고단해집니다. 우리는 내가 할 수 있는 것만 하면 됩니다. 대신 먹어줄 순 없지만 말해주는 것 정도는 할 수 있죠? 열 번이고 스무 번이고 알아들을 수 있을 때까지 말해주는 건 할 수 있습니다. 맥도 확인해 줄 수 있겠죠?

지금 남편께서 감기에 걸렸는데 한의원에서는 열이 있다고 말했다면 그건 맥을 보고 말한 것이 아닙니다. 그냥 체표에 열이 있는 것을 보고 말한 것뿐이죠. 체내, 즉 장부 속의 한열관계는 맥을 안 보고는 확인해 줄 수가 없습니다. 맥을 봤다고 해도 폼으로 본 겁니다. 맥이 급하거나 빠르면 몸속이 찬 거예요, 뜨거운 거예요?

(찬 거예요)

몸이 차면 그 생명체는 열을 만들어야 합니다. 열을 막 생산하면 그 반작용으로 체표에 열이 뿜어져 나오게 되어 있어요. 거기다 술을 많이 먹게 되면 무조건 체내의 열이 빠져 나갑니다. 열이 빠져나간 만큼 몸이 식으니까 또 열을 만들어야 됩니다. 이렇게 열을 많이 생산해야 하기 때문에 맥이 빨라질 수밖에 없습니다. 생명이 스스로 열 생산을 해 빠져나간 열을 보충해 놓지 않으면 저체온증으로 쇼크사 하기도 하잖아요. 그래서 죽지 않기 위해 심장 속에 있는 심포 삼초, 그 생명력이 스스로 심장을 빨리 박동하게 하는 겁니다.

그런데 한의원에서는 맥이 급하고 빠르면 대개 열이 있다고 말합니다. 지금 한의학은 그렇게 진단합니다. 거기서는 맥이 빠르면 대개 열이 있다고 봅니다. 그러니 참 답답해요.

맥을 봤더니 맥이 완하고 느리다. 열이 있어서 혈관이 이완되었거나 늘어져서 힘이 없으면 맥이 그렇게 나옵니다. 맥이 완하다는 것은 열이 있다는 뜻이므로 그 열을 식히기 위해서 심장은 천천히 뛰게 됩니다. 열이 있는데도 심장이 빨리 뛰면 열이 더 상승하게 되고, 그렇게 되면 장부에 농(膿)이 들어서 사람이 죽기도 합니다. 생명력은 한 마디로 말해서 '안 죽으려고 하는 힘'이라고 했습니다. 몸속에 병균이 들어왔을 때 안 죽으려면 생명은 저항력을 만들어야 됩니다. 즉 생명은 거기(모든 상황)에 맞춰서 적응하게 되어 있습니다.

맥의 완급으로 한열의 실상을 알 수 있다, 맥을 모르는 사상의학의 한계

그 신랑의 맥을 봤더니 완만하고 벌렁벌렁하면서 느리게 뛴다면 실제로 열이 있는 겁니다. 그렇다면 열을 만들어내는 생강차나 꿀, 인삼 이런 건 안 맞겠지요. 이때는 찬 음식과 찬 약을 쓰면 됩니다. 맥이 급하고 빠르며, 홍맥 또는 모맥이 나온다면 위장이나 대장에 냉기가 있다는 뜻이니까 당연히 생강차가 몸에 받겠죠. 또 따뜻하고 얼큰한 걸 잘 먹을 겁니다.

술을 마실 때는 대개 얼큰한 매운맛이 나는 안주를 먹죠? 술을 계속 마시게 되면 화극금을 계속 하게 됩니다. 화극금을 계속하면 금기인 대장이 다치기 때문에 살기 위해서 저절로 매운 것으로 젓가락이 많이 갑니다. 그런데 그 안주에 자몽이나 사과, 귤이나 자두가 들어가면 어떻게 되겠어요? 시고 쓴맛이 들어가면 목생화가 되고, 목극토와 화극금을 하잖아요. 그러면 위장과 대장이 더 망가집니다. 소주나 양주를 먹을 때 신맛이나 쓴맛 나는 안주거리가 거의 없는 게 그런 이유 때문입니다.

질문 : 양주 먹을 때 대부분 과일 안주를 먹는데요.

대답 : 그러니까 이 시대에 대장과 항문의 병이 창궐하는 거예요. 과일

안주도 위장과 대장이 안 좋은 목화형은 잘 안 먹는데 금기가 강한 사람들은 그걸 먹습니다. 금기가 강하면 목극토와 화극금을 못하니까 과일 안주도 잘 먹을 수 있는 거죠.

질문 : 이제마 선생의 사상의학에서는 이로운 음식과 해로운 음식으로 구분하던데요?

대답 : 이제마 선생이 쓴 책에서는 맥 이야기는 안 나옵니다. 장부의 허실과 한열을 모르는 거죠. 이제마 선생은 맥을 안 보고서 그냥 관념적으로만 희로애락(喜怒哀樂)이 장부에 영향을 줄 것이라고 추측한 거예요. 그래도 50% 이상 맞았으니까 얼마나 대단한 겁니까.

각 오장의 대소(大小)에 의한 힘이 오행의 상극작용으로 장부의 허실에 의해 오계맥이 생겨났으며, 현재 맥의 완급지삭(緩急遲數)을 보고 각 장부속의 한열관계를 알 수 있다고 하는 것이 현성의 자연의 원리라면, 동무선생께서 맥도 안 보고 쓴 『동의수세보원』이나 『격치고』 같은 책을 저본으로 후학들이 더 치열하게 공부하고 연구했어야 하는데 그렇게 하지 못한 것이 지금의 사상의학이라고 할 수 있습니다.

사상의학에서 말하는 이로운 음식과 해로운 음식도 뭘 모르고 하는 소리입니다. 이로운 음식, 해로운 음식이 아니라 적게 먹어야 할 음식과 많이 먹어야 할 음식으로 봐야 합니다. 지난 수천, 수만 년 동안 인류의 조상들이 직접 먹어보고 해롭지 않고 이로운 것을 음식으로, 해로울 수도 있는 것은 약으로 정해 놓았습니다. 제가 늘 음식이 못된 것이 약이라고 하잖아요. 그런데 이것을 이해하지 못한 학자들이 책상머리에 앉아서 마치 약 구분하듯 해로운 음식과 이로운 음식을 구분해 놓은 겁니다.

맥을 알아야 침을 제대로 놓을 수 있다

질문 : 선생님, 저는 침을 찌를 때 겁이 나거든요. 그런데도 침법을 꼭

배워야 하나요?

대답 : 안 배워도 됩니다. 하지만 침법을 배워두면 체하거나 어디가 삐끗한다던지 할 때 응급조치를 취할 수 있을 뿐 아니라, 내부 경맥의 기운을 돌려야 할 때도 매우 유용하게 쓰일 수 있어요.

침법에는 음양을 조절하는 침법과 육장육부의 음양허실을 조절하는 침법, 기경팔맥을 다스리는 침법이 있습니다. 이 세 가지의 침법은 모두 사법에 해당하고, 보법으로는 각각에 대응하는 자석테이프 보법이 있습니다.

먼저 인영맥과 촌구맥의 차이가 6~7배 이상으로 매우 클 때는 음양을 강력하게 조절해주는 사관침법을 씁니다. 육장육부의 음양허실을 조절하기 위해서는 오계맥에 맞춰서 2사1보하고, 1보2사하는 황제내경침법을 씁니다.

현맥이 나오고 인영이 크다면 간경에서 1개혈을 보하고, 담경 2개혈을 사한다고 했죠? 현맥이면 간담이 제일 허약하기 때문에 간경맥과 담경맥에 생명력의 순환이 원활하지 않습니다. 마찬가지로 홍맥이 나온다는 것은 6장 6부 중 비위장이 가장 허약해져서 비위장 경맥으로 기운이 잘 돌지 않는다는 말과도 같습니다. 이럴 땐 기운이 잘 돌도록 비위장 경맥에 황제내경침법을 쓰면 됩니다. 홍맥이 나오고 인영이 크면 위경 2개혈에 사법을 쓰고, 비경 1개혈에 보법을 쓰는 식으로 말이죠. 그러므로 맥을 알지 못하고서는 6장 6부의 허실을 조절할 수가 없습니다.

체질에 맞는 음식과 통증부위에 해당하는 음식을 같이 먹어야, 같은 맛도 체질에 따라 느끼는 강도가 다르다

질문 : 저는 석맥이 크게 나오는데요. 겨울에 입술이 트거나 무릎이 아파서 단맛을 먹으면 토극수 하는 것은 아닌지요?

대답 : 짠맛과 단맛을 같이 먹으면 됩니다. 지금은 석맥이라 짠맛을 먹고 있지만 계절이 바뀌어서 입술이 트면 단것을 먹어주면 됩니다. 선생님은 체질적으로도 수기가 많기 때문에 단것이 필요하거든요. 또 입술, 무릎 이런 곳은 국소부분이잖아요. 체질과 맥에 따라 음식을 먹으면서 그때그때 문제가 생기는 국소부분에 해당하는 맛을 추가해서 먹으면 같이 좋아집니다.

그런데 지금 석맥이 나온다면 수를 빼고 토만 먹으면 안 됩니다. 감을 많이 먹으면 변비가 생긴다고 하죠? 뭘 모르고 연시감만 계속 먹으면 토극수 해서 똥구멍이 막히는 석맥 변비가 생깁니다. 그러니까 석맥인 사람은 짠맛을 기본으로 깔고 가야 합니다. 4~5성일 때는 맥대로 하면 되고, 4~5성 미만일 때는 체질대로 하면 된다고 그랬죠? 그렇게 한 뒤에 각 체질별 주 증상을 참고해서 적용하면 됩니다.

질문 : 체질이 섞인 사람도 있잖아요?

대답 : 예, 있죠. 어떤 사람이 금기도 있고 수기도 있으면 금수형입니다. 이 사람은 폐대장이 제일 크고, 두 번째로는 신방광이 큽니다. 그러면 제일 고생하는 장부가 뭐겠어요?

(화, 목)

이 사람은 화극금이 안 되고 금극목을 해서 간담이 약하고, 수극화를 해서 화가 약합니다. 저는 금수형이라 골고루에 쓴맛을 많이 먹습니다. 말을 오래하면 심장이 막 빨라져요. (마시고 있는 차를 보여 주면서) 전에도 말씀드렸지만 이게 쓴물이에요. 일엽차. 이게 굉장히 씁니다. 우리 태연이 한번 먹어 봐. 맛있죠? (써요) 굉장히 쓰죠? 그래도 태연이는 수형이라 수극화 하니까 먹을 만하다고 그러는 겁니다.

이걸 화형이 먹으면 굉장히 쓰겠죠. 똑같은 걸 먹어도 금수형이 먹느냐, 목화형이 먹느냐에 따라서 맛의 강도가 다릅니다. 목화형들은 목기가 많아서 항상 목극토를 하기 때문에 신맛이 나는 귤 한쪽만 먹어도 얼굴을 찡그립니다. 그런데 금형들은 금극목을 항상 하기 때문에 이 귤을 서른 개나 먹어도 끄떡없어요. 목형들은 귤 한 개를 다 먹기가 만만치 않습니다.

그렇지 않아도 목기가 많아서 항상 목극토를 하는데, 귤이 들어온 만큼 토가 더 다치니까 그 맛을 느끼는 강도가 금형과는 한 30배 정도 차이가 납니다. 사실은 30배가 아니라 허실관계가 300배 정도 차이가 나는 겁니다. 저는 신맛이 필요할 때 목기원을 하루에 300알 정도 먹습니다. 알갱이 하나만 씹어도 굉장히 신 그 목기원을 그렇게 많이 먹어도 까딱없습니다.

체질분류를 해서 제일 작은 장부가 가장 허약하겠지요. 그 허약한 장부가 목형일 때는 뭐고, 화형일 때는 뭐고, 토형일 때는 뭐고 그런 걸 알아야 됩니다. 최 선생은 신랑의 체질이 목화토금수 중에서 어떤 형인 것 같아요? (잘 모르겠어요) 척 보면 알아야죠. 얼굴이 길쭉한지, 네모난지, 둥근지, 세모난지를 봐야죠.

체질분류를 할 때는 기준을 놓고 봐야 됩니다. 기준을 무시하고 멀뚱멀뚱 쳐다보니까 헷갈리는 거예요. 이마가 완전히 보이도록 머리를 이렇게 올려 보세요. 잔머리는 무시하고 이 머리털이 시작되는 선이 기준입니다. 그리고 아래턱을 제외한 좌우 턱 너비와 이마 너비 중에서 어느 쪽이 더 넓은지를 봅니다. 이마가 턱보다 넓으면 화형이고, 반대로 턱이 넓으면 수형입니다.

이마가 완전히 보이도록 머리카락을 뒤로 젖히고 봐야 합니다. 그렇게 안 하면 천하의 누구라도 판별하기 어렵습니다. 그런데도 잘 모르겠으면 줄자로 재보세요. 이것도 한번 안 해보면 체질분류 못합니다. 여기 보세요. 얼굴이 길쭉하면서 이마가 넓고 아래가 좁으면 목화형입니다.

말 나온 김에 체질분류법을 한 번 더 정리합시다.

체질분류법은 원방각(圓方角)에서 비롯, 앞 세상은 표준형 후손들이 등장할 것, 우리에게는 재(財), 관(官)을 살릴 방도가 있다

질문 : 천지인의 모습이 원방각으로 되어 있다는 것과 체질분류법이 어떤 관계가 있습니까?

대답 : 한인의 아들 한웅이 신시에 개천(開天)하실 때 받은 천부인 세 개가 원방각(圓方角, ○□△)이라고도 하는데, 사람 얼굴 모양도 기하학적으로 보면 원방각의 범위 안에서 정해져 있어요. 거기서 벗어나지 않습니다.

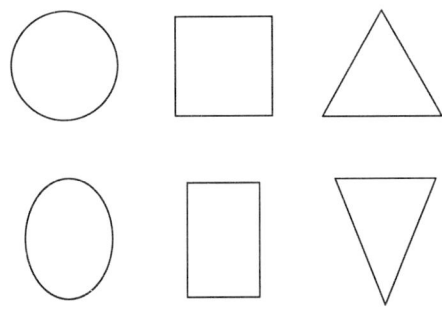

그림 **원방각**(원형, 정사각형, 삼각형, 타원형, 직사각형, 역삼각형)

긴 직사각형인 사람이 있다면 이것의 상대는 정사각형인 네모형 얼굴입니다. 이마가 넓고 턱이 좁은 사람의 상대는 턱이 넓고 이마가 좁은 사람이겠죠. 또 동그란 얼굴도 있습니다. 그런데 실제로는 얼굴이 축구공처럼 아주 동그랗게 생긴 사람은 별로 없어요. 있다면 진짜 토기가 확실한 사람입니다. 대개는 동그스름하면서 얼굴이 이렇게 길쭉한 타원형인 사람이 훨씬 더 많습니다. 꼭 이렇게 공처럼 동그래야만 토형인 게 아니라 이마하고 턱을 비교해서 요 볼이 조금이라도 넓으면 이건 직사각형이 아니잖아요.(2권 심소장편 체질분류 참조)

　목형인 직사각형은 이 볼의 너비가 이마보다 넓지 않지만, 긴 토형은 이마와 턱의 너비보다 중간의 볼이 조금이라도 넓습니다. 이런 경우는 이마의 꼭짓점, 턱의 꼭짓점, 볼때기의 꼭짓점을 이어보면 마름모형, 즉 다이아몬드 꼴로 나옵니다. 그 다이아몬드 바깥을 둥글게 연결하면 긴 타원형이 나오잖아요. 이러한 얼굴형을 긴 토형이라고 합니다. 이런 사람들은 확실하고 정확하고 철저한 토기도 많지만 길쭉하니까 내면에는 목형의 기질도 있어요. 이렇게 공처럼 완전 동그란 경우에는 토기가 아주 똘똘 뭉친 겁니다.

　금형도 마찬가지입니다. 정확하게 네모반듯한 사람은 그리 많지 않습니다. 이마가 둥글면서 턱이 각진 사람은 토금형으로 봅니다. 또 이마가 턱보다 약간 좁다면 금수형, 수형인데 얼굴이 이렇게 길면 수목형이라고 합니다.

　그런데 반대로 얼굴이 길면서 이마가 턱보다 넓은 경우가 있죠? 아까 이 여사 보니까 이마가 턱의 넓이보다 약간 넓어요. 이렇게 목이 많고 화기가 많으면 목화형으로 봅니다. 그러니까 이 분은 애당초 금기가 약했던 거예요. 이렇게 금기가 무지 약한 체질은 매운맛이 많이 필요한데 싱겁게만 먹어서 안 고쳐 놓으니까 더 악화된 겁니다.

　일반적으로 정목형, 정화형, 정토형, 정금형, 정수형인 사람들은 많지 않습니다. 다들 조금씩은 이렇게 섞여 있습니다. 왜냐하면 오장의 기운이 두루 조화를 이루어 표준형을 만들려고 하다가 그게 안 되어서 각자의 체질로 우리가 태어났거든요. 엄마가 탯집에서 애기를 만들 때 아주 원만하고 조화로운 표준형의 생명체를 만들려고 노력하다가 어떤 기운이 더 많이 들어오고, 어떤 기운은 적게 들어와서 우리가 나온 겁니다.

그러니까 이치적으로 보면 우리는 표준형이 안 된 사람입니다. 지구 자체도 약간 타원형이고, 공전궤도도 약간 타원형입니다. 지금은 1년도 딱 360일이 아니잖아요. 그런데 장차 개벽이 되어서 정역시대가 온다면 그땐 1년이 정확하게 360일이 된다고 주장한 사람이 있습니다. 기울어진 지축이 바로 서면 그럴 수도 있을 겁니다. 그때는 오행의 상생 상극 작용이 균일하게 작용하여 상화(相和)의 조화로운 우주를 닮은 새로운 표준형들이 많이 나오겠죠. 격변을 이겨내고 살아남은 사람들은 차원이 다른 생명력의 소유자들일 것이고, 그 후손들이 사는 세상은 이치로 다스려지는 살기 좋은 광명세계가 될 겁니다.

질문 : 이마가 나왔다거나, 꺼졌다거나, 볼이 들어갔다거나 하는 건 상관없나요?

대답 : 그건 심포 삼초의 상태에 따라 그러는 것인데, 체질분류할 때는 크게 중요하지 않습니다. 다만 그런 걸 보고 그 부위를 지배하는 장부의 허실을 조금씩 분간할 수는 있겠죠.

그러면 한번 봅시다. 목형은 제일 큰 장부가 간담이고 두 번째로는 심소장이 큽니다. 목형은 계속해서 목극토를 당하니까 비위장이 가장 고생합니다. 산 과다증으로 항상 속이 쓰리고, 새벽에 일어나면 속이 더 쓰려요. 그래서 이 사람들은 위장병을 지병으로 갖고 있는 경우가 많습니다. 그래도 어렸을 때부터 단것을 챙겨 먹었다면 비교적 위장이 괜찮을 것이고, 누가 단것을 먹지 말라고 해서 안 먹었다면 홍맥으로 오래 고생했을 테니까 위염이나 위궤양이 생길 확률이 높습니다.

금 입장에서 보면 내 엄마는 토인 비위장입니다. 엄마가 목기한테 공격을 받으면 금은 내 엄마를 살리기 위해 어떻게 해야 됩니까? 금극목을 해야 되잖아요. 그런데 내가 엄마를 살리기에는 힘이 너무 약하다 보니까 외부로부터 에너지를 공급 받아야 됩니다. 그게 무슨 맛이죠?

(매운맛)

그렇기 때문에 목형들은 맵고 얼큰한 걸 좋아하는 겁니다. 수는 누가 극하는 놈이 없어요. 목극토를 하니까 토가 힘을 못 쓰죠? 토극수가 안 되니 수는 편합니다. 자연을 보면 수생목을 하잖아요. 그래서 항상 3번과 4번(목형일 때는 토와 금)이 제일 문제가 됩니다.

사주에서도 십신을 따질 때 오행을 그려 놓고 1번이 자신이라면 3, 4번이 재관 아닙니까? 내가 극하는 걸 재(財), 나를 극하는 걸 관(官)이라고 하잖아요. 그래서 항상 재관을 살리라고 말하는 겁니다. 그런데 그 학문에서는 재관을 살릴 대책이 없습니다. 우리는 쉽죠. 목형 입장에서 보면 여기 토기와 금기를 보강해주기 위해 달고 매운 것을 먹으면 되잖아요. 그래서 목화형을 목화토금수형이라고 부르기도 합니다.

그런데 목화형은 화극금도 하죠? 화극금으로 금기가 약해지면 금극목을 못하니까 수극화를 해서 화를 다스려야 됩니다. 그래서 목화형들은 단맛과 매운맛뿐만 아니라 짠맛도 많이 먹어야 됩니다.

그 다음 화형은 심소장이 제일 크고, 비위장은 두 번째로 큽니다. 항상 화극금을 하니까 폐대장이 제일 허약합니다. 화형들은 화극금을 늘 하기 때문에 설사를 자주 할 수 있어요. 또 콧병이 나거나 재채기를 할 수 있고, 피부가 가려울 수 있습니다. 항문에도 문제가 생길 수 있어요.

화형은 왜 화극금을 하느냐? 수극화가 안 되기 때문에 그렇습니다. 방금 말씀드린 목형과 같은 이치죠? 그래서 화형은 맵고 짠 것을 많이 먹어야 됩니다. 약간 화형이면서 볼이 둥글둥글하고 이마의 넓이보다 턱이 좁은 화토형은 화극금 하고 토극수 하니까 수극화를 더 못 합니다. 이 사람들은 짠 걸 많이 먹어야 돼요. 또 제일 허약한 신장 방광인 수기를 극하는 토기를 견제하기 위하여 목기인 신맛이나 고소한 맛을 많이 먹어야 합니다. 그래서 화토형은 금수목인 맵고, 짜고, 시고를 더 먹어야 합니다.

　토형은 비위장, 폐대장, 신장 방광, 간담, 심소장 순으로 장부가 큽니다. 그래서 토형은 토금수형으로 봐도 무방합니다. 마찬가지로 목형은 무조건 목화형으로 보고, 화형은 무조건 화토형으로 봅니다. 표를 봐서 1, 2번은 실하고, 3, 4번은 허하다고 보는 거예요. 이렇게 허실을 보고 허약한 쪽을 더 영양하는 것은 이치적으로도 합당합니다. 실제로도 토형들은 달고 매운 것보다는 짜고, 시고, 쓴맛을 좋아합니다.

　금형은 정금형보다는 금수형들이 더 많습니다. 이 사람들은 폐대장과 신장 방광이 실하고, 간담과 심소장, 비위장이 약합니다. 그러니 금수형은 시고, 쓰고, 달고를 먹어주면 되겠죠.

　수형은 신장 방광이 제일 크고, 간담이 두 번째로 큽니다. 심소장과 비위장, 폐대장은 작습니다. 그래서 수형들은 어렸을 때 무슨 일이 생기면 얼굴 양 볼이 벌겋게 됩니다. 거기로 소장경이 지나가거든요. 보통 1, 2번은 고생을 잘 안합니다. 만약 제일 큰 장부가 병나면 그건 큰 병으로 봅니다. 그런 경우에는 살기가 엄청 고단해요. 금형이 현맥이나 구맥이 나오는 건 체질적으로 늘 있는 일이지만 모맥이 나오면 삶이 고단해집니다.

표　오행 체질의 대소

체질	1	2	3	4	5	6
목형	목	화	토	금	수	상화
화형	화	토	금	수	목	상화
토형	토	금	수	목	화	상화
금형	금	수	목	화	토	상화
수형	수	목	화	토	금	상화

체질분류를 할 때 이마가 넓은 사람인지, 턱이 넓은 사람인지만 따져 봐도 대충 답이 나옵니다. 그걸 보는 연습을 꾸준히 해야 됩니다. 그게 처음엔 잘 안 돼요. 이것 같기도 하고 저것 같기도 합니다. 그렇게 봤는 데도 헷갈린다 싶으면 몸통을 참고해야 됩니다. 구맥편 강의할 때 설명 한 적이 있는데, 체질분류법 표를 보면 간담이 큰 목형은 갈비뼈가 위로 붙어 있고, 몸이 길쭉하고 팔다리와 손가락도 길다고 되어 있습니다. 그리고 목형들은 코도 말코처럼 길어요.

가수 이문세 이런 사람들은 아주 확실하잖아요. 그런 사람들은 확실한 목형이라서 보기가 쉽습니다. 연기자 차인표 같은 사람들은 목화형이 거든요. 그래서 힘을 빼고 집중해서 보는 연습을 꾸준히 해야 된다고 하는 겁니다. 이게 한 번에 딱 될 것 같으면 얼마나 좋겠어요. 그러니 이제 공부한지 한두 달밖에 안된 사람이 10년씩 한 사람보다 못 한다고 포기하면 안 되겠지요.

질문 : 목형이 간이 너무 크면 좌우 갈비통 크기가 차이 날 수도 있지 않을까요?

대답 : 생각은 그렇게 할 수 있는데 현실적으로는 거의 같습니다. 간이 그렇게 커지면 일단 좌우 대칭이 안 맞아요. 그러면 좌우 맥이 차이가 납니다. 사는 게 고단해지는 거예요. 한쪽 갈비뼈가 크다는 건 척추가 휘었다는 얘깁니다. 그런데 실제로는 간이 이쪽에 있든 저쪽에 있든 심장과 위장, 그리고 다른 장기의 크기로 조화롭게 균형을 맞추기 때문에 갈비통의 크기는 얼추 같아요. 심장이 큰 화형들은 왼쪽 가슴통만 튀어 나와야 하는데 그렇지 않잖아요. 어떻게 하든 좌우 대칭을 이루려고 하는 게 생명력이라고 했습니다. 만약에 간이 부어서 오른쪽 갈비뼈가 많이 올라왔다고 하면 그건 큰 병입니다. 이럴 때도 맥대로 하면 됩니다.

천지와 생명 탄생의 과정

우주가 대폭발을 일으킨 뒤 갓 탄생한 지구는 수억 년간 생명을 잉태하기엔 너무나 가혹한 환경이었을 겁니다. 하늘에서는 온 천체와 태양으로부터 사나운 기운이 거침없이 쏟아져 내려왔을 테고, 땅은 그야말로 지옥을 방불케 하는 무시무시한 모습이 아니었을까 싶습니다.

그런 상황에서 지구는 자전하며 태양을 중심으로 일정한 음양의 기운을 확보하게 됩니다. 자전으로 생기는 낮과 밤의 음양 기운에 의하여 춥고 더운 온도의 변화로 수축과 팽창의 에너지를 지니게 된 거죠. 또한 자전에 의해 생성된 엄청난 힘을 바탕으로 하여 태양을 중심으로 원 운동하는 공전의 기운이 형성됐을 겁니다.

이렇게 지구가 무량한 세월을 하염없이 자전과 공전을 하는 동안 내부에서는 뜨거운 기운이, 지표에서는 엄청난 양의 물이, 밖에서는 지구를 보호하는 천공이라고도 하는 대기층 등이 어떠한 인연으로 생겨나면서 점차 생명을 잉태할 수 있는 환경이 만들어졌을 겁니다

쉽게 말하면 여기까지가 무극이 음양을 낳고, 삼태극의 작용으로 하늘과 땅이 만들어지는 사상과 오행기운이 형성된 과정입니다. 그런 뒤 천지 음양이 지구의 자전과 공전으로 인하여 낮과 밤, 그리고 사시의 목화토금수 오행 기운이 성숙한 상태로 운행되면서 육기의 상화 기운이자 생명의 씨앗으로 볼 수 있는 최초의 심포장과 삼초부의 힘을 만들었을 거예요. 그리고 이 심포장, 삼초부가 땅의 기운을 모아서 하늘의 기운인 태양의 빛을 담아 생명체를 만들어내는 일을 전개해 나가는 과정을 『천부경』 첫 구절인 '일시무시일(一始無始一), 석삼극무진본(析三極無盡本)'으로 표현할 수 있을 겁니다.

우주가 처음에 원생 세포 하나를 만들 때 먼저 땅의 기운을 모아 엉기게 하여 물질을 만든 뒤 그 속에 햇빛을 담아야 하는데, 처음에는 힘

이 약해서 하늘 기운인 햇빛을 붙들지 못하고 놓쳤을 거예요. 이렇게 놓치기를 수억만 년 반복하다 어느 순간, 비록 찰나의 순간이지만 붙잡는 데 성공합니다. 그 햇빛을 붙잡는 순간 심포 삼초인 생명력은 큰 깨달음을 얻습니다. 땅의 기운을 더욱 단단하게 하여 햇빛을 잡아 붙들고 묶어 가둬야 한다는 것을 알아차린 겁니다.

이때부터 땅 기운은 하늘 기운을 붙잡아매는 시간이 찰나의 순간에서 조금씩 길어지도록 공력을 기르는데 더욱 박차를 가하게 됩니다. 이렇게 수억 겁을 이리 깨지고 저리 깨지는 시행착오를 거듭하다가 결국 하늘 기운을 담는 그릇을 만드는데 성공합니다. 그게 바로 엽록소라 불리는 클로로필이라는 것 아닙니까? 이제 심포 삼초 생명력은 엽록소라는 지구 최초의 녹조류인 원생 세포 하나를 창조하는데 성공한 겁니다.

이 세포는 자기 복제를 거듭한 끝에 더욱 진화된 생명체인 녹색 식물이 되어 지구의 바다 속과 표면을 뒤덮습니다. 그리고 이들이 이렇게 수십 억 년간 진화 발전하는 과정에서 지구는 정화되고, 식물의 생명력은 점차 동물을 탄생시킬 수 있을 정도로 진보(혹은 의식의 진화)하기에 이릅니다.

그리하여 이제 우주의 천지 기운은 더욱 의식을 성장시켜 녹색 피인 엽록소, 즉 클로로필이 붉은 피인 헤모글로빈을 만들어내게 됩니다. 이로 인해 원생동물이 출현, 단세포, 다세포 무척추동물, 어류, 양서류, 파충류, 조류, 포유류, 영장류를 거쳐 인류가 탄생하게 된 겁니다. 이 부분은 『천부경』의 '일적십거무궤화삼(一積十鉅無匱化三)'으로 봐도 무방할 것 같습니다.

이렇게 우주가 무량겁을 연거푸 태어나고 윤회하면서 창조에 창조를 거듭하듯, 지금 이 시간 소우주인 내 몸에서도 오늘 먹은 음식으로 새로운 세포들을 끊임없이 창조하고 있는 것입니다.

세포 창조와 육기(六氣)의 작용, 우리의 유전자에는 우주의 모든 정보가 들어 있다

엄마가 임신했을 때는 골고루 잘 먹으면서 입에서 당기는 걸 잘 챙겨 먹어야 된다고 했습니다. 결국 사람을 만들고, 그 세포를 만드는 건 엄마잖아요. 자, 그러면 세포 하나를 봅시다. 어떤 세포가 되었건 온전하게 존립하려면 어떤 기운을 머금고 있어야 할까요?

이 세포가 세포답기 위해서는 먼저 목기가 있어야 됩니다. 세포가 최초로 탄생하게 되는 바탕인 바닷물 수기(水氣)만으로는 너무 흐물거리고, 그렇다고 딱딱하게 뭉친 토기(土氣)만 있다면 이건 흙덩어리잖아요. 그래서 반드시 목기(木氣)의 부드러운 성질이 필요합니다. 그래야 그 부드러움 안에서 뭐가 막 움직일 수 있어요. 또 생명이 살아가려면 이 세포 내부 전체에 에너지가 골고루 확산되도록 화기(火氣)가 있어야 포유동물의 세포 하나를 만들 수 있습니다.

우주가 처음 만들어진 태시(太始)에 동물 세포 하나 만들기가 그렇게 쉬웠겠습니까? 더구나 사람 세포 하나 만들기가 쉽겠습니까? 광대 무량한 이 우주에서 운수 대통한 기운만이 사람 안으로 들어와 우리의 정기신(精氣神)이 되는 겁니다.

그런데 목화기(木火氣)만 있다면 부드럽고 뜨거워서 폭발하거나 연기처럼 흩어지겠죠? 그래서 처음엔 만들었다가 흩어지고, 만들었다가 흩어지는 걸 무량겁 반복했을 겁니다. 이것을 흩어지지 않게 하려면 뭉치게 하는 기운이 있어야 하겠죠. 그게 바로 뭉치고, 결합하고, 통합시키는 기운인 토기(土氣)입니다. 처음에는 인연이 닿는 놈끼리 이리 뭉치고 저리 뭉치고 해서 이상하게 뭉쳐졌을 거예요.

그런 다음에는 어떤 기운이 너무 많아서 밖으로 튀어나가지 않고, 세포가 세포다워지도록 질서를 잡아주는 기운을 필요로 하게 됩니다. 그래서 금기(金氣)가 작용하여 팽팽하게 세포막을 형성하게 됩니다. 이런 껍데기 있잖아요. 이렇게 내부의 기운을 보호하기 위해서 에워싸는 기운을 위기(圍氣)라고 합니다. 금기가 세포막을 만들어야 이 안에서 생명이 질서정연하게 살 수 있는 조건이 만들어지는 거예요.

그런데 처음에는 이 위기가 약해서 찌그러지는 놈도 있었을 겁니다. 그러면 이것은 세포로 성장하지 못하고 또 다시 소멸됩니다. 이렇게 시행착오를 거듭하면서 생명은 깨달음을 얻어갑니다. 그래서 이젠 토기를 끌어다 금기를 더 강화시켜서 제대로 된 세포막을 만들었어요. 그런데 이 세포막 안에는 딱딱해지는 성질, 흩어지는 성질들이 막 있거든요. 그러면 이번엔 여기에 물이 들어가서 세포 속을 연질처럼 말랑말랑 연하게 만듭니다. 세포 속의 구성물 90% 이상이 물이잖아요.

만약 금기가 없다면 세포는 안으로 수용되지 못하고 흩어져 나갈 겁니다. 우리 몸에서 보면 피부병이 바로 그런 경우죠. 피부병에 걸리면 피부가 터지고 떨어져 나갑니다. 또 뼈가 바위처럼 딱딱하다면 잘 부러지겠죠. 수기(水氣)인 골수가 들어가 말랑말랑한 연질이 되어야 충격을 잘 흡수해 부러지지 않습니다.

이렇게 생명이 살 수 있는 집인 세포를 만드는 과정은 상생(相生)의 원리(原理)인 수생목(水生木), 목생화(木生火), 화생토(火生土), 토생금(土生金), 금생수(金生水), 다시 수생목 하여 끝도 없는 상생의 진화발전을 거듭합니다.

그런데 이 모든 일들을 한 것이 누구라고 했죠? 바로 상화기(相火氣), 즉 생명체 속에 들어있는 생명력이 이 다섯 개의 기운을 생성해서 세포를 만들었습니다. 모든 세포 속의 심포 삼초(생명력)는 이런 오행의 기운을 끌어다 합성(合成)하여 수생목, 목생화, 화생토, 토생금, 금생수 해서 서로 상생 상극하는 겁니다.

한번 봅시다. 부드러운 목기가 너무 많으면 흐물흐물해지죠. 흐물흐물해지니까 금극목(金克木)으로 다시 팽팽하게 조여야 하고, 너무 조이면 압박되어서 오그라드니까 화극금(火克金) 해서 다시 확산시켜야 하고, 화기가 너무 확산되면 터져 나가니까 수극화(水克火)로 확산하고 흩어지게 하는 불기운을 꺼야 하고, 수기가 너무 강해지면 연해져서 힘이 없어지니까 토극수(土克水)로 다시 뭉치고, 단단하게 해서 세포의 적당한 형체를 만들어야 합니다.

모든 세포가 존속하려면 육기(六氣)가 작용해야 하는데, 이처럼 중심에 있는 상화기(相火氣)가 흡수, 생성, 작용, 배설을 통하여 조절하고 균형을 맞춰 조화를 이루는 일련의 작업을 총체적으로 수행하는 겁니다. 중통인사(中通人事)란 바로 이런 이치를 알고 터득하는 것을 말합니다. 지금 우리는 해부학적으로 죽은 세포가 아닌, 살아있는 생명체를 논하고 있잖아요.

여러분들은 이 심포 삼초 상화의 구체적인 작용을 여기서 처음 들었을 겁니다. 그러니 불과 몇 시간 만에 이런 내용을 받아들이고 이해한다는 게 결코 만만한 일이 아니겠죠. 그러나 우리(宇理)의 세포 속 유전자에는 태초의 일기(一氣) 이전부터 진행해온 모든 정보가 들어있습니다. 한마디로 우주의 정보가 내 안에 모두 들어 있다는 거예요. 그런 사실을 인식하고 함께 깨닫게 하기 위해서 이 강좌를 개설한 겁니다.

나를 창조한 것이 참나(眞我)인 심포 삼초입니다. 그러니 그 생명력을 튼튼하게 할 수만 있다면 자기 병을 자기가 고치는 것이 결코 어려운 일이 아니겠죠. 한마디로 밥 먹을 줄도, 옷 입을 줄도, 숨 쉴 줄도 모르는 사람들을 데려다 가를 쳐서 모든 걸 다 알게끔 하는 게 이 강의의 목적입니다. 지금 이 시대는 만사지(萬事知) 문명이 도래했기 때문에 그게 가능합니다.

이 공부를 하기 위해서는 지금까지 갖고 살아왔던 모든 지식과 정보를 잠깐만 내려놓으라고 했어요. 그 놈을 끝까지 틀어쥐고 그 잣대로 재려고 하면 이게 잘 안됩니다. 한줌도 안 되는 그 알량한 지식의 잣대로 우주와 생명을 재려고 하면 답이 안 나옵니다. 경직된 네모반듯한 금기를 화극금으로 늘리고 목기로 유연하게 하자는 거예요. 이 가를 치라는 겁니다. 스스로 가를 쳐야 돼요. 스스로 학습하고 교육할 수 있어야 합니다.

교육, 학습, 자습, 연습, 수습의 의미

교육(敎育)이라는 글자를 한번 봅시다. 먼저 도울 우(ナ)가 두 개 붙어서 '거듭 도운다(爻)', 또 '깨닫(子)게 해서 다스린다(攵)'. 여기 칠 복(攵) 자가 나오죠? 이 문자는 근본을 의미하는 머리 두자(亠)에 다스릴 예(乂)를 합친 것입니다. 이 말인즉슨 근본을 다스리는 게 그냥은 안 된다는 얘깁니다.

그래서 옛날 어른들은 '거듭 그 사람을 도와서(爻), 깨달(了)아 갈라(一) 행하도록 도와서 근본(亠)을 다스려(乂) 나가는 것'이 가를 칠 교(敎)이고, 그 가를 쳐서 기르는(育) 것이 교육이라고 했습니다. 여기서의 기를 육(育)은 인간의 근본(亠)을 스스로(厶) 깨닫도록 힘쓰(月)게 한다는 뜻입니다. 지금 이 생명이 사는 집인 세포 안에서도 모가 난 가를 쳐서 원만하고 둥글둥글한 세포를 만들고 있어요. 그러니 글자의 이런 결합이 그냥 이루어진 게 아닙니다.

습관(習慣)을 들이라고 할 때의 습(習)은 반복되는 실천을 통하여 익히는 것, 관(慣)은 그리하여 익숙해진 것을 말합니다. 습관은 오로지 지속적인 실천으로만 길러지는 거예요. 행위를 통해야만 습(習)이 생깁니다. 누군가를 가르칠 때도 그게 습관이 들도록 해야지 듣고 잊어버리면 꽝이잖아요. 그래서 그 가르친 것을 잊어 먹지 않도록 하려고 우리 자녀들이 학교에서 학습(學習)을 하는 것 아닙니까. 즉 배워서 익히는 겁니다.

학습이 된 다음에는 무엇을 해요? 자습(自習)을 해야죠. 스스로 익혀서 습관을 들입니다. 우리 공부도 스스로 미리 익히는 예습(豫習)을 하고, 다시 익히는 복습(復習)을 해서 습관을 들여야 됩니다. 그런 다음에는 뭘 해야 되느냐? 그 습관을 실제로 익혀 적용해 보는 실습(實習)을 해야 됩니다. 실습을 안 하면 습관이 제대로 안 만들어집니다.

집에서 식구들 맥을 보라고 했잖아요. 아직도 맥을 모르겠다는 분들이 있는데, 실습을 하지 않으니까 당연히 모를 수밖에 없죠. 스스로, 실제로 실습(實習)을 안 했잖아요. 맥을 볼 때 집중해서 보면 각각의 느낌이 온다고 그랬죠? 죽은 사람이 아니라면 반드시 맥이 뜁니다. 맥이 크든 작든, 빠르든 느리든, 가늘든 굵든, 길든 짧든, 딱딱하든 말랑거리든 그 느낌을 읽을 수 있습니다.

그리고 이 실습을 계속 반복하는 것을 뭐라고 하죠? 불에 달군 쇠를 두드리듯 연습(練習)을 해야죠. 세상의 아이들을 가르치는 모든 교육판에서 우리 어른들이 이런 식으로 교육이 무엇인지, 학습이 무엇인지, 예습 복습이 무엇인지, 실습과 연습이 무엇인지, 그 바른 뜻을 알게 하여 가르치면 더 좋을 겁니다.

연습까지 다 했으면 마지막으로 습관을 다듬는 것을 뭐라고 합니까? 우리가 고등학교, 대학, 대학원 졸업하고 취직해서 회사에 들어가면 먼저 뭘 해요? 영어로는 인턴 기간이라고 하는데, 원래는 수습(修習) 기간이라고 해야 됩니다. 그동안 배우고 익힌 것을 최종적으로 닦는 과정입니다. 요즘엔 소위 지식인이라는 사람들이 이걸 자꾸 인턴이라고 하는데, 이런 헛소리를 하면 안 되는 겁니다. 우리 조상들이 딱 들으면 알게끔 만들어 놓은 이런 말들을 지금 이 시대에는 다 까먹었어요.

하여튼 우리는 수습(修習)을 해서 이 습관을 가지고 살면 그 익혀진 성품이 세상을 좋게도 할 수 있습니다. 그런데 다시 말씀드리지만 이건 들어서만 되는 것이 아니라 반드시 행을 통해야 가능합니다. 맥 연습도 꾸준히 매일 같이 한 달만 하면 어느 정도 알 수 있어요. 아침에 일찍 일어나는 연습을 1년만 계속해 보세요. 그러면 일찍 일어나는 사람이 될 수 있습니다.

좋은 습관을 만들면 그것이 그 사람의 인생을 통째로 변하게 할 수도 있고, 우주를 바꿀 수도 있습니다. 지금 현하의 모든 사람들이 이런 이치를 깨달아서 나쁜 습관을 바꾸고, 건강으로 가는 습관을 들인다면 모두가 건강해질 수 있습니다. 석맥 나오는 사람은 일단 짠 것 먹는 연습을 해보자는 거예요. 처음부터 뭐가 바로 되는 건 아닙니다. 어이쿠, 한 사람의 직장인을 만드는데도 20년 이상의 세월이 걸리잖아요.

제가 이 요법사 강의를 하고, 대화를 나누고, 정보를 교류해서 여러분들을 건강한 사람이 되게끔, 또 그걸 넘어서 병을 고칠 수 있는 사람이 되게끔 만드는 게 결코 쉬운 일이 아닙니다.

여기서 이렇게 핏대 올려가며 강의하는데도 정작 수강생들이 자습 한 번 않고, 예습, 복습 한 번 않는다면 내일이라도 당장 때려치울 겁니다. 연습 않는 사람들은 다 퇴학시켜 버릴 거예요. 제가 이렇게 핏대 올리는 것은 이 일이 보통 일이 아니기 때문에 그렇습니다. 지금 여기서 홍길동이라는 사람 한 명이 이것을 잘 학습하고, 연습하고, 수습해서 진짜로 맥을 보고, 체질분류를 할 수 있고, 이치를 설명할 수 있는 사람이 된다는 건 보통 일이 아닙니다. 새로운 세상의 문명을 건설해 가는 큰 인물이 되는 겁니다.

저도 처음엔 아무것도 아니었어요. 저도 아픈 사람이었습니다. 그런데 제가 여기까지 그냥 왔겠습니까? 제가 의대를 나왔어요, 아니면 무슨 학원을 다녔습니까? 그 당시 현성 선생님한테 덜렁 이 강의 6주 들은 거예요. 우리 선생님은 하루에 두 시간씩, 주 4일 강의했습니다. 그러면 일주일에 여덟 시간씩 해서 6주를 곱하면 총 48시간이 되는데, 여기저기서 한 분씩 오셔서 체험사례 발표한 것 제외하면 대략 40시간 정도 강의 하신 겁니다. 그런데 저는 100시간이 넘게 떠들고 있잖아요.

가르치고 배운다는 건 서로 품앗이가 되어야 합니다. 가르치는 사람과 배우는 사람이 서로 합심해서 최소한 자기 몫은 해줘야 되는 거예요. 가르치는 사람 혼자서만 열 낸다고 되는 게 아닙니다. 그래서 아직은 이게 뭔지 잘 모르겠어도 일단 계속 교재를 읽어보셔야 합니다. 어떤 분은 한 번도 안 들여다봐요. 처음부터 설렁설렁해서 다 될 것 같으면 얼마나 좋겠어요. 어디 세상을 살리는 사람이 그냥 나옵니까? 인류 역사가 1천 년, 2천 년을 투자해야 그런 사람이 하나 나올까말까 합니다.

저는 여러분들한테 절을 열 번, 스무 번 하고 싶다니까요. 제가 소리를 버럭버럭 질러도 들어주는 건 이 우주에서 여러분밖에 없잖아요. 여러분들이 제 스승입니다. 그래서 천지 안에서 이 시간만큼은 여러분들이 그 누구보다도 소중하고 귀해요. 여러분들이 잘 되어야 합니다. 일단 여러분들의 정기신이 건강해지고, 그 건강을 바탕으로 여러분들이 하고 싶은 일을 함으로써 세상에 우리의 기운을 나눠 줄 수 있는 겁니다.

저처럼 말뚝 같은 놈도 기운을 붙여 놓으니 써먹잖아요. 그런데 지금 세상은 재목을 가져다가 다 폐목으로 만듭니다. 판 밖에서는 기운만 붙이면 천지를 떠받칠 수 있는 기둥도 만들 수 있는데 말입니다.

원효대사의 '자루 없는 도끼', 각설(覺說)이 타령과 거지(巨知)

삼국유사를 보면 당나라 유학길에 올랐다가 해골 물을 마시고 깨달음을 얻어 다시 돌아온 원효 대성사께서 이런 노래를 부르셨다고 합니다.

'누가 나에게 자루 없는 도끼를 주겠는가? 내 하늘을 떠받치는 기둥을 깎으리라.(誰許沒柯斧 爲斫支天柱)'

이 말인즉슨 도끼 자루는 빼고 이 도끼 몸통을 주면 그 자루는 내가 만들겠다, 내가 그 자루가 되겠다는 겁니다. 그래서 그 도끼로 천하를 떠받치는 기둥을 깎겠다는 거예요. 기록에 따르면 태종 무열왕이 이 노래를 듣고 자신의 과부 딸인 요석공주를 원효 대사와 짝지어 줬다고 합니다. 이 두 분이 부부 연을 맺어 낳은 아들이 바로 설총 아닙니까?

그런데 제가 보기엔 이게 그렇게 단순한 이야기가 아닙니다. 원효대사가 당나라로 유학을 떠나던 그 즈음은 국제 정세가 급변하던 시기였습니다. 신라가 삼한을 통합했고, 백제와 고구려는 패망했습니다. 이로써 천하를 양분하게 된 신라와 당나라는 모든 문제에서 대립각을 세우며 백제와 고구려의 고토를 어떻게 가를지, 신라와 당나라가 국제 질서에서 어떤 위상을 확보할지에 대한 패권을 다투게 됩니다. 그런데 우리가 약간 힘이 밀리다보니까 당나라가 신라에 수재들을 보내오라고 요구합니다. 지금도 각 나라의 수재들이 전 세계 패권을 장악하고 있는 미국으로 유학 가잖아요. 그것과 똑같습니다. 그 당시 똑똑한 사람들은 대개 스님이 됐었기 때문에 그 중에서 당나라에 보낼 수재들을 추리고 추린 것이 바로 원효대사와 의상대사였습니다.

그런데 당나라에서 공부를 하게 되면 당나라의 정치제도, 문화, 교육, 사상 등의 문물이나 각종 제도, 편제 같은 것들에 완전히 세뇌가 되는 겁니다. 세뇌가 된 상태로 다시 본국으로 돌아오면 당나라 스파이 노릇을 하게 되는 거예요. 대한민국도 해방 후 미군정 시절부터 해서 이 땅의 수재들이 미국으로 줄줄이 유학 갔잖아요. 미국에서 장학금까지 줘가면서 그 유학생들을 공부시킵니다. 그게 사실은 이들을 미국 추종자로 만든 뒤 다시 한국으로 보내 이 나라를 위성국가로 만들려는 수작이거 든요. 지금 대한민국은 교육, 정치, 군사, 경제, 문화, 의학, 체육 등 모든 분야가 죄다 미국식이잖아요.

1,400년 전 그때도 똑같았습니다. 나라에서 뽑은 최고의 인재가 유학을 갔다 오면 신라의 모든 것이 당제로 바뀌게 될 가능성이 높습니다. 실제로 7년간의 유학 후 의상대사가 돌아온 뒤에 공무원 시험제도가 당나라 식으로 바뀌고, 관복도 당의로 바뀌었어요. 그때 같이 따라 들어온 게 당사주입니다. 원효대사는 그런 사실을 알았던 거죠. "야, 이거 이대로 유학 가면 민족의 얼이 다 빠지고 삼한의 정기가 죽게 생겼다, 삼한의 얼이." 의상대사보다 원효대사가 우리 역사에 길이 남아 기억되고 있는 게 바로 그 때문입니다.

그런데 가다가 중도에 도망치면 외교 문제가 생깁니다. 이미 그 전에 외교 공문서도 왔다 갔다 했고, 유학생 신상카드 같은 것도 다 작성해서 외교문서로 보냈을 것 아닙니까. 그래서 안 가면 안 되는 상황이었던 거죠. 원효대사는 유학길에서 빠져나오기 위해 해골 물을 마십니다. 그리고선 그 물을 마시고 깨달았다고 큰 소리를 지릅니다. 스님이 깨달았으면 안 가도 되잖아요. 불법세계에서는 깨달으면 게임 끝입니다. 원효대사가 깨달음을 얻었다고 막 소문을 내니까 모든 일간지가 대서특필하고, 모든 방송에서 떠들어대요. 그래서 삼한의 전 백성이 다 알게 됩니다.

"야! 원효 스님이 깨달았대."

깨달았으니 당나라에 갈 필요가 없게 되어 다시 돌아왔습니다. 원효대사는 서라벌 모든 백성들의 열화와 같은 환호를 받으며 도성에 입성합니다. 이게 보통일이 아니죠. 신라 정부와 당나라 간에 외교 문제가 생긴 겁니다. 그 당시 나라를 다스리던 국회나 국무회의 같은 데서 다시 돌아와 버린 원효 스님을 놓고 청문회를 합니다.

"너 진짜 깨달았냐?"

"나 진짜 깨달았다!"

원효 스님이 삼한을 통일하고 세계를 제패한 신라 조정 한 복판에서, 황제와 모든 조정 대신들 앞에서 "나는 깨달았다! 그러니 더 이상 귀찮게 하지 말고 누가 나에게 자루 없는 도끼를 달라. 그러면 내가 하늘을 떠받칠 기둥을 만들겠다"고 사자후를 토해냅니다. 임금은 즉시 알아차립니다. 이건 신라와 삼한을 살릴 방도가 있으니 권한을 달라는 얘기거든요. "원효, 저 사람 보통이 아니구나. 큰일 났다." 원효 스님이 한 소식 들은 사실을 전 국민이 다 아니까 그 발언권이 어마어마하단 말이죠. 김춘추는 그 막강한 영향력을 막기 위해 할 수 없이 당시 과부였던 둘째 딸을 주기로 결심합니다. 그래서 그날 저녁 임금이 원효대사를 불러들여 면담을 합니다.

"내가 그대에게 자루 없는 도끼를 주겠다."

그 말에 젊은 원효 스님은 마음이 들떠 술을 잔뜩 먹고 만취한 상태에서 요석궁에 들어가 하룻밤을 보냅니다. 그 이튿날 난리가 났어요. 깨달았다는 원효 스님이 여인과 몸을 섞었다는 기사가 온 조간신문에 실리고 심지어는 벼룩신문에까지 도배가 됩니다. 일거에 원효 스님을 파계승으로 전락시킵니다. 서라벌의 기득권 세력이 그에게 관직을 주어 권한을 준 것이 아니라 그를 두려워한 나머지 그 영향력을 죽이기 위해 공주를 준 겁니다. 아침에 깨어난 젊은 원효는 탄식합니다. 충청도 사투리로 "글렀다!" 그 동안의 오랜 전쟁으로 피폐해진 백성들의 삶과 나라의 어려움을 극복하기 위해 나랏일을 좀 해보려 했는데 말귀를 못 알아먹고 나를 이런 수렁으로 빠트리다니…….

서라벌의 모든 백성들은 실망을 넘어 원효에게 저주를 퍼붓습니다. 깨달았다는 스님이 술에 만취해서 여인을 품다니. 이로써 원효는 한갓

볼품없는 파계승에 불과한 중이 된 겁니다. 우리 역사에 공식적인 첫 번째 대처승이 된 거예요. 더 이상 신라 조정에서의 영향력이 없어진 원효 스님은 공부에 진력합니다. 공부를 어느 정도 마무리 지은 뒤에는 유랑의 길에 오릅니다. 그러다 문득 떠오르는 곳이 있어 그 곳으로 방향을 잡고 갑니다.

그렇게 해서 간 곳이 백제 땅 부안입니다. 지금 전라북도 부안군 있죠? 그곳 변산반도 개암사에 원효의 방이 지금도 남아있다고 합니다. 이 당시 백제는 나라가 망해서 그 백성들의 삶은 이루 말할 수 없이 처참했습니다. 신라는 고구려와 전쟁을 치르는 한편으로 당과 패권을 다투고 있던 와중이라 각종 명목으로 세금을 걷어대고, 군역과 노역 등으로 농사지을 젊은 사람을 모두 징집했을 겁니다. 이러한 수탈을 견디지 못하고 유리걸식하는 유랑민이 즐비했겠죠. 세계를 제패한 신라의 화려한 서라벌과는 상황이 너무나 다른 거예요. 정사에는 이러한 기록은 나와 있지 않습니다. 원효 스님은 가정이 파괴되고, 동네가 다 없어지고, 병이 창궐하는 백제 땅의 유민들을 위로하고 달래기 위해서 여기 부안 땅에 자리를 잡은 겁니다. 기록에는 부안이라고 나와 있는데 그게 지금의 전북 부안인지, 아니면 대륙의 양자강 아래 동정호 남쪽인 호남 땅이나, 인도차이나 반도 어디쯤인지는 잘 모르겠습니다.

이제 원효 스님은 백제 유민들을 모아 놓고 우리의 위대한 삼한 시절과 단군시대, 한웅시대에 대해 쫙 설명합니다. 우리가 지금 이렇게 낙담할 때가 아니다. 민족의 정신과 정기를 되찾자. 백제의 정기를 되찾자. 이런 취지로 민족의 얼을 구하고, 살리는 강의를 하게 되는 겁니다. 그 강의를 저도 들었는데 너무 오래 되어서 다 잊어버리고 이거 하나만 기억나네요.

'얼씨구절씨구, 얼의 씨를 구하자. 얼~ 씨구(氏求) 씨구(氏求) 들어

간다. 저 얼~ 씨구씨구 들어간다.'

이 타령이 무슨 타령입니까? 각설(覺說)이 타령이죠. 깨달은 이의 가르침, 깨달은 이의 말씀. 이게 바로 원효대사가 설파한, 삼한의 얼을 되찾기 위해 씨(氏)를 구하는 가르침입니다. 점차 원효 대성사의 강의를 들은 제자들이 생기기 시작합니다. 우리가 언제 부귀영화를 누리려고 살았나? 비록 나라는 망했지만 백제의 얼을 계속 지켜나가고, 또 우리를 길러준 부모님들에게 잘하자. 그리고 우리의 아이를 낳자.

그때도 준범이 청원이 같은 청년들이 있었을 겁니다. 이 젊은이들은 원효 대사의 가르침을 통해 이런 깨달음을 얻게 됩니다. 이게(巨智) 뭐예요? 바로 큰 지혜를 갖게 된 겁니다. 이 청년들이 옷은 남루하지만 원효 스님이 다음 강좌는 진안에서 하겠다고 하면 진안으로 미리 가서 각설이 타령을 하면서 사람들을 모았습니다. 또 백제가 망해서 삶이 궁핍하고 똥구멍이 찢어지게 가난해도 원효 스님이 오시는 길을 예비하기 위해 시주를 했어요. 그 후예들이 지금의 거지잖아요. 이 각설이(覺說이)의 가르침을 받은, 큰 지혜를 갖고 있는 거지(巨智)집단이 아마 고려 때까지는 있었을 겁니다. 그런데 조선조 넘어오면서 이게 많이 소멸되고 퇴색됩니다. 억불숭유 정책을 썼던 조선조에서는 원효 스님의 가르침이 근본적으로 용납이 안 되는 겁니다. 지배층의 정신세계와 철학이 공맹(孔孟)사상으로 바뀌었잖아요. 그래서 지금은 원효스님의 가르침과 얼을 살리려고 했던 그 정신은 다 없어지고 껍데기만 남았습니다. 요즘은 다들 각설이가 무엇인지, 거지가 무엇인지 잊어버렸습니다.

원효대사가 민족사에서 추앙받는 건 바로 이런 점 때문입니다. 반면에 의상스님은 귀족이었고, 유학 다녀와서도 끝까지 부귀영화를 누렸잖아요. 그래서 이 불교 세계에서도 의상대사와 원효대사는 근수가 다릅니다.

우리도 민족정기가 다 망실되고 말살되어가는 지금 이 시대에 여기 봉천동에서 우리 조상들의 삶의 방식, 스스로 자기를 지키고, 스스로 가정을 지키는 것을 한번 해보자는 겁니다. 조상의 얼을 되찾고, 신시 배달국의 문명을 다시 한 번 재현해 보고. 주말에 결혼식도 가야하고, 누구 돌잔치에도 가야 하는데 여기 와주시는 것만 해도 굉장한 일입니다.

또 여러분의 아이들을 어떻게 길러내느냐 하는 건 엄마 손에 달려 있거든요. 나중에 이 얘기 한 번 더 자세히 하겠습니다. 신라가 그냥 만들어진 것이 아닙니다. 화랑도가 그냥 만들어진 게 아니에요. 전부 엄마들이 만들었습니다. 고려 때까지는 여성들의 역할이 컸는데 조선조로 들어오면서 억음존양(抑陰存養)으로 판이 바뀝니다. 남존여비 사상이 만들어졌잖습니까. 그래서 지난 5백 년 동안 여성들이 억눌림을 당했습니다. 인도 같은 나라는 3천 년이 되도록 계급제도에서 벗어나지 못하고 있고, 영국이나 일본 같은 곳은 아직도 귀족 사회가 있죠.

지금 이 시대에 아직도 그 알량한 기득권 다툼과 밥그릇 싸움을 하느라 민족의 얼이 상실되어 가고 있습니다. 제2의, 제3의 원효가 나와야 할 때가 아닌가 싶습니다. 참 안타깝죠. 할 이야기가 굉장히 많은데 다 하면 진도를 못 나가니까 여기까지만 하겠습니다.

무릎 통증, 체했을 때, 전두통, 복명(腹鳴), 입과 입술 이상, 비만, 구안와사

자, 교재 봅시다. 경맥 주행상의 통증이 있다고 돼 있습니다. 홍맥이 나왔을 때의 경맥 주행상은 당연히 비장경과 위장경이겠죠. 무릎팍이 아프다든지, 허벅지가 당긴다든지, 앞이마에 통증이 있다든지, 안면근육이 씰룩씰룩한다든지 하는 것 모두가 위경맥이 지나가는 자리에서 발생합니다. 그러므로 이때는 단맛을 먹고 그에 맞는 운동을 합니다. 침법을 쓸 때는 비장경과 위장경을 활용할 수 있습니다. 그리고 홍맥이 나오면 기경팔맥에 속하는 충맥에 통증이 생깁니다.

다음은 모혈, 유혈, 합혈에 통이 있습니다. 12모혈과 12유혈이 있어요. 합혈은 6합혈을 말합니다. 여기에서의 모혈은 비장의 모혈인 장문혈과 위장의 모혈인 중완혈, 유혈은 척추 옆을 지나는 방광경상에 있는 비유혈과 위유혈을 말합니다. 합혈의 통은 정강이로 지나가는 위경상의 족삼리혈에서의 통증을 말합니다.

다시 설명하면 위장의 모혈인 임맥상의 중완은 배꼽과 명치 사이에 있습니다. 자기 배꼽과 명치를 만져 보세요. 그 가운데 또는 가운데 약간 위를 만져 보세요. 체했을 때 그 부분을 살살 만져보면 아픈 데가 있어요. 앉아서 하면 잘 모르고 누워서 하면 이 부분이 늘어나서 확인하기 쉽습니다. 여길 눌렀는데 아프다면 마사지를 해도 되고, 데운 곡식자루나 구들돌을 올려놓아도 됩니다. 일단 거길 풀어야 되거든요. 비장의 모혈은 11번 갈비뼈 끝인 옆구리에 있는 간경상의 장문이라는 곳입니다.

유혈(兪穴)은 등에 있습니다. 허리 위쪽, 제 12 흉추와 1번 요추 사이에 있습니다. 유(兪)를 수로도 읽기 때문에 수로 쓴 것도 다 유로 보면 됩니다. 비유와 위유는 거의 붙어 있어요. 대개 제 11, 12 흉추 극돌기 사이인 여성들 브래지어 끈 바로 밑에 있습니다. 여기가 결리고 답답할 때 있죠? 술 많이 먹고 토할 때 잘 나오라고 두들겨 주는 자리가 위유입니다. 그 자리를 눌러서 아프면 비위장이 안 좋은 겁니다. 카이로프랙틱이나 척추를 만져서 치료할 때는 대개 이 12유혈을 만져서 진단합니다.

비위장이 약하면 슬냉, 슬통이 있습니다. 무릎이 차고 시리고 아픕니다. 통증은 차서 오는 거잖아요. 무릎이 차서 식으면 연골이나 힘줄, 근육, 피부 가죽이 수축하여 오그라들겠죠? 그러면 무릎에서 소리도 나고,

구부러지지도 않고 뻣뻣해집니다. 그러니 얼마나 통증이 심하겠어요. 이런 사람이 진통제를 먹어서 아픈 줄도 모르고 그냥 생활하게 되면 무릎은 점점 더 나빠집니다.

위장을 따뜻하게 하면 위장 경맥을 통해서 무릎으로 에너지가 가기는 하는데 시간이 많이 걸려요. 그래서 미리 단맛을 많이 먹고 난 뒤에 무릎을 따뜻하게 하면 효과가 더 좋습니다. 이럴 때는 꿀을 한 컵씩 하루에 서너 번씩 먹으면 일주일 안에 통증이 없어집니다. 홍맥이 나오고 인영이 큰 사람들에게 무릎이 약하지 않느냐고 물으면 거의가 그렇다고 합니다. 이런 사람들은 계단을 오를 때가 힘듭니다.

그 다음 전두통은 앞이마가 아픈 증상이죠. 양쪽 앞이마에 두유라는 혈자리가 있습니다. 여기에 냉기가 차면 머리가 쏟아지는 것처럼 아플 때가 있어요. 이때는 단맛을 먹고 모자 같은 걸 써서 머리를 따뜻하게 해주면 금방 가라앉습니다. 전두통의 반대인 후두통은 신장 방광이 다스립니다. 이럴 땐 짠맛을 먹습니다. 전두통은 과식하거나 찬 것을 많이 먹어도 생깁니다.

족 1,2지 부자유. 엄지발가락이 비뚤어졌다든지, 엄지발톱이 살을 파고 들어간다든지, 두 번째 발가락이 너무 길다든지 하는 경우가 있습니다. 목형이면서 위장이 안 좋은 사람은 대개 두 번째 발가락이 길거나 꼬부라져 있어요.

복명(腹鳴)은 배에서 꾸륵꾸륵, 물 단지 흔드는 소리가 나는 걸 말합니다. 옆으로 이렇게 구르면 출렁출렁, 꿀럭꿀럭 하는 소리가 나요. 그리고 장명(腸鳴)이라는 게 있습니다. 장명은 대장에서 나는 소리인데 꼬로록꼬로록 하는 소리가 납니다. 대장이 이렇게 있다고 하면 물이 관을 통과할 때 이런 소리가 나요. 그런데 위장은 자루처럼 생겼잖아요. 그래서 물단지 흔드는 소리가 나는 겁니다.

위장이 허약하여 홍맥이 나오면 입과 입술에 이상이 있습니다. 입병이 난다든지, 입술이 갈라진다든지, 입술에 허물 벗는다든지, 입술이 찢어진다든지 하는 것 있죠? 단맛인 꿀이나 설탕을 먹으면 즉시 효과를 봅니다. 입 양쪽이 잘 찢어지는 것은 심포 삼초가 안 좋아서 그렇습니다.

애들이 클 때 보면 입이 찢어지는 경우가 있습니다. 성장할 때는 세포가 막 늘어나니까 생명력이 얼마나 많이 필요하겠어요? 뼈가 막 늘어나고 머리통이 커질 때 생명력이 부족하면 입 이런 데가 찢어집니다. 입술 껍질이 벗겨지고, 입 안이 꽈리처럼 염증이 생기면 일단 단맛을 먹습니다. 염증인 경우에는 짠맛을 추가하면 되겠죠.

비만증이 있다고 돼 있습니다. 홍맥이 나오고 촌구가 크면 비만증이 있습니다. 많이 먹고 적게 움직이면 살이 찝니다. 살 빼는 확실한 방법은 아주 적게 먹고 많이 움직이면 돼요. 굶으면 살이 빠지기는 하지만 몸이 상할 수 있으니까 조금만 먹고 일을 많이 하면 됩니다. 그런데 비만인 사람이 인영맥이 크면 살이 잘 안 빠져요. 그럴 땐 음양을 먼저 조절해야 됩니다. 비만은 따로 정리해 드릴 겁니다.

입이 비뚤어진다. 웃거나 말할 때 입이 약간 비뚤어지는 것은 좌우 맥이 차이가 나서 그렇습니다. 입이 확 비뚤어지는 것은 구안와사입니다. 위경맥은 가슴으로 올라와서 우리가 맥 보는 인영혈을 지나 이 안면정 가운데로 지나갑니다. 양 갈래로 올라오는 위경맥 한쪽이 찬바람을 맞으면 확 오그라들죠? 그러면 그 식어서 수축된 쪽으로 입이 돌아갑니다. 이게 구안와사예요.

돌을 베고 잤더니 입이 돌아갔다, 창문 열고 잤더니 입 돌아갔다. 이런 게 다 냉기가 들어서 그런 겁니다. 그러면 그 부분을 따뜻하게 해야 되겠죠? 이때는 가장 먼저 배를 따뜻하게 해야 됩니다. 침을 맞아서 반듯하게 돌려놓았는데 아이스크림 먹고 찬 콜라 먹으면 다시 돌아가요.

입 돌아가고, 구안와사 온 사람들은 절대로 찬 우유나 아이스크림을 드시면 안 됩니다.

질문 : 의사들은 구안와사가 입에 바이러스나 균이 있어서 온다고 하던데요?

대답 : 구안와사 온 사람들은 위장이 식어 있기 때문에 검사를 하면 바이러스 같은 게 있을 수가 있죠. 따뜻하면 바이러스 같이 해로운 것은 다 죽고, 식으면 그 식은 부분에서 바이러스가 서식합니다. 바이러스는 차서 들어오는 건데 그런 걸 모르고 그냥 얘기하는 겁니다. 위장에 헬리코박터균이 있네 마네 하면서 말들이 많지만 균을 죽이는 독약을 쓸 게 아니라, 찬 것을 먹지 않고 뜨거운 물을 마시는 습관을 들이면 다 해결됩니다. 저항력이 강하면 바이러스는 들어올 수가 없어요. 들어왔다 하더라도 면역력이 강하면 금방 다 죽습니다.

서양의학이 병(病)을 보는 관점

그러면 말 나온 김에 현대의학이 병을 보는 관점에 대해 한번 살피고 갑시다. 현대의학을 하는 사람들은 병을 어떻게 보느냐?

첫 번째는 형태로 봅니다. 입이 비뚤어졌다. 이건 형태가 변한 거죠? 그런데 현대의학에서는 병으로 봅니다. 간 사진을 찍었더니 뭐가 오그라들었다. 또 척추 사진을 찍었더니 비뚤어졌다. 이런 것들도 다 병으로 봅니다. 정상세포가 기형적으로 변해서 암 덩어리가 되고, 염증이 생기는 것은 형태가 변한 거죠? 입술이 트고 갈라지고, 피부가 변하고, 편도가 부은 것도 형태가 바뀐 거죠? 이것도 모두 병이라고 보는 겁니다.

오늘까지는 형태가 변하지 않았던 것이 내일 변할 수도 있습니다. 그럴 수 있죠? 오늘 위장 사진을 찍었는데 깨끗해요. 위장에 내시경을 집어넣어서 봤더니 벌건 염증이 있다든지, 까만 덩어리가 있으면 병이라고 하는데 그런 게 없어요. 그런데 오늘은 멀쩡하던 것이 하필이면 내일부터 변하기 시작합니다. 의사들은 오늘까지의 사진만 보고 깨끗하다고 말할 겁니다. 사진상에는 형태의 변화가 아직 안 왔잖아요. 서양의학은 이렇게 형태의 변화가 있느냐 없느냐를 따져서 있으면 병이라고 하고, 없으면 병이 아니라고 합니다.

또 서양의학은 형태를 변하게 한 근본 원인을 따져서 치료하는 게 아니라 수술로 그 변한 형태를 바로 잡으려고만 합니다. 그런데 형태가 반듯했던 놈이 왜 찌그러지고, 깨지고, 비뚤어졌느냐? 위장에 염증은 왜 생겼느냐? 간이 왜 딱딱해졌느냐? 콩팥이 왜 수축되었느냐? 그 근본 원인을 알아야 제대로 된 치료가 가능할 것 아닙니까.

우리는 그것을 허약해서 그런 것으로 봅니다. 무릎팍이 너무 아파서 병원에 갔더니 사진상 별다른 형태 변화가 없는 것으로 나오면 이상 없다고 하잖아요. 그런데 이럴 땐 허실과 한열을 따져야 하는 겁니다. 결국은 무릎팍이 허약해서 아픈 것이거든요.

두 번째는 병균의 침입 유무(有無)로 병을 봅니다. 아까 질문하신 것처럼 바이러스나 균이 있으면 병으로 보고, 없으면 병이 아니라고 합니다. 폐가 약해서 계속 콜록대는 사람의 가래와 침을 받아서 현미경으로 봤더니 균이 없으면 아무 이상 없다고 진단합니다. 또 설사를 자꾸 해서 변을 검사했더니 균이 있다. 그런 경우에는 병으로 보고 그 균을 잡아 죽이는 독약을 넣습니다. 그게 살균제잖아요. 그러니까 서양의학은 병균이 왜 침입했는지 그 원인을 따지는 것이 아니라 결과로만 살펴본다는 겁니다.

균이라는 것은 공기를 통해서, 물을 통해서, 먹거리를 통해서, 접촉을 통해서 끊임없이 우리 몸 안으로 들어옵니다. 하지만 장부가 실하여 균에 저항하는 충분한 기운과 열이 있으면 균이 들어와도 다 박멸시킬 수 있습니다. 그런데 서양의학에서는 단순히 몸속에 바이러스나 균이 있으면 병, 없으면 병이 아닌 걸로 보는 거죠.

심포 삼초 생명력인 면역력과 저항력의 강약을 따져서 약하다면 저항력을 강화시키는 방법은 무엇이 있을지를 궁구해야 하는데, 현미경으로 들여다봐서 균이 있으면 독약인 항생제를 투여해버리니까 생명력은 더 약해집니다. 그러니까 여기서는 현미경이 진단의 기준이 되는 겁니다. 현미경이 없었다면 균이 있는지, 없는지 알 수도 없는 거예요.

예를 들어 100년 전에는 현미경으로 10만 배 확대해서 볼 수 있었다고 해봅시다. 이때는 지금보다 발견할 수 있는 균이 훨씬 적었겠죠. 그런데 50년이 지나서 30만 배로 확대할 수 있는 현미경이 개발되었다면 전보다 세 배 이상 병균을 많이 발견하게 되는 셈입니다.

다시 50년이 지나서 100만 배로 확대해서 볼 수 있는 현미경이 만들어졌다면 이젠 뭐 균이 득실득실할 것 아닙니까. 지금은 천만 배로 확대하는 전자현미경이 있다는데, 그런 현미경으로 보면 저기 옷, 가구, 문고리, 손잡이 같은 곳에 균이 천지일 것 아니에요. 그러니 살 수가 없는 겁니다.

병원에 가면 백혈병 같은 것 고친다고 환자를 무균실에 집어넣죠? 무균실에 집어넣는 순간 우리의 생명력 상화는 그 균과 싸워서 이기려는 힘을 가동하지 않게 됩니다. 그러면 사람이 무기력해집니다. 생명력이란 것은 끊임없이 자극하고 동기 부여를 해야 하는데 그냥 무균실에 집어넣는 거예요. 아마 이렇게 하면 돈 벌기는 쉬울 겁니다. 백혈구가 부족하다면 백혈구를 만들어내는 장부를 튼튼하게 해서 몸에서 직접 생산하도록 해야 합니다. 하지만 서양의학은 그저 균이 있다 없다만 갖고 따지죠. 이제는 이런 관점이 바뀌지 않으면 안 됩니다.

세 번째, 서양의학은 상처의 유무로 병을 진단합니다. 피부 질환, 위질환, 코 안이 헌 것, 항문에 상처가 있나 없나. 그런데 문제는 이게 겉으로는 똑같은 상처인 것 같아도 사실은 다 다릅니다. 여기 열아홉 먹은 태연이가 상처 난 것과 칠십 먹은 할머니가 상처 난 것이 같겠습니까? 태연이는 금방 아물어요. 이처럼 사람마다 복원 능력이 모두 다르지만 서양의학은 다 똑같은 약을 씁니다.

또 상처 중에서도 내부에서 저절로 생긴 게 있습니다. 위장 내부가 헐었다, 목구멍 내부가 헐었다. 이런 것들은 장부의 허실과 한열에 의해서 생기는데 서양의학은 단순히 상처가 없으면 병이 하나도 없는 것으로 봅니다. 만약 상처가 있으면 잘라내고 꿰매면 해결된다고 생각합니다.

네 번째, 성분을 검사하여 병을 판별합니다. 백혈구 성분이 어떻고, 당뇨 수치가 어떻고, 콜레스테롤 수치가 어떻고 하는 것들 있죠? 서양의학은 성분으로만 판단합니다. 그것을 통째로 조절해 주는 심포 삼초를 봐야 하는데 그런 건 안 봐요. 수치라는 것은 컨디션에 따라서 올라갈 수도 있고, 내려갈 수도 있습니다. 어떤 사람은 소화액이 많이 분비되고, 어떤 사람은 적게 분비될 수도 있죠? 그런데 서양의학은 그 성분을 날마다 체크해서 병이 있는지 없는지를 따지고 그걸 조절하는 약을 먹게 합니다. 이런 의약계 구조 속에서는 그 약을 개발한 제약회사들이 어마어마한 떼돈을 벌수밖에 없습니다. 전 세계 사람들을 전부 세뇌시켜서 그 수치에만 매달리게 만드는 거예요.

그런데 이렇게 수치만 갖고 병을 판별하는 것은 맹점이 많습니다. 예를 들어 100명의 갑상선 성분 분석을 해봤더니 80명은 중간 수치고, 10명은 높고, 10명은 낮다고 해봅시다. 이런 경우 기준수치 위는 항진증, 밑은 저하증이라고 합니다. 그러면 중간에 있는 사람은 괜찮은 거냐? 꼭 그렇지는 않다는 겁니다.

그 수치라는 것은 장부 속에 들어있는 생명력이 조절하는 것이지 의사가 조절하는 게 아닙니다. 이럴 땐 적절한 영양을 통해 장부의 허실을 조절해야 됩니다. 그런데 지금 우리의 먹거리가 어떻게 되어 있어요? 과식하게 되어 있을 뿐만 아니라 각종 식품첨가물이 들어가잖아요. 화학조미료 같은 이상한 물질들이 매일같이 몸에 차곡차곡 쌓인다고 생각해 보세요. 생명 조절 능력은 당연히 떨어질 수밖에 없습니다.

그래도 중간에 있는 80명 정도는 그런 걸 어느 정도는 감당하지만, 수치 아래위에 놓여있는 사람들은 조절능력이 현저히 떨어졌다고 봐야 되겠죠? 이 사람들은 먹거리를 조절하지 않으면 답이 없습니다. 소화액이나 갑상선 조절 물질은 모두 먹거리로 만드는 것이지 약으로 만드는 게 아닙니다. 이런 걸 모르는 사람들은 동위원소 같은 무지막지한 것을 먹기도 하고, 그것도 안 되면 나중에 갑상선을 떼 내기까지 합니다.

서양의학은 그 성분을 너무 분석합니다. 콩팥을 분석해서 이게 부족하다, 저게 부족하다 막 따지잖아요. 여러분들은 그런 것에 너무 빠지지 말고 단지 참고만 하면 됩니다. 콩팥 기능이 약하거나 피곤하다 싶으면 콩팥을 먹거리로 영양하고 따뜻하게 해서 피로를 풀어주면 됩니다.

그런데 지금 우리 생활 문화가 몸을 다 차게 생활하게끔 되어 있죠? 겨울철 되면 요 깔고 따뜻한 바닥에서 자야 하는데 지금은 전부 침대로 올라가서 자잖아요. 매일같이 찬 것 먹고 침대에서 자면서 몸 따뜻해지기를 바란다는 것은 연목구어나 다름없습니다. 나무 꼭대기에 올라가서 물고기를 잡으려고 하는 것과 같은 겁니다.

질문 : 이제 보니까 서양의학은 결과만 놓고 보는 학문이네요?

대답 : 그렇습니다. 결국 서양의학은 결과만 놓고 판단합니다. 원인에 대해선 무지하죠. 몸에 들어온 균 자체를 원인으로 여겨서 이 균을 때려잡으려고 백신이나 항생제를 쓰잖아요. 그렇게 해서 균을 때려잡는다고

해도 스스로 그것을 이겨내는 힘을 기르기 전에는 또 다시 그 균에 노출될 수밖에 없습니다. 그래서 현대인들이 병원을 달고 사는 겁니다. 죽을 때까지 병원 갈 수밖에 없어요.

수술이 꼭 필요한 경우, 음양(陰陽) 허실(虛實) 한열(寒熱)의 조절

허실에 의해서 문제가 된 것은 이치상 수술로 해결할 수 없습니다. 칼로 허실을 조절할 수 없잖아요. 그렇게 되기만 하면 뭐가 걱정입니까. 우리도 판을 접고 그 사람들이 하는 말대로 살아야죠. 수술이 꼭 필요한 경우도 있긴 있습니다. 추락사고, 교통사고, 화상 또는 아기들이 가지고 놀던 장난감을 먹었다거나 하는 등의 응급 상황에는 당연히 음식으로 안 됩니다. 그럴 때는 사람을 살리기 위해 응급조치를 취해야겠죠.

하지만 우리의 생활 속에서 생겨나는 병의 대부분은 허실의 균형과 음양의 균형이 깨어져서 옵니다. 이는 기운이 상하좌우 어느 한쪽으로 몰려 있다는 얘깁니다. 우리 몸 안에 있는 힘은 절대량이기 때문에 힘이 어느 한쪽으로만 편중되면 다른 쪽으로는 힘이 가지 못합니다. 그래서 그 상태로 계속 살게 되면 에너지가 부족한 쪽에 문제가 생길 수 있는 겁니다.

음양을 조절하는 건 그다지 어려운 일이 아니라고 했습니다. 운동하고, 호흡하고, 행(行)을 하면 됩니다. 절 수련 같은 것도 좋습니다. 인영맥이 클 때는 들숨을 길게 하면서 하체운동을 많이 하고, 촌구맥이 클 때는 날숨을 길게 하면서 상체운동을 많이 하면 됩니다. 오른손잡이는 왼쪽 운동을 많이 하고, 왼손잡이는 오른쪽 운동을 많이 해야겠죠. 평소에 덜 사용한 쪽, 힘이 약한 쪽을 천천히, 꾸준히 운동시켜 주는 것이 중요합니다.

허실은 외부에서 들어온 에너지, 즉 영양을 통해 다스려야 합니다.

내 몸에 필요하고 맛있는 음식을 먹는 것은 별로 어려운 일은 아니죠. 그 다음 한열 조절. 몸이 식고 허약해지면 세균이 침투합니다. 이건 면역력이 떨어진 것으로 봐야 됩니다. 몸이 추워지면 감기에 잘 걸리는 것도 이런 이유 때문입니다. 하지만 몸이 따끈따끈하고 기운이 잘 돌면 균 같은 것이 들어온다고 해도 우리가 이깁니다. 자, 이제 질문하실 것 있으면 하세요.

수술 후의 맥과 영양하는 법, 의학 상식이라는 것들의 이면을 살펴야

질문: 대장을 수술하신 분이 있어서 맥을 짚어보니까 모맥이 아니라 석맥이 뛰어요.

대답: 장부를 수술하면 맥이 명확하게 나오지 않습니다. 자, 보세요. 대장을 수술하게 된 원인은 화극금이에요. 그러면 대장이 약해져서 모맥이 나올 수 있습니다. 그런데 화극금은 수극화가 안되면 나오거든요. 즉 이 강한 화기를 짠맛으로 수극화 해줘야 하니까 석맥이 나올 수 있는 겁니다.

질문: 그런데 그 분은 얼큰한 걸 드시고 싶다고 하거든요.

대답: 이 경우에는 당연히 얼큰한 걸 먹어야죠. 대장을 수술했으니까. 장부를 수술했거나 절단 수술을 한 사람을 처방할 때는 제일 먼저 수술한 부위를 영양하도록 해야 됩니다.

왜 수술을 하게 됐느냐? 여러 장부들 중에서 대장이 가장 문제가 있기 때문에 그런 것이거든요. 그런데 수술을 하면 몸은 더 힘들어집니다. 수술은 근본적인 치료가 아니잖아요. 그래서 대장 수술 이후에도 계속 화극금을 하게 되는 겁니다. 이분은 지금 얼큰하고 짭짤한 걸 많이 먹어야 합니다. 그걸 그냥 주식으로 삼아도 됩니다. 수극화 해서 쇠를 녹이는 불(火)기운을 다스려야 금기운이 살아요.

정리하자면 대장을 보(補)하는 매운맛을 먹으면서, 생명이 석맥을 만들어낸 것이니까 심소장의 기운인 화기를 사(瀉)하도록 짠맛을 더 먹어야 하는 상황입니다. 그런데 대장 수술을 한지 오래 되면 병이 커져서 수극화의 진행 방향인 구맥이 나오는 경우도 있습니다. 그러면 더 복잡해지죠. 구맥이니까 쓴맛도 먹어야 되잖아요.

질문 : 목기가 강해서 폐대장이 망가지는 경우는요?

대답 : 그건 금극목이 안된 거죠? 금기가 약하면 금극목이 안 됩니다. 그러면 금극목을 하기 위해서 매운맛을 먹어야 됩니다.

질문 : 위를 수술했는데 석맥이 나오는 사람은 기본적으로 단맛을 먹으면서 체질이나 맥대로 하면 되는 겁니까?

대답 : 그렇죠. 석맥이면 짠맛을 추가하면 됩니다.

질문 : 그러면 단맛과 매운맛 중에서 매운맛을 더 많이 먹고 단맛을 추가하면 되는 건가요?

대답 : 아닙니다. 처음에는 일단 골고루에 단맛을 많이 줘서 단맛의 기운을 확보한 다음 금극목 시켜야 합니다. 처음부터 매운맛으로 확 금극목 시켜 버리면 위장이 약해졌기 때문에 혹 위장 내벽에 상처라도 있으면 속이 쓰릴 수도 있어요. 이 정도 강의를 들은 우리들이야 괜찮지만 일반인들은 기겁을 합니다. 따끔따끔해도 견딜만하다 싶으면 생강차를 먹으면 됩니다.

질문 : 그 분이 저희 아주버님 되시거든요. 수술하셨으니 소식 하셔야 되잖아요. 그런데 옛날보다 더 많이 드시는 거예요. 짭짜름하고 맵게 많이 드시더라구요.

대답 : 음식에 단맛이나 매운맛을 강력하게 넣으면 덜 먹습니다. 수술했으니까 단맛과 매운맛이 많이 필요하잖아요. 우리 몸은 필요한 절대량을 충족해야 하는데 음식이 싱거우면 그만큼 많이 먹을 수밖에 없습니

다. 들어온 그 많은 양 중에서 필요한 영양분을 추려서 쓰는 거죠. 즉 맛이 강력하면 조금만 먹어도 됩니다. 소금은 조금만 먹어도 짠맛이 많이 들어오기 때문에 다른 것을 안 먹게 되잖아요. 그런데 뷔페 같은데 가서 싱겁게 먹으면 많이 먹고 왔는데도 돌아오면서 뭔가 덜 먹은 것 같을 때가 있어요. 그게 짠 것을 충분히 먹지 못해서 그런 겁니다.

그러니 그 분도 매운맛과 단맛을 강력하게 압축해서 먹어주면 좋겠죠. 고추장을 듬뿍 넣어 비벼먹거나 하면 조금만 먹어도 괜찮아집니다. 또 커피나 오렌지 주스 같은 것은 드시게 하지 말고 생강차를 하루에 다섯 번 정도 먹게 하세요. 그러면 다른 건 많이 안 먹고 싶어집니다.

그런데 그런 얘기를 한두 번 한다고 알아듣느냐? 그게 그렇지 않거든요. 그분 부인이 오셔서 공부를 하거나 아저씨가 직접 오셔서 공부하기 전에는 거의 안 된다고 봐야 됩니다. 조절이 안 됩니다. 지금 여러분들도 70시간 가까이 이야기를 들었지만 아직도 병벙하잖아요. 자기가 충분히 이치를 터득해야만 자신 있게 행할 수가 있는 겁니다.

요즘 사람들은 단 것 먹으면 큰일 나는 줄로 알고 있기 때문에 엿이나 설탕을 먹으라고 하면 말이 안 통합니다. 단 것 먹으면 당뇨에 걸리지 않느냐고 그래요. 또 짠 것 먹으라고 하면 고혈압에 걸린다고 생각합니다.

질문 : 오늘 아침 신문 기사에 그렇게 나왔네요.

대답 : 그 사람들은 그렇게 상시적으로, 지속적으로 주입시킵니다. 그래야 사람들이 병이 나 병원에 와서 약 먹고 수술하거든요. 다국적 제약회사들이 그렇게 하는 겁니다. 잊어버릴 만하면 다시 각인시키고, 계속 주입시키는 거죠. 현대인들이 그것을 지식이라고 생각하니 참 답답합니다.

그런데 병원에 가면 제일 먼저 하는 게 뭔 줄 압니까? 환자복으로 갈아입기만 하면 바로 링거액인 소금물을 투여하잖아요. 그러면서 밖에서는 짠맛이 나쁘다고 다들 싱겁게 먹도록 만들어 병에 걸리게 하는 거예요. 그런 걸 한번 생각해 보라는 겁니다. 그 사람들의 단편적인 말을 그대로 받아들일 것이 아니라 그 이면도 살펴볼 필요가 있는 게 아닌가 싶습니다. 자, 오늘은 여기서 마치겠습니다.

비위장 洪脈편 제2강

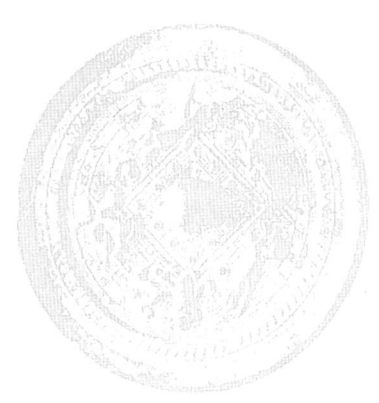

비위장 洪脈편 제 2 강

손톱에 줄이 생기는 이유, 병맥(病脈), 아기들은 허실 조절이 빨리 된다

 교재 122페이지. 어제 못 다한 홍맥이 나올 때의 육체적 증상과 여러 가지 변화에 대한 것들을 마저 정리하겠습니다. 그리고 위장병과 비만에 대한 부분을 구체적으로 다루겠습니다. 진도 나가기 전에 질문 받겠습니다.

 질문 : 저는 엄지손톱에만 허연 줄 하나가 있어요. 그리고 손톱 뿌리를 보면 반달모양 같은 것도 있는데 왜 그런 건가요?

 대답 : 일단 엄지손가락에만 줄이 있는 것은 금기가 약해서 그렇습니다. 손톱의 반달모양은 대부분 사람들이 크든 작든 거의 다 있어요. 그건 정상입니다. 손톱이 뿌리에서 시작해서 이 끝까지 가는데 걸리는 시간이 있겠죠? 지금 이 순간에도 생명이 손톱으로 에너지를 보내주고 있어요. 그렇게 해서 손톱이 다 자라려면 보통 6개월이 걸립니다. 즉 1년

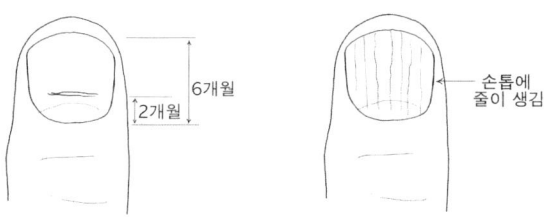

그림 엄지손톱 (시작점~끝부분까지 6개월)

간 손톱, 발톱이 두 번 자라는 겁니다. 그런데 예를 들어 3개월 전에 수술을 했다고 해봅시다. 3개월이면 절반이죠? 그러면 여기 손톱 중간 지점이 움푹 들어가서 표가 납니다.

크게 다쳤다거나 수술을 하게 되면 전체 세포가 충격을 받잖아요. 그런 경우 그 시점에 새로 만들어졌던 손톱 자리가 움푹 들어가게 됩니다. 어떤 사람의 손톱을 봐서 3분의 1쯤 되는 지점이 굴곡져 있다면 2개월 전에 무슨 일이 있었던 것이고, 2분의 1쯤 되는 지점이 그렇다면 3~4개월 전에 무슨 일이 있었던 겁니다.

엄지손톱에 허옇게 줄이 생긴 건 큰 문제는 아니라고 봅니다. 엄지손가락은 폐경맥이 끝나는 자리니까 그건 매운 게 필요해서 그런 겁니다. 하지만 일반적으로 손발톱에 줄이 생기는 것은 간담이 약해서 그렇습니다. 간담이 피곤하면 줄이 생겨요.

저는 멀쩡한데도 줄이 우둘투둘할 정도로 엄청나게 많습니다. 그래도 이게 많이 부드러워진 겁니다. 전에는 굉장했었어요. 금형들은 대부분 줄이 다 생깁니다. 금기의 잡아당기고 우그러트리는 기운 때문에 줄이 생기고, 두꺼워지고 깨집니다. 신맛이 필요해서 그런 거예요.

질문 : 이런 줄들은 모든 사람들에게 조금씩 다 있죠?

대답 : 현맥이 있는 사람이나 토금형들에게 많습니다. 이 사람들은 손발톱에 줄이 생기다가 더 나빠지면 발톱 끄트머리가 두꺼워집니다. 엄지발톱이 막 파고 들어가는 것 있잖아요. 간담이 병나면 오그라뜨리거든요. 간경화나 간암 같은 그런 차원이 아니라, 간이 정상적인 힘에서 좀 모자라면 그렇게 된다는 거죠. 경우에 따라서는 손발톱이 부서져 나가기도 하는데, 역시 간담이 허약하여 현맥기가 있으면 그렇게 됩니다. 지금 그 사람이 석맥이 나온다고 해도 과거에 현맥이 있었던 거예요.

현재 석맥이 나온다는 것은 지금은 신장 방광이 가장 허약하다는 뜻이고, 지금 홍맥이 나온다면 과거에 간이 안 좋았건, 심장이 안 좋았건 간에 지금은 위장을 더 영양을 해야 된다는 얘깁니다. 이 상태에서 위장을 건강하게 해놓으면 병은 어디로 갑니까? 간으로 가잖아요. 그래서 신맛을 먹고 간을 좋게 해 놓았다. 그 다음에 병은 다시 어디로 가요? 모맥인 폐대장으로 가잖아요. 시간이 걸려서 그렇지 이렇게 병이 진행되는 상극방향의 역순으로 거슬러 올라가면 병을 다 고쳐 나갈 수 있습니다.

사맥(死脈)만 아니면 우리는 그 맥을 고칠 수 있어요. 전 주에 사맥에 대해서 설명 들었죠? 공부한 내용을 계속 읽고 반복적으로 살펴서 이해하고 깨달아야 합니다. 사맥을 만져 보면 그 느낌이 겁나고 무섭습니다.

사맥이 아닌 다른 맥은 병맥(病脈)입니다. 허약한 맥. 허실의 균형이 깨져서 생긴 것이 오계맥이잖아요. 그런데 그 안에서도 맥력(脈力)의 차이가 있다고 했습니다. 정상적인 맥보다 1배 크면 허실의 균형이 약간 깨진 것이고, 좀 더 커져서 2배라면 균형이 더 깨진 겁니다. 3배, 즉 3성까지는 정경(正經)의 병이라고 했습니다. 그런데 이놈이 더 커져서 4~5배라면 이건 정경에 비해서 균형이 엄청 깨진 거잖아요. 우리는 이걸 중병(重病)으로 봅니다.

중병이라고 해서 암, 중풍, 간경화 같은 차원은 아닙니다. 그건 이미 병이 드러난 것이고, 4~5성은 병이 내재되어 있는 겁니다. 병원에서 뭐라고 하든 이 정도면 허실의 균형이 많이 깨져서 큰 병이 생길 수 있는 개연성이 내재되어 있는 상태라고 할 수 있습니다. 그러다 더 이상 감당이 안 될 정도가 되면 병이 밖으로 드러나겠죠. 그걸 발병(發病)이라고 합니다. 다시 말하면 허실의 균형이 깨져 있는 그 자체로도 무조건 병이 들어 있다고 볼 수 있습니다.

질문 : 병이 사해까지 갔는데도 통증이 없는 경우는요?

대답 : 사해까지 갔다는 것은 맥이 6~7성으로 커졌다는 것인데, 그건 병이 그만큼 커진 것입니다. 6~7성이 오래된 사람들은 일반적으로 통증을 잘 못 느낄 수 있습니다. 그런데 지금은 통증이 없다고 하더라도 전에는 통증이 있었어요. 원래는 통증이 아주 심해야 하지만 살기 위해 생명력이 통증을 차단한 겁니다.

먼저 통증은 정경에서 기경팔맥으로 넘어갈 때 많이 생깁니다. 그러다가 병이 더 커져서 기경에서 사해로 넘어갈 때는 또 다시 차원이 다른 더 큰 통증이 수반됩니다. 즉 맥이 고착됐을 때보다 변할 때 통증이 더 심하다는 겁니다. 내 안의 생명은 맥이 변할 때 정보를 더 많이 전달해 주기 때문에 그렇습니다. 또 질문하세요.

질문 : 손톱의 줄은 세로줄도 있고 가로줄도 있잖아요. 무슨 차이인가요?

대답 : 먼저 세로줄이 생기다가 나중에 더 심해지면 가로줄이 생깁니다. 가로줄이 생기면 우둘투둘 해지잖아요. 그게 더 오래되면 깨지기 시작합니다. 금극목 해서 쓸개가 놀라면 자꾸 그렇게 됩니다.

질문 : 쓸개가 아예 없으면요?

대답 : 간담이 발을 지배하니까 특히 발톱에 이상이 생길 수 있습니다.

질문 : 저희 신랑이 수술을 해서 쓸개가 없거든요.

대답 : 손발톱이 어때요?

질문 : 엄지발가락 발톱이 파고 들어가요. 담낭을 수술한 뒤부터 그래요.

대답 : 쓸개가 없기 때문에, 즉 목기가 약하기 때문에 발톱이 파고 들어가는 거예요. 오그라든 겁니다. 평생 동안 신맛이나 고소한맛을 챙겨서 드시면 됩니다. 죽고 사는 문제는 아니니까 심각하게 생각하실 필요는 없습니다. 또 질문하세요.

질문 : 어제 애기를 목욕시켜 놓고 재웠는데, 그 전에는 안 그렇다가 그날은 베개에서 쉰내가 나더라구요. 요즘 계속 감기 기운이 있었거든요. 간담이 피곤해서 그런 건가요?

대답 : 시큼한 냄새가 베개에 배었다는 건 뭐가 부족하다는 거죠? (간담인 목기운이요)

그렇죠. 그럴 땐 오렌지 주스나 목기원 같은 것을 주면 애들은 금방 조절됩니다. 애기들은 허실의 정보를 바로바로 알려줘요. 준혁이 같은 애기들은 무슨 병이 생겼다고 해도 오래된 것이 아니잖아요. 그래서 이런 애기들은 허실(虛實)의 균형이 금방 조절됩니다. 준혁이 엄마는 몇 번 경험했을 겁니다. 전에 진안에 갔을 때 애기가 잠도 안자고 막 보챘다면서요? 그럴 땐 부족한 걸 채워주면 잠을 잘 잡니다.

질문 : 준혁이가 목기원을 잘 먹어서 저도 먹어봤는데 신맛이 너무 강해서 깜짝 놀랐어요. 그런데 아이가 너무 잘 먹는 거예요. 그렇게 받아먹는 대로 주면 되는 건가요?

대답 : 그럼요. 아이가 받아먹을 때까지 줘도 됩니다. 목기원은 어른이 먹어도 놀랄 정도로 신맛이 강합니다. 그런데 이제 갓 돌 지난 애기가 그걸 잘 먹는다는 얘기잖아요. 저는 금기원은 매워서 다섯 알도 못 먹습니다. 금극목 해서 눈물도 막 나요. 기원 30알 정도면 한주먹 정도 되는데, 어떤 애기들은 그걸 갖고 다니면서 무슨 원기소 먹듯이 먹습니다. 두세 살짜리 애들이 서른 알을 막 씹어서 먹는다니까요.

질문 : 우리 아이는 짠맛인 수기원도 씹어서 먹던데요?

대답 : 거봐요. 아이가 짠 게 필요하니까 그렇게 먹습니다. 애들은 글씨도 모르고, 이게 무슨 말인지 모르는데도 다 알아서 먹어요. 생명이 그렇게 시키는 겁니다. 강아지나 고양이 키우는 집 있으면 기원을 한번 줘보세요. 개가 재채기할 때 금기원을 놓아주면 아작아작 씹어 먹고 재

채기를 안 합니다. 금기원이 개의 폐를 튼튼하게 해서 그런 거죠. 애들도 자기들이 알아서 잘 골라 먹습니다.

질문 : 우리 아이들한테도 재채기할 때는 금기원, 딸꾹질할 때는 화기원을 주니까 그 자리에서 없어지던데요?

대답 : 이게 그런 겁니다.

질문 : 정말 신기하더라고요.

대답 : 아이들은 허실이 생긴 지 얼마 안 되어서 바로 효과가 나타납니다. 하지만 어른들은 그 병이 생긴 지 오래되었다고 볼 수 있잖아요. 그래도 이게 시간은 걸릴지언정 그 양을 강력하게 주면 결국 됩니다. 기원은 음식이지 약이 아니거든요. 500알을 먹어도 끄떡없습니다. 마음 놓고 먹어도 되는 거예요. 그리고 충분히 먹고 나면 더 이상 먹기가 싫어집니다.

질문 : 어느 정도 먹으면 애들이 안 먹어요.

대답 : 필요한 만큼만 먹으면 더 이상 안 먹습니다. 우리가 목이 너무 말라서 물 한 컵을 마셨어요. 그걸로 갈증이 해결되고 나면 물을 박스채 갖다 줘도 안마시죠? 생명은 그렇게 되어 있는 겁니다.

몸의 특정 부위에 살이 찌는 이유, 화병

질문 : 토기가 살을 지배하는데, 몸의 특정 부위가 살찌는 것도 토가 안 좋아서 그런 겁니까?

대답 : 어느 부위가 더 살이 쪘느냐에 따라서 그 부분을 지배하는 장부를 더 영양해야 합니다.

질문 : 대퇴부 같은 경우는요?

대답 : 대퇴부는 비위장이 지배합니다. 그러니까 단맛을 먹고 그 부위가 열날 때까지 운동하고, 평상시에는 그 부위를 따뜻하게 해야 되겠죠.

그러면 지방질이 분해되어 작아집니다. 어떤 사람은 뽀빠이 팔뚝처럼 위 팔뚝만 살찐 경우가 있어요. 그건 심장이 허해서 그래요. 쓴 것을 먹고 상완운동을 해야 풀립니다. 근본적으로는 소식하고 배를 따뜻하게 하고, 또 그 부위를 따뜻하게 해야 되겠죠. 그래야 순환이 잘 됩니다.

우리 몸은 지방질을 분해하고 태우는 능력이 있습니다. 지방질을 분해하는 효소가 우리 몸 안에 있잖아요. 그런데 그 미생물인 효소가 잘 활동하려면 일단 따뜻해야 됩니다. 추우면 모든 미생물은 오그라들어요. 우리도 겨울철에 밖에서 발가벗고 있으면 오그라들잖아요. 식으면 굳어서 활동을 못합니다. 지방질을 분해하는 미생물인 효소도 마찬가지예요. 이런 효소나 내 몸에 들어있는 호르몬 물질, 지방질을 분해하는 능력 등은 다 심포 삼초입니다. 이것들은 음양과 허실을 조절하고, 한열 관계를 조절해서 그 생명력을 원래대로 되돌리는 역할을 합니다.

질문 : 화병은요?

대답 : 그건 쓰고 떫은 것을 먹으면 됩니다. 그런 사람들은 자중혈을 누르면 무지 아파해요. 화병도 스트레스에 의한 일종의 정신 질환인데, 그것도 종류가 여러 가지 있습니다. 꼭 심장이 병나야 화가 나는 게 아닙니다. 먼저 화가 잘 난다거나 신경질이 난다면 그것은 구맥으로 인한 화병입니다. 구맥일 때는 신경질적이고, 울화가 치밀고, 사생결단하고, 얼굴이 벌게진다고 했죠? 이럴 땐 쓴맛을 먹여야 되겠죠. 또 집안을 때려 부수고, 욕을 하고, 소리를 지른다. 이것은 현맥으로 인한 화병입니다. 이 사람은 신맛을 먹여야 됩니다. 결국 육장육부의 상호간의 허실관계에서 병난 성격이 나오는 것이거든요.

홍맥에 의한 화병도 있습니다. 이런 사람은 화가 나면 말을 안 해요. 화가 나면 사흘이고 일주일이고 말을 않는 사람 있잖아요. 주위 사람들이 속 터지죠. "이놈의 인간, 두고 보자지. 내가 말을 하나 봐라." 이러면서 지퍼를 딱 닫는 거예요. 할 일은 다 하면서 요 지퍼만 딱 닫고 말을 않는 겁니다. 이럴 때 단 것을 주면 조금 있다가 "뭐 필요한 것 없어?" 하고 말합니다.

질문 : 별 것도 아닌 일을 가지고 습관적으로 불끈불끈 거리는 사람은 왜 그런 겁니까?

대답 : 그건 체질이나 맥을 봐야 정확하지만 대개 수화(水火)의 균형이 깨졌거나, 척추 수술을 해서 독맥이 다쳤을 때 그럴 수 있습니다. 독맥(督脈)에서는 자기를 감독하고 경계하고 제어하는 기운이 나오는데, 독맥이 병나면 자기 통제가 안 되고 불끈불끈 거릴 수 있어요. 맥을 보지 않고 드리는 답변은 설명을 듣고 어떤 맥이 나올지 가정해서 대답하는 것이기 때문에 꼭 정확한 건 아닙니다. 그런데 신경질적이고 욱하고 소리를 버럭버럭 지른다면 신맛과 쓴맛을 주면 될 겁니다.

모맥이 나올 때는 어떻게 화를 내는지 아세요? "니들 엄마 말 안 들으면 확 죽어버린다!" 이래요. 살기가 싫고 괴로워서 엉엉 울어요. 또 남편하고 싸우고 나서도 "내가 이렇게 밖에 못 사나, 내가 이러려고 시집 왔나" 하면서 슬프게 웁니다. 그거 달래느라고 이틀 걸려요. 이럴 땐 생강차를 따끈하게 타서 주면 금기가 생겨서 딱 눈물 닦고 "내가 울긴 왜 울어" 그럽니다.

또 석맥인 사람은 어떻게 화를 내겠어요? 짐 싸들고 집을 나갑니다. 상대한테서 멀어지고 싶고 대거리하기가 싫어요. 그리고 그 사람한테 동의하고 싶지가 않으니까 매사에 반대합니다. 싸우면 자기 방에 들어가서 "이 인간, 혼자 잘 먹고 잘 살아봐" 하면서 가방에다 옷을 막 집어넣는 사람 있잖아요. 이런 사람들은 짠맛을 주면 정상적인 기운이 생겨서 다시 가방 지퍼를 열고 옷을 도로 가지런히 넣습니다. 이런 것들은 오장이 병든 상태에서의 비정상적인 기운이 표출되는 겁니다.

장부와 마음의 상관관계, 몸이 차면 마음도 차다

어제 강의에서 간(肝)이 '마음 간'이라고 했습니다. 현맥이 뜨면 간에서 욕하고, 집어던지고, 폭력적이고, 집을 부수고, 고함을 지르고, 분노하고, 이를 뿌득뿌득 가는 마음이 나옵니다.

질문 : 비명을 지르는 것은요?

대답 : 고함을 지르는 것과 비명을 지르는 건 비슷한 거죠. 이 여사님이 가끔 그러죠? 식구들이 겁나서 상대를 못합니다. 다들 겁나서 슬슬 피해요. 현맥 6~7성이면 안 봐도 압니다. 그리고 어떤 사람은 원수를 갚겠다면서 이를 뿌득뿌득 갈아요. 현맥이 클수록 더 심합니다. 자연의 원리를 모르면 이런 사람들을 정신과에 집어넣는다니까요. 이런 경우에도 신맛과 쓴맛을 대량으로 먹으면 고쳐집니다.

심소장이 건강할 때는 사람이 예의바르고, 질서를 중시하고, 희생정신이 있고, 진취적이고, 밝고, 명랑하고, 적극적이고, 용감무쌍 합니다. 그런데 심소장이 허약해서 구맥이 나오면 무례하고, 신경질적이고, 사생결단하고, 다 태워 불 지르고 싶고, 폭발적입니다. "저 사람 건드리지 마세요. 무서워요" 그러잖아요. 언제 터질지 모르는 시한폭탄 같은 존재인 거죠. 이런 경우에도 쓴맛과 단맛을 대량으로 먹으면 좋아집니다.

비위장이 건강하면 확실하고, 정확하고, 틀림이 없으며, 신용이 있고, 배운 대로 하고, 화합하고, 믿음을 주고, 우애가 있습니다. 비위장이 병나서 홍맥이 나오면 처음엔 말이 많아요. 혼자 다니면서도 궁시렁궁시렁 대거나 혼자 노래 부르며 다니는 사람들 있죠? 그게 다 홍맥입니다. 엄마한테 혼나면 "예, 알았어요" 하는 게 아니라 혼자 궁시렁 대는 애들 있잖아요. 그럴 땐 단 것을 먹으면 됩니다. 홍맥일 때는 계속 그런 기운이 나옵니다.

그러다가 병이 더 심해지면 아예 말을 안 합니다. 그런 사람은 꿀을 먹이라는 애깁니다. 그러면 말을 해요. 또 홍맥이 나오면 공상망상하고, 깊이 생각하고, 고민이 많고, 게으르며, 거짓말하고, 의심합니다. 부부 싸움한 뒤에 오랫동안 말을 안 한다. 이런 경우에도 단맛과 매운맛을 먹으면 즉시 효과를 볼 수 있습니다.

폐대장이 건강할 때의 본성은 의리가 있고, 지조가 있고, 효성심과 애국심이 강하고, 정도를 걸으려고 하고, 리더십이 있고, 승부욕이 있고, 하고자 하는 의지가 강합니다. 그런데 모맥이면 폐대장이 병난 거죠? 이럴 땐 의지가 꺾이고 자포자기 합니다. 실의에 빠져요. 그리고 만사가 허무한 염세주의에 빠집니다. 살기가 싫고, 자살충동을 느낍니다. 어떤 사람이 자살충동을 느껴서 자살 사이트에서 만난 이들과 동반자살 하잖아요. 이럴 때는 매운맛을 대량으로 먹어야 합니다. 그런데 세상은 저 사람들이 왜 그러는지를 모릅니다.

어떤 아이는 왜 수능시험을 치르고서 점수가 안 나왔다고 삶을 포기하고 죽느냐. 동정심이 너무 지나쳐서 그렇습니다. '나는 살 자격이 없어. 나 때문에 우리 엄마, 아빠가 괴로워하고, 슬퍼하고, 고통스러워 하니까 나는 그 분들을 위해서 죽어야 돼.' 이런 식으로 생각하는 거예요. 그래서 자살하는 겁니다.

또는 어떤 사람이 병환이 심해서 죽고 싶어요. 이 사람은 자기가 살아 있으면 가족들이 더 힘들고, 더 괴롭고, 불행해질 테니 이 때문이라도 죽어야겠다고 생각합니다. 현맥이면 내가 자식을 위해서 죽어야겠다는 생각은 절대 안 듭니다. 어떻게 해서든 회복하겠다고 생각합니다. 참 다르죠? 이렇게 모맥이 나올 때는 매운 것을 먹어야 됩니다.

질문 : 몸이 냉하고 장부가 식어도 그런 마음이 나오나요?

대답 : 그럼요. 몸이 차면 마음도 차져요. 몸이 식으면 생각도 포근치 못하고 사나워집니다. "어이쿠, 저 사람한테서는 찬바람이 나와!" 그러잖

아요. 뱃속이 차면 실제로도 사람 몸에서 그런 냉기가 나옵니다. 말할 때도 냉기가 풀풀 나요. 몸을 따뜻하게 하면 마음도 따뜻해져서 말 자체가 편안해집니다. 인간은 온열 동물이기 때문에 무조건 따뜻해야 됩니다. 배가 찬 것은 굉장히 안 좋은 거예요.

그런데 지금 20대, 30대 젊은이들을 보면 배가 찹니다. 지금은 젊으니까 그걸 이겨낼 수 있어요. 그러다 40대 후반이나 50대로 넘어가면 몸에 이상이 오기 시작합니다. 그 나이가 되면 암에 걸리고 하는 게 냉기가 쌓여서 그렇습니다. 그래서 찬 것을 많이 먹지 않고 배를 따뜻하게 해줘야 된다고 하는 겁니다. 우리나라 전통 의복은 이렇게 두 겹으로 되어 있죠? 다른 곳은 한 겹이지만 배 부분만 두 겹이나 세 겹으로 감싸져 있습니다.

남자들은 양(陽) 체질이라 발산 능력이 강해서 냉기가 들어와도 어찌어찌하면 금방 나갑니다. 그런데 음(陰) 체질인 여성들은 받아들이는 성질이 있잖아요. 수렴하는 기운이 많아서 한번 들어오면 잘 안 나갑니다. 이렇게 여성들의 몸은 냉이 많을 수밖에 없는 구조이기 때문에 차게 하면 절대 안 됩니다. 특히 겨울철에 생리할 때는 내복 같은 것을 입어서 따뜻하게 해야 돼요. 몸이 따뜻하면 묵은 기운이 남지 않고 잘 빠져 나가지만, 몸이 차서 묵은 기운이 쌓이면 큰 병이 생기는 겁니다.

석맥이 나오면 신장이 허약한 거죠? 신장이 건강할 때는 참을성이 있고, 지혜가 있고, 연구하고, 계발하고, 과학적이고 수학적인 사고를 가지고 있습니다. 신장에서 나오는 본성은 지혜, 간에서 나오는 본성은 인(仁), 폐에서 나오는 본성은 의(義), 비장에서 나오는 본성은 신(信), 심장에서 나오는 본성은 예(禮)라고 했죠? 그래서 화기가 있는 사람들은 예절이 바릅니다.

성은이는 수형이라 화기가 약하잖아요. 무서운 게 없고 아무한테나 말을 놓아요. 그런데 그걸 모르는 사람들은 이런 애들을 보고 무례하다고 합니다. 그건 무례한 게 아니거든요. 대신 애들은 수기가 있어서 지혜가 있습니다. 그래서 어떻게 해야 되는지를 다 압니다.

인의예지신(仁義禮智信), 이것이 본성(本性)입니다. 사랑이나 어짊도 다 여기서 나옵니다. 공자님도 인(仁)만 얘기한 게 아니라 인의예지신을 다 얘기했잖아요. 예수님이 사랑에 대해서만 얘기했습니까? 부처님이 자비에 대해서만 얘기했습니까? 다 얘기했습니다. 이분들이 지혜에 대한 설법을 어마어마하게 했잖아요.

우리 민족의 유구한 가르침인 『참전계경』에 보면 이런 말들이 그대로 다 나와 있습니다. 사람 마음에서는 어떤 기운이 나오고, 어떨 땐 어떻게 살아야 하고, 어떻게 하라는 계명이 366항 있는데, 제가 볼 때는 다들 여기에 있는 것을 표절한 겁니다. 공자님의 '술이부작(述而不作)'이라는 말은 바로 표절했다는 것을 고백한 말입니다.

하지만 본질은 누가 어떤 책을 표절했다, 인용했다 이런 게 중요한 것이 아니고, 결국 모두 사람에 대해 얘기했다는 점입니다. 그걸 모르다 보니까 학문이 자꾸 쪼개지고, 분열되고, 분파된 거예요. 그런 걸 모르는 사람들이 종교를 만들고 문파를 만들어서 다 갈라졌습니다. 그런데 이런 걸 알면 뭘 만들고 할 게 없어요. 아니, 만들 필요도 없습니다.

다시 돌아가서 신장 방광의 본성은 참고, 견디고, 인내하고, 지혜롭고, 연구하고, 발전시키는데 병나서 석맥이 나오면 긍정의 반대인 반대를 합니다. 그리고 두려움이 생겨요. 뭘 발표해야 하는데 내가 잘 할 수 있을지 두려워합니다. 무서움, 공포에 시달리기도 합니다. 너무 두려움에 시달려서 누가 내 뒷조사를 하는 것 같다거나, 누가 나를 잡아가려고 하는 것 같고, 누가 날 감시하는 것 같습니다. 이럴 땐 짠 것을 먹으면 됩니다.

질문 : 등골이 오싹하고 무서운 것도 그래서 그런 겁니까?

대답 : 등골 뒤로 방광경이 지나가잖아요. 방광경이 서늘하면 등골이 오싹하죠. 석맥이 나오고 인영이 크면 방광경에 냉기가 흘러서 그렇게 됩니다. 그리고 석맥이 나오면 감추려고 합니다. '세상에 이런 일이' 같은 TV프로를 보면 어떤 사람은 자꾸 뭘 감추고, 어떤 사람은 라이터만 잔뜩 갖다 놓고, 어떤 사람은 가스통만 수만 개 쌓아놓는 경우들 있잖아요. 그게 다 석맥입니다. 미래에 개벽이 온다, 격변이 온다고 해서 두려워하는 것 역시 마찬가지입니다. 어떤 사람들은 그 두려움을 이용해서 장사를 해요. 천국 장사하고, 지옥 장사합니다. 이건 다 두려움을 파는 겁니다.

천국은 내가 가는 겁니다. 내가 가고 싶으면 가는 게 천국이에요. 만일 천국이 있다면 그 천국에 갈 수 있도록 지금을 열심히 살아야 됩니다. 가족 안에서의 내 역할, 사회나 국가 안에서의 내 역할, 시민으로서의 내 역할, 회사 직원으로서의 내 역할 이런 것을 충실히 해야 천국에 갈 수 있어요. 이런 쉬운 것도 하지 않으면서 무슨 천국에 가느냐는 겁니다. 그런데 이런 얘기는 하지 않고 그저 공포를 파는 거예요.

더군다나 요즘은 짠 것 먹지 말라고 해서 석맥이 80%나 되다 보니까 이게 더 잘 먹힙니다. 오히려 경제 공황일 때 종교 장사가 더 잘 되죠? 경제가 잘 풀리고 평온할 때는 이런 게 잘 안 됩니다.

구삼맥이면 이것은 심포 삼초에 병이 난 겁니다. 심포 삼초는 능(能)이라고 했습니다. 그 사람이 가지고 있는 능력. 시력도 능력이고, 청력도 능력이잖아요. 이런 보이지 않는 힘은 전부 생명에서 발현된 것이라고 했습니다. 기억력, 추진력, 포용력, 인내력, 누군가를 사랑하는 마음, 누구에게 베푸는 마음. 이런 것들도 다 힘이 있을 때나 가능한 거예요. 그래서 심포 삼초가 건강할 때는 능수능란하고, 다재다능하고, 임기응변이 좋고, 저항력과 면역력이 강합니다. 그런데 심포 삼초가 병나서 구삼맥이 나오면 괜히 초조하고 불안해지고, 신경이 예민해지고, 과민반응하고, 누가 자꾸 내 얘기하는 것 같습니다.

또 구삼맥이 있으면서 현맥이 나오면 폭력적이고, 소리 지르고, 집을 부수고, 분노하고, 욕하고, 원수를 반드시 갚겠다는 복수심이 생깁니다. 그런 건 간이 긴장되고 병나서 생깁니다. 복수의 반대는 화해하고 용서하는 거잖아요. 화해하고 용서할 수 있는 힘도 내 안에서 나오는 것이고, '내가 반드시 원수를 갚고 말겠다' 하는 것도 내 안에서 나옵니다. 그러니까 모든 것은 사람 내면에서 나오는 것이지, 다른 곳에서 나오는 것이 아니에요.

심포 삼초가 병나 있으면서 구맥이 나온다면 신경질적이고, 사생결단하고, 너 죽고 나 죽자 하면서 폭발적인 성향을 띱니다. 건강이 나쁘고 허약한 사람들은 기본적으로 상화기원이나 생식을 꼭 챙겨서 먹어야 합니다. 그래서 처방할 때 가장 기본적으로 들어가야 되는 것이 골고루와 떫은맛인 상화입니다.

홍맥일 때의 육체적 증상, 마른 사람이 살찌려면

자, 이제 교재를 봅시다. 전 시간에 이어서 비위장이 허약하여 홍맥이 나올 때의 육체적 증상을 살펴보겠습니다. 먼저 경맥 주행상의 통증이 있고, 모유합혈통이 있고, 슬냉, 슬통이 있다고 적혀 있습니다. 무릎팍이 차고 아픈 거죠. 전두통은 앞이마가 아픈 것이고, 족 1,2지 부자유. 족 1지에서는 비장경이 시작하고, 족 2지에서는 위장 경맥이 끝납니다.

복명은 물 단지 흔드는 소리라고 했어요. 출렁출렁, 옆으로 돌아누우면 꿀럭꿀럭 하는 소리가 나는 것 있죠? 꼬로록꼬로록 하는 건 대장에서 나는 소리라고 했습니다. 입과 입술의 이상, 입병, 입술이 튼다거나 갈라지고 허물 벗는 것도 전부 단맛을 드시면 됩니다. 또 비만증이 있다. 비만을 정리하고 넘어가야 되겠네요.

질문 : 반대로 마르는 경우도 있습니까?

대답 : 그럼요. 건강하지 않으면 마를 수도 있죠. 석맥이나 현맥이 나오고 인영맥이 크면 거의 다 마릅니다. 살이 잘 안 쪄요. 촌구가 크면 살이 잘 찌고, 인영이 크면 살이 잘 안 붙습니다. 그래서 인영맥이 큰 석맥 4~5성이나, 현맥 4~5성인 마른 사람들이 살찌려면 보통 일이 아닙니다. 살 빼는 것보다 몇 배는 더 힘들어요. 그 맥을 다스려야 살도 찝니다.

저도 살찌는데 5년 정도 걸렸어요. 자연의 원리를 처음 만나서 생식 먹고 하루에 운동을 3~4시간씩 할 때는 49킬로그램까지 빠져서 거의 가죽만 남다시피 했습니다. 그 이후에도 55킬로그램 정도에서 더 올라가질 않았어요. 맥이 그러니까. 그러다가 몸도 계속 쓰고 촌구맥도 어느 정도 커져서 60킬로그램까지 체중이 늘어난 거예요. 그 전에는 보기 흉할 정도로 말랐었습니다. 이게 참 오래 걸렸죠. 마른 사람, 특히 남자들은 살찐 사람이 10킬로그램 빼는 것보다 1킬로그램 늘리는 게 더 힘듭니다.

질문 : 마른 사람이 살을 찌우려면 어떻게 해야 합니까?

대답 : 살이 찌고 싶으면 일단 많이 먹어야 합니다. 그리고 방금 말씀드린 대로 마른 사람은 대부분 인영맥이 크고 현맥이나 석맥이 나오니까 짠맛이나 신맛을 많이 먹어야 합니다. 또 하체 운동을 많이 하고 들숨을 길게 해서 인영맥을 작게 만드는 것이 관건입니다.

인영맥이 작아지고 촌구맥이 커지면 그때부터 체질과 맥대로 먹으면 되는데, 과식할 정도로 많이 먹고, 소화되면 또 먹고, 취침 전에도 먹고 하면 살이 찝니다. 이것도 단시일에는 안 되고, 오랫동안 꾸준히 계속하다 보면 통통한 예쁜 돼지처럼 돼요.

현하의 의학은 비만의 원인을 잘 모른다, 비만의 원인과 해결 방법

비만을 해결하고자 한다면 먼저 비만의 원인을 알아야 됩니다. 비만의 종류도 성인비만, 소아비만, 고도비만, 상체비만, 하체비만, 복부비만, 단순비만, 중후성비만 등 엄청 다양해요. 살찐 것에 요상한 이름을 붙여놓은 겁니다.

보통 비만의 원인이 식품첨가제에 있다, 화학조미료에 있다, 과다한 육류 섭취에 있다, 체지방이 많아서 그렇다, 식이섬유를 안 먹어서 그렇다, 스트레스 때문이다, 활동부족에 있다 등등 뭐 여러 얘기들을 하잖아요. 이렇게 그 원인을 두고 말들이 많은 것은 원인을 모른다는 말과 같습니다.

원인이 구구한 건 그만큼 학자가 많아서 그렇습니다. 어떤 사람이 비만의 원인에 대해서 요렇게 말했다면 다른 학자도 똑같은 얘기를 할 수 없잖아요. 논문 쓸 때 똑같은 얘기를 하면 표절이라면서요? 앞서 논문을 쓴 그 학자와는 다른 원인을 찾아내야 하는 겁니다. 그래서 지금 비만의 종류와 원인이 수십 가지입니다. 어쨌거나 비만(肥滿)이라는 것은 비계가 꽉 찼다는 뜻 아닙니까?

우리는 딱 두 가지 정도만 알면 됩니다. 일단 비만은 자기가 사용하는 에너지양보다 많이 먹어서 그런 거예요. 사무실에서 머리를 많이 쓰는 사람과 공사현장에서 육체를 많이 쓰는 사람은 하루에 사용하는 에너지양이 다르겠죠? 옛날에는 학생들이 10리, 20리 되는 길도 걸어 다니고, 중간 중간에 운동장에서 뛰어 놀기도 해서 살찐 사람이 별로 없었습니다. 뛰어 놀면 에너지를 사용하게 되잖아요.

그런데 지금은 밖에서 뛰어 노는 아이가 도통 없습니다. 학교수업, 학원, 과외수업, 남는 시간에는 컴퓨터게임, 자동차 안에서는 스마트폰을 쳐다보느라 머리만 쓰지 몸은 쓸 겨를이 없어요. 지금 세상을 보면 마치 어른들이 우리 아이들을 병들 수밖에 없는 구조로 만들어 놓고 그 안에서 사육시키는 것 같습니다.

비만의 첫 번째 원인은 많이 먹고 적게 움직여서 그렇습니다. 몸을 움직인 것은 에너지를 사용한 총량이 되고, 먹은 것은 에너지를 흡수한 총량이 되겠죠? 즉 에너지 사용은 적게 하고 흡수는 많이 하니까 그만큼 남아도는 에너지가 몸에 쌓여 살이 찝니다. 몸에 들어온 땔감을 다 태워서 내보내야 하는데 덜 태우면 그대로 남을 것 아니에요.

그러면 어떻게 해야 하느냐? 살찐 원인이 많이 먹고 적게 움직인 것이라면 해결 방법은 그 반대로 하면 됩니다. 적게 먹고 많이 움직인다. 이것을 날마다 꾸준히 하면 됩니다. 그러면 어느 정도 먹으면 되느냐? 죽지 않을 만큼, 생활하는데 지장이 없을 만큼만 먹으면 됩니다.

일단 식사량을 반으로 줄여 보는 거예요. 많이 먹어서 위장이 커진 사람이 식사량을 반으로 줄이면 처음에는 배가 고픈 것 같습니다. 그런데 이건 배고픈 게 아니라 속이 허전한 공복감이거든요. 이걸 견디고 계속 이렇게 먹으면 위장이 작아집니다. 소식을 보름 정도만 해서 위장이 작아지면 공복감이 없어져요. 많이 먹으면 무조건 위장이 늘어납니다. 즉 적게 먹고 위장을 줄여서 공복감을 없애는 것이 관건입니다.

그러려면 우리가 먹는 생식을 한두 달 정도만 먹으면 좋아요. 세 끼 전부를 생식으로 먹어도 생활하는데 전혀 지장이 없습니다. 그 전에 먹었던 음식이 자꾸 생각나서 그렇지 사는 데는 전혀 문제가 없어요. 생식 먹었으니 괜찮다고 다른 걸 또 먹는 사람이 있습니다. 밤새 뭘 잔뜩 끌어안고 앉아서 과일이나 음료수 등을 먹는 거예요. 그러면 또 많이 먹게 되는 거잖아요. 요즘은 식사량을 줄이려고 위 절제 수술을 한다는데 그건 무지막지한 방법입니다.

두 번째로는 찬 음식, 찬 우유, 찬 과일, 찬 음료수 등을 먹고 몸이 식어서 비만이 생깁니다. 요즘 아이들을 보면 고기도 많이 먹지만 몸을 차게 하는 음식도 많이 먹어요. 여성들은 애기 낳고 산후 조리할 때 냉기가 확 들어와서 딴딴하게 부어 살이 안 빠지거나, 복강경 수술 같은 것 하고 난 뒤에 푹푹 찐 살이 안 빠지는 경우가 있습니다. 고생 엄청나게 하죠. 차게 해서도 식지만 이런 것들로도 몸이 확 식을 수 있습니다. 이게 보통 일이 아닙니다.

그러면 비만을 해소하기 위해서는 어떻게 해야 하느냐? 거듭, 거듭 말하지만 첫째, 적게 먹고 많이 움직인다. 두 번째, 몸을 따뜻하게 한다. 찬 음식을 멀리하고 따뜻한 음식을 먹고, 따뜻한 차나 물을 홀짝홀짝 마십니다. 찬물은 벌컥벌컥 마시게 되는데, 뜨거운 물은 그렇게 마실 수가 없고 홀짝홀짝 마시게 돼요. 또 그렇게 마셔야 흡수가 잘 됩니다. 찬물, 찬 음식을 먹으면 그것을 데우느라고 열을 또 뺏기기 때문에 찬 음식을 절제하고 몸을 따뜻하게 해야 합니다. 많이 움직이고 운동을 많이 해도 몸이 따뜻해집니다.

학교나 회사에 가면 요즘 비만환자들 많잖아요. 그 사람들 맥을 한번 보세요. 비만인 사람은 대개 촌구맥이 큽니다. 그런데 가끔 비만인데도 인영맥이 큰 사람이 있어요. 그건 맥이 뒤집어진 겁니다. 호성이 엄마도 처음에 오셨을 때 촌구맥보다 인영맥이 훨씬 컸어요. 몇 년 동안 인영맥을 잡아놓아도 다시 올라가고 해서 본인이 애를 많이 쓰고 고생하는 것에 비해서 성과가 느립니다.

촌구맥이 큰 사람들은 수월하게 됩니다. 음체질이니까 음기로 몸이 커진 거잖아요. 촌구가 크면 살이 쪄도 사람이 살 수 있거든요. 체중이

100킬로그램 나가도 운동할 수 있습니다. 반면에 이렇게 몸무게가 많이 나가는데다가 인영맥이 크면 걷기도 힘듭니다. 기운의 중심이 아래로 가 있어야 하는데 위로 떠 버려서 몸을 제대로 쓸 수가 없어요. 이런 사람들은 계단 오르기도 힘듭니다.

질문 : 비만인 사람은 상체가 살이 쪘든 하체가 살이 쪘든 촌구가 커야 정상입니까?

대답 : 그럼요. 상체가 쪘든 하체가 쪘든 상관없이 촌구가 커야 하는데, 인영맥이 크면 살도 잘 안 빠지고 살기가 두세 배는 더 고단해요. 그래서 일단은 체내에서 움직이는 음양의 기운을 조절하여 촌구맥을 크게 해줘야 됩니다. 그것만 해도 오래 걸립니다.

홍맥 비만

첫 번째, 비위장이 허약해 홍맥이 나오고 촌구가 크면 비만이 될 수 있습니다. 비만이면서 인영이 큰 것은 단순한 비만이 아닙니다. 오늘은 일반적인 비만, 즉 촌구가 큰 경우를 이야기하는 겁니다. 홍맥이 나오는 원인이 뭐죠?

(목극토)

그렇죠. 목극토(木克土). 그건 간담의 기운이 실하다는 말과도 같습니다. 그러면 쓸개에서 담즙이 많이 쏟아지겠죠? 밤 12시에 밥을 먹고 자도 소화액이 충분히 나와서 소화가 다 됩니다. 밤에 아무것도 안 먹으면 속이 출출해서 밤참(야식) 먹고 자는 사람들 있잖아요? 이런 분들은 소화가 잘 되어서 많이 먹게 됩니다. 그리고 젊을 땐 활동량도 많고 지방 분해 능력이 있어서 정상 체중을 유지하는데, 나이가 들면서 점점 살이 붙습니다.

많이 먹어도 움직임이 많으면 살이 안찝니다. 건설 현장이나 농사일

할 때 보면 육체를 많이 쓰잖아요. 아침 먹고 오전 참 먹고, 점심 먹고 오후 참 먹고, 저녁 먹고. 하루에 다섯 끼 먹어도 살이 안찝니다. 많이 먹은 만큼 많이 쓰기 때문에 그런 거예요.

하지만 과식하면서 움직임이 줄게 되고 활동량이 적어지면 자꾸 살이 붙기 시작합니다. 그리고 목극토를 해서 담즙이 계속 분비되고 있기 때문에 안 먹으면 속이 쓰려서 스트레스가 됩니다. 군것질을 해야 비로소 산이 중화되면서 그 스트레스가 풀려요. 이렇게 공복에서 오는 스트레스를 풀기 위해 움직이지 않고 계속 군것질과 간식을 하게 되면 먹은 것이 살로 축적됩니다. 그렇게 해서 10킬로그램이 더 쪘다면 살을 빼야 되는데 그 원인이 목극토죠? 그러면 목은 무엇으로 견제해야 되겠어요?

(금극목)

그렇습니다. 금극목 해야 되겠죠. 단맛으로 토기를 보하고 매운맛으로 금극목 시킨다. 이런 사람들은 중국집에 가면 짬뽕을 시킵니다. 얼큰한 맛, 매콤한 떡볶이 같은 걸 되게 좋아해요. 산을 분비하는 목기가 왕성하니까 금극목 해서 간담을 견제시켜 주면 소화액이 덜 나옵니다.

그렇다면 병도 없고 수술한 곳도 없는 젊은 사람이 살이 쪘을 때 어떻게 처방해야 하죠? 이럴 땐 골고루 생식을 두 수저만 먹게 합니다. 거기엔 골고루 다 들어 있기 때문에 그렇게만 먹어도 괜찮습니다. 또 금극목을 시켜야 되니까 금생식을 한두 수저로 하루에 세 번씩 먹게 합니다. 밥도 현미나 율무가 든 밥을 주고, 간식으로는 금기원, 음료수로는 생강차에 설탕을 넣어 먹게 하면 좋습니다.

반찬으로는 뭐가 좋으냐? 살을 빨리 빼고 싶으면 양파를 고추장에 찍어 먹게 하면 됩니다. 이 사람은 양파가 되게 맛있어요. 양파를 먹으면 금극목을 계속 시킬 수 있기 때문에 소화액 분비가 현격하게 줄어듭니다. 산을 덜 분비하니까 소화시킬 수 있는 힘이 떨어지겠죠? 그러면 이젠 적게 먹을 수 있습니다.

먹는 것은 그렇게 하고, 운동으로는 앉았다 일어났다하는 무릎 운동을 합니다. 아까 소형이가 질문했었죠? 대퇴부가 살쪘다면 앉았다 일어났다하는 운동이 제일 좋아요. 불자(佛子)라면 절 수련도 굉장히 좋습니다. 기독교 신자라면 절 수련 대신 앉았다 일어났다를 하루에 300번씩 계속 하세요. 20분도 안 걸립니다. 살이 빠진다는데 이걸 못 해요?

여성분들 보면 살 빼고 예뻐지려고 별짓을 다합니다. 무슨 다이어트 몇 주 코스 이런 것들 있잖아요. 책임 감량 7킬로그램, 안 되면 환불 이런 식으로 광고하잖아요. 그런 건 거의 성공 못합니다. 위장을 줄여놓지 않으면 다시 찝니다. 억지로 마사지하고, 경락하고, 단식하면 일시적으로 살을 뺄 수는 있겠지만 금극목을 안 해 놓으면 다시 찝니다. 위의 방법대로만 하면 한 달에 5~10킬로그램은 빠집니다.

질문: 간식으로 감을 먹으면 어떨까요?

대답: 감을 간식으로 먹으면 에너지가 더 들어오게 되잖아요. 일러준 대로만 먹어도 생활하는데 지장이 없습니다. 처음 1주일만 힘들지 그 이후에는 괜찮아집니다. 그동안 형성된 습관을 바꾸는 게 무지 어렵거든요. 그래도 그 1주일만 견뎌내면 생식 먹고 운동하는 게 더 편해집니다.

홍맥이 나오고 비만인 사람은 지금 가장 필요한 게 금(金)기운이기 때문에 매운맛을 먹어주면 힘이 생깁니다. 만약에 사과 한 조각을 먹으면 그게 신맛이니까 위산을 분비해서 또 목극토 하죠? 그러면 다 헛일이 됩니다. 그래서 무슨 오렌지 주스 같은 것 말고 생강차나 율무차, 계피차, 꿀차, 식혜 같은 단맛이나 매운맛이 나는 차를 마셔야 합니다. 요렇게만 하면 무조건 살이 빠져요.

반대로 신맛이나 커피 같은 쓴 것을 먹으면 살이 더 찝니다. 화극금을 하면 금기가 약해져서 금극목이 안 되고, 신맛을 먹으면 담즙이 계속 나와서 소화가 잘 되고 더 많이 먹게 됩니다.

윗몸 일으키기 같은 배 운동도 좋습니다. 그런데 처음부터 윗몸 일으키기 100번에, 앉았다 일어났다 300번을 하려고 하면 못 해요. 그러니까 다른 것 따지지 말고 일단은 앉았다 일어났다를 아침, 점심, 저녁 각 300번만 해보라는 겁니다. 못하겠다면 그냥 살찐 채로 살아야죠. 그 정도도 투자 못하면서 예뻐지고, 살 빠지고, 병이 낫기를 바랍니까?

사람들은 그냥 고쳐만 달라고 하는데 그냥은 안 되거든요. 많이 움직여 열을 발생시켜서 체내에 쌓여 있는 지방질을 분해할 수 있는 힘을 확보해야 됩니다. 병원에 가면 지방 제거 수술하는 것 있죠? 그게 나아요, 이게 나아요? 이게 낫잖아요.

질문 : 앉았다 일어섰다를 할 때 무거운 것을 들고 하면 더 효과가 있습니까?

대답 : 운동할 때는 아무 것도 들지 말고 그냥 하세요. 앉았다 일어났다 50번 하는 것도 쉽지 않아요. 몸무게가 70킬로그램이라면 이게 지금 70킬로그램을 들었다 놨다 하는 것 아닙니까? 홍맥이 나와서 살이 찌면 가장 먼저 해야 되는 일이 무릎 운동입니다. 비위장은 무릎, 대퇴부(허벅지), 배, 입과 입술, 발뒤꿈치를 지배하기 때문에 해당하는 그 부위가 제일 약하거든요. 무릎이 아픈 사람은 이것 대신에 윗몸 일으키기를 해야 됩니다. 비만인 사람의 맥을 봤더니 홍맥이 나오고 촌구가 크다면 지금처럼 처방하면 무조건 빠집니다. 3개월이면 됩니다.

구삼맥 비만(물만 먹어도 살찌는 비만)

두 번째, 구삼맥이 나오고 촌구가 크게 나오면 비만이 될 수 있습니다. 이 경우는 심포장의 기능이 기형적으로 활성화된 거죠? 정상적인 생명은 근육, 피, 비계, 피부, 뼈, 생명력 등을 균형 있게 만들어냅니다.

그런데 이 사람은 균형이 깨져서 먹는 대로 비계를 집중적으로 만들어 축적시킵니다. 사용하고 배설도 해야 하는데 먹는 대로 만들어 저장만 하는 거예요. 인영맥이 커야 배설이 잘 되거든요. 인영맥이 큰 사람들이 살찌기 어려운 이유가 삼초부가 왕성해서 배설하는 에너지가 생성하는 에너지보다 더 많기 때문에 그렇습니다. 그래서 인영맥이 크면 많이 먹어도 살이 안 쪄요.

그런데 촌구맥이 큰 사람들은 발산(소비)하는 능력보다는 축적(생성)시키는 능력이 강합니다. 이 사람은 조금만 먹어도 살이 찝니다. 물만 먹어도 살찐다고 하죠? 이게 사실은 소변이나 땀으로 배설되어야 할 것이 제대로 나가질 못하니까 붓는 겁니다. 부은 것이 그대로 살이 되는 거예요. 그렇게 해서 몸이 고무풍선처럼 자꾸자꾸 늘어나는 경우가 있습니다.

뉴스에 나오는 어떤 사람은 400킬로그램까지 갔더라구요. 그건 구삼맥 비만이거든요. 몸 밖으로는 조금만 나가고 먹는 건 체내에 그대로 쌓이는 겁니다. 이런 경우는 떫은맛으로 삼초부를 영양해서 배설능력을 강화시켜야 됩니다. 만약 신장 160cm에 몸무게가 90킬로그램 이상 나간다면 체내에 있는 것만 갖고도 안 먹고 한두 달은 살 수 있습니다. 그런데 한 달 동안 아무 것도 먹지 말라고 하면 온 난리를 치니까 뭘 먹이긴 해야겠죠.

이럴 때도 골고루 생식 반 봉지를 줍니다. 생식 두 봉지에 기원도 100알씩 먹으면 좋습니다. 생식만큼 골고루 영양이 된 것을 다른 것으로는 만들어 먹기가 힘들어요. 돈도 더 들어가고, 골고루 일정한 비율로 만들 재간이 없습니다. 그리고 귀찮아서도 못 해요. 그래서 할 수 없이 골고루 생식 반 봉지에 옥수수와 녹두가 주성분인 상화생식 2분의 1수저를 먹도록 하는 겁니다. 몸속에 있는 에너지를 꺼내 사용할 수 있는 몸을 만드는 게 목적이기 때문에 이렇게 적게 먹어야 합니다.

이렇게 먹고, 몸을 따뜻하게 하고, 땀복 입고 적당히 운동만 하면 한 달에 10킬로그램씩 빠집니다. 이런 사람은 꾸준한 운동으로 계속 땀을 내야 돼요. 절 운동이나 구르기 같은 전신운동을 하면 굉장히 좋습니다. 이 사람들은 구삼맥이 나오고 생명력이 약해져서 움직이는 것을 싫어합니다. 체중이 100킬로그램 나가면 운동을 포기하고, 더 쪄서 120킬로그램이 되면 이젠 몸에 맞는 옷도 없어서 몸뻬 같은 것 입고 방구석에서 사는 거예요. 몸도 무겁고 부끄러워서 외출도 못합니다.

이런 사람들은 한 달 만에 20킬로그램도 뺄 수 있습니다. 이런 살은 뼈가 굵어졌다거나 근육이 발달해서 만들어진 게 아니라 다 물이에요. 그렇기 때문에 물통을 꾸준히 흔들어서 물이 잘 빠져 나가게만 해주면 체중이 쫙쫙 빠집니다. 이 물을 빼려면 구르기 같은 것을 해야 됩니다. 다른 건 아예 시킬 수도 없습니다. 이런 사람들이 산에 가겠어요, 달리기를 하겠어요? 허벅지와 배가 맞닿아서 윗몸 일으키기도 못해요. 이 정도 되면 살 때문에 허벅지가 접히질 않아서 무릎 운동도 못합니다.

잘 나가던 27살 아가씨가 시집을 가야 하는데 갑자기 살이 찐 거예요. 몇 달 사이에 얼추 90킬로그램까지 나갔나 봐요. 심포 삼초가 병난 소위 스트레스성 비만이었는데 물만 먹는데도 살이 안 빠져서 그렇게 된 겁니다.

이 아가씨가 하루를 어떻게 보내느냐 하면 밥 먹고 할 일이 없으니까 맨날 누워서 만화책 배달시켜서 만화책이나 보고, 소파에 기대어 TV나 봅니다. 그러니 갈수록 몸이 풍선처럼 커지는 거예요. 그 잘 나가던 사람이 갑자기 이렇게 된 겁니다. 큰일 났죠.

그 엄마가 이 공부를 했습니다. 제가 그 엄마한테 먹을 것을 요렇게만 주고 따님에게 구르기 운동을 시키라고 했습니다.

처음엔 어지럽기 때문에 천천히 굴러야 합니다. 구르기를 하면 뼈마디도 지압되고 마사지가 됩니다. 집에 가서 한번 굴러 보세요. 김밥 말이 하듯 구르면 옆구리 뼈마디, 척추 이런 데가 다 굉장히 운동이 됩니다. 또 몸통을 막 흔드니까 순환이 될 것 아닙니까. 그러면 소변도 잘 빠져 나가고, 땀도 잘 나고, 기운도 좋아지고, 에너지도 모공을 통해 발산이 됩니다.

그렇게 한 달을 해서 17킬로그램이 빠졌어요. 두 달째는 13킬로그램, 세 달째는 11킬로그램이 빠져서 서너 달 만에 40킬로그램이 쑥 빠져 버렸습니다.

처음에는 살이 쭉쭉 빠지는 게 눈에 보이니까 살 빠지는 재미에 먹고 싶은 생각도 안 납니다. 그러다 어느 정도 태가 나기 시작하면 옷도 보러 다니고 그래요. 그런데 살이 어느 정도 빠지면 다시 먹고 싶은 생각이 드는데, 바로 이럴 때 조심해야 하는 겁니다. 먹고 싶은 대로 많이 먹으면 절대 안 됩니다 몸은 과거에 비만이라는 정부를 갖고 있었기 때문에 다시 회귀하려는 기운이 있거든요.

사람 몸은 굉장히 보수적이라고 했습니다. 본래 모습으로 되돌아가려고 하는 성질이 있어요. 생명은 건강을 회복하려는 기운도 있지만, 병이 있던 사람을 고쳐 놓으면 다시 병으로 되돌아가려고 하는 기운도 있습니다. 그런 이치를 환자에게 반복해서 주지시켜야 합니다. 실천하려는 사람은 이걸 반드시 알아야 돼요. 그런데 실제로 그렇게 실천하는 사람이 별로 많지가 않습니다. "그렇게 한다고 될까?" 지레 짐작하고 안 하거나, 며칠 하다가 맙니다.

살을 빼려면 그 아가씨처럼 구르기를 아침에 한 시간, 점심에 한 시간, 저녁에 한 시간 해야 됩니다. 수많은 시간 중에서 겨우 그 정도만 하는 거예요. 그런데 병이 깊은 사람들은 그것도 귀찮아서 어떻게 하느냐고 그래요. 적게 먹고 운동하는 게 귀찮은 사람들은 살 더 찌고 힘들게 살면 됩니다.

여러분들이 요법사 수료를 하고 난 뒤에 지인들을 만나서 이런 이야기를 해주면 처음에는 거의 안 먹힐 겁니다. 그래서 조심조심 접근하거나 아예 이렇게 안 하면 너 죽는다고 겁박을 하면서 무지막지하게 밀어붙여야 됩니다. "이렇게 실천해서 아름답고 행복하고 희망을 갖고 기쁘게 살 거냐? 아니면 그렇게 괴롭고 우중충하게 살 거냐?" 선택을 하게 만들어야 됩니다.

몸이 냉하지 않고 허실의 균형만 깨진 것은 쉽습니다. 그런데 몸이 차서 오는 비만이 있어요. 이건 전신에 온기를 확보해야 되기 때문에 시간이 더 오래 걸립니다. 이런 사람들은 냉기가 켜켜이 쌓여서 살을 만져보면 코끼리 가죽처럼 두꺼워요. 이런 경우는 그 냉기를 벗기는데 시간이 오래 걸립니다.

불임 수술에 의한 비만

세 번째, 불임수술에 의한 비만이 있습니다. 복강경 수술 혹은 자궁을 들어내는 수술을 받은 여성들이나, 정관 수술을 한 남자들을 보면 수술 후에 살찌는 경우가 있습니다. 또 제왕절개 하고 나서 살찐 분들이 있어요. 이건 홍맥이나 구삼맥에 의한 비만보다 세 배 정도의 노력을 더 해야 합니다.

축산업계에서 가축을 빨리 살찌우기 위해 거세를 합니다. 소, 돼지, 닭을 거세시키면 살이 빨리 찌거든요. 이렇게 해야 사료 값이 덜 들고 돈이 됩니다. 사람도 마찬가지로 생식기능을 차단하면 살이 찝니다. 이런 경우는 어쩔 수가 없어요. 하지만 제 아무리 수술 그 이상의 뭔가를 했다고 해도 소식하고 운동하면 살은 빠지게 돼있습니다.

표 비만(4~5성 이상)의 종류

종류(맥)	주요 증상	운동	영양하는 맛
홍맥 (木克土) 촌구 4~5성	선천적으로 산과다(잘 먹고 소화를 잘 시킨다.) 공복시 속 쓰리다. 무릎, 입술 이상, 배통, 허벅지통 등	절운동 무릎, 대퇴부 윗몸일으키기, 걷기 등	단맛 기장쌀, 감, 호박, 엿, 설탕, 꿀, 인삼, 고구마, 연근, 식혜, 대추, 참외, 곶감 등
구삼맥 (균형이 깨질 때) 촌구 4~5성	물만 먹어도 살찐다. 삼초부가 병나서 분해하고 배설하는 기능이 저하된다. 몸이 잘 붓고 빠지지 않고 살이 잘 찐다. 한열왕래, 집중력 저하, 무기력증, 늘 피곤하고 비적극적이다.	절운동 어깨돌리기 손운동 전신운동 걷기 등	떫은맛 옥수수, 녹두, 토마토, 도토리, 감자, 보이차, 당근, 콩나물, 양배추, 버섯, 우엉, 아욱, 오이 등
석맥 (불임수술에 의한 비만) 인영 촌구 4~5성	제왕절개나 복깅경 수술, 정관수술 등으로 신방광이 약해진다. 홍맥, 구삼맥 비만보다 3배 이상 노력해야 된다. 허리, 발목, 후두통, 종아리 땡기고, 지구력 부족 등	절운동 허리돌리기 종아리 목운동 걷기 등	짠맛 콩, 김, 미역, 파래, 감태, 다시마, 젓갈, 장아찌, 장조림, 두부, 소금, 된장 등

예를 들어 홍맥 비만인 사람과 불임수술에 의한 비만인 두 사람이 생식 먹으면 살이 빠진다고 해서 생식원에 왔다고 해봅시다. 홍맥 비만인 사람은 한 달에 5킬로그램 정도 빠지는데, 불임 수술에 의한 비만인 사람은 몸무게가 끄덕도 하지 않아요. 그러면 "저 사람은 되는데 나는 왜 안 되냐?"고 수술한 사람이 와서 따지겠죠. 이럴 땐 아예 처음부터 다시

설명을 해줘야 합니다.

"처음에 말씀드리지 않았습니까? 사모님은 수술을 하셔서 저 분보다 노력을 훨씬 더 많이 해야 됩니다. 수술 안한 사람보다 세 배는 더 먹는 걸 참아야 하고, 살 빼는데 걸리는 기간도 세 배, 운동도 세 배는 더 해야 저 사람이 적당히 하는 것만큼의 효과를 볼 수 있습니다."

또 생식 말고 다른 것도 많이 먹으면서 살이 안 빠진다고 하는 사람들도 많습니다. 이건 오히려 다른 것 다 먹고 거기에 생식을 하나 더 먹은 거잖아요. 그렇게 많이 먹으면서 살 빼려고 하면 안 되는 겁니다.

그런 사람들은 모임에서 배터지게 먹고 와서 또 생식을 먹어요. 먹으라고 했으니까. 그러고 나서 간식, 후식으로 과일을 또 먹습니다. 이렇게 먹으면서 생식 먹었는데 2킬로그램 더 쪘다고 뭐라고 하는 거예요. 기존에 먹던 것에다가 생식을 추가 했으니 당연히 더 찔 수밖에 없죠. 살 빼려면 어떻게 해야 된다고 처음에 이야기를 다 해드렸는데 그건 다 까먹고 생식 먹으면 살 빠진다는 것만 기억에 남은 겁니다. 맛있는 것 많이 먹고 운동도 안 하면 당연히 안 되는 거죠.

이렇게 강의실에 와서 설명을 들은 사람들도 실천하기가 만만치 않은데, 상담실에서 한 시간 정도 설명 듣는다고 실천을 제대로 하겠습니까? 집에 가면서 다 잊어버려서 무슨 이야기를 들었는지도 몰라요. 그저 머릿속에 맛 없는 생식을 어떻게 먹을까 하는 생각만 남아 있습니다. 다시 돌아와서 생식기를 수술한 분들은 먼저 무엇을 먹어야 되겠어요?

(짠맛)

그렇죠. 짠맛 나는 음식을 먼저 먹고 항상 적게 먹어야 됩니다. 골고루 생식 반 봉지에다가 수생식을 먹고, 간식으로는 수기원과 상화기원만 먹습니다. 이렇게 먹고 운동을 많이 해야 됩니다. 남자고 여자고 일단 불임수술을 하면 100명 중 95명은 무조건 허리와 발목이 약해지기 때문에 허리 운동과 발목 운동을 열이 만들어질 때까지 꾸준히 해야 합니다.

또 이런 분들 중에서 뒷목이 뻣뻣해지는 경우가 있습니다. 그건 뒷목으로 방광경이 지나가기 때문에 그렇습니다. 지금 말씀 드린 부위가 전부 방광경이 지나가는 자리예요. 경혈도를 펴놓고 한번 볼까요? 방광경은 눈 뿌리 청명혈에서 시작하여 새끼발가락에서 끝나는데, 신방광이 약한 사람은 새끼발톱이 다 문드러져 있습니다.

지음이라는 혈자리가 새끼발톱에서 시작해서 속골을 지나 이 라인을 타고 발목의 신맥혈에서 한 바퀴 휘감아 돈 뒤, 장딴지의 비양혈과 위중혈을 타고 이렇게 허벅지로 올라갑니다. 척추 뼈가 가운데 있으면, 허리에서 두 줄로 올라가다가 뒷목에서 한 줄로 모입니다. 두 줄로 가다가 한 줄로 모아지니까 여기에서 병목 현상이 일어나는 거예요. 그래서 스트레스 받으면 뒷목이 뻣뻣해지는 겁니다. 이럴 땐 항상 짠맛과 신맛을 챙겨 먹어야 됩니다. 대한민국 엄마들 50%가 거의 여기에 해당됩니다.

터무니없이 맥이 구맥으로 돌아간 사람도 있습니다. 수에서 화로 넘어가면 얼굴이 벌게지면서 열이 확확 올라 더 힘들어집니다. 또 수(水)에서 화(火)로 갔다가, 화극금의 진행 방향으로 모맥까지 오는 사람들도 있어요. 이런 경우에는 무기력하게 풀어집니다.

체질별 살 빼는 방법

지금까지 설명한 세 가지 경우는 병으로 볼 수 있는 비만이고, 이 외에 병으로 보지 않는 체질별 비만이 있습니다. 살을 조금만 뺐으면 좋겠다는 사람들 있죠? 예를 들어서 신장 165cm에 체중이 60kg이라면 비만이 아닙니다. 그냥 통통하고 예쁜 거죠. 그런데 본인은 비만이라고 우겨요. 이렇게 비만 환자는 아닌데 살을 빼고 싶다면 어떻게 하느냐?

먼저 목형이 살을 빼고 싶다고 한다면 일단 체질대로 주면 됩니다.

골고루 생식 반 봉지나 한 봉지를 주고, 토금 기원을 줍니다. 자신의 약한 쪽 장부를 영양하면 힘이 조절되면서 살이 조금 찐 것을 정상으로 돌립니다.

그리고 이때는 살을 빼기 위해 하나라도 덜 먹도록 상화는 생략해도 됩니다. 살 빼려고 하는 거니까 다른 것은 먹지 말아야겠죠. 또 운동을 해야 돼요. 그런데 이 사람이 허리가 아프다거나 위장병이 있다면 먼저 병을 고쳐야 되겠죠? 병을 고치면 살이 빠집니다. 빼빼 마른 사람도 맥을 고치면 살이 찝니다.

그 다음 화형은 늘 화극금을 하죠? 이 사람한테는 골고루 생식 반 봉지나 한 봉지에다가 금기원 또는 수기원을 줍니다. 이것도 조금씩, 20알 정도만 먹어서 부족한 걸 채워주는 거예요. 그러면서 깍두기나 김치를 먹어주면 되겠죠. 그리고 운동을 해야 합니다.

이렇게 먹어도 사는데 전혀 지장 없습니다. 처음에는 공복감이 좀 들 수 있지만 그건 위장이 커져서 그런 것이지 에너지의 절대량이 부족해서, 즉 허기져서 그런 것은 아닙니다. 온 종일 육체노동을 하는 게 아니라면 생식 한 봉지만 먹어도 사는데 전혀 지장 없습니다. 이걸 세봉씩 먹는 것도 사실은 무지하게 많이 먹는 겁니다. 내가 원하는 몸을 만들어서 살 것이냐, 아니면 그냥 이대로 살 것이냐? 이건 자기가 선택해야 합니다.

토형은 토극수 하기 때문에 골고루 생식 반 봉지나 한 봉지에다가 수, 목을 주면 됩니다. 그리고 운동을 해야 되겠죠. 운동할 때도 본인에게 더 유리한 운동 부위가 있거든요. 이 경우에는 수기와 목기가 지배하는 허리, 장딴지, 발, 고관절, 목 운동을 해주면 더 좋습니다. 그 다음 금형은 화극금을 하니까 목과 화를 먹으면 됩니다. 그리고 운동하면 됩니다.

그 다음에 수형. 골고루 생식 반 봉지나 한 봉지에다가 수극화를 하니까 화기원과 토기원을 20~30알씩 먹고 운동을 하면 살이 빠집니다. 내가 5킬로그램 빼야 되겠다, 10킬로그램을 빼야 겠다 한번 목표를 세웠으면 몸을 만들기 위해서 다른 것은 일체 먹지 않고 철저히 세 끼를 다 하셔야 됩니다.

표 체질별 비만(1~3성)

체 질	영양 처방	운동 처방
목형	토, 금 (단맛, 매운맛)	절운동, 무릎, 대퇴부, 윗몸일으키기, 손목, 하완 (아래팔뚝) 운동, 걷기 등
화형	금, 수 (매운맛, 짠맛)	절운동, 손목, 하완, 허리돌리기, 종아리, 목 운동, 걷기 등
토형	수, 목 (짠맛, 신맛)	절운동, 허리돌리기, 종아리, 목, 고관절, 옆구리 운동, 걷기 등
금형	목, 화 (신맛, 쓴맛)	절운동, 목, 고관절, 옆구리, 견갑골, 상완(위팔뚝) 운동, 걷기 등
수형	화, 토 (쓴맛, 단맛)	절운동, 견갑골, 상완(위팔뚝), 무릎, 대퇴부, 윗몸일으키기 운동, 걷기 등

대장간에서 쇠를 녹여 무슨 도구를 만들려면 일단 대장장이가 쇠를 불에 집어넣고 달궈야 하잖아요. 달굴 때는 오로지 그 일만 해야 됩니다. 달궈진 쇠를 끄집어내어서 망치로 두드리는 건 그 다음 몫입니다. 그런데 달궈 놓지도 않고서 뭘 만들려고 하는 건 말이 안 되는 거죠. 불에 벌겋게 달군 다음에 망치질을 해야 원하는 무언가가 만들어집니다.

섭생을 철저하게 하는 것도 마찬가지입니다. 이런 기본적인 것도 안 해 놓고 망치질을 하면 아무 소용없습니다. 다른 좋은 방법이 있으면 그 방법으로 해도 무관합니다. 이것은 자신의 노력을 필요로 하는 일입니다. 살 빼는 건 자신이 노력해야 되는 것이지 누가 해줄 수 있는 게 아닙니다.

일단은 자신이 무슨 체질인지 알아야 합니다. 그걸 알아야 거기에 맞는 섭생법과 운동법으로 체질을 개선시킬 수 있어요. 비만 치료하는 곳에 가면 체질을 개선해야 된다고 말은 그럴듯하게 잘 합니다. 하지만 거긴 체질분류법이 없잖아요. 근본이 없는데 어떻게 체질을 개선하느냐는 겁니다.

비만에 관한 질의응답

비만에 대해서 질문 받겠습니다.

질문 : 인영맥이 큰 사람이 체질별 비만이 있다면 일단은 음양의 균형을 맞추기 위해 인영 촌구맥을 조절하는 것이 우선 아닌가요?

대답 : 그렇죠. 인영이 크다면 호흡할 때 들숨을 길게 하고, 운동도 하체 운동 위주로 해야 되겠죠. 그런데 이걸 하려고 해도 뭘 먹어야 되잖아요. 지금 처방한대로 먹어 가면서 해주면 훨씬 더 빨리 개선됩니다. 그게 어려워요? 어떤 사람은 숨 쉬는 게 어려워서 못하겠대요. 하루 종일 하라는 것도 아니고 앉아서 책보고 신문 볼 때만이라도 할 수 있는 겁니다.

저는 책이나 신문을 볼 때 가늘고 길게 들이마시면서 읽습니다. 일단 호흡을 가다듬은 뒤 길게 들이마시고 힘을 빼면서 천천히 내쉽니다. 그리고 멈췄다가 다시 천천히 들이마시면서 글을 읽습니다. 또 잠시 멈춘 다음 힘을 빼고 후~~하고 천천히 내쉬고 다시 힘 빼고 들숨을 반복합니다. 그걸 책이나 신문을 볼 때 또는 걸어갈 때, 하루에 열 번만 해보세요. 열 발짝 걷고 들이마시고, 다섯 발짝 걷고 내쉬고를 반복적으로 하다 보면 음양을 조절하는 호흡법이 익숙해집니다. 여러분들 중에서 한

번도 하지 않는 사람이 있어요. 어제 습(習)에 대해서 설명했잖아요. 스스로 연습(練習)을 해야 합니다. 자습(自習)을 해야 돼요.

여기서 제가 말씀드리는 건 일종의 방편입니다. 이것보다 더 좋은 방법이 있으면 그것을 선택하면 됩니다. 오로지 살 빼는 것만이 목적이라면 살 빠지는 약 같은 걸 먹으면 됩니다. 그렇지만 그건 옳은 방법이 아니잖아요. 건강을 회복해 가면서 그 과정에서 살이 빠져나가게 해야지 건강을 망치면서 살을 빼는 건 소탐대실입니다.

질문 : 홍맥 비만이면 단맛이 필요하다고 하셨잖아요?

대답 : 예, 그렇습니다.

질문 : 어제 뉴스에 살 찐 사람일수록 단맛을 더 밝힌다고 하기에 질문을 드리는 겁니다.

대답 : 기사에서는 단맛이 나쁘다고 하죠? 단맛을 먹으면 살찌고 당뇨에 걸린다고 하는데, 이건 이치에 맞지 않는 얘기입니다.

자, 한번 봅시다. 꿀, 설탕, 사탕, 엿, 감, 고구마 같은 단맛 나는 음식과 귤, 포도, 마늘, 김, 미역 같은 단맛이 아닌 음식이 있습니다. 그러면 단맛을 내는 음식 1그램이 갖고 있는 칼로리의 양과, 단맛이 아닌 음식 1그램이 갖고 있는 칼로리의 양이 같을까요? 아마 단맛을 내는 음식 쪽이 열량이 높을 겁니다. 열량이 높으니까 많이 먹으면 살찐다고 착각하는 거예요. 그런데 절대 그렇지 않습니다. 오늘 저녁에 가서 실험을 해보세요. 식사하기 전에 알사탕을 입에 넣고 우물우물 녹여서 한 20분 빨아먹은 다음에 밥을 먹어 보세요. 밥맛이 있어요, 없어요?

(없어요)

왜 없을까요?

(칼로리가 들어와서)

지금 몸속으로 고도의 칼로리가 들어왔잖아요. 그런데 현대의학에서는 이걸 그렇게 따지지 않고 양으로, 부피로 따지는 겁니다. 살찐 분들은 오늘 저녁에 사탕으로 실험을 해보세요. 내일 아침에 또 하고, 점심 때 또 하고, 계속 해보세요. 밥을 얼마나 먹을 수 있는지.

질문 : 제가 단맛이 당겨서 사탕을 그렇게 우물우물했는데 막상 식사를 하려고 하니까 정말 밥맛이 없어서 못 먹겠더라고요.

대답 : 왜 그럴까요? 우리가 음식을 먹는 것은 오로지 칼로리(열량)를 섭취하기 위해서입니다. 생명체는 영양분인 칼로리가 충분히 들어왔다면 더 이상 들어오게 하지 않습니다. 그럼 한 달 정도 밥 먹기 전에 사탕을 하나씩 먹으면 식사량이 적어지겠죠? 꿀이나 설탕, 사탕을 통해서 얻은 칼로리는 지방이나 단백질을 통해서 얻은 칼로리가 아닙니다. 그게 살이 되겠어요? 그게 비계 덩어리를 만들어낼 수 있느냐는 겁니다. 단맛을 먹으면 살이 찌니까 먹지 말라는 이런 교설이 퍼지기 전에는 비만 환자가 거의 없었다고 봐도 됩니다.

홍맥이면서 인영맥이 큰 사람은 아침에 일어나서 꿀 대신 설탕물을 마시고 밥을 먹어 보는 겁니다. 실제로 이 사람들은 단것을 많이 원합니다. 왜냐? 목극토 해서 위산이 많이 들어오니까 위벽을 소화액이 깎아내고 있잖아요. 그래서 위장을 보호하고 힘 있게 만드는 단맛을 원하는 거예요. 단맛을 먹으면 오히려 위장이 보호되어 조금만 먹어도 됩니다. 그러므로 우리는 그런 지식들 때문에 생명이 원하는 것을 무시하면 안 됩니다.

실제로 사탕 한 개를 녹여서 먹어보면 단맛이 5그램도 안 들어가 있습니다. 그런데도 거기에는 바로 열량으로 전환될 수 있는 성분이 많이 들어있기 때문에 밥맛이 당기지 않게 만듭니다. 토기(土氣)인 단맛의 반대가 뭐죠?

(토극수, 목극토)

그렇죠. 수기(水氣)인 짠맛이나 목기(木氣)인 신맛 또는 고소한맛을 먹어주면 토기가 상대적으로 부족하게 됩니다. 그러면 밥맛이 더 당기겠죠? 간장에 참기름 넣고 쓱쓱 비벼 먹으면 입맛이 확 돌잖아요.

또 짠맛은 수생목(水生木) 관계로 침을 돌게 해서 산을 분비할 수 있는 조건을 만듭니다. 그런데 반대쪽인 금극목, 토극수를 하면 산 분비를 덜 시킵니다. 할머니들이 밥 먹기 전에 사탕, 과자 같은 것 군것질하면 밥맛이 없다고 말씀하시는 게 동양 과학적으로는 토극수 관계라서 그렇습니다.

그리고 이미 충분한 칼로리가 들어왔기 때문에 군것질 후에는 안 먹어도 되는 거죠. 꿀, 엿, 좋은 설탕 먹어도 살 안찝니다. 오히려 식사량을 줄게 만듭니다.

질문 : (신문 기사를 보여주면서) '소리 없는 살인자, 고혈압의 주범은 소금' 이런 기사가 거의 매일 나오다시피 하는데, 이러니 일반인들은 소금을 기피할 수밖에 없는 것 아닙니까?

대답 : 말은 이렇게 해놓고 고혈압 환자가 병원에 입원하면 무조건 링거 꽂는다고 했죠? 환자 몸에다 일단 생리식염수(소금물)부터 찔러 넣잖아요. 그게 말이 됩니까? 소금이 안 좋다면 링거액(생리식염수)을 병원에서 쓰지를 말아야죠.

질문 : (다른 기사를 보여주면서) '짜고 단 음식 많이 먹으면 머리에 병 생길 수 있다' 이런 기사도 있는데요?

대답 : 허구 헌 날 그 소리입니다. 50년 전이나 지금이나 똑같은 소리만 하고 있어요. 미역, 다시마, 간장게장 등이 짠맛입니다. 또 감, 대추, 호박, 연근, 참외 등이 단맛인데, 이러한 음식을 먹으면 머리에 병이 생긴다고요? 제가 이 일을 시작하고부터 한동안 신문에 나오는 건강 기사 정보를 스크랩 했었습니다.

자연의 원리와 현대 의학, 과학을 비교 설명하려고 그걸 다섯 권이나 만들었어요. 맨날 나오니까 신문 두 가지만 구독해도 그렇게 만드는데 6개월도 안 걸려요. 나중에는 하도 많아서 다 치워버렸는데 자연과 생명 입장에서 보면 대부분 근거 없는 얘기들입니다.

우리는 무슨 약을 먹으라고 하지 않습니다. 적어도 검증이 5천년 이상 된 것들만 먹게 합니다. 호박, 고구마, 연근, 꿀, 감, 대추, 이런 것들은 이미 5천년 이상 임상 되어서 아주 완전무결합니다. 이건 애기가 먹어도, 할아버지가 먹어도 탈이 안 납니다. 지금은 전부 자연에서 나오는 것을 먹으라고 하는 게 아니라, 공장에서 만들어낸 약을 먹으라고 하니 문제 아닙니까?

소금(素金), 물, 공기(空氣)는 화학기호 그 이상의 것이다

제가 소금을 먹는다고 하니까 우리 어머니, 장인어른, 장모님, 동생들이 처음에는 이 나트륨 때문에 기겁을 합니다. 그런데 인류가 생긴 이래 지금까지 나트륨을 먹은 역사는 단 한 번도 없습니다. 나트륨이라는 기호를 만든 건 겨우 3백년밖에 안 됩니다. 그 3백년의 열 배, 그 열 배도 더 되는 아주 오래 전부터 소금이 존재했습니다.

소금(素金). 이 '소(素)'가 무슨 자예요? 본질, 바탕. 소금이 금속 중에서 가장 바탕이 되는 물질입니다. 이걸 갖다가 염화나트륨(NaCl)이라고 하면 답답하다는 겁니다. 우리가 언제 염화나트륨을 먹었냐고요.

겨우 2~3백 년 전에 서양 사람들이 화학기호로 만든 것을 맹종하고 있습니다. 우리 조상들이 해왔던 건 다 무시하고 말이죠. 그게 바로 환부역조(換父易祖)하는 겁니다. 아버지의 가르침을 바꾸고, 조상의 가르침을 바꾼다는 얘기예요. 화학기호 때문에 소금 안 먹는다는 사람들은 뭐 별 수 없습니다.

소금 먹으면 안 된다고 기사 쓴 사람들 있죠? 그 사람들이 배추김치, 깍두기, 젓갈 담글 때 염화나트륨을 씁니까? 아니죠. 소금으로 절이는 것이지 염화나트륨으로 하는 게 아닙니다. 이런 허황된 기호 대신 수천 년 동안 사용해 오던 우리 용어를 쓰자는 거예요. 그 이론을 전개한 사람, 무슨 대학 교수, 그 사람들을 섭외한 의학 전문 기자 모두 다 집에서 김치를 먹고 미역을 먹습니다. 염화나트륨이 아니라 소금이나 간장으로 간을 맞춰서 말입니다.

그리고 우리가 언제부터 목마르면 H_2O를 먹었습니까? 목마르면 그냥 깨끗하고 좋은 물을 마시면 되는 것을 산소 분자 한 개와 수소분자 두 개가 결합되었네, 그 연결고리는 오각으로 된 것이 좋네, 육각으로 된 것이 좋네 이럽니다. 또 오각수니, 육각수니 하면서 그 모양이 잘 나오게 하려면 찬물을 먹어야 된다고 합니다. 그런데 찬물이 목구멍으로 넘어가는 순간 체내의 온도만큼 뜨겁게 데워지니까 그 차갑게 해서 생긴 오각, 육각 고리가 풀리겠네요? 실험실과 사람 몸속을 구분 못하는 것인지 도통 이해할 수 없는 말들입니다.

또 우리가 숨을 쉬면 공기 중에서 산소를 마셔야 된대요. 우리는 그냥 공기를 마시는 거예요. 좋은 공기, 깨끗한 공기를 마셔야지 O_2(산소)를 마신다고 하면 안 되는 겁니다. 거의 죽게 되서 숨이 막 넘어가는 사람들 있죠? 그 사람들은 공기 흡입량이 적어요. 흡입량 자체가 적으니까 산소고 뭐고 간에 다 부족합니다. 산소 호흡기는 이런 사람들한테 당장 필요한 산소를 공급해서 수명을 일시적으로 연장시키는 데나 필요한 것이지, 정상적인 사람은 공기를 마셔야 됩니다.

전체 공기 중에서 대략 22% 정도만 산소이고, 나머지 78% 정도는 산소가 아닌 다른 무엇입니다. 우리 몸에는 그것도 들어와야 합니다. 우리는 그 공기(空氣)를 마시면서 지난 수십만 년 동안 살아온 거잖아요.

산소도 중요하지만 다른 것도 중요하다는 겁니다.

사람들은 우리가 꼭 산소만 마시고 있는 줄 아는데 그게 아니거든요. 산소만 마시면 저항력과 면역력이 다 떨어집니다. 무균실에 가면 산소만 들어 주잖아요. 그런 데 가면 건강해질 것 같아요? 거기서 일주일만 살아봐요. 힘을 제대로 못씁니다.

과학의 좋은 점도 많고, 받아들여서 활용할 점도 많지만 적어도 사람 생명에 관해서만큼은 과학이 모르는 게 더 많습니다. 그러니 기나긴 지난 인류 역사의 살림살이를 통해서 검증된 그 바탕을 깨지 말자는 겁니다. 그걸 바탕으로, 기초로 삼아서 좋은 걸 취하지는 못할망정 되레 기존의 모든 음식문화나 삶의 방식들을 다 어그러뜨려놓고 서양학문대로만 해야 한다? 그건 장사꾼들이 장삿속으로 하는 이야기일 뿐입니다.

유동기, 적, 취, 뒤꿈치 갈라지는 것

자, 진도 나가겠습니다. 122페이지. 배꼽에 유동기, 적, 취라고 돼 있습니다. 자기 배꼽 한번 만져 보세요. 배꼽을 중심으로 원을 그려 보면 거기서 뭐가 벌떡벌떡할 때가 있습니다. 냉기가 서려서 벌떡벌떡 하는 것이 유동기입니다. 그 다음으로 적은 거기에 냉기가 쌓여서 딱딱하게 있는 것을 말합니다. 취는 그 딱딱한 게 있다, 없다 하는 걸 말합니다. 거기를 따뜻하게 하고 단맛을 먹어주면 빨리 풀어집니다.

또 뒤꿈치가 갈라지고. 뒤꿈치에 굳은살이 막 생기는 것 있죠? 목욕탕에 가면 뒤꿈치를 긁거나 뜯는 사람들이 있습니다. 이것도 단것을 먹고 위장이 튼튼해지면 싹 없어집니다. 위장에 문제가 있는 한은 계속 생깁니다. 더 심해지면 쩍쩍 갈라져요. 위장이 약한 여성들 보면 뒤꿈치가 갈라져서 양말이나 스타킹 신을 때 아프다고 합니다.

젊어서부터 위장에 지병이 있었다는 어떤 분은 이 강의 듣다가 아예 양말까지 벗어가며 발뒤꿈치를 보여줬는데, 석류가 익어서 쩍 벌어지듯 뻘건 속살이 그냥 다 보입니다. 얼마나 아프겠어요? 쳐다보는 제가 다 몸서리쳐집니다. 그러니 걸을 수가 없는 거죠. 일단 이럴 땐 배를 따뜻하게 하는 것이 중요합니다. 또 골고루 생식을 하고 단것을 몇 달 동안 꾸준히 먹으면 싹 없어집니다.

질문 : 저는 겨울에만 발뒤꿈치가 갈라지는데 이게 계절하고도 관련이 있는 건가요?

대답 : 여름에는 따뜻하고 습해서 부드럽게 이완이 잘 되지만 겨울은 춥고 건조해서 수축하고 살이 잘 터지고 갈라집니다. 그러니까 대개 여름보다는 겨울에 더 심하겠죠. 어떤 사람은 환절기 때 좀 더 심합니다. 어떤 병이 있건 그 사람은 이미 심포 삼초가 허약해진 것으로 봐야 한다고 했죠? 그래서 절기가 바뀔 때 좀 더 심해질 수도 있습니다.

계절에 따른 천지기운이 우리에게 미치는 영향

질문 : 그럼 계절이 변할 때마다 바뀌는 기운이 사람에게 끼치는 영향력은 엄청나겠네요?

대답 : 그럼요, 엄청나죠. 봄의 목기로 싹을 틔우고, 여름의 화기로 꽃을 피우고, 장하의 토기로 열매 맺고, 가을의 금기로 결실하고, 겨울의 수기로 거두어 저장합니다. 이렇게 사시 순환하는 천기(天氣)와 그에 상응하는 지기(地氣)에 의해 모든 생명이 낳고 길러지는 겁니다. 그 힘의 원천은 바로 지구 공전에 의해서 만들어지는 각 계절의 기운입니다. 그러니 계절의 변화가 사람에게 미치는 영향도 엄청나겠지요.

그러면 왜 그런 것인지 우주와 자연을 한번 살펴볼까요? 봄, 여름, 장하, 가을, 겨울 각각의 계절 기운은 하늘에서 옵니다. 태양을 중심으로 지구가 도는데, 이 태양은 사방팔방 똑같은 빛과 열, 에너지를 발산

합니다.

지구가 공전 궤도상에서 동지, 소한, 대한(한겨울)을 지나갈 즈음 이 땅은 찬 기운을 받습니다. 하늘에서 찬 기운이 내려오면 지표면은 그 영향을 직접 받아요. 그런데 땅속으로까지 그 한기가 들어가려면 이때쯤(여름)이 되어야 합니다. 그래서 여름에는 땅속이 상대적으로 시원한 겁니다.

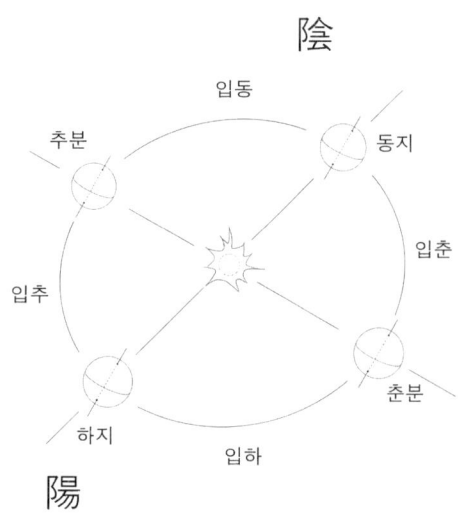

그림 태양과 지구의 공전 궤도(하지와 동지)

그리고 지구가 공전 궤도상에서 하지, 소서, 대서, 입추 전까지의 한여름(근일점 부근) 즈음을 지나갈 때면 하늘에서 열기가 내려오겠죠? 이때의 지구표면은 그 열기의 영향을 바로 받지만 땅속으로 태양의 열기가 들어가려면 시간이 좀 걸립니다. 6개월 후(한겨울)에야 땅속이 따뜻해져요. 이것은 동지(음기)와 하지(양기)를 축으로 한열(寒熱) 기운이 지표와 땅속, 즉 표리(表裏)에 영향을 주는 천기의 음양기운을 말합니다.

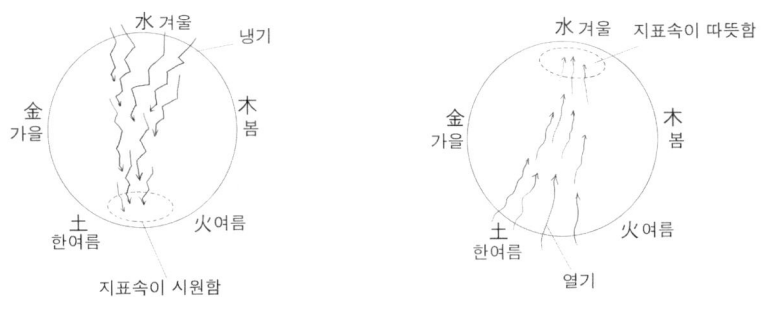

그림 대기에 의한 땅 속의 한열관계(목화토금수, 오계절)

그러면 하늘의 오행기운, 즉 오계절의 기운이 우리 몸에 미치는 영향을 살펴봅시다. 계절의 순환은 상생(相生)의 순으로 시작도 끝도 없이 계속 이어집니다. 봄은 여름을 낳고, 여름은 장하를 낳고, 장하는 가을을 낳고, 가을은 겨울을 낳는 거죠.

그런데 모든 생명은 자연에 저항하고 적응하는 강력한 힘을 가져야만 살아남고, 성장하고, 후손을 남깁니다. 이를테면 한겨울의 혹독한 추위(자연의 수기)는 모든 생명체들을 얼리려고 하는데, 우리는 이 자연의 수기에 저항하고 이겨내려는 힘이 있어야 죽지 않고 살아남을 수 있습니다. 그 힘이 바로 인체 안에서의 수기로, 주로 자신의 신장 방광에서 만들어내요. 그래서 신장 방광이 허약해서 석맥이 나오는 사람은 추위를 싫어하고, 겨울이 오면 아픈 데가 많아지는 겁니다. 이런 자연의 이치를 깨달은 우리 선조들은 신장 방광을 영양하는 짠맛 나는 음식을 만들어냈습니다.

그 중에서도 인류 역사상 가장 위대한 걸작이 바로 발효식품입니다. 간장, 된장, 젓갈, 김치, 장아찌, 장조림 같은 담금 음식에는 천지기운이 오롯이 담겨 있습니다. 또 이렇게 천지기운을 담아서 발효시키면 우리 몸에 가장 좋은 효소가 만들어집니다. 그리고 간장, 된장 같은 발효식품은 상온에서 수십 년을 보관할 수도 있어요.

그럼 자연의 계절이 인체에 어떠한 영향을 끼치느냐? 먼저 겨울철 자연의 수기운은 우리 몸의 수기인 신장 방광에 직접적으로 영향을 줍니다. 그리고 이 수기가 우리 몸속에 축적됩니다. 이 수기가 장차 봄의 목기를 만들고, 여름이 오면 수극화 작용의 빌미가 됩니다.

그 다음으로 봄철 자연의 목기운은 우리 몸의 목기인 간담에 직접적으로 영향을 주고, 우리 몸속에 축적됩니다. 이 목기가 장차 여름의 화기를 만들고, 장하가 오면 목극토의 씨앗이 됩니다.

그리고 여름철 자연의 화기운은 우리 몸의 화기에 해당하는 심소장에 직접적인 영향을 주고, 우리 몸속에 축적됩니다. 이 여름철 화기는 장차 장하인 무더운 한여름을 만들고, 가을이 오면 화극금의 씨앗이 됩니다. 그래서 심장이 허약한 사람은 여름이 더 힘든 거죠.

이때 천지는 힘들어지는 심소장을 위해 쓴맛 나는 먹거리를 길러 냅니다. 쑥, 씀바귀, 더덕, 도라지, 쑥갓, 각종 산나물, 들나물은 대개 쓴맛을 가지고 있어요. 그런데 이쯤에서 화기를 받으면 이게 가을쯤 가서 화극금을 해요. 그래서 가을이 되면 폐대장이 약해지고, 이때 우주에서 받은 금기로 한 다리 건너 봄 즈음이 되면 간담이 피곤해지는 겁니다.

장하기인 자연의 토기운은 우리 몸의 토기에 해당하는 비위장에 직접적인 영향을 줍니다. 그리고 이 토기운은 우리 몸속에 축적됩니다. 이 한여름의 토기는 장차 가을을 만들고, 겨울이 오면 토극수의 씨앗이 됩니다.

이어서 가을철 자연의 금기운은 우리 몸의 금기운에 해당하는 폐대장에 직접적으로 영향을 줍니다. 그래서 가을이 되면 폐대장이 주관하는 피부가 가렵고, 기침을 하고, 콧물이 나는 거예요. 그리고 이 가을의 금기운은 우리 몸속에 축적됩니다. 또 이 가을의 금기운이 겨울을 만들고, 장차 봄이 오면 금극목의 씨앗이 됩니다.

마지막으로 환절기의 기운은 자연의 기운판이 전환되는 시기입니다. 기운판이 변화할 때 우리의 생명력은 이에 적응하는 힘인 심포 삼초 상화의 기운을 사용합니다. 이때 상화기운이 허약한 사람들은 무력감이 생기고, 설사하거나 환절기 감기에 잘 걸리는 등 소위 계절병이 옵니다.

이렇게 하늘기운인 공기, 온도, 습도, 바람의 방향, 햇빛의 성질 등이 낮과 밤, 계절에 따라 달라지고, 위에서 설명했듯 땅의 기운도 그에 상응하여 움직입니다. 우리 몸도 마찬가지예요. 체표는 지표면처럼 바로 그 영향을 받지만 저 속의 장부는 땅속과 비슷합니다.

한번 볼까요? 겨울에 받은 한기(寒氣)가 몸속에 있습니다. 그러다가 여름이 되어 열기(熱氣)가 내려오면 이 열기를 받아서 몸속에 있던 한기를 내몰아요. 반대로 다시 겨울이 되면 이 열기를 겨울의 한기를 받아서 빼내는 겁니다.

우리 몸은 이런 식으로 한열을 순환시키게 되어 있는데, 지금의 생활 문화를 보면 이런 자연의 원리를 다 무시하도록 되어 있습니다. 아파트를 보면 창문도 이중창으로 하고, 한겨울에도 실내에서는 반팔만 입어도 될 정도로 후끈하게 해놓고 살고 있잖아요. 그러면 겨울에 내려오는 한기를 받을 수가 없게 됩니다. 그 한기로 여름에 받은 열기를 빼내야 되는데 못 뺀 채로 그냥 사는 겁니다.

과거 수만 년 동안 자연스러운 시스템 하에서 살아오던 것이 이런 주거 문화의 개벽으로 다 어그러져 버렸어요. 겨울에 반팔 입고 살고, 여름에는 에어컨 틀고 춥게 살다 보니까 생명체 입장에서는 혼란스러운 거죠. 그래서 요즘에는 많은 사람들이 면역력과 저항력이 떨어지고, 호르몬 분비가 잘 안 됩니다. 갑상선에서 호르몬을 분비한다든지, 췌장에서 인슐린을 분비한다든지, 부신에서 호르몬을 분비해서 인체를 조화롭게 해야 하는데 그런 기능들이 모두 약화되어 있습니다.

비위장이 허약하면 눕기를 좋아 하고, 하치통(아래 잇몸)이 생긴다

그 다음에 눕기를 좋아한다고 되어 있습니다. 촌구맥이 크면 눕길 좋아하고, 기대길 좋아합니다. 몸이 살쪄서 무거워지니까 그런 겁니다. 이런 분들은 인영맥을 키워야 되겠죠. 인삼가루에 꿀을 같이 드시면 머리도 맑아지고 몸도 가벼워집니다. 그런데 인영맥이 큰 사람이 그런 걸 먹으면 인영맥이 더 커져서 머리에 압력이 가중됩니다. 촌구가 크고 홍맥이 나오는 사람들에게는 그게 약이 되지만 인영맥이 큰 사람들에게는 독이 됩니다.

그 다음에 하치통이 있거나 아래 잇몸이 아프다라고 적혀 있습니다. 아래 잇몸으로 위경맥이 지나가기 때문에 아래 잇몸이 붓고, 피가 나고 하치통이 있으면 단것을 먹으면 됩니다. 윗잇몸으로는 대장경이 지나가니까 윗잇몸에 피가 나거나, 물집이 잡히거나, 상치통이 있으면 매운맛으로 다스리면 되겠죠.

옛날 우리 할머니, 어머니들은 잇몸이 아플 때 엿이나 꿀을 물었습니다. 마늘이나 생강을 물기도 했어요. 언제부터인지는 모르지만 그런 치료법이 그 마을에 전해져 내려온 겁니다. 일반인들은 그 이치를 잘 모르잖아요.

그래서 어떤 사람이 생강이나 마늘을 물어서 잇몸 아픈 것을 고쳤다고 하면 그 동네에서는 죄다 그걸 따라하는 거예요. 다른 동네에서는 단맛을 물고 효과를 봤다고 하면 전부 그걸 따라 해요. 그렇게만 해도 50%의 확률이 있는 것 아닙니까? 그것만 해도 굉장한 겁니다.

그리고 치아가 누렇거나, 치석이 있거나, 시리고 아픈 것은 석맥 증상으로 소금을 충분히 먹으면 됩니다. 입안에 염증이 있다. 일체의 염증은 짠맛으로 다스린다고 했죠? 이것도 소금을 먹어야 합니다.

속 쓰림, 더부룩함, 위궤양, 위암

속쓰림, 도포증(더부룩한 증세). 이건 산과다증이죠. 위궤양도 마찬가지고요. 이렇게 속이 쓰리고 따가운 것은 목극토가 일어나서 그런 겁니다. 이때는 단맛이나 매운맛으로 다스립니다. 그런데 위 내벽에 벌겋게 상처가 났을 때 매운 고춧가루 같은 게 들어가면 따끔따끔 아픕니다. 의사들이 자극성 있는 매운 것을 먹지 말라고 하는 게 그 때문이거든요. 상처가 안 났을 때는 절대로 아프지 않습니다. 상처가 없는 사람은 콩나물국을 끓여도 고춧가루를 넣어야 얼큰한 게 맛있고 기운도 생깁니다.

싱겁게 먹으면 생명 자체가 다 싱거워져서 기운도 안 나고 저항력, 면역력도 다 떨어집니다. '저 사람은 보기보다 싱거워' 그러잖아요. 그런 사람은 일을 야무지게 못한다는 얘깁니다. 사람이 매운 기운도 있어야 하고, 짭짜름한 기운도 있어야 하고, 단 기운도 있어야죠. 우리는 목화토금수 오행 중에서 부족한 기운을 알고 그걸 조절하면 됩니다. 충분히 먹고 좋아지면 양을 줄이면 돼요.

단것이 좋다고 계속 먹으면 토극수 하죠? 그러면 석맥이 나옵니다. 이 시대는 어떤 식으로든 단맛을 많이 먹게 되어 있어요. 슈퍼마켓에서 파는 걸 보면 죄다 단맛입니다. 음식점에서 맛있다고 하는 음식을 먹어 보면 다 설탕을 많이 넣어요. 조리할 때 단맛을 넣어야 위장에 힘이 생겨서 많이 먹게 되고, 그래야 매상이 많이 나오거든요. 과일도 마찬가지입니다. 수박은 원래 지린맛이 나고, 포도는 신맛이 나는데, 재배할 때 당도를 높입니다.

그렇게 해야 값을 더 받을 수 있을 겁니다. 설탕 같은 게 없었던 시절에는 오로지 천지자연의 기운만으로 열매를 만들었을 것 아닙니까? 그런데 지금은 전부 당도가 높아야 좋은 줄 알아요. 꿀포도, 꿀사과, 꿀참외, 꿀수박. 토극수를 할 수밖에 없도록 되어 있습니다. 그럴수록 우리는 짠 걸 더 챙겨 먹어야 됩니다.

그 다음에 위암. 위암이 생기는 원인은 다른 게 없습니다. 위장이 허약해서 오는 겁니다. 허약해졌으면 무조건 영양해서 튼튼하게 해야 됩니다. 다른 방법이 있으면 그 방법으로 하면 되지만, 다른 방법이 있을 수 없죠.

홍맥이 나오고 위장이 허약해지는 것은 과식하거나 찬 음식을 계속 먹어서인 경우가 많습니다. 허약해진 것은 영양을 해서 튼튼하게 하는 방법이 가장 빠르고 이치에도 맞죠. 영양한다는 것은 뭘 먹는다는 것이니까 이때는 단 것과 떫은 것을 먹어줍니다.

암은 무조건 상화를 챙겨 먹어야 합니다. 폐암일 때는 맵고 떫은맛, 위암일 때는 달고 떫은맛, 신장암, 자궁암일 때는 짜고 떫은맛, 이렇게 먹으면 됩니다. 간암일 때는 신맛과 떫은맛을 먹습니다.

와들와들 떨리는 수전증과 두전증, 알코올 중독

와들와들 떨리는 건 냉기가 들어서 생기는 겁니다. 몸이 추우면 일단 떨잖아요. 수전증이나 머리를 흔드는 두전증 있죠? 할머니들 보면 지팡이 짚고 "그랬어" 하면서 머리를 흔들고, "너 왔냐?" 하면서 머리를 흔드는데, 머리가 식어서 머리 쪽으로 피가 안 가서 그렇습니다. 흔들어야 피가 잘 가거든요. 풍 맞은 사람들 보면 막 흔들잖아요. 몸에 냉기가 들면 수축되어서 기혈 순환이 잘 안 됩니다. 그러면 생명 입장에서는 피를 빨리 공급 받기 위해 움직여서 피를 오게 해야 합니다. 내 의식과 관계없이 생명은 오직 살기 위해서 그런 행동을 하는 거예요.

그 냉기가 오랫동안 고여 있는 상태기 때문에 계속 흔드는 겁니다. 이런 사람들은 찬 음료수, 찬 음식을 먹으면 안 되고 뜨거운 물을 마셔야 합니다. 또 단맛을 먹고 운동을 해서 몸에 열을 만들어야 고칠 수 있습니다.

알코올 중독자들은 대개 수전증이 있죠? 술을 먹으면 일시적으로 열이 생깁니다. 그러다가 시간이 조금 지나면 체외로 열이 확 발산되는데, 그건 체내에 있는 열이 정상적으로 빠져 나간 게 아니라 술을 먹어서 확 빠져 나간 겁니다. 매일같이 그렇게 하면 체내에 열이 부족해져서 급격히 피로가 몰려와요. 그리고 비교적 급하지 않은 곳에는 열이 덜 공급되겠죠. 그래서 장부에서 멀리 있는 부분이 떨리는 겁니다. 술잔 들면서 떠는 사람, 글씨 쓰면서 떠는 사람들은 다 뱃속이 식어서 그러는 겁니다.

질문 : 저의 친정아버지가 수전증이 있으신데 할아버지도 그러셨거든요. 술은 많이 드시지 않는 편입니다. 열이 잘 순환되지 않도록 하는 체질적인 문제 같은 게 있다고 볼 수 있나요?

대답 : 그럴 수 있죠. 아마 할아버지와 아버님은 뱃속이 차서 그러셨을 겁니다. 오장 중에서 위장이 식으면 많이 떨게 됩니다. 이런 분들은 따뜻한 걸 드시게 해야 되겠죠. 찬 걸 드시면 더 떨립니다. 그래서 우리에게 국 문화가 있었던 거예요. 김칫국, 미역국, 콩나물국. 또 된장찌개, 김치찌개 같은 찌개 문화도 있죠? 설렁탕, 갈비탕 같은 탕도 있습니다. 뜨거운 국물로 몸의 온기를 유지하려는 겁니다. 나이가 드실수록 뜨거운 걸 먹고 "어 시원하다" 그러는 게 열 생산 능력이 떨어져서 그렇습니다.

반면에 어린 애들은 발전소가 좋아서 열을 막 뿜어내고 있기 때문에 거꾸로 열을 식혀야 됩니다. 그래서 애들은 찬 걸 더 좋아하는 거예요. 아무리 그렇다 해도 어렸을 적부터 너무 많이 먹으면 비만이 되거나, 나중에 50~60대가 되면 걷잡을 수 없는 중병에 걸릴 수 있습니다.

질문 : 집 안에 머리 흔드는 분이 계신데 단맛을 먹고, 짠맛도 먹어야 하는 게 아닌가요?

대답 : 홍맥이니까 단맛을 먹어야 됩니다. 그리고 그분이 지금 현재 석맥이라면 짠맛을 추가하면 되겠죠. 음식물이 들어가면 그걸 제일 먼저 받는 곳이 위장이잖아요. 위장은 받은 음식물을 빨리 곤죽으로 만들어야 됩니다. 뱃속의 내장 온도는 표층의 온도인 37도 보다는 훨씬 높기 때문에 깍두기도 끓일 수 있고, 열무김치도 곤죽을 만들 수 있습니다. 그 열이 떨어지면 소화가 안 되는 거죠. 그래서 머리 흔들고 손 떠는 사람들은 절대로 찬 걸 먹으면 안 됩니다.

나이가 팔십이 넘으면 어떻게 될지 몰라요. 옛날에는 나이가 팔십이라고 하면 하품 나올 정도로 오래 사신 건데, 요즘은 웬만하면 그 정도는 사십니다. 지금 수명이 늘어난 것은 의학의 발달 때문이라기보다 영양을 충분히 섭취하게 되어서 그렇습니다. 경제력이 늘어나서 영양분을 충분히 섭취하게 되니까 세포 개체의 입장에서 보면 힘을 많이 공급받게 된 겁니다.

그리고 깨끗한 식수, 주거문화의 발달도 들 수 있습니다. 옛날에는 집 자체가 추웠잖아요. 문풍지도 달랑 하나만 있어서 찬바람이 막 들어오는 집 안에서 그 찬 기운과 싸워서 이기려고 하다 보니 생명력은 계속 고갈되는 거죠. 또 옛날에는 옷이 거의 홑겁데기였습니다. 그런데 지금은 옷이 좋아서 생명온도를 고갈시키지 않도록 몸을 보온해 주니까 몸속에 있는 생명은 과거 우리 조상들의 몸속에 있었던 생명에 비해서 훨씬 더 살기 편해졌습니다. 그래서 생명이 더 오래 존속할 수 있게 된 거예요.

다만 이 시대에는 병이 든 채로 장수를 하게 되었다는 게 문제입니다. 오랫동안 장수해서 좋기는 한데 병이 생겨서 고생하다가 죽는 거예요. 그러니까 우리는 병든 채로 오래 사는 것이 아니라, 건강을 회복해서 행복하게 오래 살자는 겁니다.

이마가 검고, 설근이 굳는 것, 몸 전면에 열, 위무력, 위하수, 당뇨병

이마가 검다고 되어 있습니다. 피곤하면 이마가 까매지는 사람이 있어요. 위장이 스트레스를 받은 겁니다. 과식을 했다든지, 찬 것을 먹었다든지 하면 위장경의 두유혈 자리가 식어서 이마가 검게 됩니다. 그런 분들은 일단 소식하고 위장을 영양해야 합니다. 꿀물을 한 잔씩 드시면 아주 좋아요.

그런데 이마 말고 구레나룻 있는 데가 뭐가 막 났다. 그건 신장 방광이 약한 석맥 증상이라고 했죠? 양 볼이 빨간 것은 화(심소장), 눈이 시리고, 눈이 뻑뻑하고, 눈곱이 끼고, 눈물이 나는 것은 목(간담)이라고 했습니다. 얼굴 안에도 오행이 있어서 생명의 정보를 즉각 알려 주는 겁니다. 입술이 부르트는 건 토(비위장)죠? 코가 막히고 콧물이 나는 것은 금(폐대장)입니다.

설근이 굳는다고 되어 있습니다. 설근은 혀뿌리입니다. 위장을 따뜻하게 하고 단 것을 먹으면 굳은 설근이 풀립니다. 어떤 사람이 갑자기 말이 어눌해진 것을 그냥 놔두면 중풍이 옵니다. 풍 맞으면 언어장애가 오기도 하잖아요. 풍 맞았다고 다 그런 게 아니라, 홍맥으로 풍을 맞으면 설근이 굳어서 언어장애가 오는 거예요. 구맥으로 풍을 맞으면 말을 못합니다. 말을 드드드드 떠는 말더듬이가 생겨요. 이럴 땐 쓰고 달고를 먹으면 됩니다.

 이번엔 몸 전면에 열이 있다고 적혀 있습니다. 이 앞에 열이 많아요. 그게 왜 그러냐면 몸 정 가운데로 임맥이 지나가고, 양 젖가슴 중앙으로는 위경맥이 지나가서 그렇습니다. 그래서 살이 찌면 전면에 열이 나서 단추를 풀고 싶어 하는데, 이런 건 일종의 허열입니다.

 위무력, 위하수. 위하수가 있는 사람은 눈 밑이 축 처져 있습니다. 눈 밑이 늘어나 있는 사람은 위가 늘어난 거예요. 배꼽 위로 위장이 이렇게 있어야 하는데 아래로 축 내려가 있는 거죠. 위가 아래로 쳐지면 그 윗부분에 공간이 생겨서 명치와 배꼽 사이에 줄이 이렇게 두세 개 생깁니다.

 그런 사람은 소식을 하고, 달고 매운 걸 먹으면 금기가 생겨서 딱 당겨집니다. 토기는 뭉치는 기운이라 제 자리로 가도록 하고, 매운맛의 금기는 잡아당기는 힘을 만듭니다. 그리고 위하수가 있는 사람은 뛰면 안 돼요. 위가 출렁출렁 거리면서 더 아래로 쳐집니다. 이런 사람은 누워서 배를 쓸어 올리고, 단맛과 매운맛을 먹으면 됩니다.

 당뇨병. 홍맥이 나오고 당뇨가 있다면 단맛을 먹어야 된다고 했죠? 당뇨병은 지난 심포 삼초편에서 자세히 공부했습니다.(심포 삼초편 당뇨병 참조)

구안와사, 개기름, 딸기코, 구취, 식욕항진

 구안와사는 입과 눈이 돌아가는 것을 말합니다. 이것도 위장을 다스려야 됩니다. 옛날 의서를 보면 구안와사는 입을 다스리기 전에 위장을 다스려야 한다고 나와 있습니다. 일단은 배를 따뜻하게 하고 단맛을 먹습니다.

 퍼져서 돌아간 쪽은 대개 맥이 크게 나오는데, 굵고 넓은 홍맥이나 모맥이 나옵니다. 비경에 2개혈, 위경에 2개혈, 그리고 폐경에 2개혈, 대장경에 2개혈을 사(瀉)하면 굵은 맥이 가늘어지면서 넓게 퍼진 쪽이 오그라듭니다. 즉 토극수 하고 금극목 하면 오그라드는 겁니다.

반대편의 오그라든 쪽은 맥이 작습니다. 대개 가늘고 긴 현맥이나 구삼맥이 나옵니다. 오그라들었으니까 부드럽게 하기 위해서 간경맥에 2개혈, 담경맥에 2개혈, 그리고 심포경에 2개혈, 삼초경에 2개혈을 보(補)하면 굵어집니다. 이때는 침보다 자석테이프가 더 유리합니다.

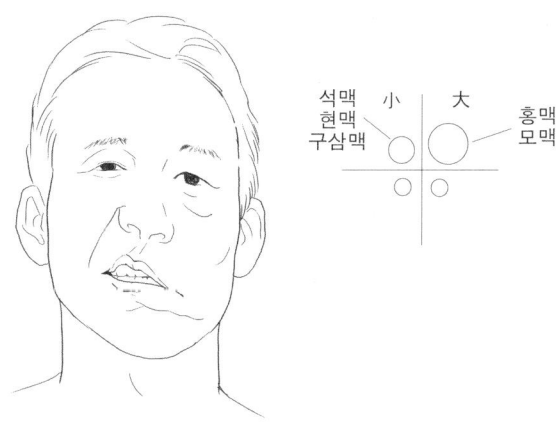

그림 구안와사와 맥의 모양

나중에 중풍 고치는 침법을 할 때 구안와사도 같이 자세히 설명할 겁니다. 다음 주에 사관침법을 공부하고 실습하는 시간을 갖도록 하겠습니다.

질문 : 좌우 맥이 다를 수 있습니까?

대답 : 그럼요. 다를 수 있습니다. 좌우의 균형이 깨져서 중풍을 맞거나, 구안와사가 오거나, 척추가 휘었거나, 얼굴의 크기가 다를 때는 좌

우 맥이 다르게 나옵니다.

그 다음에 홍맥이 나오면 개기름이 흐른다고 돼 있죠? 코끝에 기름기가 번들번들한 것 있죠? 홍맥인 사람은 코끝이 번들번들하고, 머리도 3일만 안 감으면 번들번들해집니다. 개기름이 흘러서 그런 거예요. 이럴 땐 단 것을 먹어야 됩니다.

애기 키우는 엄마들은 이걸 꼭 알아야 돼요. 애기 코끝이나 이마가 번들번들할 때 단 것을 주면 잘 먹어요. 그러면 애기들은 하루 만에 싹 없어집니다. 개기름이 생겼는데 단 것을 먹여서 보충시키지 않으면 나중에 얼굴이 누래집니다. 위장이 약한 사람은 얼굴이 누렇게 떠 있습니다. 심소장이 허약하면 얼굴이 벌게지고, 신장 방광이 허약하면 검어지고, 폐대장이 허약하면 창백해집니다.

그 다음 코끝이 빨갛다고 적혀 있습니다. 딸기코 있죠? 찬바람 맞거나 술을 마시면 코끝이 빨개지는 것도 위장이 약해서 그런 겁니다. 보면 어떤 사람은 항상 빨개요. 단맛을 먹어서 위장이 건강해지기 전에는 낫지 않습니다.

음식 맛을 모른다고 되어 있죠? 목극토로 산이 막 분비되고 있기 때문에 음식 맛을 모를 수 있어요. 실제로도 위장이 약해서 잘 먹지 못할 때는 음식 맛이 없습니다. 그게 생명이 못 먹게 하기 위해서 그러는 겁니다. 음식 맛을 모르고 밥맛이 없다면 안 먹는 게 낫습니다.

입에서 냄새가 납니다. 입에서 쉰내가 나거나 썩은 내가 나는 사람들 있잖아요. 그건 위에서 완전히 소화되지 못한 음식물이 부패해서 그렇습니다. 위장이 차면 음식이 안에서 썩어요. 썩는 걸 막으려면 무슨 맛을 먹어야 되죠?

(소금)

단맛과 소금을 먹으면 구취가 싹 없어집니다. 생식원에 손님들이 처음 오면 거의 대부분 입에서 구취가 납니다. 구취가 나면 맥과 관계없이 일단 소금이 들어가야 합니다. 일단은 위장 속에서 뭔가가 썩는 걸 막아야 하거든요. 거기다가 위장이 안 좋으니까 단것을 추가해야겠죠. 구취는 그렇게만 하면 해결되는데, 문제는 애기들에게서 나는 구취입니다. 서너 살짜리 애기들이 구취가 나요. 그걸 그냥 놔두면 초등학교 들어갈 때쯤 위장병으로 탈이 납니다.

식욕이 항진된다고 적혀 있죠? 미친 사람처럼 뭔가가 계속 먹고 싶고, 걸신들린 것 같습니다. 산이 너무 많아서 그런 겁니다. 산이 너무 많이 분비되면 먹어도 끝이 없습니다. 먹고 나면 벌써 소화가 다 돼서 속이 허전하니까 뭘 먹으려고 찾아 다녀요. 냉장고 문을 열었다 닫았다 하고, 먹을 게 남아나질 않습니다. 이럴 때 잘못하면 비만이 됩니다.

이런 사람들은 토극수, 금극목 시키면 됩니다. 달고 매운 걸 강력하게 먹으면 식욕이 떨어져요. 목극토 하여 홍맥이 막 생겨날 때 식욕이 항진되거든요. 이럴 때 고추장에 밥을 비벼 먹거나, 라면 먹을 때 고춧가루 두세 숟가락 넣고 얼큰하게 먹으면 싹 정리됩니다.

백혈병, 살에 멍이 잘 들고, 잇몸에 피가 잘 난다, 면황

백혈구 부족증이 있다고 되어 있습니다. 백혈구가 부족한 것을 백혈병이라고도 합니다. 또 백혈구 항진증도 있죠? 백혈구를 분비하는 것은 비장에서 하는 일이기 때문에 비장을 잘 다스려서 힘을 정상화해 놓으면 백혈구를 다시 정상적으로 생성할 수 있습니다. 이럴 땐 달고 떫은 걸 먹어야 됩니다.

또 비장이 병나면 살에 멍이 잘 들어요. 어디 세게 부딪힌 일도 없는데 시퍼렇게 멍드는 사람들 있죠? 잇몸이나 입 안에서 피가 잘 나기도 합니다. 이런 사람들이 병원에 가면 백혈구 수치가 비정상적이라고 하면서 바로 백혈병 진단을 내리고 입원시킵니다. 여기다 대고 달고 떫은 것 먹으라고 하면 거의 말이 안 통합니다. 큰 병이라는 얘기에 일단 충격을 받아서 다른 얘기는 귀에 안 들어오고 오직 병원에만 매달리는 겁니다.

백혈구가 부족하면 백혈구를 정상화시키면 되고, 적혈구가 부족하면 적혈구를 정상화시키면 되거든요. 그것을 정상화시키는 핵심 발전소인 장부는 다른 곳에 있는 게 아니라 자기 뱃속에 있습니다.

그런데도 백혈구나 적혈구가 부족하면 장부를 건강하게 해서 정상화 시키려고 하는 게 아니라 남의 것을 이식 받으려고 합니다. 골수 같은 건 찾는 데만 해도 시간이 엄청나게 소요되고, 이식 받는 비용도 어마어마해요. 골수를 검사해서 일치하는 조직을 찾아내는 데만도 수천만 원씩 들어갑니다.

왜 그러느냐? 지금 모든 병은 의학으로만 고칠 수 있는 걸로 되어 있기 때문에 그렇습니다. 그런데 이런 의학으로 백혈병을 고쳤다는 증거가 있으면 한번 보여 달라는 거예요. 글리벡이라는 백혈병 치료제가 있습니다. 한 달에 6백만 원씩 들어가는 무지 비싼 약이에요. 신약이라서 의료보험도 안 됩니다. 하지만 그걸 먹는다고 비장이 건강해지는 게 아닙니다. 비장을 건강하게 하지 않으면 무엇으로도 절대 백혈구 수치를 정상화할 수 없어요. 그리고 그 비장의 힘은 태초 이래 지금까지 음식으로 만든 겁니다.

보시죠? 이번엔 면황이 있다고 돼 있습니다. 면황은 얼굴이 누렇게 뜨는 것을 말합니다. 여러분은 맥에 따른 육체적 증상과 정신적 증상을 반복적으로 읽어서 입에 달라붙도록 해야 합니다. 홍맥인 사람은 육체적으로는 무릎이 시리고, 아프고, 입술이 갈라지고, 입병이 잘나고, 트림을 잘하고, 눕기를 좋아하고, 당뇨가 있고, 전두통이 있다. 위장이 약하고, 발뒤꿈치가 갈라지고, 구취가 있다.

표 비위장이 건강할 때와 허약할 때의 정신적, 육체적 증상

정신적 증상		육체적 증상
비위장이 건강할 때 (본성)	비위장이 허약할 때 (병났을 때)	비위장이 허약할 때 (병났을 때)
확실하고 철저하고 정확하고 틀림없고 외골수이며 하나밖에 모르고 일편단심 배운 대로만 하고 신용 있고 직접 일하며 화합하고 결합하여 통일하며 단단하게 하고 군건하다 명령대로 시행하고 정직하고 믿음을 준다	공상하고 망상하고 호언장담 정오와 장하에 심하고 쓸데없이 생각하고 생각이 깊고 거짓말하고 의심하고 의처증, 의부증 미련함 게으름 반복해서 말하고 행동 확인하고 또 확인 하며 거추장스럽고 부담스럽다 트림을 잘하고 단 것 좋아하고 곯은내 나고 습기를 싫어한다	경맥 주행상 통증　　몸 전면에 열 모, 유, 합혈 통　　　위 무력 슬냉, 슬통　　　　 위하수 전두통　　　　　　 당뇨병 족지 1,2지 부자유　 구안와사 복명　　　　　　　 개기름 흐르고 입과 입술 이상　　　코끝이 빨갛고 비만증　　　　　　 음식 맛을 모르고 입 비뚤어지고　　　구취 배꼽에 유동기,　　　식욕 이상항진 　적, 취　　　　　　백혈구 부족증 뒤꿈치 갈라지고　　 면황 늪기를 좋아히고 하치통 속쓰림(도포증) 위궤양 위암 비장암 와들와들 떨리고 이마가 검고 설근이 굳고

이것을 반복해서 읽다보면 저절로 입에 붙습니다. 어떤 사람이 홍맥이라면 '무릎이 아프죠? 발뒤꿈치는 괜찮습니까? 트림이 잘 나지 않습니까?' 이렇게 물어보세요. 그러면 어떻게 그런 걸 다 아냐고 그럴 겁니

다. 기억을 다 못하겠다면 책을 펴 놓고 읽어줘도 됩니다.

토형의 특징

토형 체질은 얼굴이 동그란 형을 말합니다. 타원형, 마름모형, 다이아몬드형은 긴 토형입니다. 장부의 대소를 보면 토형은 비위장은 크고, 상대적으로 신장 방광과 간담은 작습니다. 직업은 농업, 요식업, 생산직, 전문직(기술자), 기능공, 의사. 의사들은 정확해야 하거든요. 배운 대로, 책대로 해야 합니다. 사람 몸을 수술하는데 융통성을 발휘하면 안 되잖아요. 그래서 수술 같은 건 토형들이 잘 해요.

궁합은 남자 토형은 수형 여자가 좋고, 여자 토형은 목형 남자가 좋습니다. 기호식품으로는 토형은 신장 방광과 간담이 작으니까 짠맛과 신맛을 좋아하겠죠. 본성은 비위장이 건강할 때의 증상과 동일합니다. 토형의 본성은 확실하고, 정확하고, 철저하고, 틀림이 없고, 신용이 있고, 배운 대로 하고, 화합하고, 통일하고, 결합합니다. 병났을 때의 성질은 비위장이 허약할 때의 증상과 동일합니다. 공상망상하고, 쓸데없는 생각들을 많이 하고, 미련하고, 게으르고, 의심을 합니다.

토형을 설득하려면 정확하게 설명해야 합니다. 토형을 설득하는 게 제일 힘들어요. 하나밖에 몰라서 자기가 원하는 답이 나올 때까지 질문합니다. 아주 논리적으로 정확하게 설명해야 됩니다. 그러면 딱 믿어요. 대신 한번 믿으면 절대 버리지 않습니다. 토형들은 설득하기 어려운 대신 그대로 실천하는 일편단심 기운이 강합니다. 상대적으로 응용력이 떨어지겠죠? 그 다음으로 토형은 비관적이고 슬프게 말하는 습관이 있습니다.

위장병, 짠 것을 먹고 따뜻하게 하면 위장 속 균과 바이러스는 다 없어진다

이 시간에는 위장병에 대해 살펴보겠습니다. 헬리코박터균이 위장에 서식해서 생긴 위장병 같은 건 전부 짠 것을 안 먹어서 생긴 겁니다. 무슨 균이나 바이러스성 질환 같은 것들 있죠? 그건 무조건 싱거워서 균이나 바이러스가 활동할 수 있는 환경이 조성된 것으로 봐야 합니다. 거기에 소금을 계속 넣어주면 짭짤해져서 균이 살 재간이 없어요.

젓갈을 담글 때 소금을 대량으로 뿌리잖아요. 장아찌도 간장에 담그죠? 생선도 잡은 뒤에 그대로 상온에 두면 그냥 다 썩는데, 왕소금을 뿌려 자반으로 만들어 놓으면 1년이 지나도 썩지 않고, 소금을 좀 더 충분히 뿌려 놓으면 5년이 돼도 썩지 않습니다. 아예 소금 속에 넣어놓으면 10년이 가도 안 썩어요. 균이 살 수가 없게 되는 겁니다.

그러니 싱겁게 먹으라고 해놓고서 그 원인이 헬리코박터균 같은 것에 있다고 말하면 안 된다는 거죠. 균이 몸속에 살 수 있는 환경을 만든 게 누구예요? 서양에서 들어온 의학 지식에 전도되어 짠 것을 안 먹은 내 자신 스스로가 그렇게 만들었잖아요.

균이나 바이러스가 체내에 들어온 것은 병이 아닙니다. 그건 그냥 짜게 먹으면 없어집니다. 또 몸을 따뜻하게 해서 위장이 따끈따끈해지면 그런 균들은 다 박멸돼요. 반대로 위장이 식으면 그런 균들이 살 수 있는 환경이 조성되는 겁니다.

사람이 죽으면 체온이 급격하게 내려가죠? 이 바이러스나 균들은 숙주가 살아 있든, 죽었든 차가우면 거기에 들어가서 살려고 하는 녀석들입니다. 그래서 시신에 균들이 창궐해서 썩는 거예요. 여름철에는 3일만 지나도 뱃속이 썩잖아요. 하지만 살아 있을 때는 체온 때문에 균이 함부로 서식하지 못합니다. 온기와 짠 기운이 적절히 있으면 아주 특별하게 지독한 녀석이 아닌 이상 어떤 균도 이겨낼 수 있습니다.

서양의학의 위장병 처방

위장병은 내과에 가서 내시경이나 백날 들여다본다고 고쳐지는 게 아닙니다. 위장병 때문에 병원에 가면 소위 내복약이라고 해서 소화가 안 되니까 소화제 한두 알, 속이 아프니까 아프지 말라고 진통제 한두 알, 또 염증 생기지 말라고 소염제 한두 알을 처방합니다.

이 소염제는 일종의 항생제예요. 전부 병원에 가면 무조건 주는 약들입니다. 보건복지부에서 정한 표준처방이죠. 그런데 이런 약을 먹으면 위장이 건강해져야 하는데 그렇지 않다는 게 문제입니다. 약을 먹으면 좀 덜하다가도 약을 끊으면 다시 아프잖아요? 그게 약의 효능 때문이 아니라 진통제 때문입니다. 진통제를 먹으면 일정 부분 마취를 시켜서 통증을 못 느끼게 하는 것 뿐이지 위장이 건강해지는 것과는 무관하다는 것을 알아야 합니다.

현맥 위장병(무산증)

첫 번째, 현맥이 나오는 위장병이 있습니다. 현맥이 나오는 사람은 육장육부 중에서 간담이 제일 허약한 거죠? 이 상황에서 현맥이 나오게 된 일체의 원인은 금극목 입니다.

금기가 강력하게 작용을 하면 간담이 제대로 살 수가 없어요. 간에서 소화액을 만들어 쓸개를 통해 담즙을 내보내야 하는데 간담이 오그라들면 소화액을 제대로 내보낼 수가 없습니다. 그래서 이 사람은 밥을 먹을 때 모래알 씹는 것 같다고 합니다. 밥알을 젓가락으로 세어가면서 깨작깨작 먹는가 하면, 밥맛이 없어서 많이 먹지도 못합니다. 소화액이 잘 나오질 않아서 먹으면 속이 막히는 것 같거든요.

이런 경우에는 소화제가 일정 부분 효과가 있긴 합니다. 하지만 소화제를 10년을 먹었다고 위장이 건강해집니까? 아니거든요. 소화가 안 되는 건 현맥이라서 계속 금극목을 하니까 담에서 담즙이 안 나와 그런 겁니다. 이런 사람들은 매운맛은 절대 먹으면 안 되고, 신맛과 쓴맛을 먹어야 합니다. 일단 신맛을 먹으면 입에서 침이 생깁니다.

여름철에 주먹만 한 자두가 나오죠? 그 자두가 익기 전에는 파랗고 딱딱하잖아요. 그 풋 자두를 다섯 개 정도 따서 믹서기로 갈아 즙을 낸 것에 식초를 두 숟가락 정도 넣어서 먹어보세요. 먹기도 전에 그냥 쳐다보기만 해도 침이 나와요. 또 먹지도 않고 눈으로 보지 않아도 그 말만 들으면 침이 고입니다.

현맥 나오는 사람이 그걸 먹으면 간담에 힘이 생겨서 담즙을 쏟아낼 수 있겠죠? 또 입 안에 고인 침이 목구멍을 촉촉이 적셔서 음식물이 들어갈 수 있는 좋은 환경을 만들어 놓습니다. 그러니까 사실은 말로 다 고치는 거예요. 이렇게 말만 들어도 침이 생기는데 실제로 먹으면 침이 더 생기겠죠.

이렇게 현맥이 나오는 위장병을 병원에서는 무산증이라고 합니다. 산이 없어서 소화를 못 시킨다는 겁니다. 이런 사람은 음식을 먹으면 속이 뻑뻑하고 답답하다고 합니다. 이런 사람들은 산이 없어서 내시경으로 검사해 보면 상처가 하나도 없습니다. 위 내벽의 상처는 위산과다로 위액이 위벽을 허물어서 생기거든요.

이 위장병 때문에 고생을 하던 현맥 인영 4~5성의 중소기업 하시는 분이 있었습니다. 금형인데 제대로 먹지를 못해서 빼빼 말랐어요. 군대 갔다 온 뒤부터 소화가 안 되어 거의 20년 가까이 고생했습니다. 이분이 내시경 검사만 스무 번 이상이나 했다는 겁니다. 그래도 안 되니까 이걸 고치려고 제주도로, 창원으로, 온갖 곳을 다 다녔습니다. 동네에 보면 용하다는 민간의학 하시는 분들 있잖아요. 병원에서 할 만큼 해봐도 안 되니까 그런 곳을 찾아다닌 겁니다.

그런데 이 분이 내시경을 해보면 상처 하나 없이 위장이 깨끗하답니다. 제가 신맛을 굉장히 좋아하지 않느냐고 하니까 정말 좋아한대요. 자두, 딸기, 포도, 귤, 사과 같은 과일들. 큰 금형이 금극목을 계속 하니까 간담이 바싹 오그라들어서 그랬던 겁니다. 이런 경우에는 골고루에다가 신맛을 주고, 쓴맛으로 화극금을 시켜야 되겠죠? 그래서 골고루 생식 한 봉지에다가 목, 화를 아주 많이 처방했습니다.

또 이 분이 사업을 하는데 먹지를 못하니까 일을 못해요. 사업하려면 직원들과 회식도 해야 하고, 거래처 고객들 식사대접도 해야 하는데 그게 고역인 겁니다. 그래서 이렇게만 한 달을 드시면 밥 먹을 수 있다고 했습니다. 그리고 할 수 있으면 식초를 요구르트에 타거나 물에 타서 먹어보라고 일러 줬습니다. 그 분이 그렇게 먹어보고 나서 식초가 그렇게 맛있는 줄은 처음 알았대요.

이렇게 한 달 정도 했더니 얼굴이 훤해져서 다시 찾아왔습니다. 이렇게 하면 바로 되는 겁니다. 한두 달만 강력하게 먹어줘도 소화액이 분비되고 음식 먹는데 자신감이 생겨요.

그러니까 위장병이라고 무조건 달고 매운 걸 주면 안 되는 겁니다. 산이 과다하게 나오는 홍맥 위장병이 있고, 산이 부족한 현맥 위장병이 있습니다. 그런 구분 없이 똑같이 진통제 주고, 소염제 주면 안 되는 거죠.

소화제 설명서를 보면 소화액이 평상시보다 3~5배 더 분비된다고 나와 있습니다. 이건 약을 통해 소화액을 인위적으로 만드는 것이지 신맛이 있는 음식을 먹어서 몸을 좋게 하는 것과는 거리가 멉니다. 그리고 소화제를 계속 먹게 되면 나중에 속이 쓰리고 위벽이 약해져서 구멍이 생길 수도 있습니다.

정목형인 이 여사님도 처음 왔을 때 현맥 인영 10성 이상이었습니다. 소화가 전혀 안 돼 물도 못 마실 정도로 힘겨워했는데 강력한 신맛인 목기원, 목생식을 드시고 좋아지셨습니다. 목형이라고 무조건 달고 매운 걸 주면 금극목을 하니까 위장이 더 뻑뻑해집니다.

어제 제가 수원에서 소화가 안 되는 위장병으로 고생하는 최 선생 모친을 뵈었는데 60대가 넘으신 분이 현맥이 나와요. 촌구에서 아주 짱짱합니다. 그래서 제가 "신 것 잘 드시겠네요" 하니까 당신은 식초가 하나도 안 시답니다. 그러니 이것 말고는 다른 방법이 없는 겁니다.

홍맥 위장병(위산 과다증)

두 번째, 홍맥이 나오는 진짜 위장병이 있어요. 병명으로는 산과다증이라고 합니다. 이 경우는 원인이 목극토니까 신 것을 먹으면 위장이 더 망가집니다. 이 사람은 신 것을 보기만 해도 몸서리를 쳐요. 오히려 이런 사람들은 뭘 먹으면 금방 삭혀서 소화가 너무 빨리 되는 게 흠입니다. 공복에 속이 쓰리고, 따갑고, 어떤 사람은 아프다고도 합니다. 또 더부룩하고, 소화가 잘 되고, 잘 먹습니다.

처음에는 소화가 잘 되니까 위장이 실한 줄 알아요. 그래서 이런 경우 한의원에 가면 대개 위 실증으로 진단합니다. 그런데 위가 실한 게 아니라 간담이 실해서 산이 많이 분비된 겁니다. 반대로 진단하는 거죠. 이 사람은 산을 억제해야 됩니다. 공복에도 산이 막 쏟아져 위벽을 다 깎아내려요. 위산은 생선가시 같은 뼈까지 다 녹여버릴 정도로 강력합니다. 음식물이 있을 때는 희석되어서 곤죽을 만들지만 음식물이 없을 때는 제 살을 녹입니다.

이걸 가만 놔두면 위염이 생길 수 있겠죠? 위염이 생기면 쓰리고 통증이 생기니까 병원에 갈 것 아닙니까? 거기 가면 소화 잘되는 사람한테 소화제를 줍니다. 그럼 소화액이 더 잘 나오겠죠? 쓰리고 아프지만 진통제가 있어서 아픈 줄을 모릅니다. 이걸 다 먹어도 속이 불편하다고 하면 이젠 제산제를 줘요. 겔포스 같은 것 있잖아요. 주성분인 산화알루미늄이나 산화마그네슘이 산을 중화시키거나 말려서 위 내벽을 코팅시키는 겁니다. 그런데 이런 제산제도 남용하면 다른 치명적인 부작용이 생깁니다. 이렇게 뒤죽박죽 하는 이유가 기존의 현대의학으로는 진단법이 없어서 그렇습니다. 산이 많이 나올 땐 어떻게 해야 하는지, 없을 땐 어떻게 해야 하는지를 모릅니다.

부산에 사는 여자 분이 오셨는데 남편이 부산의 무슨 종합병원 내과 과장으로 있답니다. 이분은 정목형이라 항상 목극토를 합니다. 그런데 그 큰 병원에서 처녀 때부터 있던 만성 위장병, 속쓰림을 못 고치는 겁니다. 왜냐? 서양의학에서는 진통제, 소화제, 항생제, 제산제 말고는 다른 방법이 없어요. 아, 허약해진 위장을 수술하는 방법이 있긴 있습니다. 하지만 그 위장을 칼로 도려낸다고 튼튼해질까요? 결국 오장(五臟) 안에서 허실을 조절해야 되는 겁니다. 이 분의 맥은 홍맥이었습니다.

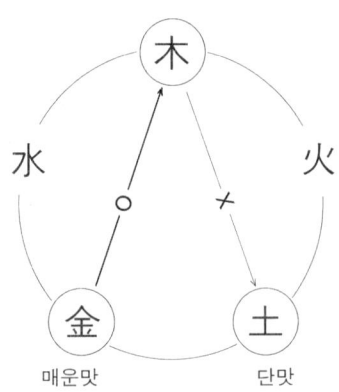

그림 산과다증일 때(홍맥출 : 단맛, 매운맛)

그러면 홍맥 위장병일 때 우리는 어떻게 하면 되느냐? 일단은 허약해진 토기를 보(補)하고, 목기를 사(瀉)하여 다스립니다. 위장을 보하려면 단맛을 먹고, 목기를 다스리려면 어떻게 합니까?

(매운맛으로 금극목 시킵니다)

그렇죠. 진안에서 온 우리 학생들은 벌써 다 알았습니다. 원인만 알려주면 처방이 바로 나오잖아요. 이게 공부가 된 겁니다. 책만 계속 읽으면 돼요. 애들은 머리가 금방 돌아가는데 대여섯 번 눈을 껌뻑껌뻑해야 센서가 작동되는 나이 드신 분이나 엄마들은 어떻게 해야 하느냐? 무조건 더 읽는 수밖에 없습니다. 센서가 오래 돼서 어쩔 수 없어요.

그리고 많이 먹으면 안 됩니다. 위장이 약한 사람이 많이 먹으면 위장에 더 부담이 갑니다. 병원에서도 그 정도는 알아요. 그래서 적게, 자주 먹으라고 하잖아요. 그런데 이 시대에는 적게 먹을 수 있는 방법이 거의 없습니다. 우리는 골고루 생식 반 봉지에다가 상화생식을 줍니다. 그리고 하루에 세 번씩 투생식과 금생식을 주면 됩니다. 그밖에 설탕물, 깍두기, 양파를 먹으면 좋습니다.

양파가 매운맛이죠? 아니, 양파를 먹으면 왜 위장이 나빠집니까? 양파를 먹은 역사가 얼마나 오래됐어요? 여태껏 이런 것 먹고 탈난 사람이 없는데 왜 매운 것 먹지 말라고 우기느냐는 겁니다. 매운 게 굉장히 많죠. 배추김치, 무김치, 열무김치, 고추장, 고춧가루, 후추, 겨자, 와사비, 마늘, 생강, 쪽파, 달래, 또 매운탕, 아귀찜, 꽃게찜, 떡볶이가 다 매운맛인데, 이런 먹거리가 해롭다는 게 말이 됩니까?

우리는 좋아하는 걸 적당히, 자기 입맛에 맞게 해서 먹으면 됩니다. 우리가 매운맛을 먹을 때도 무조건 너무 맵게 하는 게 아니라, 내 입맛에 맞을 정도로 맵게 하면 돼요. 콩나물국에 고춧가루를 반 공기가 아닌 반 숟가락만 넣어도 매운맛이 납니다. 매운맛도 천층만층입니다.

음료수도 속 쓰린 사람은 따뜻한 식혜가 좋고, 속 쓰림이 다스려지면 생강차, 율무차가 굉장히 좋습니다. 그러면 벌써 속이 편안하고 힘도 생깁니다. 토기와 금기인 위장과 대장의 힘이 딱 받쳐 주니까 뱃심이 생기는 겁니다.

부산에서 오신 이 분은 세끼를 생식하니까 낫는 게 석 달도 안 걸렸어요. 위산이 과다하게 나오면 산 과다를 억제하면 되고, 금극목 시키면 이렇게 바로 되는 겁니다. 우리 몸은 그런 조절이 다 이루어지게끔 되어 있습니다. 그렇게 하는 기운과 힘은 음식물을 통해서 얻는 것이고요.

이런 건 약으로, 기공으로, 명상으로, 기도로, 108배로 되는 게 아닙니다. 왜냐하면 인간은 그런 식으로 살아온 게 아니라 생명을 영위하고 건강을 유지하기 위해 좋은 음식을 먹고 살아왔기 때문입니다. 이건 진리입니다.

석맥 위장병(배고파도 못 먹는 사람)

석맥이 나오는 위장병은 그리 많지는 않습니다. 애들이 클 때 보면 밥 안 먹으려고 도망 다니는 놈들이 있어요. 밥상 앞에 앉아서 딴 짓을 하거나, 밥을 먹으려다가도 밥에서 나오는 김을 맡으면 밥맛이 뚝 떨어져서 먹기 싫다고 그럽니다. 배가 고파도 못 먹는 거예요.

석맥 나오는 직장인이 퇴근하고 배고프다고 해서 밥상을 차렸는데 갑자기 안 먹는다고 하는 경우도 있습니다. 그게 왜 그러냐면 흰쌀밥에서 나오는 기운은 단맛이 많습니다. 쌀은 상화기가 많은 단맛이에요. 그러니 그걸 먹으려고 하면 부담이 가니까 먹기가 싫은 겁니다.

서너 살 먹은 애기들도 "밥 먹어!" 하면 안 먹고 밥상 앞에서 우는 경우가 있어요. 한 숟가락 떠서 주면 입을 꽉 다물고 안 엽니다. 억지로 입에 넣어주면 입 속에 그냥 물고 있어요. 그게 다 석맥이 나와서 그렇습니다. 그런데 이런 걸 모르다 보니 아이가 밥을 안 먹으니까 위장이 안 좋은 줄 알고 병원에 데리고 가는 겁니다.

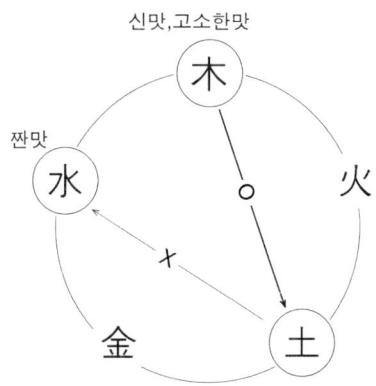

그림 배고파도 못 먹을 때(석맥출 : 짠맛, 신맛)

이건 원인이 토극수(土克水)입니다. 토극수니까 짠맛으로 수기를 살리고, 신맛이나 고소한맛으로 토기를 견제해야 합니다. 이럴 땐 김이 모락모락 나는 밥을 조금 담아서 간장에 참기름이나 들기름을 넣고 번들번들하게 비벼요. 거기다 깨소금도 넣으면 더 좋겠죠. 그러면 벌써 입에 침이 촉촉하게 뱁니다. 엄마는 몰라도 할머니는 애기를 여럿 낳아 키워 봐서 이걸 압니다. 할머니가 "갑돌아, 여기 와서 한 숟갈만 먹어 봐. 더는 안 줄게" 그러면 애가 와서 한 숟가락 딱 먹는데 벌써 침이 고여요. 이게 보통 맛이 아닙니다. 벌써 아이의 기운이 달라지는 거예요. 바로 받아서 꿀떡 넘기고는 아이가 할머니 눈치만 살살 봅니다. 한 숟가락만 먹겠다고 했으니까 더 달라고 못하잖아요. 할머니는 다 압니다. "한 숟가락 더 줄까?" 그러면 얼른 덤벼들어서 입을 딱 벌립니다. 참기름, 들기름이 뭐예요? 고소한맛인 목기입니다. 목극토를 시키고 짠맛인 간장으로 수기를 보하는 겁니다.

석맥 나오는 아이들이 밥을 안 먹을 때 이렇게 해주면 밥도 잘 먹고 씩씩하게 잘 큽니다. 지금 이 내용은 준혁이 엄마 때문에 설명하는 거예요. 준혁이가 크면서 밥을 안 먹을 때 이렇게 하면 됩니다.

구삼맥 위장병(신경성 소화불량, 십년 체증), 식도염, 장부의 균형이 맞아야 몸이 가볍다

다음은 구삼맥으로 인한 위장병. 이럴 땐 속이 답답하고 위장에 뭐가 걸려 있는 것 같습니다. 무슨 걱정거리가 있으면 더 답답해서 먹을 수가 없고 소화도 안 되는 겁니다. 이걸 다른 말로는 체증이 있다고도 하죠. 또 이런 사람은 음식을 먹으면 자주 체합니다. 뭐가 걸려 있는 것 같으니까 내시경으로 자꾸 들여다보고 사진도 찍어보는데 이런 걸 해봐도 뭐가 안 나와요.

스트레스를 받고 몸에 냉기가 들어가면 이런 경우가 많이 생깁니다. 따뜻해야 모든 기관이 보들보들, 연동운동을 잘하는데, 냉기가 있으면 그게 안 되니까 뻑뻑한 거예요. 그리고 이런 사람은 잔중혈을 눌러 보면 멍든 것처럼 통증이 심합니다. 한번 각자 자기 것을 만져 보세요. 명치 위, 젖꼭지와 젖꼭지 사이의 정 중앙에 보면 움푹 들어간 데가 있죠. 거기가 굉장히 답답합니다.

이 경우는 심포 삼초니까 중충, 관충에 MT를 붙이면 효과가 있습니다. 그리고 골고루에다가 떫은맛을 먹고, 자기 체질에 맞는 것 하나를 추가하면 뻥 뚫립니다. 또 적당히 운동하고 배를 따뜻하게만 해도 답답한 것이 잘 내려갑니다. 과민성 위장장애, 과민성 소화불량, 신경성 소화불량 또는 스트레스성 소화불량이라고 하는 것들이 전부 구삼맥으로 인한 위장병입니다.

위장병 중에서 제일 많이 나오는 게 홍맥이고, 의외로 구삼맥도 많아요. 나이 드신 분들, 할머니 이런 분들은 일생을 살아오면서 심포 삼초가 많이 고생했잖아요. 시원하게 뭐가 내려가면 "10년 체증이 내려갔다"고도 하죠? 그런데 이게 잘못해서 콱 막히면 돌아가시기도 합니다. 어떤 분은 부정맥까지도 나옵니다.

이런 분들은 골고루에다가 떫은맛을 주고, 체질을 보고 반대편, 즉 약한 쪽으로 하나 더 줍니다. 만약에 토형이라면 수를 하나 주고, 금형이면 목을 하나 주고, 수형이면 화를 하나 줘서 체질대로 섭취하게 하면 심포 삼초가 좋아져 순환이 잘 됩니다.

표 위장병의 종류

종류(맥)	주요 증상	영양하는 맛	운동
홍맥 (木克土) 산과다증	소화가 잘 된다. 공복시 속이 쓰리고 아프다. 침도 많이 나온다. 식욕이 항진 된다.(과식)	토, 금 (단맛+매운맛)	절운동 무릎, 대퇴부, 윗몸일으키기 등
현맥 (金克木) 무산증	소화액(침)이 적게 나온다. 모래알 씹는 것 같다. 밥맛이 없어 먹지를 못한다. 눈이 뻑뻑하다.	목, 화 (신맛+쓴맛)	절운동 고관절, 옆구리, 목 운동 등
구삼맥 (균형이 깨질 때) 신경성 위장장애	십년 체증(잔중혈), 가슴쪽에 뭐가 걸려 있는 것 같다. 기분만 상해도 소화가 안 되고 잘 체한다.	상화, 토 (떫은맛+단맛)	절운동 어깨돌리기, 손운동, 전신운동 등
석맥 (土克水)	배고파도 못 먹는다.(반대한다) 죽어도 안 먹으려고 한다.	수, 목 (짠맛+신맛)	절운동 허리돌리기, 종아리 등

※ 영양하는 맛은 비만 처방을 참고하십시오.

질문 : 술을 많이 먹은 다음날에 소화가 잘 안 되는 경우가 있는데요. 이런 건 어떤 경우에 포함되는 건가요?

대답 : 그건 술로 인해서 생긴 병이죠.

질문 : 그러면 짠맛인 수기원 같은 걸로 보충해야 되나요?

대답 : 그렇죠. 그리고 전날 술을 많이 먹었다면 화극금 하여 지금 대장이 힘든 상태입니다. 대장은 위장과 더불어 소화기관의 핵심 장기입니다. 근본적으로는 술을 덜 먹는 것이 더 현명한 방법이겠죠. 그런데 살다 보면 술을 많이 먹어야 되는 날이 있습니다.

술은 먹은 만큼 열이 빠져나가기 때문에 뱃속에 냉기가 생길 수가 있습니다. 또 쓴맛인 술을 많이 먹으면 대장이 약한 사람들은 화극금으로 설사를 하게 됩니다. 그걸 매일같이 반복하면 몸이 그만큼 나빠질 수밖에 없어요. 화기인 술기운이 적당하게 들어오면 혈액순환도 잘 되는데, 이걸 넘치게 먹으면 무조건 대장의 금기를 극합니다.

그러니 미리 짠맛을 먹거나 술자리에서 맵고 얼큰한 맛이 나는 안주를 많이 먹고, 그 다음날에는 대장을 보하는 얼큰한 맛과 수극화로 화기를 다스리는 짭짜름한 술국으로 술독을 풀어내면 좋습니다.

질문 : 식도염은 어떻게 봐야 합니까?

대답 : 식도는 위장으로 가고, 기도는 폐로 가는 거잖아요. 식도는 상화와 토로 봐야 하고, 기도는 금과 상화로 봅니다. 식도암 같은 것도 있는데, 그것도 어쨌든 그 부위가 약해져서 생기는 겁니다. 이럴 땐 단맛과 떫은맛을 드셔야 합니다. 그리고 염증이 있으니까 반드시 소금을 먹어야 되겠죠. 튼튼하면 그런 게 안 생깁니다. 자, 위장병에 대해서 질문하세요.

질문 : 저는 토형인데도 속이 무거운 것 같아요.

대답 : 이 경우는 짠맛과 신맛이 부족해서 그렇습니다. 소금을 먹으면

금방 가벼워집니다. 결국 토와 수의 균형이 안 맞아서 그렇거든요. 목형은 목과 토 관계, 금형은 금과 목 관계가 균형이 안 맞으면 속이 무거워집니다.

놀이터에서 시소를 탈 때 10대 10으로 균형이 잘 맞으면 힘주는 대로 왔다 갔다 할 수 있잖아요. 여기서 한쪽에 무게를 5만 더 얹어도 이쪽으로 내려가서 안 올라오죠? 균형을 맞추려면 약한 쪽에도 5를 올리거나 큰 쪽에서 5를 빼야 합니다. 그런데 몸속에서 5를 끌어내리는 게 보통 일이 아니에요. 차라리 부족한 걸 채우는 쪽이 훨씬 쉽습니다. 하여간 그 균형이 맞게 되면 몸이 가벼워집니다.

체중이 많이 나간다고 해서 속이 무거운 게 아닙니다. 그러면 체중이 가벼운 사람은 날아다니겠네요? 빼빼 마른 사람도 균형이 깨지면 몸이 천근만근입니다. 장부가 음양, 허실, 한열의 균형이 안 맞으면 무겁습니다. 그 옛날의 계백장군, 을지문덕 장군, 관우, 장비, 조자룡 같은 천하장사들은 균형이 잘 맞았기 때문에 하루 종일 싸우고도 그 이튿날 나가서 또 싸울 수 있었던 겁니다.

홍맥의 변화 - 인영과 촌구

홍맥의 변화를 살펴보겠습니다. 굵고, 넓고, 짧고, 완만한 홍맥은 육장육부 중에서 비장과 위장이 가장 허약할 때 나타나고, 그 원인은 목극토 입니다. 이렇게 해서 나타나는 홍맥 안에서의 변화를 볼 겁니다.

먼저 음양(陰陽)을 보겠습니다. 음(陰)은 촌구맥이 큰 것을 말하고, 양(陽)은 인영맥이 큰 것을 말합니다. 홍맥이 나오고 촌구가 크면 병재(病在) 비(脾). 병은 비장에 더 있고, 만약 4~5배 성대하면 충맥의 병입니다. 충맥의 병은 기경팔맥의 병이죠. 이때는 단맛을 더 먹고, 날숨을 길게 하고, 상체 운동을 많이 합니다. 침을 쏜다면 충맥을 통제하는 비경의 공손혈을 사(瀉)합니다. 자석테이프로 보하려면 담경의 임읍혈에 붙입니다.

촌구가 커서 살찐 사람들은 날숨을 길게 하는 노래, 창, 같은 것을 하면 좋습니다. 시조나 타령, 창, 민요나 판소리 같은 건 날숨이 길게 나가거든요. 옛날에는 마을마다 시조 하는 할아버지들이 단체수련을 하는 모임이 있었습니다. 제가 어렸을 적에도 우리 마을 할아버지들이 시조(時調)를 했어요. 여름날 시원한 나무 그늘 밑에 멍석 깔아놓고 할아버지 한 분이 장구를 탁탁 치면 모든 어른들이 합창으로 시조를 읊던 모습이 생생합니다.

그때는 농경시대라 전부 촌구맥이 컸다고 했죠? 또 한여름 삼복더위 때는 몸이 더 늘어지잖아요. 그래서 인영맥을 끌어올리기 위해서 날숨을 길게 하는 수련을 했던 겁니다. 또 일을 하면 촌구가 점점 커지니까 하루 종일 모 심고, 김매기 하면서 흥에 겨운 모습으로 노래(농요)를 불렀던 겁니다. 이런 이치를 알았던 옛날 우리 조상들은 모두 도인(道人)이었습니다.

그 다음 홍맥이 나오고 인영이 더 크면 병재(病在) 위(胃). 병은 위장에 더 있다는 얘깁니다. 만약 6~7배 성대(盛大)하면 사해(四海)의 병입니다. 이때는 합곡과 족삼리를 사하고, 엠티는 태충과 소부를 보합니다. 인영이 크니까 당연히 들숨을 길게 해야 되겠죠? 또 하체운동을 많이 하고 단 것을 더 먹어야 됩니다.

예전에는 한여름 땡볕에서 논이나 밭에 가서 일하고 있으면 엄마들이 설탕은 비싸니까 당원물이라고도 하는 사카린 물을 타서 갖고 옵니다. 한여름에 토기가 왕성할 때 위장이 약해지잖아요. 그래서 그 부족한 토기를 보충하기 위해서 설탕물이나 당원물을 타서 일하는 사람들에게 줬던 겁니다. 저는 어렸을 때 그것 심부름 다닌 기억이 있어요. 단맛이 한

여름에 위장을 좋게 하고, 토기가 왕성할 때 우리 몸을 지킨다는 걸 알았던 거죠.

그리고 이때 천지기운의 작용으로 비로소 쓴맛인 파란 참외가 노란색으로 변하고 단맛이 만들어집니다. 저절로 화생토 하는 거예요. 참외 농사가 막 끝나면 입추가 지나고, 끝물 딸 때쯤 되면 처서가 옵니다. 그때는 이미 금기로 들어가서 매운 농사가 시작되는데, 이런 것이 바로 천지지도(天地之道)입니다.

바로 이런 게 하늘과 땅의 이치를 읽는 겁니다. 우리 조상님들은 그 이치를 다 알았던 거죠. 그러다가 일제시대를 지나서 해방 이후에는 우리 것은 별 것 아닌 걸로 치부되고, 무조건 서양 것이 최고가 되었잖습니까. 사실은 너도 나도 다 알던 것이었으니 별 것이 아닌 것으로 생각한 겁니다. 그런데 그것이 매우 귀중한 자산이었다는 사실을 40~50년이 지난 지금 이 시점에야 비로소 알게 된 거예요.

홍맥의 변화 - 허실, 한열, 부침, 지삭, 대소, 활삽

다음은 허실(虛實)을 설명하겠습니다. 여기서의 허(虛)는 비위장이 허하다는 뜻이고, 실(實)은 비위장이 실하다는 뜻입니다. 목극토로 비위장이 허하여 홍맥이 나오면 단맛을 먹고, 토극수로 비위장이 실하여 석맥이 나오면 짠맛을 먹으면 됩니다.

다음은 한열(寒熱). 이 시대는 한열이 제일 중요합니다. 현대인들은 영양 부족보다는 몸이 차가워지는 게 더 문제예요. 허실의 균형이 깨진 건 음식으로 수월하게 해결됩니다. 그러나 한열의 균형이 깨져서 몸속이 식은 것은 지속적인 관리와 노력이 필요하고, 그걸 바로 잡는데도 시간이 오래 걸립니다. 10년 전만 해도 대부분의 음식점이나 다방에서 엽차라고 해서 뜨거운 물을 줬습니다. 반대로 지금은 모든 곳에서 찬물을 주는데, 이는 내장(內臟)을 차게 해 면역체계를 교란시켜 장차 대 환란을 초래할 겁니다.

한(寒)은 장부가 차다는 뜻입니다. 여기서는 비위장이 차다는 뜻이에요. 이때는 맥이 급(急)하며 더운 음식과 약을 쓰고 두 시간 이상 유침합니다. 유침은 침을 찌르고 그냥 놔두는 걸 말합니다. 침을 찌르고 그냥 놔두면 열이 납니다. 긴 침은 움직여서 잘 안 되고, 자석테이프로 하는 것이 훨씬 효과적입니다.

여기서 열(熱)이 있다는 건 비위장에 열이 있다는 겁니다. 이때는 맥이 벌렁~, 벌렁~, 완만하게, 부드럽게, 완(緩)하게 뜁니다. 이럴 땐 찬 음식과 찬 약을 쓰고 속자서발 합니다.

속자서발(速刺徐拔)은 침을 빨리 찌르고 천천히 뺀다는 뜻입니다. 한 방에 팍 찌르고 숨 한번 쉬고 천천히 빼면 열이 내립니다. 한두 번 해서는 안 되고, 대여섯 번 정도 해야 열이 내려서 서늘해집니다. 그리고 내장에 실제로 열이 있기 때문에 이를 식히기 위해 찬 것이 필요합니다. 그러나 이 시대에는 뱃속의 내장이 뜨거워져서 생기는 열병(熱病)은 거의 없는 것으로 봅니다.

그 다음에 부침(浮沈)입니다. 부는 맥이 떠 있는 것이고, 침은 깊이 있는 것을 말합니다. 홍맥이 나오고 부하면 병이 체외에 있습니다. 여기서 체외는 비위장이 지배하는 입과 입술, 허벅지, 무릎, 유방, 비계 등을 말합니다. 홍맥이 나오고 침(沈)하면 병이 장부 즉 비장, 위장, 췌장에 있습니다. 촌구맥의 태연혈이나 인영맥의 인영혈이 위치한 피부거죽 밑으로 혈관이 지나갑니다. 그래서 심장이 수축할 때 피가 확 나가면 동시에 그 부분에서 맥이 나타나고, 심장이 벌어지면 피가 안 나가니까 맥이 사라지는 겁니다. 그 나타났다, 사라졌다 하는 횟수를 맥박수라고 합니다.

이 맥을 촉지 할 때는 엄지손의 지문 정 가운데로 살짝 누릅니다. 이 때 촉지 되는 맥이 표면에 떠 있다면 맥이 부(浮)한 것이고, 맥이 깊게 들어가 있다면 침(沈)한 것입니다. 침하면 더 세게 눌러야 되겠죠? 인영맥이 침할 때는 살짝 눌러서는 촉지가 잘 안됩니다. 꾹 눌러야 돼요. 그런데 대개는 침한 맥보다 부한 맥이 더 많습니다.

어떤 사람은 눈으로도 맥이 뛰는 게 보이기도 합니다. 굉장히(6~7浮) 부한 상태죠. 맥이 아주 깊이(4~5沈) 들어가 있을수록 장부에 병이 있고, 겉으로 떠 있을수록 체외에 병이 있습니다.(심소장편 구맥의 변화, 324쪽 참조)

맥은 깊이 들어가 있을수록 손가락에 닿는 면적이 줄어들기 때문에 촉지하면 맥이 조그맣게 느껴집니다. 반대로 맥이 표면 위에 떠 있을수록 닿는 면적이 넓어지기 때문에 더 크게 느껴집니다. 그러므로 맥의 대소는 같은 깊이에서 같은 압력으로 눌렀을 때를 기준으로 해서 구분해야 합니다.

다음은 지삭(遲數)입니다. 이건 맥이 느리거나 빠른 것을 얘기하는 거예요. 지(遲)는 1분에 60박보다 느린 것을 말하고, 이때는 염증이 없는 것으로 봅니다. 삭(數)은 1분에 60박보다 빠른 것을 말하고, 이때는 염증이 있는 것으로 봅니다. 만약 홍맥이 나오고 삭(數)하다면 비장이나 위장, 또는 비위장이 지배하는 곳에 염증이 있다는 것을 의미합니다. 맥이 빠른 것은 생명이 스스로 대사속도를 빠르게 하여 염증이나 묵은 기운을 씻어내려는 생명작용입니다.

대소(大小)는 맥이 크거나 작은 것을 말합니다. 만약에 홍맥이 크다면 육장육부 중에서 비위장에 병이 있어서 기와 혈이 왕성하다는 뜻입니다. 그 기는 묵은 기, 위장을 괴롭히는 사기, 위장을 병들게 하는 탁기를 얘기하는 거예요. 이때는 약보다는 침이나 뜸이 유리합니다. 침,

뜸은 대개 사법으로 맥이 크기 때문에 사법(맥을 작게 하는 방법)을 쓰는 것이 더 유리합니다.

소(小)는 기와 혈이 작기 때문에 침, 뜸 보다는 음식이나 약이 유리합니다. 여기서 맥이 작다는 것은 보통 사람들의 맥보다 작은 것을 말합니다. 상대적 대소를 말하는 거예요. 이럴 때는 약이나 음식 같은 보법으로 치료합니다. 우리가 허기(虛氣)질 때 음식을 먹잖아요. 허기진다는 것은 기가 부족하거나 비어있다는 뜻입니다. 허한 기를 보충(補充)하기 위해서 밥을 먹는 겁니다. 그래서 약이나 음식은 이치적으로 대개 보법이라고 할 수 있습니다.

다음은 활삽입니다. 활(滑)은 맥이 미끄럽고, 삽(澁)은 껄끄러운 것을 말합니다. 활(滑)은 일시적으로 열이 있으므로 그 곳의 열을 흩어지게 해야 합니다. 이때는 통증이 별로 없습니다. 삽(澁)은 기가 울체되어 있으므로 그곳의 기를 소통시켜야 합니다. 이때는 대개 저리고, 쑤시고, 당기는 통증이 있습니다.

구삼맥이 있는 사람들은 통증이나 저림증이 많습니다. 이런 사람들은 운동을 해서 따뜻하게 만들면 기혈의 순환이 원만해지겠죠? 몸이 따뜻하면 통증은 저절로 해소됩니다.

몸이 차서 기혈이 한쪽으로 울체되어 통증이 있을 때 목욕탕에서 따뜻한 물에 몸을 담그면 통증이 싹 풀어지잖아요. 온기로 기혈 순환을 원만하게 하는 겁니다. 이와 같은 원리가 바로 효소찜질입니다. 이건 효소라는 미생물인 생명이 만들어낸 발효열이라 효과가 굉장히 좋고, 일반적인 다른 열과는 차원이 다릅니다.

맥이 부완삭(浮緩數)하면 체표에 열이 있으며 염증이 있는 것으로 보고, 침완(沈緩)하면 체내에 열이 있는 것으로 봅니다. 음양, 허실, 한열, 부침, 지삭, 대소, 활삽을 반복해서 읽다보면 나중에는 이게 무슨 뜻인지 문리가 터져서 알게 됩니다.

다음 맥으로 인한 증상 변화. 맥이 급(急)하면 대개 미친병이나 간질과 같은 발작이나 적취 등이 있고, 완(緩)하면 농(膿)이 든 종기가 있거나 구토증이 있습니다. 맥이 소(小)하면 식욕이 항진되는 것이 보통이고, 극소하면 생명력이 쇠잔하여 먹지를 못합니다. 맥이 활(滑)하면 대개 생식기에 이상이 있고, 삽(澁)하면 부종이나 저림증, 통증 등이 있습니다.

운동을 하지 않으면 고칠 수 없는 병(중풍, 당뇨, 수전증, 정신병, 천식, 류머티스)

침이나 섭생 말고도 운동을 하지 않으면 절대 고칠 수 없는 병이 있습니다. 첫 번째는 중풍, 두 번째는 당뇨입니다. 당뇨는 내 몸 안에 있는 에너지를 내가 써야만 낫습니다. 운동을 해야 세포가 에너지를 흡수해서 사용하고, 조절능력도 원만해져요. 운동을 하지 않으면 그게 잘 안됩니다.

그 다음으로 수전증, 두전증. 이것들은 몸이 차서 생기는데 역시 운동을 해야 합니다. 간질, 미친병 같은 정신질환도 마찬가지예요.

또 천식, 기침하는 병 있죠? 천식 환자들은 폐가 식어서 계속 기침을 하는 거예요. 그런데 마스크를 두 장 쓰고 운동하면 열이 만들어져서 폐로 들어가 호흡이 원활해집니다. 그래서 애들이 감기 걸렸다, 기침 한다 또는 할아버지들이 해수나 천식이 있다고 하면 무조건 마스크 두 장을 착용합니다. 한 장은 뜨거운 공기가 다 새어 나가서 안 되고, 한 장을 더 대면 찬 공기가 잘 안 들어와요.

마스크 안의 습도는 내 몸이 뱉어낸 것이기 때문에 호흡하는데 굉장히 좋은 조건을 만들어 줍니다. 이렇게 하면 천식은 반은 고친 겁니다.

기침의 빈도가 반으로 줄어들어요. 3일간 계속해서 쓰면 거의 5분의 1로 줄어들어서 편하게 살 수 있습니다. 거기다가 모맥이면 매운 것을 먹으면 되겠죠. 마스크만 쓰는 것 보다는 매운맛을 먹고 운동하면 폐가 건강해져서 나중에는 마스크를 벗고 살 수 있습니다.

환자들은 아플수록 몸과 마음이 오그라들어서 잘 안 움직이려고 해요. 이것을 일깨우기 위해서 이런 얘기를 반복해서 하는 겁니다. 그 사람이 건강하게 살기를 바란다면 마음으로만 위로해 주는 것보다는 이런 구체적인 방법을 이야기해 주고 마스크를 쓰라고 하는 게 실질적으로 도움을 주는 거예요.

류머티스도 뻣뻣하게 굳어서 운동이 잘 안 됩니다. 그래서 일단은 따뜻하게 해서 몸이 풀어지면 그 상태에서 운동을 통해 기운을 순환시켜야 돼요. 그런데 자꾸 '나는 환자니까 움직이면 안 되고 안정을 취해야 돼' 하면서 의식이 그 사람의 생명을 굳게 만듭니다. 병원에서도 안정을 취하고 무리하지 말라면서 자꾸 세뇌시켜요. 그러면 환자는 '아, 의사선생님이 나는 무리하면 안 된다고 했으니까 나는 가만히 있어야 돼' 이렇게 생각합니다. 남이 해주는 밥이나 먹고, 빨래도 누가 와서 해주고 그러니까 움직일 일이 없습니다.

그러면 그럴수록 그 생명체는 점점 굳어 갑니다. 몸이 불편할수록 긍정적이고 활기찬 마음을 갖고, 그 부분을 천천히 계속 움직여 줘야 회복됩니다. 누가 대신해 줄 수 있는 게 아니에요. 이 지구상에서 오직 자신만이 할 수 있는 겁니다.

치료의 관점을 바꾼 위대한 스승, 나를 살릴 줄 알아야 남도 살릴 수 있다

우리 현성 선생님이 대단하신 것은 병을 고치고, 치료하는 패러다임을 바꿨다는 겁니다. 그 분은 이렇게 말씀하셨습니다.

"내가 당신들 병을 고쳐주는 게 아니다. 당신이 아니면 그 누구도 당신의 병을 못 고친다. 자기 병은 자기가 고치는 거다. 자기 자신의 병도 못 고치는 사람이 누구의 병을 고치겠느냐."

자, 다시 돌아가서 운동을 해야 치료가 되는 사람은 보호자가 데리고 다니면서 운동을 하게 해야 합니다. 그렇게 해서 고쳐 놓지 않으면 죽을 때까지 병수발 드는 하인 노릇을 할 수밖에 없습니다. 대소변 받아내고, 밥상 차려서 갖다 바쳐야 하고, 주물러 줘야 하고. 아니, 왜 주물러 줘요? 스스로 주무르게 해야죠. 그러면 둘 다 죽어요. 환자 몸을 자꾸 만져주면 건강한 사람 몸에 탁기가 들어와서 기진맥진해서 쓰러집니다.

저는 절대 다른 사람 몸을 안 만져 줍니다. 손 됐다가 어디다 써요? 자기가 스스로 해야지. 물론 품앗이로 서로 돌아가면서 만져줄 수는 있어요. 집에 가서 식구들끼리 서로 주물러주면 다 좋아져요. 저는 집에 가면 각시한테 등 좀 주물러 달라거나 발 좀 주물러 달라고 해서 다 받고 나면 저도 해줍니다.

일방적으로 하는 건 안 되고 이렇게 같이 하면 기운이 교류가 되어 가족간의 기운이 더 살아납니다. 활기(活氣)가 넘치는 거죠. 내가 나를 살릴 줄 알아야 다른 사람을 살리는 활인(活人)을 할 수 있습니다.

예수께서도 '네 이웃을 네 몸처럼 사랑하라'고 했습니다. 자기 자신의 몸도 사랑할 줄 모르는데 어떻게 이웃을 내 몸처럼 사랑할 수 있겠어요? 내가 내 몸을 살피고 사랑해서 나를 살린 연후에 이웃을 좋아지게 하면 되는 겁니다. 그것을 한마디로 줄이면 홍익인간입니다.

이 홍익인간 사상을 가져다가 한쪽을 떼어서 예수는 사랑하라고 했던 것이고, 한쪽을 떼어다가 부처는 자비를 외쳤고, 또 한쪽을 가져다가 공자는 어질게 하라고 했던 겁니다.

저혈압, 성장통, 루프스에 관한 질의응답

자, 시간이 조금 남았으니까 질문 받겠습니다.

질문 : 저혈압과 맥박수는 관련이 없나요?

대답 : 있을 수 있습니다. 저혈압은 맥박수가 약간 느릴 수 있어요. 혈관에 걸리는 압력 수치가 혈압 수치잖아요. 혈관은 스스로 수축과 이완을 계속해서 피가 원만하게 흐르도록 합니다. 그런데 화극금 하여 혈관이 이완되면 피가 벌렁벌렁 흐르게 되니까 그 수치가 내려가게 됩니다. 혈관이 이완되면 힘이 없어요. 그래서 저혈압인 사람은 힘을 못 씁니다. 심장만 수축과 이완을 하는 것이 아니라 혈관도 똑같이 하거든요. 혈관이 이완되었을 때는 당연히 맥박수가 느리고 저혈압이 나올 수 있습니다.

저혈압은 매운맛과 짠맛 그리고 떫은맛을 먹고 운동하면 낫습니다. 걷기와 산책을 30분씩만 해도 다 나아요. 게으르면 못 고치는 거예요. 저혈압이 되면 이완되어서 힘을 못 씁니다. 수축이 되어야 힘이 들어가는데, 이완되면 수축이 안 됩니다. 수축과 이완이 잘 되도록 하려면 운동을 해서 힘을 확보해야 합니다. 그래서 저혈압 약은 거의 없는 거예요.

질문 : 그래서인지 저혈압이 더 무섭다고 하더라구요. 혈관이 더 이완되면 쓰러질 수도 있습니까?

대답 : 더 이완되면 쓰러져서 죽기도 합니다. 그걸 보고 맥이 풀렸다고 하죠. 수축시키는 생명력이 고갈되었다는 것은 혈관이 움직이지 않는다는 말과도 같습니다. 이럴 땐 체질과 맥대로 영양하고 천천히 운동하면 됩니다. 사실 이 정도는 병이라고 하기도 민망한 거예요.

질문 : 운동을 해야만 나을 수 있는 병은 몸이 냉해져서 생긴다고 하셨는데요. 그렇다면 간질도 운동으로 만들어진 열로 냉기를 쫓아내야 하는 겁니까?

대답 : 그렇죠. 간질은 특히 더 그렇습니다.

질문 : 영양하고 꾸준히 운동해서 냉기가 없어지면 고쳐지는 겁니까?

대답 : 이게 그리 간단한 일은 아닙니다. 영양하는 것만으로는 안 되고, 반드시 몸이 따뜻해질 정도로 꾸준히 운동을 해야 호전시킬 수 있습니다. 그리고 찬 음료수, 찬 과일, 아이스크림 등을 멀리해야 합니다. 이런 걸 먹어서는 절대로 못 고칩니다.

질문 : 간질은 뇌에 냉기가 찬 것입니까?

대답 : 그 냉기도 장부에 냉기가 들어서 생긴 것입니다.

질문 : 뇌에 들어온 냉기도요?

대답 : 그럼요. 만병의 근원은 그 사람의 6장 6부의 음양 허실 한열에 있습니다. 간이 식으면 근육을 지배하는 간이 경직됩니다. 그래서 발작할 때 부들부들 떠는 거예요. 이것은 눈이 돌아가고, 근육경련, 근육 경직이 오는 현맥 간질입니다.

그리고 목극토 해서 생기는 홍맥 간질도 있습니다 이것은 입에 거품이 생기고 심한 위경련을 일으킵니다. 처음 보는 사람은 무서울 정도예요. 그 외에도 몇 가지가 더 있는데 하루 날 잡아서 정리해 드리겠습니다. 치매도 육장육부의 허실 관계로 오는 겁니다.

질문 : 애들이 클 때 무릎이 아프다, 어디가 아프다 그러잖아요. 저희 네 살짜리 아이도 종아리가 아프다고 하더라구요. 의사들은 보통 그걸 성장통이라고 하던데 정말 그런가요?

대답 : 그것도 6장 6부의 음양 허실 한열에 의한 결과입니다.

질문 : 그러면 종아리나 허리가 아프다고 하면 수를 더 주고, 어깨가 아프다고 하면 상화를 더 줘야 하는 건가요? 무릎이나 허벅지가 아프면 단맛을 주고.

대답 : 그렇죠. 그게 허실과 한열의 정보잖아요. 애기들은 바로바로 정

보를 알려 줍니다. 그 해당하는 장부를 영양하고, 그 부분을 따뜻하게 하고 주물러 주면 금방 해소됩니다. 그걸 모르고서 이런 걸 다 성장통으로 치부하면 안 되는 거예요.

질문 : 제가 아는 사람이 루프스라는 병을 앓고 있는데, 통증이 심하고 그 고통이 이루 말할 수가 없다네요. 뉴스를 보니까 어떤 균이 들어오면 면역세포가 이 균을 물리쳐야 하는데, 루프스는 피아(彼我)를 구분하지 않고 균뿐만 아니라 자가 세포까지도 죽인다고 하더라고요. 아직 원인은 모르고 주로 여성들에게 많다고 합니다. 이것도 심포 삼초 구삼맥으로 봐야 합니까?

대답 : 일단은 한열 관계입니다. 몸이 차면 균이 살 수 있는 환경이 조성됩니다. 몸이 차니까 면역력과 저항력이 떨어져서 세균이 들어온 것이거든요. 그 사람들은 발동기처럼 맥이 급하게 뛰어요. 1분에 100박 이상 뛰어서 아주 정신이 없습니다. 그래서 일단은 몸을 따뜻하게 하는 것이 가장 중요합니다. 그리고 운동을 해야 되는데 관절이 식어서 굳어 있기 때문에 이게 쉽지 않아요.

루프스는 대개 인영에서는 석맥이 나오고, 촌구에서는 구삼맥이 나옵니다. 석맥이면 신장이 나빠진 거죠? 신장이 제 기능을 못하면 피가 탁해집니다. 또 구삼맥이면 면역력, 저항력이 떨어진 것입니다. 즉 이 병은 석맥이 나오고 심급(甚急)하니까 피가 탁하고 식어서 오는 병으로 보면 됩니다. 이런 병들도 다 류머티스의 일종이에요. 장기까지 다 냉해져서 생기는 것이기 때문에 1년 이상 꾸준히 효소 찜질통서 지져야 합니다.

생식원에 20대 초반인 아가씨가 하나 왔었어요. 처음엔 로봇처럼 무릎관절과 고관절이 다 굳어서 제대로 걷지도 못했어요. 효소통에도 혼자 못 들어가서 우리 직원이 번쩍 들어서 넣었습니다. 그런데 효소를 일주일 정도 시키니까 본인이 효소통에 들어갔다 나오기 시작하고, 한 서른 번 정도 한 뒤에는 걷기 시작해요. 그만큼 온기가 생겨서 부드러워진 겁니다.

병원에서는 이런 사람들한테 계속 주사하고, 스테로이드를 줍니다. 스테로이드는 근육 힘을 강화시킬 때 쓰기도 하는 종합 항생제인데, 그게 굉장히 안 좋습니다. 그걸 너무 써서 콩팥 같은 데가 다 망가졌어요. 스테로이드가 혈관을 타고 돌다가 콩팥으로 오잖아요. 그러다 보니까 신장 방광과 뼈, 골수에 치명적인 영향을 준 겁니다.

이런 병 한번 걸리면 보통 일이 아닙니다. 몇 달 안에 된다고는 장담 못하고 계속 따뜻하게 하고, 영양하고, 운동하는 것 외에는 달리 방도가 없어요. 운동도 일반인들처럼 하는 게 아니라 움직일 수 있을 만큼만 살살 해야 합니다. 힘줄 조직까지 다 경직돼서 안 움직여지니까 굼벵이처럼 운동시키는 겁니다.

일산에 사는 60세 초반의 전직 교사이신 분이 계셨는데, 그 분은 골고루 생식에 순소금 드시고 꾸준히 효소욕 하셔서 완치됐습니다. 그 분도 처음 오셨을 때 병원 진단으로는 루프스, 류마티스, 폐에 물이 차서 온몸이 다 아프고, 모든 뼈마디가 뻣뻣하고, 고통이 이루 말할 수가 없었어요. 그런데 지금은 아주 건강한 모습으로 생활하고 계십니다. 오늘은 여기서 마치고 다음 주에 뵙겠습니다.

비위장 洪脈편 제3강

비위장 洪脈편 제 3 강

현맥 위장병은 단맛이 당기지 않는다, 자하순소금에 들어간 공력

　오늘은 처방의 기준에 대해서 공부하겠습니다. 중병일 때와 체질과 음양 허실 한열에 의한 일반적 증상이 있을 때의 처방은 각각 어떻게 할 것인지 그 기준이 있어야 합니다. 그리고 홍맥이 나올 때 침법을 쓰는 자리인 비장경과 위장경의 주요 혈자리와 기경팔맥의 하나인 충맥을 공부합니다.

　또한 홍맥이 나올 때의 구체적인 처방에 대해서도 설명합니다. 시간이 되면 모든 대인 관계에 적용할 수 있는 체질에 따른 궁합, 특히 배우자를 선택할 때 참고가 될 수 있는 배우자 궁합을 공부합니다.

　오늘은 원래 침법을 실습하려고 했는데 다음으로 미뤄야겠습니다. 이렇게 추운 날에는 한 데서 침을 놓으면 안 돼요. 환자가 생겨서 꼭 침을 써야 하는 상황이라면 일단 방바닥을 따뜻하게 하거나 실내 공기를 따뜻하게 해놓고 난 뒤에 해야 합니다. 찬 곳에서 침을 놓으면 되레 손해입니다. 환자에게 오히려 안 좋은 일이 생길 수도 있습니다. 그러면 진도 나가기 전에 질문 받겠습니다.

　질문: 직장 동료가 소화도 잘 안 되고 속도 아프다는데 단 것이 당기지는 않는다고 해요. 그건 왜 그런 거죠? 원래는 단맛이 당겨야 되는 게 아닌가요?

대답 : 단맛이 안 당기면 안 먹으면 됩니다. 그 속이 아픈 것이 위장의 문제인지, 간의 문제인지를 따져 봐야 됩니다.

질문 : 소화가 안 된대요.

대답 : 소화가 안 된다면 그건 소화액이 부족한 거죠? 이때는 대개 현맥이 나옵니다. 그러면 그 사람은 간담을 영양하는 신맛을 먹어야 합니다. 우리 몸에서 생기는 증상에 대한 대응력은 인간의 지식보다 생명이 더 빨라요. 그런 분들은 효소액이나 친환경 식품 매장에서 만들어 파는 식초 같은 걸 드시면 좋습니다.

이번에 윤남선 원장님이 만들어 주신 식초를 먹어봤더니 작년 것보다 빛깔이 더 맑고 잘 된 것 같습니다. 제가 이 식초를 그냥 생으로 맥주컵에 따라서 마셔봤는데 그래도 괜찮더라고요. 여러분들은 조금씩 따라서 맛있게 드시면 됩니다.

질문 : 설탕도 타지 않고 그냥 드셨어요?

대답 : 저는 설탕 없이 그냥 먹어요. 목기가 워낙 약해서 그냥 먹어도 별 탈이 없습니다. 윤 원장님의 기운이 점점 좋아지시니까 그 공력으로 내년에는 더 좋은 게 나올 것 같습니다. 이번 식초는 아주 좋아서 담경이 지나가는 쪽으로 기운이 소통되니까 머리가 다 시원해져요. 윤 원장님, 식초에 다른 건 안 들어갔나요?

(다른 건 아무 것도 안 넣고, 딱 감 하나만 들어갔어요. 특히 이번 감은 산골에서 딴 것이라 발효가 더 잘 됐습니다. 이게 물로 세척하면 발효가 잘 안 되거든요. 이번 것은 완전히 자연적으로 발효된 감물입니다.)

질문 : 순소금은 어떤 건가요?

대답 : 1,000도로 열을 가하면 소금이 용암처럼 흐물흐물 녹습니다. 그때 어마어마한 가스와 연기가 나오는데, 소금 안의 간수 성분이 타면

서 빠져나오는 겁니다. 주방에서 프라이팬에 소금을 넣고 열을 가하면 연기가 나오잖아요. 그 연기가 자그마치 섭씨 1,000도에서 200시간 동안 계속해서 빠져 나오는 거예요. 1,000도 이상의 고열로 14일 가량 열을 가하여 소금 성분 이외에는 전부 제거하는 겁니다. 또 그 과정에서 열에너지도 들어간다고 볼 수 있겠죠.

그렇게 용광로를 계속 가동시켜서 340시간을 끓이면 순수한 소금만 남습니다. 그러면 크리스탈처럼 거의 투명해집니다. 소금이 탁하고 투명하지 않은 건 그 속에 다른 게 들어있는 거예요. 황토소금은 황토가 들어갔고, 죽염은 황토와 대나무 성분이 들어간 겁니다.

소금과 물은 생명을 담는 본질적 질료

원래 소금은 이렇게(素金) 쓰잖아요. 여러 번 말씀드렸듯이 이 소(素) 자는 '흴 소'로도 쓰이지만 '바탕 소', '본질 소'로도 쓰입니다. 즉 소금은 모든 금속 성분의 본질적 바탕이라는 애깁니다. 이 수금은 뼈와 연골을 만드는 본질적인 질료입니다. 또 소금은 인대와 힘줄을 만들어 사람이 직립할 수 있도록 척추를 바르게 세워주는 역할도 합니다.

생명이 진화하는 과정을 보면 척추동물이 만들어질 때 바다의 소금 성분이 뼈인 척추에 들어가요. 그렇게 해서 무척추 동물에서 척추동물인 어류나 양서류 같은 것들이 생겨나는 겁니다. 뼈가 별로 없다는 연체동물도 뼈가 있긴 있잖아요? 이 동물들이 점차 수기(水氣)인 뼈(水氣)를 만들어 바다(水氣)에서 육지로 올라와서 파충류, 조류, 포유류, 영장류, 인류로 발전합니다. 이러한 과정을 『천부경』에서는 '일적십거(一積十鉅) 무궤화삼(無匱化三)'이라고 했습니다.

그 소재가 바로 소금(素金)입니다. 소재를 한자로 이렇게(素材) 쓰죠. 모든 재료의 바탕이라는 뜻입니다. 생명을 담을 수 있는 바탕이 되는 재료가 수기(水氣)인 물과 소금입니다. 이게 없으면 뼈가 다 부셔져요. 수기인 신장 방광이 허약하여 석맥이 나오면 뼈가 약해져서 골다공증에 걸리거나 골수염, 골수암, 뇌수막염 등등 일체의 염증이 생깁니다.

저희가 여러 가지 소금을 많이 먹어 봤는데, 일반 소금은 하루에 30그램씩 먹으면 몸이 부어서 계속 먹을 수가 없습니다. 제가 이 공부를 처음 할 때 소금을 고봉으로 먹었다고 했잖아요. 그렇게 먹으니까 나중에는 몸이 감당을 못 해요. 소금 속의 다른 성분이 몸에 많이 들어오면 병이 납니다. 그래서 순수한 소금을 먹어야 하는 겁니다.

다른 음식도 마찬가지입니다. 과일이든, 야채든, 곡식이든, 모든 먹거리들은 천지기운을 빨아들일 때 일단 뿌리에서 일차적으로 거릅니다. 그리고 그 기운이 줄기를 타고 올 때 체관에서 또 걸러요. 수도 없이 많은 체관을 지나온 가장 수승한 에너지를 비로소 열매에 담아 놓는 겁니다. 생식을 한다는 것은 바로 그 열매 속의 씨(氏)를 먹는 겁니다.

우리 몸에서 6장 6부는 뿌리에 해당하고, 뼈, 근육, 살, 피부 속에 있는 핏줄이 체관에 속합니다. 그런데 만약 나쁜 성분이 있다면 그것들이 뿌리와 체관에 쌓이게 되어 그 소우주는 병이 생깁니다.

현재 식용으로 쓰이는 소금의 문제점

지금 문제가 되는 것이 외국에서 공업용 소금을 막 수입해 들여오잖아요. 또 소금을 만드는 염전에서 사용하는 원수(原水)도 문제입니다. 염전이 있으려면 갯벌이 있어야 하는데, 육지에서 빠져나간 공장 폐수, 생활 오수, 축산 오폐수, 농약 같은 것들이 지난 수십 년간 갯벌 주변을 떡칠해 놓았단 말이죠. 하도 오염돼서 답이 안 나옵니다.

서해안의 좋은 소금? 광복 이후 지난 60년 동안 우리가 남해, 서해안을 얼마나 오염시켰어요? 거기엔 이미 감당을 못 할 정도로 많은 중

금속이 쌓여 있습니다. 그런 건 치료제로는 쓸 수가 없어요. 수기가 병나서 골병을 치료하려면 천일염으로는 어림도 없습니다. 지난 10년 넘게 저희가 순소금을 가지고 몸으로 검증했습니다. 피부병 있는 사람들은 염분기가 아주 정갈하고 깨끗해야 됩니다. 깨끗한 소금은 애기들한테도 많이 먹여도 돼요.

과학자들이 나트륨이 어떻다, 미네랄이 어떻다 뭐 이런 얘기들을 하는데 사실 그 사람들도 어떤 성분이 얼마나 많이 들어 있는지 모릅니다. 마그네슘, 아연, 철분 등이 얼마나 들어 있는지 알 수가 없습니다. 그러니까 우리는 여러 가지 오염물질을 싹 태워서 순수한 소금 성분만 남겨서 먹겠다는 겁니다. 치료할 목적으로는 옛날 어른들이 소금이라고 이름을 지어 놓은 순수한 그놈만 먹겠다는 거예요.

화기(火氣)의 준동으로 장차 슈퍼 바이러스가 나온다

장차 화기가 충천하는 시대가 올 겁니다. 지구가 점점 뜨거워지고 있잖아요? 남극 빙하가 녹고, 아프리카에 있는 킬리만자로 산의 만년설이 다 녹고, 북극이 녹고, 시베리아 만년 동토 툰드라가 녹고 있습니다.

녹는다는 건 다시 말해 열이 있다는 애깁니다. 갈수록 천지(天地)가 뜨거워지는 것에 비례해 미생물, 바이러스, 세균 같은 것들이 활동할 수 있는 조건은 좋아지는 거죠.

이 화기(火氣)를 자연에서 이겨낼 수 있는 유일한 기운은 어떤 것인지 이제는 여러분들도 다 알죠? 화기가 너무 실해져서 넘쳐 나면 여기 금기를 쳐서 금기가 지배하는 피부를 깨트립니다.

피부는 외부에서 오는 외기를 막아주는 역할을 한다고 했어요. 피부가 터지면 그 터진 곳으로 이 외기가 바로 들어옵니다. 또 콧구멍으로 바로 들어옵니다. 지금 태어나서 자라는 아이들에게 까닭모를 아토피 같은 피부병이 창궐하는 것도 다 이 화극금 시키는 화기 때문에 그런 겁니다.

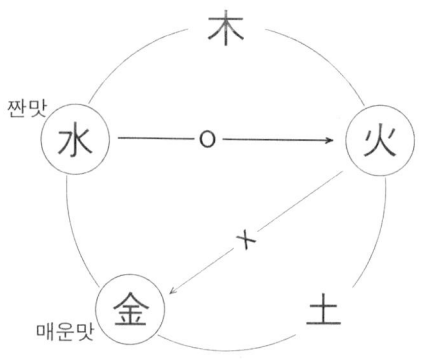

그림 오행 상극도 중 화극금과 수극화 도(圖)

그런데 이 화기라는 건 눈으로는 안 보이잖아요. 그 눈에 보이지 않는 화기가 피부를 찢고 터트릴 정도라면 우리 몸 내부에서는 이미 화기(火氣)가 어떻게 작용하고 있겠냐는 거죠. 감당이 안 될 정도가 되는 겁니다.

앞으로 더 무지막지하게 센 슈퍼 바이러스 같은 놈들이 창궐하게 되면 코로, 피부로 막 들어와서 다 썩게 만들 겁니다.

옛날 책을 보면 수기(水氣)는 짠맛을 뜻하는 함(鹹), 딱 한 글자만 쓰여 있습니다. 한 글자만 쓰여 있다 보니까 사람들이 그게 뭔지도 잘 모르고, 또 점차 내려오면서 공부를 안 해요. 지난 몇 백 년 간 의원들은 그저 침이나 찔러주고, 뜸이나 떠주고, 약으로만 고치려고 해왔잖아요.

한방에서 소금을 법제할 때 보면 중국요리 집에서 쓰는 것 같은 뚜껑 없는 큰 솥에 소금을 볶습니다. 그게 간수를 빼고 증기로 날아가게 하는 방법이에요. 이렇게 법제한 소금을 한의학에서는 망초라고 합니다. 그러면 그걸 저울에 달아서 한 첩 당 얼마만큼씩 넣어 쓰겠지요.

그런데 양약이든, 한약이든 기본적으로 쓴맛이 굉장히 많잖아요. 그러니 짠맛을 웬만큼 넣어서는 수극화 자체가 안 되는 겁니다. 수극화(水克火)를 못하고 계속 화극금(火克金)을 당하니까 폐대장이 지배하는 피부는 절단날 수밖에 없는 거죠.

시간의 기준, 자오(子午)와 묘유(卯酉)

우리는 어쨌든 맥대로 하면 되는 겁니다. 진도 나가기 전에 처방의 기준에 대해서 짚고 넘어갑시다. 어떨 때에 어떻게 처방해야 한다는 기준이 있어야 됩니다. 이 설명을 하려고 지난 7주 동안 강의한 거예요. 사전 설명이 안 된 상태에서 처방의 기준을 얘기하면 잘 받아들여지지 않습니다.

자연의 원리라는 것은 기준이 있어야 합니다. 하루 열두 시간을 음양으로 따졌을 때, 낮이라는 기준이 있고 밤이라는 기준이 있습니다. 그러면 낮과 밤의 기준은 어디서 출발해야 하느냐?

시간이 자축인묘진사오미신유술해 이렇게 12시로 나가잖아요. 그 중에서 묘시(卯時), 유시(酉時)가 있습니다. 그러면 이렇게 갈라서 유시에서 묘시까지 자시 쪽에 있는 시간대를 밤인 음(陰)의 시간대, 다시 묘시에서 유시까지를 낮인 양(陽)의 시간대라고 한다면, 묘유(卯酉) 선상이 낮과 밤을 가르는 기준이 됩니다.

그리고 자오(子午)선이 뭡니까? 이 오시(午時)를 한낮이라고 하고, 자시(子時)를 한밤중이라고 하잖아요. 오전 11시부터 오후 1시까지를 오시라고 하면 이 오시(午時) 안의 한복판을 뭐라고 합니까?

(정오)

그렇죠. 정오(正午)라고 하죠. 낮 12시를 정오라고 합니다. 밤 11시부터 새벽 1시까지는 자시인데 이 자시 시간대 안에서도 정 가운데를 무슨 시라고 하죠?

(자정)

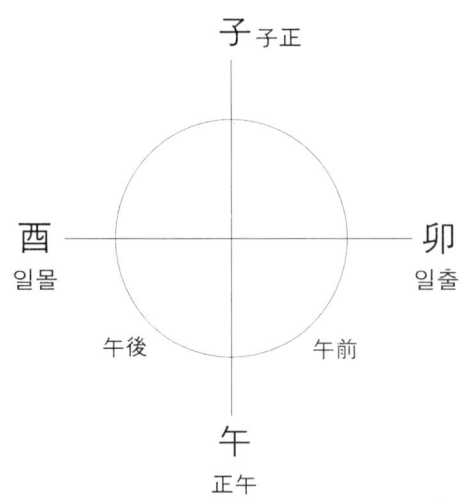

그림 자오(子午), 묘유(卯酉) 시간대

그렇습니다. 자정(子正)이라고 하잖아요. 이렇게 자축인묘는 너나 나 다 쓰고 있습니다. 갑자, 을축, 병인, 정묘만 나오면 서양 종교 하는 사람들은 미신이라고 하는데 그건 잘못된 표현입니다. 그러면 이 묘시에서 정오까지의 시간대를 뭐라고 해요?

(오전)

오전(午前)이라고 하잖아요. 오시(午時) 이전(以前). 해 지는 시각을 대개 유시(酉時)라고 하죠? 그러면 여기를 뭐라고 그래요?

(오후)

당연히 오시 이후라고 하는 거죠. 목사님도 '오후 몇 시에 만나자' 그러잖아요. 천주교 신부님, 주교님도 '오전 9시에 미사가 있습니다' 그럽니다. 그건 그 사람들도 자축인묘진사오미신유술해를 쓰고 있다는 말이거든요. 그러니 미신이라고 하면 안 되는 겁니다.

우리 선조들이 사용하던 시간의 이름에는 매 시마다 그 기운과 작용의 의미가 들어 있습니다. 예를 들어 자시(子時)는 음기의 시간대로 어둡고, 고요하고, 적정의 시간입니다. 이 문자를 파자하면 '깨달을 료(了)'에 '가를 일, 하나 일, 모두 일(一)' 자가 되어 고요함 속에서 모두를 깨달음에 이르게 한다는 뜻이 됩니다.

그리고 오시(午時)는 양기의 시간대로 밝고 활동적이며 확산하는 시간입니다. '사람 인, 움직일 인(人)' 자에 '열 십, 완성 십(十)' 자가 합쳐져 움직여 무언가를 완성한다는 뜻을 담고 있습니다.

그런데 이런 선조들의 정신과 그분들의 세계관은 제대로 알아보려고 하지 않고, 그저 자신들이 이해하기 어렵고 잘 모른다고 어쭙잖은 서양의 잣대로 비과학적이네, 미신이네 치부한다면 제대로 된 단군의 후예가 되긴 힘들다고 봅니다.

어쨌든 우리에게는 시간을 나누는 기준점이 있다는 겁니다. 지난 수백, 수천 년 동안 우리는 그러한 시간의 기준점을 인식하고, 깨닫고, 실제로 생활도 거기에 맞춰서 살아 왔어요. 하루를 사는데도 이러할 진데, 1년을 사는 방법이 왜 없겠으며, 10년을 사는 방법이 왜 없겠으며, 한 세대인 30년을 사는 방법이 왜 없겠습니까? 점심 먹고 나서 그 얘기를 더 자세히 해드릴 겁니다.

처방의 기준 1 - 기경팔맥의 병(4~5성) 이상은 맥대로 한다

처방의 기준은 두 가지가 있습니다. 병이 깊을 때의 처방 기준이 있고, 병이 약하고 생긴 지 얼마 안됐거나 일반적일 증상일 때의 처방 기준이 있어요. 분명히 병이라고 할 수 있는 것과 병이라고 보기엔 애매한 것이 있을 수 있죠? 그게 뒤죽박죽되면 안 되거든요.

그런데 현재의 모든 의학은 생명의 입장을 고려한 진단의 기준과 처방의 기준이 없는 실정입니다. 또 병을 분류하는 기준과 건강의 기준이 없습니다. 건강이 뭔지, 병이 뭔지를 모르다 보니까 이 시대의 의학은 발전한다고는 하면서도 사실은 답보 상태에 놓여 있습니다. 어떻게 보면 현대의학은 큰 수렁에 빠져 있는 거죠. 그 수렁 속에서 학자들과 수많은 사람들이 허우적대고 있는 겁니다.

그러면 한번 살펴봅시다. 먼저 기경팔맥의 병과 사해의 병. 이건 큰 병이죠. 맥으로는 4~5성, 6~7성 이상입니다. 이때는 다른 건 일절 고려할 것 없이 반드시 맥대로 해야 합니다. 그래야 이 큰 병을 고쳐낼 수 있어요. 이러한 경우로는 다음 목화토금수상화의 여섯 가지가 있습니다.

첫 번째, 대맥의 병인 현맥 인영 4~5성이 나올 때는 어떻게 처방하느냐? 일단 육곡인 팥, 수수, 기장, 현미, 콩, 녹두를 골고루 줍니다. 그런데 이렇게 처방을 하면 사람들이 다 도망가거나 실천을 안 합니다. 현성 선생님은 처음에 환자가 오면 이만한 처방지에다가 만약 한 달 치 처방이라면 팥 반 되, 녹두 반 되, 수수 반 되, 이런 식으로 다 써서 직접 골고루 생식을 만들어서 먹게 했었습니다.

그런데 콩, 녹두, 수수 이런 것만 쓰여 있으니까 보통 사람들이 보면 아무것도 아니잖아요. 그러니 생식원을 나서면서 그 엄청난 내용이 담겨 있는 처방지를 구겨서 버리고 가는 사람이 반이나 됐답니다. 또 문 밖을 나가기도 전에 휴지통에 버리고 가는 사람이 반, 체면 때문에 갖고 가다가 버스 정류장 앞에 가서 버리는 사람이 반. 그게 어떤 처방인 줄도 모르고 말이죠. 그래서 할 수 없이 우리 선생님께서 생식제품을 만들게 된 것입니다.

　이런 게 없었던 초창기 제자들은 정말 고생을 많이 했어요. 그 선배들은 근수를 딱 재서 가루를 내거나 물에 불려 직접 만들어 먹었습니다. 그런데 그렇게 하면 날 비린내가 나기 때문에 그걸 먹으려면 정성이 어마어마해야 됩니다. 어찌 보면 우리는 쉽게 하는 거예요. 어쨌든 이런 환자에게는 골고루 생식 한 봉에 상화생식 한 수저를 주면 됩니다. 그리고 현맥이니까 뭘 줘야 됩니까?

　(신맛)

　그렇죠, 신맛. 현맥이 나오게 된 근원적 원인은 금극목이니까 금기를 견제해야 하죠? 금기를 견제하는 게 뭐예요?

　(화기)

　그렇죠. 쓴맛으로 화극금을 시켜 줍니다. 그러면 요것만 딱 주고 반찬으로는 김치나 미역국, 된장찌개 같은 것을 조금만 먹게 합니다. 과일 같은 것도 많이 먹으면 안 돼요

　현맥 인영 4~5성일 때는 이렇게 골고루 생식, 상화생식 1수저, 목기와 화기를 현맥이 없어질 때까지 식사로 하면 됩니다. 그리고 간담을 튼튼하게 하는 목, 옆구리, 고관절, 발 운동을 합니다. 호흡은 인영맥이 크니까 들숨을 길게 하고 날숨을 짧게 하면 그 효과가 3배 정도 높아집니다.

　두 번째, 독맥의 병인 구맥 인영 4~5성일 때는 심소장이 크게 병난 겁니다. 심장성 고혈압, 심근경색증, 협심증 같은 것들 있죠? 이럴 땐 골고루에다 무조건 상화를 줍니다. 일단 가장 먼저 심장 속에 들어 있는 생명력을 살려야 될 것 아니에요. 그리고 구맥이니까 쓴맛을 줘야겠죠? 또 구맥이 나오게 된 원인은 수극화니까 토극수를 시키기 위해서 단맛인 토기원을 줍니다.

수극화 해서 구맥이 나왔으니까 쓴맛으로 심장을 살리고, 토극수로 물길을 막아 수기(水氣)를 견제하는 겁니다. 수기가 계속 화를 극해서 중병인 구맥 4~5성이 됐잖아요. 구맥이 나올 때는 이렇게 토기(土氣)로 수화(水火)의 균형을 잡아주면 됩니다.

이런 사람은 반찬도 쓴맛인 고들빼기 무침, 씀바귀 무침, 쑥갓이나 산나물, 들나물 같은 것들이 훨씬 맛있어요. 음료수를 마셔도 이 사람은 커피나 꿀차가 맛있고, 과일도 연시감이나 홍시감이 좋다고 합니다.

아까 소화가 잘 안된다던 그분은 간이 약해져서 소화가 안 되는 거잖아요. 그런 사람한테는 생강차를 주면 안 됩니다. 금극목을 더 심하게 해요. 이런 사람은 단맛이나 매운맛은 별로고 신맛이나 쓴맛이 훨씬 맛있습니다. 커피가 맛있냐고 물어봐서 그렇다고 하면 자신 있게 커피를 마시게 하면 됩니다.

커피가 카페인 때문에 안 좋다는 식으로 이야기하잖아요. 카페인은 커피라는 식물의 열매에 들어 있는 성분입니다. 식물의 열매는 땅의 거름기를 빨아먹고 만들어진 것이지 무슨 화공약품 공장에서 만들어진 게 아닙니다. 약도 공장에서 만드는 판에. 커피는 전 세계인들이 가장 많이 먹는 기호식품 아닙니까? 기호식품은 체질에 맞게 먹으면 오히려 좋은 겁니다.

잠이 안 올 때는 짠맛을 먹어라

질문: 커피 마시면 잠이 안 오는 사람이 있잖아요?

대답: 반대로 커피를 마셔야 잠을 잘 자는 사람이 있습니다. 심장의 화기운(火氣運)이 항진된 사람이 있고, 저하된 사람이 있습니다. 화형한테 쓴 걸 더 주면 심장이 더욱 항진되겠죠? 항진이 되면 힘이 세지니까 심장이 더 쿵쿵 뜁니다. 잠잘 때는 에너지 공급량을 줄여줘야 아무 생각

없이 이완된 상태가 되어 잠이 푹 잘 오는데, 순환되는 에너지양이 많아지면 뇌세포에 산소와 영양분 공급이 넘쳐서 뭔가를 자꾸 생각하게 되는 겁니다.

잠 안 오는 사람은 얼큰하고 짭짜름한 찌개나 김칫국 같은 것 있죠? 예전에 우리 할머니들은 겨울철에 잠이 안 올 때 동치미 국물을 먹었잖아요. 그런 짠맛이 있는 음식을 먹으면 됩니다. 그랬더니 어떤 사람은 자기 전에 소금을 너무 많이 먹어서 밤새 물을 들이키느라 혼났답니다.

세 번째, 비위장이 허약하여 홍맥 촌구 4~5성이 나오는 것은 충맥의 병입니다. 이럴 땐 일체의 이유 없이 무조건 골고루에 상화생식을 주면 됩니다. 거기에다가 토기와 금기를 주고, 반찬은 달고 매운 것을 먹어주면 좋습니다. 목극토 해서 홍맥이 나왔으니까 단맛으로 비위장을 보(補)하고, 매운맛으로 금극목 하여 간담의 기운을 사(瀉)하는 겁니다.

네 번째, 폐대장이 허약하여 모맥 촌구 4~5성이 나오면 임맥의 병입니다. 코맹맹이가 된다든지, 피부병이 오다든지, 폐대장에 병이 있다든지, 직장에 병이 있다든지 합니다. 이럴 땐 무조건 그 속에 있는 생명력을 살리기 위해서 골고루에 상화를 줍니다. 또 화극금 하여 모맥이 나왔으니까 매운맛으로 폐대장을 보하고, 짠맛인 수극화로 심소장의 기운이 견제되어 화극금을 못하게 합니다. 이렇게 하면 6장 6부가 저절로 허실의 균형을 이루게 돼요.

다섯 번째, 신장 방광이 허약하여 석맥 4~5성이 나오면 교맥의 병입니다. 석맥에 인영이 4~5성이면 양교맥의 병, 촌구가 4~5성이면 음교맥의 병입니다. 이럴 때는 일단 신장 방광이 허약해졌으니까 그 속에 있는 생명력을 살리기 위해 골고루에 상화를 주고, 짠맛인 수기와 신맛인 목기원을 줍니다. 신맛으로 목극토 시키면 토극수를 못하죠? 석맥이 나오니까 짠맛으로 수기를 살리고, 석맥의 원인은 토극수니까 목극토를 시키는 겁니다.

병치(病治)는 언제까지 해야 하는가? 맥은 언어나 문자보다 상위 개념

그러면 이것을 언제까지 해야 하느냐? 석맥 4~5성이 없어질 때까지 합니다. 구맥, 홍맥, 모맥도 마찬가지입니다. 현맥 4~5성이라면 골고루 상화에 신맛과 쓴맛을 그 맥이 없어질 때까지 먹으면 현맥 4~5성으로 온 병은 낫는 겁니다. 즉 언제까지 해야 하느냐는 것은 맥이 없어질 때까지가 그 기준이 됩니다.

그렇다면 그 맥은 누가 만들었나? 그 생명의 주체가 만든 겁니다. 맥은 다른 언어나 문자로 표현한 것보다 더 상위의 개념입니다. 그런데 사람들은 문자로 기록한 문헌이 더 상위의 개념인 것으로 착각합니다. 그게 아니죠. 문자는 인간이 살면서 가장 나중에 만든 거예요.

인간은 말을 더 먼저 했습니다. 옷을 먼저 만들었고, 집을 먼저 만들었고, 농사짓는 법을 먼저 알아냈고, 그릇을 먼저 만들었어요. 그런 연후에 맨 마지막으로 만들어진 것이 문자입니다. 문자가 만들어진 이후에 문화와 문명이 급속도로 발전한 것은 논외로 합니다. 그건 인간이 편리하게 살기 위해서 나온 거니까요.

즉 인간이 생명본위로 사는데 있어서 문자는 절대적으로 하위 개념입니다. 그러니 우리는 그 문자 이전, 언어 이전의 세계로 가보자는 겁니다. 생명체에게 있어 병이라는 것은 문자나 언어가 생기기 이전부터 있었습니다. 언어와 문자는 병을 지금에 맞게 설명하고 기록하는 도구일 뿐입니다.

여섯 번째, 심포 삼초가 허약하여 구삼맥 4~5성이 나오면 유맥의 병입니다. 구삼맥에 인영 4~5성이면 양유맥의 병이고, 촌구 4~5성이면 음유맥의 병이죠. 이럴 땐 골고루에 상화를 준 뒤, 각기 체질에 맞는 것을 하나 주면 됩니다.

표 처방의 기준(4~5성 이상일 때)

맥의 종류	기본 처방	맥대로 처방
현맥 4~5성	골고루(자하)+상화	목, 화
구맥 4~5성	골고루(자하)+상화	화, 토
홍맥 4~5성	골고루(자하)+상화	토, 금
모맥 4~5성	골고루(자하)+상화	금, 수
석맥 4~5성	골고루(자하)+상화	수, 목
구삼맥 4~5성	골고루(자하)+상화	체질에 맞는 맛 추가

4~5성 이상이라는 것은 기경팔맥 이상이기 때문에 6~7성도 포함됩니다. 여기에 처음 오시는 분들을 보면 4~5성이 많습니다. 이런 분들은 맥대로 처방을 해서 몇 개월 만에 그 맥이 바뀌고 4~5성이 작아지기노 합니다. 지금 여러분들도 처음 오셨을 때보다 맥이 작아졌습니다. 맥에 맞게 생식하고, 호흡하고, 운동하고, 자석테이프도 붙여서 맥이 조절된 거죠.

맥이 고쳐지는 과정에서 나타나는 반응, 불가피하게 진통제를 써야 하는 경우

그 커졌던 맥이 작아지는 과정에도 중(中)이 존재합니다. 6~7성에서 4~5성으로, 4~5성에서 2~3성으로 작아지면서 변하는 과정이 중입니다. 이 과정에서 많은 증상들이 생겨납니다. 안 아프던 옆구리가 아팠다가, 결렸다가, 설사도 했다가, 콧물도 났다가 하는 등의 일들이 생깁니다.

변화가 없으면 생명체가 아니고 기계죠. 자동차는 엔진이 고장 나면 엔진을 통째로 갈 수도 있고, 불빛이 안 나오면 전구를 갈아 끼우면 끝나잖아요. 하지만 사람의 몸은 외과에서 하듯 무릎팍 관절이 병나면 무릎 관절을 갈아 끼우면 된다는 식으로 인식하면 안 됩니다.

이런 변화가 올 때에 맥이 작아지면서 통증이나 저림증 같은 것들이 여기저기 생겨요. 통증은 생명이 정상적으로 살아 있다는 걸 반증하는 것이므로 오히려 즐겨야 합니다. 그리고 이때는 생명이 치유능력을 향상시키기 위해서 더 많은 생명의 온기를 필요로 하기 때문에 그 부위를 따뜻하게 해야 합니다.

그런데 보통은 이럴 때 통증이 있다고 진통제를 주죠? 그건 생명체 입장에서 보면 반은 죽여 놓는 거나 마찬가집니다. 진통제는 오히려 자율신경을 망가트리고 생명이 본래 가지고 있던 자연치유능력을 교란시킵니다. 통증이 나쁘다고 해서 요즘은 통증클리닉이라는 것도 있잖아요. 무슨 빨래하는 것도 아니고 어떻게 통증을 청소해요?

모든 통증은 식어서 생깁니다. 그러므로 그곳을 따뜻하게 하면 됩니다. 현대의학에서는 열나고 통증이 있다고 해서 얼음찜질하고, 진통제나 항생제를 남용하여 생명력을 무력화시킵니다.

물론 진통제를 꼭 필요로 할 때가 있습니다. 전쟁이나 안전사고, 교통사고가 나서 죽을 만큼 아프다면 진통제를 줘서 치료를 해야겠죠. 하지만 맥이 변할 때, 즉 몸에 변화가 일어날 때는 참을 수 있을 정도의 통증이 생기므로 죽을 정도로 아프지는 않습니다.

진통제가 필요한 또 다른 경우도 있습니다. 화학 약물요법으로 치료하다가 사람이 죽어갈 때 이 진통제가 필요합니다. 암 말기에 정상세포가 문드러질 정도로 썩어 들어갈 때의 통증은 어마어마해요. 이건 이미 어떻게 손 쓸 수 있는 상태가 아니잖아요. 그럴 때는 억지로 참을 필요

없이 진통제를 써야 합니다.

그런데 지금처럼 맥이 변할 때는 그 정도로 가혹한 통증이 수반되지 않습니다. 좀 아프고 불편할 정도지 견딜만하기 때문에 주사를 맞거나 진통제를 먹을 필요가 없는 거죠. 약은 꼭 필요할 때는 써야 합니다. 그런데 병원에 가면 내복약 속에 진통제를 꼭 하나씩 넣어 주잖아요. 굳이 아프지 않은 사람한테도 혹 아플까 싶어 친절하게 넣어준다니까요.

처방의 기준 2 - 정경의 병(맥이 1~3성)일 때는 체질대로 한다

큰 병이 아닐 때가 있죠? 맥으로는 1~3성까지를 말하는데 이것을 정경(正經)의 병(病)이라고 합니다. 인영 촌구의 편차가 크지 않습니다. 이런 경우에는 당뇨병도 없고, 고혈압도 없습니다.

당뇨병, 고혈압, 천식 이런 것은 무조건 4~5성(기경의 병)이에요. 그런데 맥이 작아져 있어도 약을 복용중이라면 4~5성으로 봐야 됩니다. 왜냐? 지금 그 사람이 약을 먹고 있잖아요. 이건 맥을 봤을 때 '맥이 명확하지 않은 경우'에 해당됩니다.

다시 정리하면 약을 장기적으로 복용하지 않을 때, 몸에 무슨 특별한 인공 장치를 하지 않은 자연스러운 상태일 때, 1~3성의 맥이 나오고 거기에 수반되는 어떤 증세가 나타난다면 이것은 정경의 병입니다. 맥이 4~5성일 때는 기경(奇經)의 병(病), 6~7성 이상일 때는 사해(四海)의 병(病)이라고 합니다. 이건 중병이죠. 현대의학으로는 거의 접근조차 불허하는 병으로 기존의 의학으로는 못 고치는 병입니다.

죽을 때까지 약 먹어야 한다는 병들 있잖아요. 그건 결국 못 고친다는 말과 같습니다. 그 약이 그 병을 치료하는 약이라면 며칠만 먹어도 나아야 되거든요. 류머티스니, 루프스니, 갑상선 항진증이니 하는 병들 있죠? 이런 것들은 현대의학으로는 못 고치는 병입니다. 그런데 이런 경우에도 우리는 맥을 고치면 됩니다. 장부를 절단하는 수술을 안했다면 맥대로 육기섭생법을 처방하고 실천하는 것만으로 맥은 고쳐지게 돼 있어요.

맥이 1~3성으로 큰 병이 아닐 때는 맥이 명확하지 않아서 아침에 다르고 저녁에 다르고, 맥이 이랬다저랬다 할 수 있습니다. 정경의 맥은 뭘 먹었을 때도 달라져요. 이렇게 맥이 수시로 변하니까 맥은 정확하지 않고 믿을 수 없다고 하는 사람들이 있는데, 체질분류법을 모르면 당연히 그렇게 말할 수밖에 없습니다. 반면에 4~5성과 6~7성은 병이 이미 크게 자리 잡았기 때문에 맥이 쉽게 변하지 않습니다. 이럴 땐 맥대로 처방해야 합니다.

병맥이 작아서 생기는 증상은 하루 자고 일어나면 없어지기도 합니다. 머리가 아프고, 속이 답답했는데 하룻밤 자고 일어났더니 없어졌더라. 한 2~3일 지나니까 설사병이 괜찮아졌더라. 이런 것들은 병이 크지 않은 겁니다. 맥을 봐서 3성까지의 맥에서 나오는 증상은 아무리 커도 큰 병이 아닌 것으로 봅니다. 이럴 때는 '죽어도 체질대로' 처방합니다. 처방의 기준은 이렇게 딱 두 가지밖에 없어요. 그러니 복잡할 게 없습니다.

맥이 정경인 1~3성일 때는 큰 장부 쪽으로는 병이 잘 안 오기 때문에 일체의 증상에 관계없이 체질대로 처방하면 됩니다. 여기엔 여섯 가지의 경우가 있습니다.

첫 번째, 간담이 제일 큰 목형은 얼굴이 길쭉한 직사각형입니다. 몸통이 길고 갈비뼈가 짧습니다. 팔다리가 길고 손가락, 발가락도 깁니다. 간담이 크니까 목극토를 항상 하겠죠? 목형은 24시간 목극토를 하기 때문에 비위장이 약합니다. 그래서 본질적으로 변이 묽게 나오고, 무릎 관절이 다른 관절에 비해서 약해요.

그리고 폐대장이 허약하니 금극목이 안 되겠죠? 그러므로 이 사람이 건강해지고 싶다면 골고루에 떫은맛인 상화를 줍니다. 거기에 항상 목극토를 하니까 단맛을 주고, 금극목을 시키기 위해서 매운맛을 추가합니다. 이게 처방의 기준입니다.

단 것을 좀 더 넣을 것인가, 줄일 것인가? 매운 것을 더 넣을 것인가, 줄일 것인가? 밥에 고추장을 넣어 비벼 먹을 때도 한 숟가락을 넣을 것인가, 반 숟가락 넣을 것인가? 그건 본인의 입맛에 맞게 양의 다소를 조절하면 됩니다. 맥이 4~5성 이상일 때는 병이 깊으니까 많이 먹어도 되고, 병이 작을 때는 조금씩 꾸준히 맛있게 먹어줘도 돼요.

두 번째, 심소장이 제일 큰 화형은 얼굴이 이마가 넓고 턱이 좁은 역삼각형입니다. 가슴통이 두껍고 상대적으로 허리가 가늘어요. 이 사람은 골고루에 상화를 주고, 24시간 화극금을 하기 때문에 폐대장이 약합니다. 이 화기를 견제하려면 수극화를 해야 되겠죠? 그래서 매운맛과 짠맛을 추가해 주면 됩니다. 화형인 사람이 큰 병이 아닐 때는 얼큰하고 짭짜름한 것이 맛있다고 합니다.

그런데 자꾸 매운 것, 짠 것 절대 먹지 말라고 하다보니까 화형들은 허약한 폐대장과 신방광 쪽으로 병이 올 수밖에 없습니다. 금기가 약해져서 피부, 항문, 콧병, 설사 등의 제증상이 나타나고, 또 수기가 약해지면 허리가 아프다든지, 소변 빈삭이 있다든지, 귀에 이상이 있다든지, 머리가 빠진다든지, 꼬불꼬불해진다든지 하는 여러 증상이 생깁니다.

세 번째, 비위장이 제일 큰 토형은 얼굴이 둥근 원형입니다. 그리고 몸통은 명치와 배꼽 사이가 깁니다. 토형인 사람은 골고루에 상화를 주고, 토극수를 24시간 하니까 짠맛인 수기(水氣)를 줍니다. 정경일 때는 좋은 소금을 꾸준히 먹으면 얼굴이 뽀얘지고, 얼굴이 까만 애들은 훤해집니다.

그리고 토기를 견제하는 신맛인 목기를 줘야 되겠죠? 실제로 이 사람들은 짭짜름하거나 귤 같은 시큼한 것을 좋아해서 사과나 포도, 딸기 같은 신맛을 잘 먹습니다. 그런데 목형들은 신맛이 별로거든요. 왜냐? 목형은 신맛이 들어가면 목기가 더 왕성해져서 안 그래도 허약한 비위장에 스트레스를 가중시킵니다.

네 번째, 폐대장이 제일 큰 금형은 얼굴이 네모난 정사각형입니다. 갈비뼈가 길어서 골반 뼈 부분까지 내려오고, 가슴통이 얇습니다. 금형은 골고루에 떫은맛인 상화에 신맛인 목기와 쓴맛인 화기를 줍니다. 계속 금극목을 하니까 화극금을 시켜서 금극목을 못 하게 해야겠죠. 그래서 금형이 커피를 마시면 그 자리에서 바로 편안해지는 겁니다.

금형들은 커피를 마시면 마음도 편해지고, 차분해지고, 기분도 좋아지고, 화도 덜 나고 좋습니다.

(그럼 신 것만 먹어야 되겠네요)

그래서 과일하고 주스만 팔리는 거예요? 오히려 약을 남용하는 게 더 나쁜 건데 말이죠.

표 체질대로 처방(정경의 맥 1~3성)

체 질	처 방
목형	골고루(자하)+상화+토, 금
화형	골고루(자하)+상화+금, 수
토형	골고루(자하)+상화+수, 목
금형	골고루(자하)+상화+목, 화
수형	골고루(자하)+상화+화, 토

※ 장수 처방(신선 처방) = 골고루+상화

다섯 번째, 오장 중 신장 방광이 제일 큰 수형은 이마가 좁고 턱이 넓습니다. 몸은 상체가 크고 다리가 짧고, 허리와 골반이 큽니다. 수형은 골고루에 생명력을 강화해야 하니까 떫은맛에 상화를 주고, 24시간 수극화를 하기 때문에 화기인 심소장을 영양하는 쓴맛과 수기를 견제하기 위한 단맛을 줍니다. 그런데 자꾸 단맛이 해롭다고 떠들어대는 통에 단맛을 안 먹으려고 하니까 비위장이 약해집니다.

편식은 결코 나쁜 것이 아니다

TV를 보면 의사들이 나와서 편식하면 안 된다고 합니다. 인간이 무슨 벽돌 공장에서 찍어낸 벽돌입니까? 그게 아니잖아요. 하나 같이 체질이 다 다르기 때문에 편식을 할 수밖에 없습니다.

이를테면 목형은 달고 매운 토금을 더 많이 먹어야 합니다. 신맛을 덜 먹고 달고 매운 것을 더 먹어야 이 사람은 균형이 잡혀요. 오히려 그렇게 못하게 하니까 문제가 생기는 겁니다. 목형은 위장과 대장이 허약하기 때문에 그쪽에 병이 잘 생깁니다. 그래서 생명은 저절로 단맛과 매운맛을 더 먹으려고 하는 건데, 그걸 보고 현대의학은 매운 것을 먹어서 위장과 대장에 병이 생겼다고 한단 말이죠.

이렇게 세상에서 자꾸 싱겁게 먹으라고 하니까 다들 쓸데없이 살만 찌는 거예요. 그런데 그 쓸데없는 살을 먹여 살리는 것도 보통 일이 아닙니다. 그들도 내 생명체의 일부이기 때문에 영양분을 공급해 줘야 합니다. 덩치 큰 사람들이 오래 못 사는 이유도 거기에 있어요. 20~30대 때야 좋죠. 젊으니까. 그런데 마흔 다섯만 딱 넘어가면 상화가 약해지기 때문에 그 수많은 개별 세포들을 먹여 살린다는 것이 여간 힘들지가 않습니다.

만약에 체중이 150킬로그램 나간다고 해봅시다. 그걸 먹여 살리는 게 보통 일이겠어요? 저처럼 60킬로그램 정도 되어도 살기 어려운데. 키도 크고 덩치도 큰 거인들이 단명 하는 게 다 그런 이유 때문입니다. 최홍만 같은 사람이 나이가 70 정도 되었다고 생각해 보세요. 그 나이에 그 몸으로 걸어 다니면 이 뼈마디가, 특히 이 관절 같은 곳이 어떻게 되겠어요? 그래서 가늘고 길게 살더라도 몸이 작은 것이 훨씬 유리합니다.

그러니 여러분들은 밖에서 뭐라 하든 정경의 맥은 체질에 맞게, 기경의 맥일 때는 맥대로 처방하시면 됩니다. 그런데 의자(醫者)는 자고로 임기응변이 있어야 된다고 했습니다. 어떤 사람이 석맥 4~5성인데 이럴 땐 죽어도 맥대로 하라고 해서 골고루와 상화에 짠맛과 신맛을 줬습니다. 그런데 갑자기 이 사람이 무릎팍이 아파요. 그러면 그때는 짠맛, 신맛을 주면서 단맛인 꿀도 한 숟가락 주면 되는 거예요. 응용을 할 줄 알아야 됩니다.

왜냐? 생명체는 기계처럼 한번 정해진 그대로 가는 게 아닙니다. 가을인 줄 알았는데 날씨가 겨울처럼 추워지기도 하고, 봄인 줄 알았는데 날씨가 갑자기 추워지거나 더워지기도 합니다. 이처럼 우리 몸 안에서도 과거의 어떤 인연에 의해서 어떤 장부가 약해졌다면 지금 그 장부가 지배하는 부위에 어떤 증상이 나타날 수 있습니다.

어찌됐든 일단 허약하다면 거두절미하고 그 허약해진 걸 튼튼하게 하면 됩니다. 허약한 놈을 튼튼하게 하는 유일한 방법은 필요한 영양분을 넣어주는 거죠? 제 아무리 금형이라도 살다보면 콧물이 날 때가 있습니다. 그럴 땐 생강차 한 잔 마시면 되는 거예요.

원칙은 지키되, 생명체라는 것은 끊임없이 변화하고 적응하면서 그 변화의 사이사이에 허실의 균형이 깨질 수가 있기 때문에 그럴 때 맞이라는 추(縋) 조그만 것 하나를 올려놓으면 균형이 잡힙니다. 저울의 한

쪽에 0.1그램만 더 해도 균형이 기울어지지만 반대쪽에 다시 0.1그램을 더 넣어주면 균형이 맞게 되잖아요. 그런 건 쉽습니다. 그런데 4~5성은 균형이 이렇게 크게 기울어진 상태예요. 예를 들어 저울의 기울기가 20:10이라고 해봅시다. 0.1과 10은 차원이 완전히 다릅니다.

이렇게 균형이 약간씩 차이가 나서 그 균형추가 기우뚱거릴 때마다 증상이 생기게 됩니다. 그 증상은 몸 내부에서 전해주는 음양 허실 한열에 대한 정보라고 했죠? 몸이 증상을 통해 그 정보를 주인에게 알려주면 우리는 거기에 맞춰서 체질과 맥대로 처방을 하면 됩니다.

체질에 따라 가장 약한 장부가 지배하는 부위를 운동하는 것이 좋다

또 사람은 움직여야 하니까 적당히 운동도 해야겠죠. 그렇다면 운동은 어떻게 하면 되느냐? 목형은 무릎과 손목, 그리고 대장과 항문 등의 비위장과 폐대장이 지배하는 곳이 약해질 수 있으므로 그쪽을 좀 더 운동해 주면 되는 겁니다.

그런데 요즘은 터무니없게도 건강하지 않은 사람이 보디빌딩 같은 근육을 강화시키는 운동을 합니다. 큰 일 날 짓이라는 겁니다. 근육을 혹사시켜서 간담에 피로가 누적되면 간경화가 오거나 간염에 걸릴 수 있습니다. 반대로 이 간담의 기능이 항진되면 목극토를 더 하겠죠? 그러면 위장병이 더 생깁니다.

건강해지려고 운동하는 건데 기왕이면 약한 쪽을 운동하는 게 더 유리하지 않겠어요? 그러니까 목형 입장에서는 허약한 비위장과 폐대장을 단맛과 매운맛으로 영양하고, 비위장과 폐대장이 지배하는 부위를 더 운동해 주는 것이 훨씬 유리합니다. 만일 침을 놓고 싶다면 비위장경이나 폐대장경에 MT를 붙이면 됩니다. 정경의 병일 때는 꼭 증상대로 할 필요는 없고, 체질대로 하는 게 더 빠르고 확실한 방법입니다.

만일 화형이라면 늘 화극금 하니까 폐대장과 신방광이 약하겠죠. 그러면 영양은 맵고 짜게, 운동은 폐대장과 신장 방광이 지배하는 곳을 위주로 해주면 좋습니다. 이런 사람들은 발목, 장딴지, 오금, 허리 같은 곳이 잘 굳어지기 때문에 그쪽으로 에너지 순환이 잘 되도록 이런 부위들을 움직여 주는 것이 다른 곳을 움직여주는 것보다 수십 배는 더 유리합니다.

그러고 보면 현대 체육에서는 제대로 운동할 줄도 모르는 겁니다. 사람이야 어찌 되든 오로지 금메달 따는 것만 중요하게 생각합니다. 체육학 박사, 전문가라는 사람들이 어떻게 하면 사람이 튼튼해지고 건강해지는지를 모릅니다.

이제부터는 만나는 모든 사람을 이롭게 할 수 있다

이제 여러분은 영양을 해주든, 운동을 시키든, 침을 놓든, 마사지를 하든, 사람을 건강하게 할 수 있습니다. 여러분이 마사지 가게를 개업했는데 토형이 왔다고 해보세요. 이런 사람은 토극수를 하니까 신장 방광경과 간담경 쪽으로 한 번씩만 더 주물러주면 피로가 그냥 쫙 풀려서 다른 데는 손댈 것도 없어요. 그런데 마사지를 받고서 오히려 더 나른해질 때가 있습니다. 예를 들어 목형한테 간담경을 더 마사지하면 그 안에서 목극토가 일어나잖아요. 그러면 사람이 더 맥없어지는 겁니다.

이런 이치를 아는 사람이 만약에 보험설계사를 한다면 고객들에게 체질분류도 해주고, 상담도 해줄 수 있어요. 단순히 상품계약만 하는 게 아니라 건강에 대해 지도해 줄 수 있습니다. 또 내가 자동차 세일즈맨이라면 자동차를 팔면서 고객의 건강정보를 끊임없이 관리해 줄 수 있겠죠? 그러니까 이건 하나의 엄청난 옵션이 되는 셈입니다.

옷 장사할 때도 마찬가지입니다. 우리 집에 오는 단골손님이 목형이라면 그 손님한테 노란색이나 흰색 계통의 옷을 권해주면 얼굴이 더 화사해집니다. 화형한테 빨간 옷 입혀 보세요. 절대 안 어울립니다. 그런데 저는 빨간 옷이 잘 어울리죠? 금형이니까 적색이 들어가면 차분해집니다. 반대로 금형한테 하얀 옷을 입혀 놓으면 병자처럼 보이고, 활기가 나질 않습니다.

색채요법이라는 것도 있잖아요. 위장이 튼튼한 토형의 방을 노란색으로 하면 사람이 정신 없어져서 방에만 들어가면 괜히 정신적인 스트레스가 생깁니다. 실내 인테리어 하는 사람이라면 고객들 체질분류를 해서 토금형에겐 푸른색 계통으로 깔아주는 게 좋겠죠. 또 화형이나 토형 같으면 회색이나 검은색이 좋습니다. 부족한 수기를 색으로 뒷받침해 주면 편안해지거든요.

겨울철에는 수기가 약해지기 때문에 의상도 검은 색이 많습니다. 겨울철에 입는 옷은 일단 사람을 따뜻하게 감싸줘야 하니까 빛 흡수가 잘 되는 검은색이 좋은 거예요. 소리에만 궁상각치우의 오음, 즉 오행이 있는 것이 아니라 색깔도 오색인 오행으로 나눌 수 있습니다.

그러니 우리도 공부할 때 맛의 오행만을 따질 것이 아니라 전체 우주의 물질과 질료, 소리의 파장까지도 오행으로 분류해서 활용하면 더 좋지 않겠냐는 거예요. 노래를 부를 때도 화기가 발달되어 심장이 막 뛰는 사람들은 빠른 템포의 노래가 좋습니다. 발라드 같은 건 속도가 느리잖아요. 그게 각기 파동이 다르기 때문에 그렇습니다.

상화형과 표준형의 처방

질문 : 상화형과 표준형은 따로 처방의 기준이 없나요?

대답 : 그런 경우는 먹고 싶은 대로 먹으면 됩니다. 상화형은 심포 삼초가 발달해서 골고루 다 잘 먹어요. 골고루와 상화에다가 자기가 먹고

싶은 것을 과식만 하지 않으면 건강해집니다. 또 적당히 운동하면 건강하게 살 수 있습니다. 표준형인 사람은 편식을 거의 않고 골고루 먹습니다.

어떤 사람은 고기를 시켜도 닭고기만 계속 시켜 먹잖아요. 화형이나 토형은 소고기보다는 돼지고기가 훨씬 맛있습니다. 오히려 소고기는 질기고 맛이 없다고 해요. 고기에도 오행이 있기 때문에 그렇습니다.

간은 닭이나 개, 심장은 염소나 새고기, 비위장은 소고기나 토끼고기, 폐대장은 생선이나 말, 고양이 고기로 영양합니다. 여기서 고양이 고기는 고양이과 동물을 통틀어 얘기하는 건데, 보통은 잘 먹지 않죠? 말고기는 우리나라에서도 간혹 먹기는 하지만 몽골이나 호주 같은 곳에서 주로 먹습니다. 그리고 돼지는 신방광을, 양이나 오리는 심포 삼초 상화를 영양합니다.

손가락, 발가락에서 시작하고 끝나는 12경맥의 종시혈(終始穴)

보통 십지혈(十指穴)이라고도 하는데 손가락에서 시작하는 양경맥은 소장경, 삼초경, 대장경 세 개가 있고, 손가락에서 끝나는 음경맥은 심장경, 심포경, 폐경맥 세 개가 있습니다. 그리고 발가락에서 끝나는 양경맥은 방광경, 담경, 위경 세 개가 있고, 발가락에서 시작하는 음경맥은 비장경, 간경 두 개와 발바닥에 있는 신장경인 용천혈이 있습니다.

은백(隱白)에 밑줄 치세요. 엄지발가락 안쪽의 발톱 끝에서 대략 후방 2mm쯤에 있습니다. 엄지발가락의 관절뼈가 툭 튀어나온 사람들 있죠? 그건 비장이 약해져서 그런 거예요. 여성들 중에서 이런 경우가 많은데, 샌들이나 뒷굽이 높은 구두를 신어서 삐져나오는 것도 있지만 비위장이 약해서 그런 것도 있습니다.

그리고 엄지발가락 외측에서 발톱 모서리 바로 옆은 간경의 태돈이라고 했죠? 은백은 비경이 시작하는 곳이고, 위경은 두 번째 발가락의 여태에서 끝납니다. 엄지발톱이 안으로 깊이 파고 들어가는 것은 비장이, 태돈 쪽에서 파고 들어가는 것은 간이 안 좋아서 그렇습니다. 또 두 번째 발가락이 너무 길다거나, 꼬부라졌거나, 못생겼다면 위장이 안 좋은 겁니다.

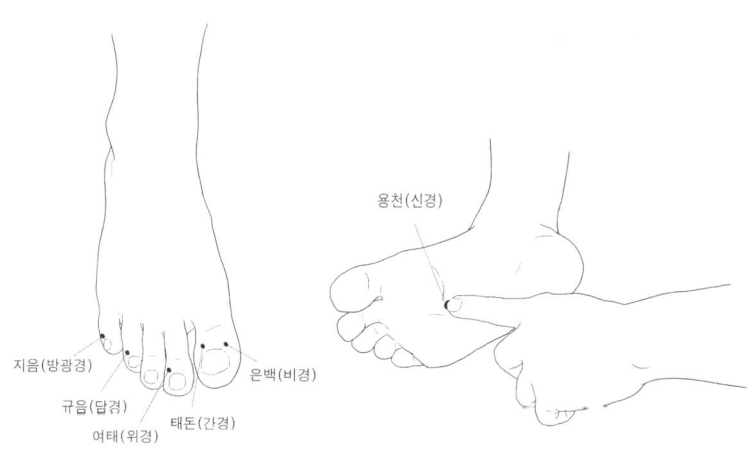

그림 발 모양 (발가락에서의 종시혈)

네 번째 발가락은 담경의 규음. 새끼발가락의 요 자리가 방광경의 지음. 신장경이 빠졌죠? 신장경은 발바닥 가운데를 보면 용천이라는 자리가 있습니다. 걷다가 발바닥 가운데가 아픈 사람은 신장이 약한 겁니다.

이번엔 손을 한번 봅시다. 엄지손가락에 폐경맥이 끝나는 소상이라는 혈자리가 있어요. 음경맥이죠? 두 번째 손가락에는 대장경의 시작점인 상양이라는 혈자리가 있습니다. 대장경은 양, 폐경은 음이라고 표시해 놨죠? 가운데 손가락은 심포경의 중충. 네 번째 손가락은 삼초경의 관충. 새끼손가락의 안쪽은 심장경의 소충, 바깥쪽은 소장경의 소택. 안 좋은 곳이 있으면 해당 혈자리에 자석테이프를 붙이면 됩니다. (자석테이프) 파란색은 큰 것이고, 살색은 작은 건데 작은 걸 쓰면 됩니다.

그 다음으로 검지손가락 아랫부분에 합곡이 있습니다. 이 합곡과 발에 있는 태충을 함께 일컬어 사관이라고 합니다. 이 사관은 손가락으로 누른다든지, 볼펜 같은 것으로 눌러 본다든지, 침을 쏜다든지, 지압을 한다든지, MT를 붙인다든지 하는 식으로 활용할 수 있습니다. 그리고 체했을 때는 위경의 여태를 사혈침으로 따서 피를 몇 방울 빼주면 체기가 그 자리에서 싹 가라앉습니다.

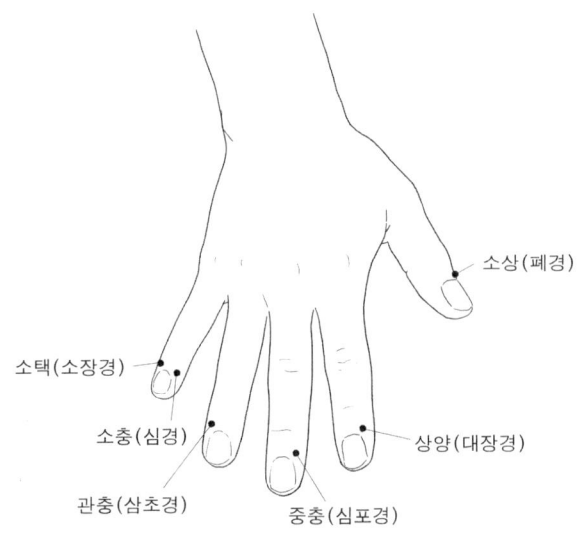

그림 손 모양 (손가락에서의 종시혈)

후두통이 있다면 새끼발가락의 지음혈을 따면 됩니다. 뒷골이 막 빠개지는 것처럼 아플 땐 방광경의 지음과 새끼손가락에 있는 소장경의 소택을 따주면 통증이 그 자리에서 쫙 내려갑니다. 둘 다 양경이죠? 딸꾹질은 소충을 자극하면 그 자리에서 멈춰요. 이 혈자리들은 각 장부와 연결되어 있는 종시점이기 때문에 잘 활용하면 굉장히 유용합니다.

육합혈(六合穴)

이번 시간에는 맥을 봐도 잘 모를 경우에 맥 대신 장부의 허실 등을 가늠해 볼 수 있는 육합혈, 12모혈, 12유혈과 안면의 찰색을 살펴보는 방법을 배우겠습니다.

먼저 육합혈을 눌러서 장부의 허실을 따져보는 방법이 있습니다. 육합혈은 정강이와 무릎 뒤의 오금에 자리하고 있습니다. 여섯 개의 혈자리와 여섯 개의 장(腸)이 만난다고 하여 합혈이라고 합니다.

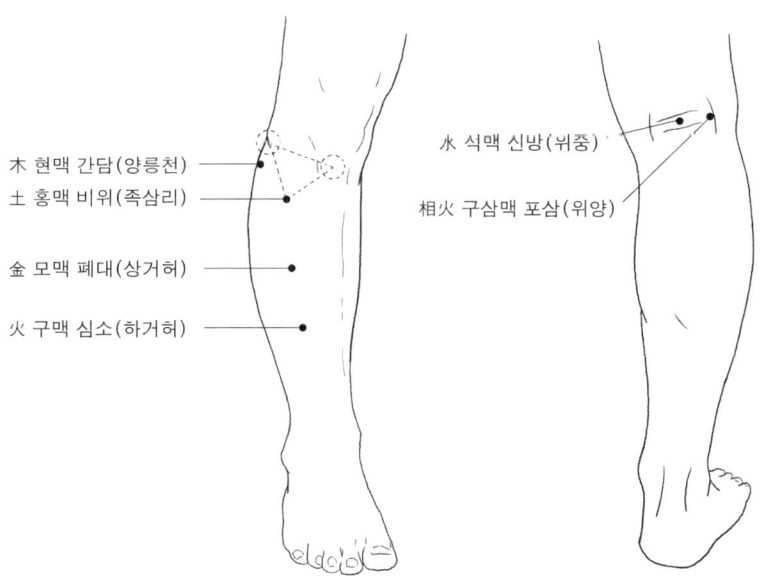

그림 육합혈

먼저 족삼리는 위경의 합혈입니다. 무릎 관절을 만져보면 정강이뼈가 올라와 툭 융기한 면이 있는데, 거기에 있는 독비혈 하단 부분을 경골(정강이)조면이라고 합니다. 한번 이곳에 펜으로 표시를 해보세요. 그리고 그 자리에서 무릎 바깥쪽을 만져보면 작은 종아리뼈가 또 하나 있습니다. 전면에 있는 정강이뼈는 경골, 뒤에 있는 이 종아리뼈는 비골입니다.

이 비골을 아래에서 위로 만져보면 둥글게 솟은 부분이 있는데 이곳을 비골두(腓骨頭)라고 합니다. 이 비골두 중심과 방금 말한 무릎 앞면의 경골조면을 일직선으로 이어서 정역삼각형의 그림을 만들고, 이렇게 꼭짓점으로 만나는 이곳이 위경맥상의 족삼리혈입니다. 이 족삼리를 정확하게 취혈하는 것이 매우 중요해요. 왜냐하면 이 자리에서 상거허와 하거허를 취혈해야 하거든요. 족삼리를 눌러서 아프면 홍맥으로 보고, 위장이 나쁜 겁니다.

두 번째, 상거허는 대장의 합혈입니다. 모맥이 나오면 이곳을 누르면 아프겠죠. 위치는 족삼리에서 2치(자기 손가락 2,3,4지의 두 번째 마디의 폭만큼) 아래에 있습니다.

세 번째, 하거허는 소장의 합혈입니다. 상거허에서 1.5치(자기 손가락 2,3지의 폭) 아래에 위치합니다. 이곳을 눌러서 아프면 구맥으로 봅니다.

네 번째, 양릉천은 담경의 합혈입니다. 무릎의 독비혈에서 바깥쪽 측면 아래를 만져보면 볼록 솟은 뼈가 만져집니다. 이것을 비골두라고 하는데 양릉천은 이 비골두 바로 아래에 있습니다. 이곳을 눌러서 아프다면 현맥으로 보면 됩니다.

다섯 번째, 위중혈은 방광의 합혈입니다. 무릎 뒤 주름의 가운뎃부분에 있습니다. 석맥인 사람은 이곳을 누르면 아픕니다.

마지막으로 여섯 번째, 위양혈은 삼초부의 합혈입니다. 무릎 뒤쪽 주름의 가운데가 위중이라면 바깥쪽으로 힘줄(대퇴이두근건) 안쪽에는 위양혈이 있습니다. 구삼맥일 때 이곳을 누르면 아픕니다.

다시 정리하면 현맥일 때 양릉천을 누르면 아프고, 홍맥일 때 족삼리를 누르면 아픕니다. 그리고 모맥일 때는 상거허, 구맥일 때는 하거허를 누르면 아파요. 무릎 뒤로 가서 위중은 석맥이고, 위양은 구삼맥입니다. 위중혈과 위양혈은 엎드린 자세로 취혈하면 찾기가 쉽습니다.

맥을 봐서 현맥인지 구맥, 홍맥, 모맥, 석맥, 구삼맥인지 잘 모르겠다면 여섯 개의 합혈을 똑같은 압력으로 눌러서 어디가 가장 아픈지를 살펴보세요. 그렇게 해서 가장 아픈 자리와 관계있는 맥을 찾으면 되는 겁니다. 정확한 혈자리를 못 찾겠다거나, 혈자리를 눌러봐도 잘 모르겠다면 이때는 12모혈을 눌러보는 방법이 있습니다.

12모혈(募穴)

12모혈의 모(募)는 '모으다, 모집하다'는 뜻입니다. 6장 6부, 즉 12장부에서 생성된 생명기운이 모아지는 자리라고 볼 수 있습니다. 이 열두 곳의 혈자리는 가슴과 배, 그리고 옆구리에 있습니다. 급소에 해당하는 자리예요. 이 열두 곳의 모혈을 똑같은 압력으로 눌러서 아픈지, 안 아픈지를 확인하면 됩니다.

1. 중부(中府). 중부혈은 폐경맥의 모혈입니다. 위치는 쇄골 밑 흉부 외선 상에서 움푹 들어간 곳입니다. 쇄골 바로 밑은 운문혈이고, 그 아래가 중부혈입니다. 여기를 눌러봐서 뻐근하게 아프다면 폐가 허약한 것이므로 매운맛으로 영양을 해야 합니다.

질문 : 모맥이 나올 때 중부혈을 누르면 아프겠네요?

대답 : 그렇습니다. 모맥에 촌구가 더 크면 중부혈이 더 아플 수 있고,

모맥에 인영맥이 더 크면 대장의 모혈인 배꼽 바로 옆의 천추혈이 더 아플 수 있습니다.

2. 잔중(또는 단중, 전중). 심포장의 모혈인 잔중(膻中)혈은 젖꼭지와 젖꼭지 사이의 정중앙 임맥상에 있습니다. 상단전, 중단전, 하단전 할 때의 중단전이 바로 이곳입니다.

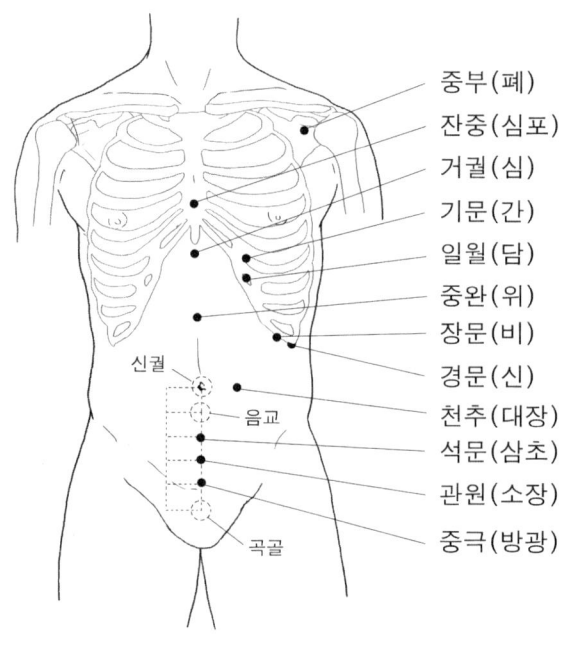

그림 12모혈

그런데 이 시대에는 진통제, 해열제, 수많은 백신 접종, 그리고 유해한 각종 식품첨가제가 심포 삼초를 망가트리고 있습니다. 또한 현대 문명의 꽃이라 할 스마트폰, 컴퓨터를 비롯한 각종 전자기기에서 나오는 유해한 전자파가 생명력을 무력화시키고 있습니다. 그야말로 현대문명의 총아로 추앙받는 것들이 인류를 사망의 골짜기로 인도하고 있는 셈이죠. 이런 시대를 사는 현대인들 대부분은 이 잔중혈이 막혀 있습니다. 잔중혈이 막히면 심포장의 활력이 떨어진 것이므로 이럴 땐 떫은맛을 먹습니다.

그러면 다 같이 잔중혈을 찾아서 눌러 보겠습니다. 자세를 바르게 하고 상체가 바르게 되도록 가슴을 펴보세요. 자신의 양젖꼭지의 정중앙을 만져보면 쏙 들어가는 곳이 있습니다. 거기를 꾹 눌러보면 거의 모든 사람들이 아프다고 합니다. 현대인들은 대부분 이곳이 막혀있기 때문에 그로 인한 수많은 문제가 발생하고 있습니다.

막혔다는 것은 결국 식어서 그런 것이니 따뜻하게 하고 자주 눌러주거나 비벼주면 막힌 곳이 열리게 됩니다. 그게 바로 개벽(開闢)입니다. 우리 몸에 있는 365개의 혈자리는 막힌 생명력을 다시 열어 개벽시키는 자리입니다. 그래서 적어도 이러한 주요 혈자리 정도는 알아두어야 병을 예방하고 건강을 회복시키는데 있어 수십 배는 더 유리합니다. 요 다음에 기초 경혈학을 총 정리하는 시간을 가질 겁니다.

3. 거궐(巨闕). 심장의 모혈입니다. 위치는 정중앙선인 임맥상의 명치부분. 이곳엔 흉골체 하연이라는 연골이 있기 때문에 너무 세게 누르면 위험합니다. 부러질 수 있어요. 그래서 위에서 바로 누르는 것보다 밑에서 약간 위로 누르는 게 좋습니다. 여기가 아프면 심장이 나쁜 겁니다. 구맥인 사람은 누르기도 전에 손가락만 대도 벌써 겁이 나요. 이런 사람은 쓴맛을 대량으로 먹어야겠죠.

4. 중완(中脘). 중완은 위장의 모혈입니다. 정중앙선인 임맥 위의 명치와 배꼽 사이의 가운데에 있습니다. 위장이 허약하여 홍맥이 나오는 사람은 여기를 누르면 아픕니다. 그리고 여기서 뭔가가 벌떡벌떡 거린다거나 단단하게 뭉친 것이 있는 사람은 위장이 식은 것이기 때문에 절대

찬 것을 먹으면 안 됩니다. 이때는 단맛을 먹고 항상 배를 따뜻하게 하고, 뜨거운 물을 마셔야 뭉친 것이 풀립니다.

그런데 이 시대에는 다들 반대로 하죠? 젊은 사람들 보면 얇거나 짧은 옷을 입고, 매일 찬물에 맥주에 아이스크림, 찬 우유를 마셔대요. 그러니 그 냉기로 내장이 식을 수밖에 없습니다. 그래서 위장의 모혈인 중완혈에 병이 생기는 겁니다. 홍맥이 나오는 모든 위장병 환자는 이 중완혈을 풀어줘야 합니다.

5,6. 일월(日月), 기문(期門). 기문혈은 간경의 모혈이고, 바로 밑에 있는 일월혈은 담경의 모혈입니다. 심장의 모혈인 거궐혈에서 가로로 일직선을 긋고 젖꼭지 중앙의 유중혈에서 세로로 직선을 그으면 만나는 자리에서 약간 중앙 쪽에 있습니다. 거기서 거궐혈 높이의 일곱 번째 갈비뼈 위쪽이 기문혈, 일곱 번째 갈비뼈 아래쪽이 일월혈입니다.

여기를 눌러서 굉장히 아프다면 간담이 나쁜 겁니다. 간담이 허약하여 현맥이 나오는 사람은 가끔 이 옆구리(기문, 일월)가 결리고, 뜨끔하거나 쿡쿡 쑤시는 통증이 나타납니다. 그리고 운동을 하거나 긴장하면 이곳에서 먼저 땀이 나는 경우도 있는데 이때는 신맛을 먹어야 합니다.

7. 장문(章門). 장문혈은 비장경의 모혈입니다. 겨드랑이(심장경의 극천혈)에서 일직선으로 내려가다가 11번째 갈비뼈 끝 간경맥 상에 있습니다. 여기는 직각으로 세게 누르면 위험해요. 밑에서 위로 눌러야 정확한 자리를 찾을 수 있고 안전합니다. 여기가 아프면 비장이 약한 거죠. 홍맥이 나오고 촌구가 큰 경우에도 이 자리가 아픕니다. 이때는 단맛이 필요합니다.

8. 경문(京門). 경문혈은 신장경의 모혈입니다. 옆구리를 좌우로 기울이면 갈비뼈가 들리는데 그 제일 밑에 있는 12번째 갈비뼈 끝 담경맥 상에 있습니다. 여기가 신장의 모혈인 경문혈이고, 그 바로 위(제 11 늑

골 선단) 앞쪽이 장문혈입니다. 콩팥이 허약하여 석맥이 나오면 이 경문혈에서부터 허리에 통증이 생길 수 있습니다. 이때는 짠맛을 먹어야겠죠.

이런 곳들이 전부 급소에 해당합니다. 무협지를 보면 장문혈을 가격했더니 사람이 어떻게 됐더라는 얘기가 자주 등장할 만큼 굉장히 위험한 자리입니다. 재수 없게 한번 잘못 맞으면 죽기도 합니다. 툭 쳤는데 사람이 기절해서 그대로 죽어 버리는 경우가 있잖아요. 그 사람이 별로 기운이 안 좋을 때 경문 같은 곳을 맞으면 그렇게 될 수 있습니다.

9. 천추(天樞). 천추혈은 대장경의 모혈입니다. 배꼽 높이로 바로 양쪽 옆 위경맥 상에 있습니다. 여기를 눌러서 아프면 대장이 허약한 것이므로 이때는 매운맛이 필요합니다. 모맥이 나오고 대장이 무력하여 변이 잘 안 나올 때 이 자리를 눌러보면 아파요. 좌변기에 앉아서 배꼽 바로 옆 천추혈을 계속 눌러 주면 대장에 자극이 가서 변이 수월하게 나옵니다.

10. 석문(石門). 석문혈은 삼초경의 모혈입니다.

11. 관원(關元)혈은 소장의 모혈이고,

12. 중극(中極)혈은 방광의 모혈입니다. 이 세 개의 혈자리는 배꼽 아래 연달아 있는 것이 특징으로 그 위치는 정중앙선인 임맥 상에서 손으로 만져 봐야 알 수 있습니다. 먼저 치골 위의 곡골혈과 배꼽(신궐혈) 사이를 5등분 했을 때 아래의 곡골에서 5분의 1지점이 방광경의 모혈인 중극입니다. 곡골에서 5분의 2지점은 소장의 모혈인 관원이죠. 이 관원혈을 하단전이라고도 하는데, 소장에서 만들어지는 뜨거운 기운(火氣)이 모이는 자리입니다.

그 다음 5분의 3지점에는 삼초경의 모혈인 석문혈이 있습니다. 5분의 4지점에는 모혈은 아니지만 기운이 바다같이 모이는 기해(氣海)혈이 있습니다. 그리고 마지막 지점은 '내 안에 늘 함께 하는 하느님의 집'인

신궐(神闕=배꼽)혈입니다.

생명력의 근본이 되는 수화(水火), 상화(相火)의 기를 모아서 따뜻하게 하는 석문(삼초), 관원(소장), 중극(방광)혈이 기경팔맥 중 음경의 대표 경맥인 임맥 상에서 배꼽 아래에 차례로 위치해 있음을 알 수 있습니다. 선가(仙家), 불가(佛家), 도가(道家)에서 수행할 때 흔히 말하는 행주좌와어묵동정(行住坐臥語默動靜)이라는 말이 무엇을 말하는지 알 수 있는 대목입니다.

이렇게 육합혈이나 12모혈을 눌러보고 제일 아픈 곳을 찾아 알아보는 진단법이 바로 압진입니다. 이렇게 해봤는데도 아픈 데가 없어서 혹시 잘못한 것은 아닌지 스스로의 실력을 자책하는 경우도 있는데 그럴 필요가 없습니다. 이런 경우는 실력이 없어서가 아니라 병이 없는 겁니다.

병이 없거나 미약할 때는 맥이나 압진으로도 확실하지 않을 수가 있기 때문에 이때는 그냥 체질대로 하면 됩니다. 그리고 이런 경우를 대비해서 생명은 또 다른 곳을 살펴서 확인하도록 했습니다. 그게 바로 척추에 있는 12유혈입니다.

12유혈(腧血)

지금 보고 계시는 부교재 다음 장을 보세요. 유혈(腧穴)은 유(腧)로도 읽고 수(腧)로도 읽는데 우리는 그냥 유로 읽겠습니다. 이 글자를 파자하면 '힘쓸 월(月)'에 '편안하게 할 유(兪)'가 합쳐진 것을 알 수 있습니다. 즉 모아진 생명기운을 12경락으로 잘 흐르게 하여 6장 6부를 편안(兪)해지도록 힘쓰(月)는 자리로 볼 수 있습니다. 모혈은 기운이 모아지는 혈자리이고, 유혈은 기운을 흐르게 하거나 수송하는 혈자리입니다.

12유혈은 척추 양옆 허리와 등을 타고 흐르는 족태양방광경 상에 위치하고 있습니다. 그림을 보세요. 제일 위에 경추 7개, 이건 목뼈죠. 그 다음에 등뼈 12개, 이건 흉추입니다. 요추 5개, 이건 허리뼈죠. 그 밑으로 선추 5개와 꼬리뼈인 미추 5개가 있습니다. 그림에서처럼 이 척추뼈 선상에 쭉 놓여 있는 12개의 유혈을 똑같은 압력으로 눌러 봐서 어느 곳이 아픈지 확인해서 각 장부의 허실 상태를 추측할 수 있습니다.

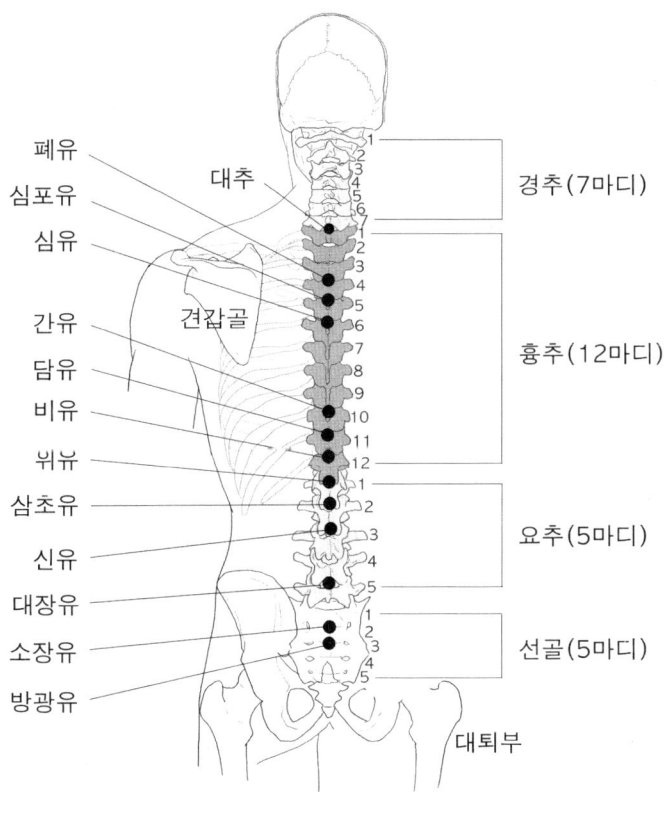

그림 12유혈

12유혈을 찾을 때는 먼저 독맥 상의 대추혈을 찾아야 합니다. 대추혈은 목뼈 제일 아래쪽인 7번 경추와 1번 흉추 사이에 있는데, 이곳은 등

뼈와 목뼈의 경계가 되는 부분입니다. 고개를 깊숙이 숙이면 이렇게 둥글게 나오는 뼈(7번 경추) 바로 밑 1번 흉추 사이가 바로 독맥 상의 대추혈입니다.

요즘엔 장시간 컴퓨터 모니터를 보는 사람들이 많죠? 그러다보니 필연적으로 대추혈에 하중이 많이 걸려서 이 자리가 막히고 기운 소통이 원활하지 못해 목뼈나 근육에 이상이 오거나, 만성 두통에 시달리는 사람들이 굉장히 많습니다. 이런 분들은 주무시기 전에 곡식자루를 데워서 아픈 곳에 대고 한 번씩 풀어주면 좋습니다.

1. 폐유(肺腧). 폐유는 폐경맥의 유혈입니다. 대추혈에서 흉추 3번과 4번 사이에 있습니다. 자세히는 배내선(背內線) 양쪽 방광경 상에 있어요. 배내선은 견갑골 안쪽과 정중앙선인 독맥의 중간(中間)을 지나는 수직선을 말합니다. 이 자리를 눌러서 아프다고 하면 매운 것을 더 먹게 해야 합니다. 이 폐유는 중부혈의 뒤쪽에 있습니다. 아까 몸의 앞부분인 배와 가슴 쪽에는 모혈이 있고, 뒷부분인 등과 허리, 척추에는 유혈이 있다고 말씀드렸습니다.

2. 심포유(心包腧 또는 궐음유厥陰腧). 궐음유는 심포경의 유혈입니다. 폐유 밑, 흉추 4번과 5번 사이에 있습니다. 이곳을 눌러서 아프면 떫은맛을 먹습니다. 아프다는 것은 기운의 흐름이 막히거나, 식었거나, 허약하거나, 하여간 무언가 문제가 있다는 뜻입니다. 그것을 해소하려면 힘이 있어야 하는데 그 힘을 만드는 가장 빠른 방법이 바로 음식으로 영양하는 겁니다. 궐음유는 가슴 앞의 잔중혈 뒤쪽에 있습니다.

3. 심유(心腧). 심유는 심장경의 유혈입니다. 흉추 5번과 6번 사이에 있습니다. 여기를 눌러봐서 아프다면 쓴 것을 먹습니다. 몸 앞부분에서 보면 거궐쯤 되겠죠. 한번 비교해서 살펴보세요.

그런데 요 다음 흉추 6번에서부터 9번까지는 매달린 장부가 없습니다. 왜 없느냐? 거기는 척추가 전후좌우로 막 움직이는 자리입니다. 그 움직이는 자리에 유혈을 매달아 놓으면 안 되겠죠? 흉추 1번에서부터 5번까지는 경추나 요추와 같이 움직이지 않는 자리에요. 그런데 6번에서 9번까지는 틀면 틀어지고, 젖히고, 막 움직일 수 있는 자리이기 때문에 거기에 유혈을 매달아 놓으면 생명이 다칠 수도 있습니다. 이걸 보면 생명이 스스로 제일 안전한 자리에 배치해 놓은 게 아닌가 싶습니다.

4. 간유(肝腧). 간유는 간경맥의 유혈입니다. 흉추 9번과 10번 사이에 있습니다. 간에서 만들어진 생명력을 간경맥으로 잘 흐르도록 힘써 편안하게 하는 혈자리입니다. 여기를 눌러봐서 제일 아프다면 신맛을 먹어야 합니다. 모혈은 기문 쪽이죠?

5. 담유(膽腧). 담유는 담경의 유혈이고, 흉추 10번과 11번 사이 양옆 방광경 상에 있습니다. 현맥이 나오는 사람은 간유와 담유를 누르면 더 아프겠죠. 이때에도 신맛으로 영양하면 됩니다. 엎드리게 하고 담유를 눌러서 아프다고 하면 그 장부(쓸개)가 허약한 거예요.. 또 위장경의 모혈인 중완을 눌렀더니 여기가 제일 아프다고 하면 "너 단것 되게 좋아하지?"라고 말해도 됩니다.

맥을 보고 체질분류를 할 줄만 알면 사실 이런 건 지엽적인 문제입니다. 이런 압진은 맥도 모르고 체질분류도 안 될 때 쓰는 거예요. 그래도 육합혈과 12모혈, 12유혈을 보는 법을 알아두면 굉장한 도움이 됩니다.

어떤 분은 나이도 많고 기억력이 달려서 아무리 공부해도 모르겠다고 생각할 수 있잖아요. 그런 분들은 환자를 엎드리게 해서 이런 방법으로 확인해 보면 다 알 수 있습니다. 만약에 심장이 안 좋은 사람이 있거든 심유를 누르고 마사지를 해보세요. 그러면 뻐근하던 게 시원하고 편안해집니다. 장부가 허약하면 그에 해당하는 모혈이나 유혈이 아픕니다. 카이로프랙틱이나 중국의 추나 요법도 다 이 유혈로 진단하는 겁니다.

그런데 그 사람들은 척추 어느 부분이 안 좋아서 병이 났다고 거꾸로 얘기합니다. 몇 번째 마디가 병나서 간이 병났다고 얘기하는 거예요. 그게 아니라 간이 약해지면 간유가 아픈 겁니다. 마찬가지로 비장이 허약해지면 비장유로 에너지가 덜 가서 통증이 오게 되겠죠?

6. 비유(脾腧). 비유는 비장경의 유혈입니다. 흉추 11번과 12번 사이 양쪽 방광경 상에 있습니다. 여기가 아프면 비장이 허약한 것이므로 단맛을 더 먹어야 합니다.

7. 위유(胃腧). 위유는 위장경의 유혈입니다. 위장에서 만들어진 생명력을 모혈인 중완에서 모아 이 위유를 통해 위경맥과 전신으로 잘 흐르게 하는 혈자리입니다. 흉추 12번과 요추 1번 사이 방광경 상에 있습니다. 여기를 눌러서 아프면 따뜻하게 하고 단것을 먹어야 합니다.

질문 : 제가 척추 수술하기 전에 지금 말씀하시는 흉추 11번과 12번 사이가 굉장히 아팠었거든요. 지금 생각해보니 위장이 허약해서 그랬던 것 같아요.

대답 : 비유, 위유 있는 요 자리 말씀하시는 거죠? 그때 이런 걸 다 알고 단것을 먹었으면 얼마나 좋아요. 김 선생이 여기 오시기 얼마 전에 거기가 아파서 수술하셨잖아요. 사실 그게 아무것도 아니거든요. 통증이 왔을 때 그 부위에 마사지를 하거나 따뜻하게 해서 달고 매운 걸 적당히 먹으면 탁 풀어집니다. 우리가 술을 많이 마시고 토할 때도 이 비유와 위유를 두드려 주면 속이 편해지고 잘 토할 수 있잖아요. 김 선생님은 지금부터라도 거기를 따뜻하게 하셔야 합니다.

8. 삼초유(三焦腧). 삼초유는 삼초경의 유혈이고, 요추 1번과 2번 사이 양쪽 방광경 상에 있습니다.

9. 신유(腎腧). 신유는 신장경의 유혈입니다. 요추 2번과 3번 사이 방광경 상에 있습니다. 허리의 이 부분이 아프면 신장이 허약한 것으로

봅니다. 이때는 짠맛이 있는 음식을 많이 먹어야 합니다. 그런데 요즘에는 다들 소금을 안 먹어서 남녀노소 불문하고 허리 아픈 사람이 너무 많아요.

10. 대장유(大腸兪). 대장유는 대장경의 유혈이고, 요추 4번과 5번 사이 방광경 상에 있습니다. 여기를 눌러서 아프면 매운 것을 먹습니다.

11. 소장유(小腸兪). 소장유는 소장경의 유혈입니다. 요추 5번 아래 관원유 밑 1번 선추 극돌 하방 1.5치 양옆에 있는 방광경 상에 있습니다. 여기를 눌러서 아플 때는 쓴맛으로 영양합니다.

12. 방광유(膀胱兪). 방광유는 방광경의 유혈입니다. 2번 선추 극돌 하방 1.5치 양옆에 있는 방광경 상에 있는데 하복부 쪽에서 보면 방광경의 모혈인 중극혈과 반대편에 있는 자리입니다. 여기 아픈 사람이 굉장히 많아요. 이때는 짠맛을 많이 먹어야 되겠죠.

척추에 질서 정연하게 매달린 12장부

자, 그럼 12유혈도(그림 12 유혈도 참조)를 다시 보세요. 그림을 보면 척추에 12장부를 질서정연하게 매달아 놓은 것을 한 눈에 알 수 있습니다. 척추가 이렇게 있으면 여기가 쇄골이고, 그 위에 경추 마디가 일곱 개 있고, 그 아래 좌우에 견갑골이 있고, 그 사이에는 경추와 흉추의 경계인 대추혈이 있습니다. 대추혈을 지나면 차례로 갈비뼈가 달려있는 흉추 마디 12개와 요추 다섯 개가 있고, 그 밑에는 골반뼈와 그 아래엔 꼬리뼈가 있습니다.

인체를 보면 이 목, 즉 척추 제일 꼭대기에 두개골이 올라가 있습니다. 그런데 우리의 이 몸이라는 것은 엎드리기도 하고, 구부리기도 하고, 구르기도 하고, 뭐 별 짓을 다해야 하잖아요. 그러니 장부를 뒤죽박죽 배치하면 안 되고 가벼운 것부터 차례로 배치해야 합니다. 그래서 제일 위인 흉추 3,4번 사이에 제일 가벼운 공기주머니인 허파를 매달아 놓은 겁니다. 그 밑으로는 생명력을 주관하는 무형의 장부인 심포장과 심장이 차례로 매달려 있습니다.

폐와 심장이 다른 장부 밑에 있으면 되겠어요, 안 되겠어요? 심장이 저 밑에서 뛴다면 곤란하겠죠? 그래서 허파와 심장 위에는 무거운 게 거의 없습니다. 그래야 애들이 호흡하고 심장을 쉼 없이 박동하여 피를 순환시킬 때 부담이 없을 것 아니에요. 그리고 그 밑은 척추가 움직이는 자리이기 때문에 매달린 장부가 없고, 다시 횡격막을 경계로 그 아래부터 간, 담낭, 비장, 위장이 일목요연하게 매달려 있습니다. 또 그 밑으로는 장부들이 흐트러지지 않게 쳐 놓은 복막 아래로 콩팥, 방광, 생식기가 매달려 있습니다.

이렇게 중추 신경을 타고 각 장부에서 생성되는 생명력의 모든 힘과 정보가 12유혈을 통해 소통이 됩니다. 그래서 자칫 교통사고 등으로 척추가 고장 나면 이 전체가 다 망가져서 반신불수나 하반신 마비가 되는 거예요.

우리가 해부학 공부를 구체적으로 하지 않더라도 우리 몸은 각각의 장부들을 척추에 가지런하게 매달고, 갈빗대가 그 위를 감아 돌게 해서 장부를 보호하도록 설계되어 있다는 걸 알 수 있습니다. 그러니 몸통을 좌우로 비트는 운동을 계속 해주면 여기 갈비뼈 안에 있는 장부들도 다 따라서 움직이겠죠? 틈날 때마다 자주 해주세요.

머리만 쓰고 몸은 사용하지 않아서 몸이 냉해지면 생명은 몸이 식지 않게 보온재를 만든다고 했습니다. 그 보온재가 바로 복부의 체지방입니다. 추운 겨울에 수도관 얼지 말라고 보온재 같은 것 껴 넣고 하잖아요. 배가 이렇게 나온 사람들은 그런 보온재가 많은 겁니다. 따라서 꾸준히 운동하게 되면 장부를 둘러친 그 지방질이 에너지로 연소되어 몸이 따뜻해지고 건강해질 수 있습니다.

저기 북유럽, 러시아, 시베리아 같은 추운 지방에 사는 사람들은 40대만 넘어가면 몸통을 단열재(지방질)로 켜켜이 둘러쳐요. 안나 선생은 러시아에 가봤다고 했죠? 그쪽 사람들이 젊었을 때는 예쁘잖아요. 그런데 나이가 먹으면 열 생산능력이 떨어지니까 생명은 스스로 살아남기 위해 보온재를 만드는 겁니다. 상대적으로 필리핀이나 베트남 같은 곳은 항상 따뜻하기 때문에 단열재가 필요 없죠. 그래서 그곳 사람들은 살이 찌지 않는 겁니다.

허리가 아프면 수술 대신 짠맛을 먹고 운동하는 것이 훨씬 유리하다

질문 : 허리가 아파서 디스크 수술을 할 때 대개 요추 4,5번을 많이 수술한다고 하던데요?

대답 : 예, 그렇죠. 거기를 보면 삼초유가 있고, 그 밑에는 신장유와 대장유가 있어요. 그런데 이 요추 자체는 수기인 신장 방광이 지배합니다. 요추 2번에서 4번까지는 신장이 지배하는데 실제로도 그 부위에 신장이 매달려 있습니다.

그러므로 석맥이 나오고 요통이 있다면 이럴 땐 무턱대고 수술할 것이 아니라, 짠맛으로 신장을 영양하고 허리운동을 해서 신장을 건강하게 하면 해결됩니다. 신장이 튼튼해지면 연골(디스크)은 당연히 튼튼해지는 거예요. 콩팥은 스스로 운동을 못 하니까 콩팥이 움직이도록 내가 허리를 돌려 건강하게 만들어야 합니다.

요추 양쪽에 콩팥이 매달려 있으니 허리 돌리기를 하면서 이렇게 허리를 좌측으로 숙이면 왼쪽 콩팥은 이렇게 오그라들고, 우측 콩팥은 이완되겠죠? 또 반대로 하면 오그라든 왼쪽 콩팥이 펴지고 오른쪽 콩팥이 오그라들겠죠? 그런데 허리 돌리기를 하라고 하면 대개 골반을 돌립니다. 골반을 돌리면 골반만 운동이 되고 허리 운동은 안 돼요.

 자리에서 다 일어나 보세요. 한번 같이 해봅시다. 뒤쪽 갈비뼈 밑 방광경 상의 유혈에 엄지손을 올려놓습니다. 그리고 그 자리에서 만져보면 제일 마지막 갈비뼈가 있습니다. 그 마지막 갈비뼈가 들리도록 이렇게 밀어요. 그런 다음에 허리를 이렇게 틀어 보세요. 또 이렇게 틀고요. 이런 식으로 그 부분을 손으로 돌려주는 겁니다. 이번엔 반대로 해보세요. 여기서 제일 중요한 점은 반드시 갈빗대가 들리게 해야 된다는 겁니다. 갈빗대를 들면 허리가 뒤로 휘어지겠죠? 그렇게 해야 모혈과 유혈이 다 자극됩니다.

 이번엔 좌측 갈빗대를 들어보세요. 그러면 좌측의 장문, 경문이 다 자극됩니다. 그러면 반대쪽은 접혀지겠죠? 접히니까 거기도 운동이 됩니다. 운동은 직선운동에서는 기본적으로 접혔다, 펴졌다 하는 것밖에 없어요. 우리는 거기서 돌리기, 원운동까지 하는 거예요. 나이 드신 분들도 이걸 꾸준히 해주시면 허리와 척추가 유연해집니다. 하루에 한 시간씩 돌리세요.

 그러면 자리에 앉으시고. 어떻게든 요추 이 부분을 자극해 줘야 됩니다. 요가원에 가면 척추를 뒤로 젖히는 운동을 하잖아요. 그게 이 유혈을 운동시키려고 그러는 겁니다. 우리는 12유혈 가운데서 가장 약한 부분을 더 신경 써서 운동해 주면 훨씬 더 좋겠죠.

얼굴색과 코 부위 찰색으로 살피는 6장 6부의 허실 판단

 이번에는 코 부위 찰색 진단법을 하겠습니다. 간담편(간담편 101쪽 그림 참조)에서 말씀드렸지만 복습 차원에서 다시 한 번 살펴보겠습니다. 얼굴의 정중앙선에 코의 각 부위에 이상이 있을 때 우리는 해당 장부가 허약하다고 봅니다.

1. 먼저 눈썹과 눈썹 사이. 미간(眉間) 또는 인당이라고 합니다. 이곳이 뻘겋게 되거나 버짐이 생기는 것은 폐대장이 허약한 모맥 증상이므로 매운맛을 먹습니다.

2. 양 눈과 눈 사이 쏙 들어간 곳을 목간(目間)이라고 합니다. 이곳이 푸르거나, 붉거나, 버짐이 생기면 이는 심소장이 허약하여 생기는 구맥 증상이므로 쓴맛을 먹습니다.

3. 목간 바로 밑 비주(鼻柱). 비주는 콧등을 말합니다. 이곳이 검거나, 푸르거나, 붉거나, 허연 것은 간담이 허약하여 생기는 현맥 증상입니다. 이때는 신맛을 먹습니다.

4. 다음은 코끝. 코끝은 비위장이 지배하는데 이곳이 붉거나(딸기코), 모공이 너무 큰 사람들이 많습니다. 이것은 비위장이 허약하여 생기는 홍맥 증상으로 단맛과 매운맛을 많이 먹어야 합니다. 고추장이든, 꿀이든, 엿이든 먹고 싶은 만큼 먹습니다.

5. 코밑의 인중. 여기는 신장 방광이 지배합니다. 이 부위가 잘 헐거나 허물이 벗겨지고, 검은 색을 띠는 것은 석맥 증상이므로 짠맛을 많이 먹어야 합니다.

이처럼 코의 찰색만으로도 장부의 허실을 알 수 있습니다. 특히 애기들은 금방 표가 나요. 애기들은 맥이나 체질이 분명치 않기 때문에 이런 것이 나타나면 그에 해당하는 맛을 주어 해결하면 됩니다.

이 외에도 우리의 몸은 내부에서 큰 문제가 생길 것 같으면 그 전에 얼굴에서 벌써 드러납니다. '안색이 안 좋네요' 이런 말 많이 하잖아요. 자, 그러면 한번 복습해 봅시다. 얼굴 전체가 누런 것은 어디가 안 좋은 거죠?

(토)

얼굴이 벌건 것은?

(화)

얼굴에 푸른 기가 있는 것은?

(목)

얼굴이 창백한 것은?

(금)

얼굴이 거뭇거뭇한 것은?

(수)

얼굴이 얼룩덜룩한 것은?

(상화)

그렇죠. 그렇게 보는 겁니다. 알려드린 대로 판단하면 됩니다.

안면 찰색과 눈으로 살피는 6장 6부의 허실 판단

그 다음 한 장 넘기시면 안면 찰색 진단법이 나옵니다. 해당하는 부

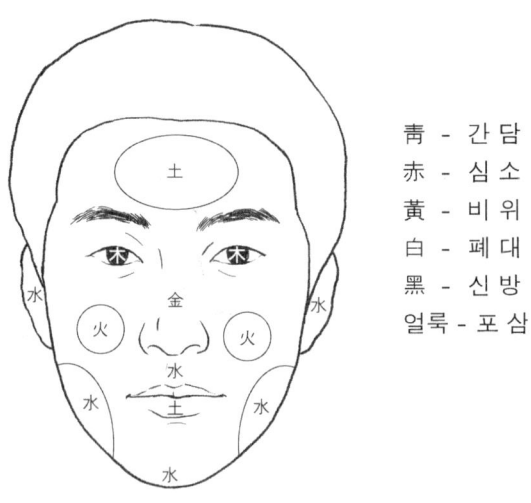

그림 안면 찰색 진단법

위가 특정 색깔을 띤다거나, 염증이 있다거나, 버짐이 생겼다거나, 개기름이 많다거나 할 때는 각각의 지배하는 장부가 허약한 것으로 봅니다.

이마는 비위장인 토, 양 볼은 심소장인 화, 코 전체는 폐대장인 금, 입술은 비위장인 토, 귀에서 구레나룻 있는 곳까지 쭉 내려오는 곳은 신방광인 수, 인중도 수가 지배합니다.

(턱은요?)

턱도 수가 지배합니다. 그리고 얼굴 표정 전체는 심포 삼초가 지배하는데, 실제로 심포 삼초가 안 좋은 사람들은 좋은 일이든 나쁜 일이든 얼굴 표정이 굳어 있어요. 항상 수심이 있어 보이는 사람들 있죠? 그게 심포 삼초가 안 좋아서 그런 겁니다. 눈썹도 심포 삼초 상화입니다.

다음은 눈을 살펴보는 방법이 있습니다. 눈 안에서의 오행(심소장편 287쪽 그림 참조)도 구맥편에서 한번 다뤘어요. 먼저 눈동자 초점은 신(腎), 눈동자 전체는 간담, 흰자위는 폐가 다스립니다. 심장은 실핏줄. 심장이 안 좋으면 그 흰자위에 이렇게 실핏줄이 생깁니다. 그 다음 눈밑과 눈두덩은 비장이 지배하고, 시력은 상화가 지배합니다.

관절과 몸 전체로 살피는 6장 6부의 허실 판단

두 장 넘기시면 몸 전체를 살피는 방법이 나옵니다. 사지와 관절(간담편 142쪽 그림과 표 참조) 부위의 이상으로 보는 진단법입니다.

1. 팔꿈치 주관절에서 상완까지는 심소장이 지배합니다. 여기에 문제가 있다면 쓴맛을 더 먹고 운동하면 됩니다.

2. 손과 어깨 관절 그리고 손가락의 전체 관절은 심포 삼초 상화가 지배합니다. 여기에 이상이 있으면 떫은맛을 먹고 운동합니다.

3. 발목과 장딴지까지는 신장 방광이 지배합니다. 여기에 이상이 있으면 짠맛을 먹습니다. 발목이나 장딴지가 욱신거리고 심란해서 잠이 안

올 때는 소금을 티스푼으로 한 숟가락 먹으면 수기가 들어가서 통증이 다스려지고 잠이 딱 옵니다.

4. 손목과 아래 팔뚝 끝까지는 폐대장이 지배합니다. 아래 팔뚝 밑이 까닭 없이 막 아픈 사람이 있어요. 팔뚝이 아프다거나, 손목이 굳었다거나, 손목이 시큰거린다거나 할 땐 매운 것을 먹은 뒤 천천히 운동하고 따뜻하게 하면 됩니다.

5. 고관절, 엉치관절, 발은 간담이 지배합니다. 현맥이 나오는 사람은 발관절과 고관절에 이상이 올 수 있어요. 이런 사람은 신맛을 먹고 운동하면 그냥 운동하는 것보다 3배 이상 효과가 있습니다.

6. 마지막으로 대퇴부와 무릎팍 관절은 비위장이 지배합니다. 여기가 아프면 단것을 먹고 운동하면 됩니다. 안 좋은 부위에 해당하는 에너지(음식)를 섭취한 뒤, 그 에너지를 운동을 통해 몸 안에서 돌리고 천천히 몸동작에 맞춰 호흡해 주면 맥이 조절될 뿐만 아니라 호전되는 속도가 배가 됩니다. 해보면 바로 확인할 수 있어요.

질문 : 손목에 팥알만한 게 딱딱하게 뭉쳐진 것은 왜 그런 겁니까?

대답 : 그건 손목 부위에 임파가 뭉쳐서 그렇습니다. 매운맛과 떫은맛을 먹고 곡식자루로 꾸준히 찜질해 주면 풀어집니다. 상화기를 영양하면서 손으로 계속 비벼 주세요. 임파가 뭉치는 것은 여러 가지 경우가 있습니다. 지금처럼 딱딱하게 굳는 것, 또 여성들 유방에 뭐가 딱딱하게 생기는 것 있죠? 보통 유방암이라고 하잖아요. 그게 다 임파가 뭉친 겁니다.

그리고 목을 돌릴 때 목에서 뚝뚝 소리 나는 사람들 있죠? 근육을 움직일 때 으득으득하거나, 허리를 돌릴 때 허리에서 으득으득하는 것은 냉기가 들어간 그 부분에 임파가 뭉쳐져 있기 때문입니다. 이런 경우 허리 운동을 지속적으로 하게 되면 운동한 부위에 열이 생겨서 생명력 순환이 잘 되고, 거기에 뭉쳐 있던 묵은 기운이 다 빠져 나갑니다.

아프다고 궁상만 떨고 놀고먹어서 그 묵은 기운이 안 빠져나가니까 임파가 뭉치는 거예요. 지금 음식을 통해서 막 들어오는 새로운 에너지들은 절대 뭉쳐지지 않습니다. 그 전에 들어와서 안 나가는 것들이 뭉쳐지는 거예요. 이 뭉친 것들이 밖으로 나갈 수 있는 활로를 열어 주려면 운동으로 해당 부위를 움직여야 합니다.

운(運)이란 무엇인가? 현재 도판의 잘못된 운기조식(運氣調息)법

여기서 다시 한 번 살펴봅시다. 에너지와 기운(氣運)이라는 게 그냥 움직이는 것이 아닙니다. 운(運)이 뭐냐? 이게 다 하면 운명을 다했다고 하잖아요. 보면 이 운(運)이라는 글자에 단어를 붙여 쓰는 경우가 굉장히 많습니다. 기운조절, 운기조식, 운칠기삼 같은 말도 있고, 운이 안 따른다거나 운수가 없다는 말도 하잖아요? 그 밖에도 운명, 가운, 국운, 재운, 관운 등등.

그러면 그 운이 도대체 무엇인지 한번 알아보고 갑시다. 이걸 알면 우리가 운명을 고칠 수 있습니다. 스스로 자기 운명을 개척할 수 있다는 거예요. 이 운명을 개척한다는 것이 무슨 영어 단어나 수학 공식 하나 더 외우는 것으로 되는 게 아닙니다. 사법고시 합격했다고 다 출세하는 게 아니잖아요.

운(運)자를 잘 보면 뭔가가 움직(辶)이는 모양새입니다. 그러면 뭐가 움직이는 거냐? 먼저 요(辶) 위에 있는 게 군(軍)입니다. 자전(字典)을 보면 이 군(軍)자에서 요거(冖)는 덮는다는 뜻의 '덮어씌울 멱' 자입니다. 그러면 왜 덮어 놓았느냐? 안에서 함부로 움직이지 말고 가만히 있게 하려는 거예요. 그 덮어놓은 게 바로 수레(車)잖아요. 군대(軍隊)라는 것은 수레를 덮어(冖)놓은 집단입니다.

그러면 처음으로 수레(車)라는 문자를 쓰기 시작한 옛날 그 당시로 가 봅시다. 인류 문명사에서 바퀴를 처음으로 만들었던 그 시대로 가보자구요. 아마 처음엔 돌을 나르고 무거운 것을 옮길 때 품이 많이 들었을 겁니다. 바퀴 대신 이런 나무토막을 놓고 그 위에서 굴렸을 거예요. 그런데 이 바퀴를 만들면서 인류 문명에는 일대 전환기가 오게 됩니다.

굴대 양쪽에 바퀴를 꽂아 연결하면 그 위에 집채만 한 것도 올릴 수 있습니다. 바로 그게 수레잖아요. 그러니 이건 인류 문명사를 통째로 뒤바꾼, 지금으로 치면 핵무기 급 정도 되는 거예요. 전쟁 시에도 그 전에는 등짐을 지고 다녀야 했다면, 이제는 수레에 실어서 끌고 다니니까 이런 수레가 한번 지나가면 미처 이걸 못 만든 동네는 그냥 초토화되는 겁니다. 그 당시로서는 수레가 엄청난 힘을 집적시킨 첨단장비였던 셈입니다.

군사조직이라는 것은 강력한 힘의 조직입니다. 인류가 만든 조직 가운데서 가장 큰 힘이 있는 곳이 군대잖아요. 그래서 요 놈(車)을 함부로 움직이지 말라고 딱 덮어(冖)놓은 겁니다. 이 속(軍)에 엄청난 힘이 존재하고 있는데 뚜껑(冖)을 잘못 열면 이 놈(車)이 자기 맘대로 막 돌아다닐 것 아닙니까. 그게 바로 쿠데타예요. 그래서 군율로써 덮어서 보호하게끔 한 겁니다. 군법은 추상같이 엄격합니다. 즉 인류가 처음에 수레(車)를 만들고 보니 이건 거대한 힘이구나 싶어서 그 위에 요놈(冖)을 덮어뒀던 겁니다. 문자를 만든 사람의 경지에서 보면 그렇다는 얘기예요.

그리고 이 운(運)이라는 글자를 보면 그 거대한 힘(軍)을 올려놓고 뭘 하고 있어요? 막 달리고, 돌리고, 거듭해서 움직이고(辶) 있습니다. 여기서 그 거대한 힘은 달(月)이 될 수도 있고, 지구가 될 수도 있고, 태양이 될 수도 있고, 은하가 될 수도 있습니다. 그것을 운행(運行)이라고 합니다. 이런 거대한 힘이 도는 것을 운(運), 작은 기운이 도는 것은 환(還)이라고 하죠. 순환도로의 '돌 환(還)' 자가 그런 경우잖아요.

그 거대한 힘이 인간 내면에서도 움직입니다. 명리학에서는 10년 단위로 움직이는 것을 대운(大運), 해마다 움직이는 것을 세운(歲運)이라고 합니다. 또 한 개인의 그러한 힘을 명운, 가문(家門)은 가운, 회사는 사운(社運), 국가는 국운(國運)이라고도 하죠.

그렇다면 그 거대하지만 보이지 않는 힘이 움직이도록 동기부여 하는 것이 뭐냐? 그게 바로 기(氣)입니다. 기운(氣運)이라는 말도 있잖아요. 그 기를 인위적으로, 내 의지대로 돌리겠다는 것이 바로 운기(運氣)입니다. 내 의식으로 그 거대한 힘을 임독맥으로 돌리고, 기경팔맥으로 돌리고, 12정경으로 돌리겠다는 거예요. 선가(仙家)나 도가(道家)에서는 호흡을 고르게 조절하는 조식(調息)법을 통해 이 기운을 돌립니다.

그런데 문제는 지금 이걸 다들 반대로 하고 있다는 겁니다. 기운을 돌리려고 호흡을 하는데 그렇게 한다고 기운이 도는 게 아닙니다. 몸 상태는 고려하지 않고 의식만 너무 앞세워 호흡을 하게 되면 오히려 몸(精氣神)이 상합니다. 그보다는 의식은 놓아두고 그냥 숨만 잘 쉬는 것이 가장 좋은 방법입니다. 조식(調息)만 제대로 하면 운기(運氣)는 저절로 됩니다. 사람들은 운기조식(運氣調息)이라고 하니까 기운을 돌리기 위해서 호흡을 하라는 줄로 착각하는데, 이는 그 말을 그냥 앞에서부터 쭉 해석한 겁니다. 한문은 무조건 일방적으로 앞에서부터 해석하는 게 아니잖아요. 뒤의 것을 먼저 읽고 앞의 것을 해석할 수도 있는 겁니다.

가만히 정갈하게 앉아서 자기 몸에 맞게 숨을 쉬면 서서히 따끈따끈한 기운이 생기겠죠? 따끈따끈한 기운이 증폭되어서 더 커지면 이게 저절로 몸 구석구석까지 퍼져 나가면서 운기가 됩니다. 생명력이 저절로 움직여서 기운을 돌리는 거예요.

주의할 점은 장부에 병이 깊은 사람은 그 전에 먼저 나쁜 기운을 바르게 해야 한다는 겁니다. 이런 사람한테 자꾸 억지로 의식을 갖고 숨을 쉬면서 축기를 하라고 하면 어떻게 되겠어요? 환자가 축기를 하면 오히려 탁한 기가 점점 쌓입니다. 탁한 기운을 빼기 전에는 운기조식을 하면 안 됩니다. 예를 들어 맥이 4~5성 이상으로 큰 병이 있을 때는 먼저 그 맥을 고쳐서 건강해진 다음에 운기조식을 해야 하는데, 그 병은 그대로 놔두고 운기조식부터 하니 문제가 생기는 거예요.

도사가 되겠다는 욕심에 느낌으로만 임독맥을 열고, 기경팔맥을 열고, 소주천 대주천 한다고 용들을 쓰는데, 맥도 모르는 채로 그렇게 하다가 재수 없으면 머리통 다 터집니다. 그래서 호흡하다가 두통이 심해지고, 뇌출혈이나 뇌종양, 폐암 같은 것이 생기는 거예요.

병 있는 사람은 병부터 고치는 게 우선이지 병도 안 고쳐 놓고서 운기조식해서 뭐 합니까? 참(眞)된 이치를 바탕으로 건강하게 하는 것이 최고의 선(善)이고, 건강해졌으면 나와 내 가정을 잘 보살피고, 그런 연후에 세상을 이롭게 하는 것이 최고의 아름다움(美)입니다.

그런데 맥도 모르고 무지막지하게 숨을 쉬는 사람이 호흡에 관한 책을 써요. 그 책을 읽은 사람이 그걸 덮어놓고 따라하게 되면 잘못될 수도 있습니다. 그보다는 일단 음양기운을 측정하는 인영 촌구의 맥을 살핀 다음에 맥대로 숨을 쉬는 것이 중요합니다. 맥을 무시하고 촌구맥이 큰 사람이 터무니없이 들숨을 길게 하면 허파가 터져서 죽을 수도 있고, 인영맥이 큰 사람이 날숨을 터무니없이 길게 하면 뇌혈관이 터져 중풍을 맞고 반신불수가 될 수도 있어요.

호흡을 잘못해서 허파에 문제가 생기는 것은 대개 들숨을 너무 길게 하다가 허파꽈리가 늘어나서 그렇습니다. 들숨을 강력하게 계속하면 꽈리가 팽창되면서 그 안의 실핏줄이 찢어집니다. 그러면 실핏줄이 터지면서 출혈이 되고 피가 응고되겠죠? 그 터지고 딱지가 진 것을 엑스레이로 찍으면 폐암이라고 진단합니다.

비만이거나 풍채가 좋은 사람은 대개 촌구맥이 크고 인영맥은 작습니다. 촌구맥이 크면 날숨을 길게 해야 돼요, 들숨을 길게 해야 돼요?

(날숨)

그렇죠. 날숨을 길게 해야죠. 그런데 거꾸로 들숨을 너무 길게 해서 허파꽈리가 부풀면 모세혈관이 손상을 입게 되어 이렇게 출혈이 생길 수 있습니다.

우리는 일체의 이유 없이 인영 촌구 상하좌우 네 개의 맥을 같게 하는 것이 가장 중요합니다.

기(氣)가 운(運) 줄을 타고 잘 돌다가 기운이 소멸되면 운명을 달리했다고 하죠? 그런데 반대로 건강이 나빴던 사람이 체질대로 인영 촌구를 따져서 호흡을 잘 하면 자기 운명을 뜯어 고칠 수도 있는 겁니다. 스스로 건강을 회복한 것은 기운을 돌려서 병든 운명을 뜯어고친 것과 같습니다.

최고의 개운(開運)법은 운동(運動)이다

몸 안에 있는 기운을 돌리는 가장 쉬운 방법이 바로 운동(運動)입니다. 지금 비록 몸이 무겁(重)다 하더라도 힘써(力) 꾸준히 움직(動)이면 여러분의 운(運)이 새롭게 열립(開)니다. 이게 바로 개운(開運)하게 사는 방법이에요. 항상 개운하게 살 수 있다면 세포 입장에서는 운명(運命)이 바뀐 겁니다.

몸을 움직이면 육체 내면에 있는 그 엄청난 기운 덩어리가 그만큼 돌겠죠. 그런데 운동을 하더라도 우리는 국가대표 선수처럼 하면 안 된다고 했습니다. 내 몸에 맞게 20대는 20대에 맞게, 50대는 50대에 맞게,

60대는 60대에 맞게 해야 된다고 누누이 말씀드렸어요. 이 운동이라는 말을 정확하게 이해해야 우리가 내 몸을 어떻게 움직여야 되는지를 알 수 있습니다.

인영맥이 큰 사람이 하체운동을 많이 하고, 촌구맥이 큰 사람이 상체운동을 많이 하게 되면 음양의 맥을 조절하는데 유리합니다. 허리운동은 중(中)에 해당합니다. 예를 들어 인영맥이 큰 사람은 허리를 들숨하면서 다섯 바퀴 돌리고 날숨하면서 세 바퀴를 돌리는 겁니다. 또는 무릎을 네 바퀴 돌리면서 들숨하고 두 바퀴 돌리면서 날숨해도 되겠죠. 어깨가 아프다면 역시 같은 방식으로 어깨를 돌려주면 됩니다.

그러면 어깨에 있는 생명들이 돌아(運) 움직입니다. 이렇게 기운을 돌려야만 살아있을 수 있고, 건강도 정상적으로 회복할 수 있어요. 이 지구도 정상적인 균형을 유지하기 위해 끊임없이 자전과 공전을 하면서 돌잖아요. 온 우주가 이렇게 쉼 없이 돌고 있는 겁니다.

마찬가지로 우리도 지금 세포 속에 있는 기운을 돌려야 합니다. 그 기운이 제대로 돌면 생명이 정상적으로 움직이는 것이고, 제대로 안돌면 병인 거죠. 어깨가 뻣뻣하고 허리가 안 돌아간다, 무릎팍이 잘 안 돌아간다, 고관절이 잘 안 돌아간다. 이런 것들은 운신(運身)이 잘 안 되는 겁니다.

운신의 폭이라는 말도 있잖아요? 몸이 자기 회전 반경 안에서 잘 돌아가야 되는데 운신(運身)도 안 되는 사람이 어떻게 생각을 고치며, 무슨 재주로 마음을 고치겠어요? 마음을 고치는 것보다 손을 움직이고, 어깨를 돌리고, 허리를 돌려서 고치는 것이 훨씬 쉽습니다. 마음을 움직이는 건 보통 일이 아닙니다. 그런데 몸을 움직이면 마음은 거기에 따라 저절로 움직이게 되어 있습니다.

마음은 먹었는데 몸이 안 따라주는 경우가 너무 많죠? "아, 오늘부터 운동을 해야 하는데!" 하면서도 잘 안 돼요. 그래서 무슨 일을 할 때는 시간을 딱 정해놓고 그 시간에는 무조건 움직여야 합니다. 시간이 없다면 아침에 조금 일찍 일어나서 그 시간만큼 산책을 하거나, 거실에서 허리 돌리기를 하거나, 자기 방에서 목 운동이라도 하면 되겠죠.

어쨌든 몸을 움직이면 몸속에 있는 기는 돌게 되어 있습니다. 한마디로 운기(雲氣)가 되는 겁니다. 호흡을 하는 것보다 어깨운동으로 뭉쳐 있는 기운을 풀어주는 것이 훨씬 쉽고 빠릅니다. 자, 그러면 점심 식사 후에 다시 하겠습니다.

족태음비장경의 주요 혈자리

교재를 봅시다. 족태음비장경의 주요 혈자리를 살펴보겠습니다.

1번 은백(隱白)에 밑줄치고. 엄지발가락 안쪽의 발톱각 끝에서 대략 후방 2mm쯤에 있습니다. 아까도 말씀드렸듯이 엄지발가락 관절뼈(제1 중족지절관절)가 툭 삐져나온 것은 샌들이나 굽 높은 신발을 신어서 생긴 게 아니라 비장이 약해져서 그런 거예요. 또 여기가 벌겋게 되어서 바람만 쐬어도 아픈 것을 보통 통풍이라고도 합니다. 이건 이 시대에는 거의 불치병에 가깝습니다. 우리는 이럴 때 은백에 침을 놓고 단맛을 많이 먹게 하면 통증을 없앨 수 있습니다.

질문 : 그 자리에 자석테이프를 붙여도 되나요?

대답 : 그럼요. 자석테이프를 붙여도 효과가 있습니다. 그리고 모든 통증은 식어서 오는 것이므로 따뜻하게 하는 것이 무엇보다도 가장 중요합니다. 이 시대의 젊은 여성들이 몸을 차게 하는 생활습관을 고치지 않는다면 그 어떤 처방으로도 해결이 안 된다고 봅니다.

엄지발가락 외측에서 발톱모서리 바로 옆 두 번째 발가락 쪽은 간경의 태돈입니다. 은백은 비경이 시작하는 곳이고, 위경은 두 번째 발가락

여태에서 끝납니다. 엄지발톱이 안쪽 속으로 깊이 파고 들어가는 것은 비장이 안 좋아서 그렇습니다.

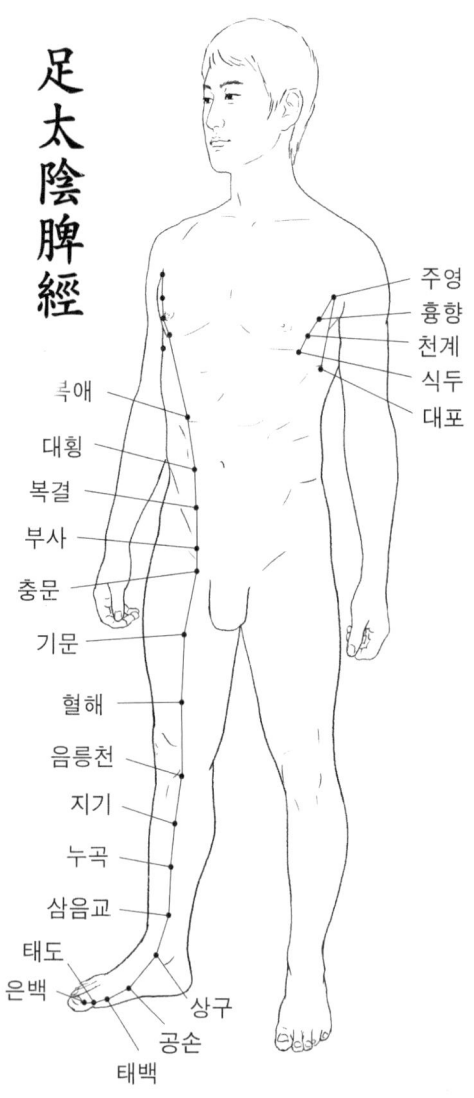

그림 족태음비경

3번 태백(太白). 엄지발가락 관절을 지나 제 1 중족골두 안쪽 뒤에 있습니다.

4번 공손(公孫)에 밑줄치고. 태백혈 바로 옆에 있습니다. 제 1 중족골이라는 뼈를 만져보면 반달처럼 둥근 아치모양으로 된 부분이 있는데, 그곳의 정중앙 상단에 있습니다. 공손에 동그라미 치고 '홍맥 촌구 4~5성', 또 '기경팔맥인 충맥의 통혈'이라고 써 넣으세요. 여기서 통혈은 통제하는 혈자리라는 뜻입니다. 또한 공손혈은 15낙맥 중 하나입니다.

6번 삼음교(三陰交). 복사뼈의 중심에서 자기 손가락 4개 정도의 폭 또는 3치 상방에 있으며, 음릉천과 복사뼈 사이의 4분의 1지점에 있습니다. 삼음교는 발에서 시작하는 세 개의 음경맥인 간경, 신장경, 비장경이 교차하는 혈자리로 임신한 여성은 절대 여기에 침을 놓으면 안 됩니다. 잘못하면 애기가 떨어집니다. '애기 떨어지는 자리'라고 적으세요. 또 이 자리는 해산할 때 쓰면 효과가 있습니다. 여성들은 생리통이 심할 때 이 삼음교를 지압하거나 침이나 자석테이프를 써도 효과를 볼 수 있습니다.

9번 음릉천(陰陵泉)에 밑줄 치고. 음릉천은 무릎 밑 경골내측과 아래쪽에 있습니다.

21번 대포(大包)혈에 '15낙맥'이라고 쓰고, 4번 공손에도 '15낙맥' 그리고 '전신통'이라고 쓰세요. 공손은 전 관절, 모든 마디가 풀어지고 어른들이 모든 뼈마디가 녹아난다고 할 때 자극하거나 뜸을 뜬다거나 하면 기운이 빨리 회복하는 자리입니다.

대포혈은 전신통에 효력이 있는 자리입니다. 겨드랑이 중심을 지나는 액중선(腋中線) 상에서 액와저(겨드랑이 가운데 움푹 파인 곳)에 위치한 심장경의 극천혈과 11번 늑골 끝의 장문혈 중간 지점인 여섯 번째 갈비뼈 사이에 있습니다.

여성의 경우 브래지어가 지나가는 자리에 있습니다. 한번 각자 손으로 그 갈비뼈 홈 사이를 비벼 보세요. 아마 대부분은 아프실 겁니다. 거기에 임파 같은 게 뭉칠 수 있는데, 이렇게 풀어주면 전신통이 완화됩니다. 어떤 사람은 이 자리에 손가락만 갖다 대도 입이 벌어질 정도로 아파합니다.

비경에서는 은백, 태백, 공손, 삼음교, 음릉천, 대포혈을 꼭 알아놓아야 합니다.

족양명위경의 주요 혈자리

두 장 넘기시고 족양명위경. 양명경맥이고, 아까 말씀드린 대로 두 번째 발가락에서 끝납니다. 정중앙선인 임맥을 가운데에 두고 양쪽 전면 중앙을 지나는 경맥입니다.

1번 승읍(承泣)에 밑줄치고. 눈 밑이라고 쓰세요. 눈동자의 동공 바로 밑에 있습니다. 자기 눈구멍을 힘주지 말고 살살 만져보면 깨알 같은 게 들어갈 정도의 작은 홈이 있어요. 요 뼈 라인에 작은 홈. 그 자리가 승읍입니다. 그 눈 밑 부위가 푸르거나 시커먼 것은 위장이 차서 그렇다고 전에 말씀드렸죠? 또 눈 밑에 뭐가 도돌도돌 나는 것은 위장에 뭐가 나 있는 것이고, 눈 밑이 벌건 것은 위장에 열이 있고, 눈 밑이 늘어진 것은 위장이 늘어진 것이라고 했습니다.

5번 대영(大迎)혈. 여기서 경맥이 둘로 갈라지죠. 위치는 아래턱뼈(下顎骨)에서 턱뼈 각을 찾고, 임맥(任脈)이 끝나는 자리 승장(承漿)혈 사이에서 턱뼈각 쪽으로 4분의 1지점입니다. 이 대영혈에서 한 줄은 아래턱의 승장혈을 지나 승읍으로 가고, 다른 한 줄은 두유로 갑니다.

8번 두유(頭維)혈. 앞이마라고 쓰세요. 앞이마의 양쪽 끝 모서리, 머리털이 나기 시작하는 곳에 있습니다. 두유에 냉기가 들어가면 앞머리가 터지는 것처럼 아프고 전두통이 생깁니다. 이때도 단 것을 먹고 통증 부위를 따뜻하게 해주면 되겠죠.

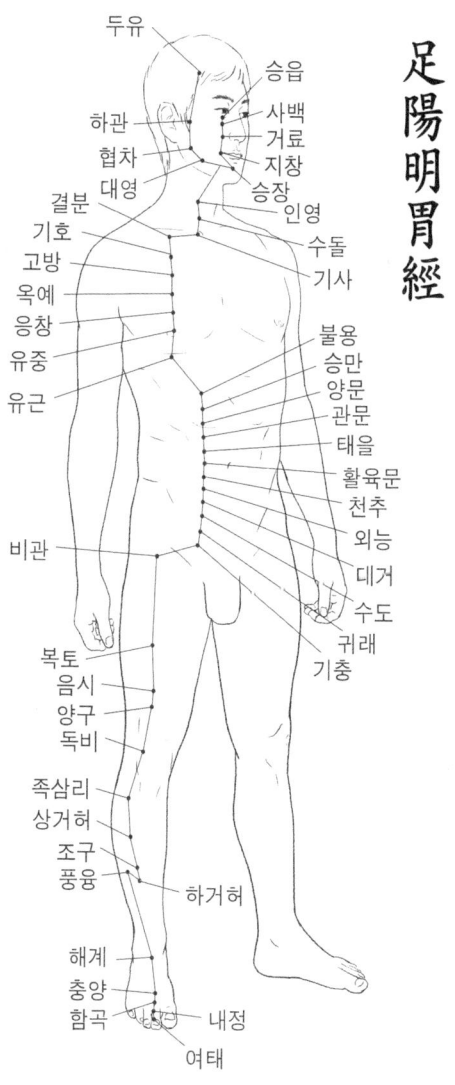

그림 족양명위경

위경맥은 경맥의 시작점인 두유에서부터 시작하여 협차, 대영까지 와서 경맥 한 줄이 아래 잇몸을 지나 반대쪽 승읍까지 옵니다. 이렇게 안면 양쪽 중앙으로 두 줄이 지나가는 위경맥에 냉기가 흐르면 안면마비가 생길 수 있는데, 구안와사는 위경맥이 지나가는 자리가 식어서 그런 겁니다.

계속 찬 것을 먹고 과식할 경우엔 위장이 식어 있어서 양쪽 두유혈 자리가 냉해져서 앞이마에 뭐가 나거나 까매지고, 위장에 탈이 잘 납니다. 이럴 땐 침을 맞거나 뜸을 뜨기 보다는 찬 것을 먹지 말고 배를 따뜻하게 하는 것이 중요합니다.

그 다음으로 9번 인영(人迎)혈. 인영맥을 보는 자리라고 써 놓으세요. 총 경동맥의 맥박이 뛰는 박동부에 있습니다.

거기서 쭉 내려가서 17번 유중(乳中)혈. 젖꼭지 정중앙을 말합니다. 침놓는 자리는 아니고, 위경맥이 유방 정 가운데로 지나가기 때문에 옛날에는 애기를 낳은 뒤에 젖이 잘 안 나오면 위경맥으로 에너지가 잘 소통되도록 단맛이 나는 호박 같은 것을 고아서 먹였습니다.

질문 : 족발도 넣던데요?

대답 : 족발도 넣고 미역도 넣어요. 아마 수기를 보하기 위해서 넣었을 겁니다. 신장 방광이 안 좋은 사람은 수기를 보하는 먹거리들을 추가해서 넣으면 효과가 더 좋고, 위장만 안 좋을 때는 족발을 빼는 게 낫겠지요. 그밖에도 뼈를 튼튼하게 하고 콩팥을 보호하기 위해 사골 뼈를 고아서 먹이기도 했습니다.

그 다음에 36번 족삼리(足三里). '육합혈', '홍맥'이라고 쓰세요. 족양명위경맥에서 제일 중요한 자리입니다. 속이 거북하거나 체했을 때 많이 사용하는 혈자리입니다. 위장이 안 좋은 사람은 단것을 먹고 이 자리를 자극해 주면 위장이 금세 편해지는 것을 확인할 수 있습니다.

또 이 자리는 사해의 혈인 합곡의 보조혈입니다. 합곡은 모든 양경의 대표혈이죠? 족삼리는 그 보조혈이니까 모든 양경에서 두 번째로 중요한 자리입니다. 뜸집에 가면 뱃속이 안 좋다거나 어디가 안 좋다고 하면 기본으로 이 족삼리에 뜸을 떠서 사용하는 자리이기도 합니다.

37번 상거허. '육합혈', '모맥'이라고 쓰고. 대장이 허약한 사람은 상거허가 아픕니다. 39번 하거허는 구맥이 나오고 심소장이 허약할 때 아픈 자리입니다. 족삼리, 상거허, 하거허는 육합혈에 속합니다. 이 세 곳의 위치는 앞 시간에 육합혈 설명할 때 말씀드렸습니다.

42번 충양(衝陽). 발등에 있죠. 체했거나 속이 쓰리고 아플 때 족삼리와 함께 이 충양을 누르면 엄청 시원하고 트림이 나옵니다.

45번 여태(厲兌). 두 번째 발가락 끝, 3지 쪽에 있습니다. 위장이 약한 김은정 선생 같은 분들은 충양혈을 살짝 만지기만 해도 아파요. 속이 거북할 때 여기를 눌러주면 좋습니다. 또 속이 막혔을 때 여태, 충양, 족삼리에 침을 쓰거나 눌러주면 꺽꺽 트림이 나오면서 풀립니다.

위경맥의 45개 전체 혈자리 중에서 지금 말씀드린 여태, 충양, 하거허, 상거허, 족삼리, 유중, 인영, 승읍, 두유 정도는 알아 두셔야 합니다.

기경팔맥에 속하는 충맥, 충맥이 병났을 때의 증상 - 비만, 토사곽란

두 장을 넘겨서 이번에는 기경팔맥 중 하나인 충맥(衝脈). 충맥은 임맥 바로 옆 좌우 신장경 두 줄로 지나갑니다. 충맥의 상대인 대맥은 배꼽을 중심으로 한 바퀴 돕니다. 대맥과 충맥은 배꼽을 중심으로 십자형을 이뤄 서로 상대를 이루고, 몸의 균형을 잡아주는 기운이 운행하는 경맥입니다.

경혈도를 보면 회음에서부터 배꼽을 지나 입술 밑 승장혈까지 쭉 직선으로 가는 정중앙선이 임맥입니다. 기경팔맥에서 음경맥의 대표가 되는 임맥은 반대로 등 쪽의 척추 정중앙으로 쭉 흐르는 독맥과 서로 상대를 이룹니다. 이렇게 서로 상대를 이루며 질서를 잡아주는 임맥과 독맥을 통해서 사람이 좌우로 대칭선을 이루는 거죠. 독맥은 소장경의 후계혈에서 통제하고, 임맥은 폐경맥의 열결혈에서 통제한다고 했습니다. 충맥은 임맥 바로 옆으로 지나가는데, 홍맥 촌구 4~5성이면 충맥의 병입니다.

충맥이 병나면 비만, 중풍, 당뇨 같은 중병이 생기거나 아랫배가 나오고 늘어집니다. 아랫배가 나온 것은 대맥과 충맥이 병나서 그렇습니다. 거기 적으세요. 충맥이 병나면 배가 나온다. 충맥이 병나면 비경의 공손을 다스립니다. 충맥의 통혈은 공손(公孫)이고, 대맥의 통혈은 담경의 입읍(臨泣)입니다. 배가 나온 사람은 이 공손과 임읍을 잘 다스리면 배 나온 것을 조절할 수 있습니다.

그런데 배가 나온 것은 일단은 많이 먹어서 그런 것이기 때문에 이런 분들은 적게 먹고, 운동하고, 뜨거운 물을 마셔야 합니다. 이것이 전제되지 않으면 아무리 공손과 임읍에 침을 놓은들 잘 안 되겠죠.

그 다음 충맥이 병나고 냉기가 들어가면 곽란(癨亂)이 난다고 적으세요. 곽란은 내장이 경직되어 안 움직이는 것을 말합니다. 내장이 따끈따끈해야 잘 움직이는데 딱딱하게 굳어 버리면 움직일 수가 없어요. 그래서 이럴 땐 뱃속이 끊어지는 것처럼 아픈 토사곽란이 옵니다. 토사는 입으로는 토하고 아래로는 설사하는 것을 말합니다. 찬 음식으로 비위장이 식어 급체(急滯)한 거예요. 이렇게 토사곽란이 오면 안에 있는 위장이 딱 멈춰서 어떻게 움직일 수도 없을 만큼 아픕니다.

이럴 땐 어떻게 해야 하느냐? 무조건 배를 따뜻하게 해야 합니다. 곡식자루를 전자레인지에 5분 정도 데워서 배에 올려놓고 찜질을 합니다. 곡식자루로 한 20~30분 정도 해주면 점차 편안하게 풀리기 시작하는데, 이게 쫙 풀리면 막혔던 냉기가 빠져 나오면서 콧물이 나올 수도 있고 설사도 할 수 있습니다. 그런 뒤에 뜨거운 물에 꿀이나 설탕을 진하게 타서 홀짝홀짝 마시면 해결이 되는 겁니다.

그러니까 앞으로 우리는 급체하거나, 설사나 곽란이 오면 배를 뜨겁게 해서 고치면 됩니다. 굳었다, 경직됐다, 마비됐다, 통증이 심하다 이런 건 무조건 식어서 오는 거예요.

위경련도 위장이 식어서 온다

질문 : 제가 찬 음료수를 마시면 가끔 위경련이 일어나는데 위경련은 곽란이 아닌가요?

대답 : 위경련은 그보다는 가벼운 겁니다. 그것도 식어서 생기는 거죠. 찬 것을 많이 먹으면 위경련이나 곽란이 올 확률이 높습니다. 이렇게 추운데도 밖에서 아이스크림 먹으면서 다니는 사람들이 있어요.

자식 있으신 분들은 나중에 사위나 며느리 얻을 때 잘 보세요. 일단 맥을 보고 몸이 따뜻한 사람인지 확인해야 합니다. 몸을 차게 한 사람들은 성질머리도 무지하게 급한데다가 식구들이 오는 것도 싫어하고 포용력이 떨어집니다.

몸이 찬 사람은 기운이 서늘해서 가족들과의 융화가 잘 안 돼요. 요즘엔 직장 동료나 가족 간에 화합(和合)을 잘 못하는 사람들도 많고, 시어머니가 며느리 집에 가면 문도 안 열어 준다면서요? 그게 다 포용력이 떨어져서 그런 겁니다.

누구 탓을 하겠습니까. 이 시대의 어른들이 생명의 온도가 뭔지도 모르고 다 차게 키워서 생긴 인과응보이고 업보죠. 지금 내 몸 관리를 잘못하면 내가 한 행위가 미래에 부메랑으로 되돌아옵니다. 그래서 우리가 지금부터라도 몸을 따뜻하게 하고 먹는 것도 정갈하게 잘 먹어야 합니다.

 위장이 급랭하면 위경련이 오거나 더 차면 곽란이 생깁니다. 방금 김 선생이 얘기한 위경련은 더 식어서 곽란이 오기 바로 직전의 상태입니다. 복습해 봅시다. 찬 우유나 음료수를 벌컥벌컥 마시면 위장에 경련이 일어날 때가 있는데 왜 그런 걸까요?

 (열을 만들려고)

 그렇죠. 몸을 떨어야 빨리 열이 만들어지고 온기의 순환이 촉진됩니다. 갑자기 찬 게 들어와서 몸이 식으니까 생명력은 빨리 온기를 만들어 순환시키기 위해서 경련을 일으키는 겁니다. 중풍 맞은 사람이 팔다리를 떠는 것도 열을 만들고 순환시키기 위해서라고 전에 말씀드렸습니다.

생명력은 절대 죽지 않으려고 하는 힘이다, 충맥의 병을 고치는 법

 생명력은 절대 안 죽으려고 하는 힘이라고 했습니다. 살아남으려고 하는 힘, 병과 싸워서 이기려고 하는 힘. 우리 몸의 세포 하나하나마다 심포 삼초가 존재하기 때문에 그 생명은 살아 있는 한 자기를 지키려는 본성이 있습니다.

 그걸 에고라고도 하죠? 그건 절대로 그 어떤 것과도 타협하지 않습니다. 며칠을 굶어서 배가 고픈 사람은 절대로 다른 것과 타협하지 않고 오로지 밀 먹으려고만 합니다. 또 며칠 동안 잠을 못자서 굉장히 피곤하다면 사랑하는 사람이 왔건, 아버지가 왔건, 금덩이가 있건 무조건 잠이 오게 되어 있어요.

 생명의 입장에선 앞에 금덩이가 있든, 사랑하는 사람이 있든, 뭐가 있든 그게 중요한 게 아니거든요. 그 생명체는 잠을 자고 휴식을 취하는 게 더 중요하다고 판단해서 잠이 오게 하는 겁니다. 이런 것들이 모두 스스로 살아남기 위해서 하는 몸짓입니다.

요즘 사람들은 생명력을 마구 혹사하잖아요. 어쩔 수 없이 그 정도의 업무수행을 해야 한다면 미리 튼튼한 생명력을 만들어 놓으면 됩니다. 며칠간 밤샘 작업을 해야 한다면 며칠간 밤을 새워도 끄떡없을 정도의 근기를 만들어서 쓰면 돼요.

충맥이 병나면 맥은 홍맥 촌구 4~5성이 나옵니다. 비위장이 크게 병난 상태에서 인영이 6~7성이면 사해의 병이죠? 충맥이 병났을 때는 상체 운동을 많이 하고 호흡은 날숨을 길게 합니다. 그리고 절대 찬 음식이나 찬 음료는 피해야 합니다.

특히 이 시대에는 위장병 있는 사람이 냉장고에서 찬물을 꺼내어 마시고 있으니 위장병이 좋아질 재간이 없습니다. 옛날에는 전부 따뜻한 숭늉이나 국을 끓여 먹어서 내장의 연동운동이 잘 되게 하고, 장부의 기운이 잘 순환되도록 했습니다.

요즘 같이 추운 계절에 나이 70이 된 어르신들도 건강해지려고 산위에 있는 약수터에 오릅니다. 산중턱 약수터까지 올라가다 보면 몸에 열이 만들어집니다. 그러면 거기서 운동이나 조금 하고 내려오셔야 하는데, 굳이 그 추운데서 기다렸다가 찬물을 받아서 마시잖아요. 그러면 몸이 급격히 식습니다. 올라가면서 간신히 몸에 열을 만들었는데 삽시간에 몸을 식히는 겁니다.

새벽에 잠도 안자고 거기까지 올라갔는데 물 한 컵 안마시고 내려오면 본전도 안 나온다는 거죠. 또 건강을 위해서라도 한 컵 더 마셔야 한다고 생각합니다. 그런데 물 두 컵을 마시면 몸이 떨리기 시작하거든요. 그러다 결국 배를 움켜잡고 "아이고, 추워!" 하면서 내려오시는 거예요. 그런데도 어르신들한테 이런 말씀 드리면 텔레비전에서 찬물 마셔야 건강해진다고 했는데 무슨 소리냐고 합니다.

질문 : 감은 홍시감, 단감, 곶감이 다 같은 겁니까?

대답 : 잘 익은 감은 단맛이니까 같은 것으로 보면 됩니다. 그런데 안 익은 감은 떫잖아요. 땡감은 타닌 성분이 너무 많아서 속이 뻑뻑해 먹을 수가 없습니다. 저는 어렸을 때 땡감을 되게 좋아해서 마을에 있는 오래된 감나무에 올라가 익지도 않은 퍼런 걸 따 먹을 정도였어요.

이게 하도 떫어서 하나를 다 못 먹습니다. 그러면 열무김치를 갖고 와서 같이 먹는 거예요. 그렇게 먹으면 떫은맛이 훨씬 덜합니다. 그 떫은 걸 좋아했던 걸 보면 저도 심포 삼초가 안 좋았던 것 같습니다. 그게 어렸을 때니까 그랬던 것이지 사실 떫은 건 못 먹어요.

충맥이 병났을 때는 단맛과 매운맛을 더 먹어야 됩니다. 그러면 비만인 사람은 살도 빠집니다. 앞 시간에 충맥(홍맥 촌구 4~5성)이 병났을 때 비만이 생긴다고 했죠? 또 비만 치료에 대해서 공부할 때 홍맥으로 인한 비만은 단맛과 매운맛을 먹는다고 했습니다.

그 이전에 비만인 사람은 일단 적게 먹어야 합니다. 늘 배고프게 살라는 게 아니라 배부르지 않게 먹으라는 겁니다. 그리고 운동을 해야 소식을 해도 견딜 수가 있습니다. 절대 소식을 하고 기운이 생기도록 꾸준히 운동해서 몸을 달궈 주면 몸에 쌓여 있는 지방질을 태울 수 있습니다.

몸 구석구석에 있는 지방질을 태우면 에너지가 발생합니다. 물질을 태우면 에너지가 되고, 에너지를 합성시키면 물질이 되죠? 그게 바로 물리학에서 말하는 에너지 불변의 법칙이잖아요. 그래서 에너지 총량은 늘 같아서 늘지도 줄지도 않습니다. 부처님은 3천 년 전에 이미 '부증불감(不增不減)'을 말씀하셨어요. 우주는 늘어나지도 않고 줄지도 않는다. 또 '불구부정(不垢不淨)'도 있죠. 더러워질 것도 없고 깨끗해질 것도 없다.

왜냐하면 이미 존재하고 있던 물질을 사용한 뒤에 한곳에 몰아넣다

보니까 더러워진 것이지, 사방으로 퍼트리면 오염이 안 되거든요. 똥도 사방에 퍼트리면 거름이 되잖아요. 그러면 식물이 그걸 빨아 먹고 자신을 키울 것 아닙니까. 그런데 도시를 만들어 놓고 사람들이 싼 똥을 한쪽으로 몰아버리니까 이게 오물이 되는 겁니다. 이런 걸 보면 현대의 이 도시 문명이라는 것은 인류를 파국으로 몰아가고 있는 것 같습니다.

침법의 기본은 음양기운을 조절하는 것이다, 보사법(補瀉法)의 본질

자, 그러면 홍맥이 나왔을 때의 침법에 대해서 공부하겠습니다. 양경(陽經)맥은 위에서 아래로, 음경(陰經)맥은 아래에서 위로 흐릅니다. 비경은 음경맥이니까 아래에서 위로 흐르고, 위경은 양경이니까 위에서 아래로 흐르겠죠. 비경은 발끝 은백에서 시작하고 양경인 위장경은 승읍에서 시작한다고 했습니다.

텔레비전에서 누가 사암침법을 강의하는 것을 봤는데 맥도 안 보고서 사(瀉)하고 보(補)한다고 합니다. 잘 모르니까 경맥이 유주히는 방향으로 찌르면 보, 경맥이 유주하는 방향의 반대로 찌르면 사, 이런 식으로 말합니다. 전 세계의 침쟁이들이 다 이런 식으로 하고 있어요. 기본 중에 기본인 음양을 측정하는 인영맥과 촌구맥의 대소(大小)는 따져보지도 않고 말이죠. 그러나 촌관척 맥진법으로는 음기운이 큰지, 양기운이 큰지 알 수가 없습니다.

보사(補瀉)의 본질은 그게 아닙니다. 사법은 큰 맥을 작게 하는 것이고, 보법은 작은 맥을 크게 하는 것입니다. 예를 들어 네 개의 맥을 보고 인영맥이 크다면 양경을 사해서 작게 하고, 음경은 보해서 촌구맥을 크게 해야 하죠? 그런데 경맥 유주 방향만 따져서 이렇게 찌르고, 저렇게 찌른다고 되겠느냐는 겁니다. 음양을 따져야 하는데. 그래 놓고서 도사라고 합니다.

또 그 사람들이 쓴 책도 문제입니다. 본질을 모르고 쓴 그 책을 보는 독자들은 그 글쓴이의 영향권에 놓이게 되잖아요. 그러니 답이 없는 겁니다. 이제는 이 시대에 맞는 새로운 의서를 써야 할 때입니다. 왜냐? 지금은 농경시대가 아니잖아요. 이제마 선생이나 허준 선생이 살던 그 시대가 아닙니다. 한마디로 몸속의 기운 판도가 바뀌었다는 겁니다. 옛날에는 촌구가 더 컸지만, 지금 이 시대는 사람들의 80~90%가 양경인 인영맥이 더 큽니다.

이렇게 모든 기운의 판도가 바뀌었기 때문에 이제는 인류를 위해서 현대에 맞는 새로운 의서를 쓰는 학자를 우리 스스로 양성해야 합니다. 판 밖의 공부인 이 자연의 원리에 바탕을 둔 자연섭생법으로 세상을 평화롭게 하는 평천하(平天下)를 해야 된다는 얘깁니다.

장부는 마음과 성품이 만들어지는 곳

6장 6부에서 모든 품성이 나온다고 했습니다. 인간의 정신세계와 마음, 성품이 다 장부에서 나옵니다. 인의예지신이 만들어지는 본처가 어디냐? 그 본처는 무슨 현자(賢者)나 성인(聖人)이 아닙니다. 예수가 없고 교회가 없어서 사람들에게 사랑하는 마음이 없습니까? 절이 없고 부처가 없어서 세상이 이렇게 됐습니까? 아니죠. 모든 주체적인 소우주들의 내면에서 정갈한 기운이 나오면 저절로 인의예지신이 발현되고 구현되는 것입니다.

그래서 비위장이 약할 때는 게으르고, 공상망상하고, 쓸데없는 생각을 하고, 거짓말하고, 의심하고, 과대망상증에 걸리고, 호언장담하며, 비위장이 건강할 때는 확실하고, 정확하고, 철저하고, 틀림이 없고, 신용이 있고, 배운 대로 하고, 우애가 있고, 믿음을 주는 기운이 나오는 겁니다.

건강할 때의 성품과 병났을 때의 성품은 전혀 다릅니다. 그런데 그걸 구분하는 기준도 없고, 구분할 수 있는 방법도 없고, 구분하는 설도 없습니다. 그러니 맨날 답도 없는 정신과 같은 곳에 보내잖아요. 전인교육이니, 인성교육이니 하는 얘기 백날을 해봐요. 결국 장부의 기운을 바르게 하지 않고서는 답이 없습니다. 생명 기운의 본고향을, 그 본질적 토대를 제대로 해놓지 않으면 사람다운 사람이 만들어지지 않습니다.

침을 찌르는 방향(方向), 보사(補瀉)의 이치

그러면 큰 맥을 작게 하는 사법(瀉法)을 쓸 때 침을 어떻게 놓아야 하느냐? 일단 혈자리의 중심부를 향해 직각으로 놓습니다. 인영맥이 크다면 양경인 위경맥을 정중앙으로 해서 침을 놓고 시계반대 방향으로 돌린다거나, 퇴(褪 : 튕긴다), 괄(刮 : 긁는다), 무(撫 : 어루만진다)를 한다거나, 누인다거나 하면 경맥 속에서 방전 작용이 일어납니다. 이때 이 침 끝이 살 속을 막 헤집게 되니까 묵혀 있고 고여 있던 탁기가 순환되는 거예요. 그러면 이 커져 있던 혈관이 커져요, 작아져요?

(작아져요)

그게 바로 사법입니다. 그리고 작은 맥을 크게 하는 보법(補法)을 쓸 때는 침을 놓고 시계 방향(보필용원)으로 돌리거나 그냥 놔(유침)둡니다. 그런데 실제로 해보니까 시계방향으로 돌린다고 맥이 커지는 것은 아닌 것 같습니다. 대신 자석테이프를 붙이면 확실히 맥이 커지는 것을 확인할 수 있어요.

침은 세포 입장에서 보면 이물질이죠? 이 쇠꼬챙이가 내 살을 뚫고 들어오면 그 부위의 생명들은 비상사태가 됩니다. 만약 침 끝에 독약이나 무슨 찝찝한 것이 묻었다면 그 나쁜 성분이 혈관을 타고 흘러서 병이 생길 수도 있잖아요. 그래서 내 생명인 심포 삼초는 일단 가장 강력한 저항물질(자신을 보호하는 생명물질)을 침을 찌른 그 혈자리로 보내야 합니다. 백혈구, 혈소판 같은 것들 있잖아요. 이런 생명 기운들이 막 가면 작은 맥이 커지겠죠? 그게 바로 보법입니다.

보법을 할 땐 반드시 유침을 해야 합니다. 침을 가만히 놓아두면 뭐가 막 모여들어서 가늘던 맥이 굵어지는데 여기서 침을 튕겨버리면 도로 흐트러져서 맥이 다시 작아집니다. 그래서 맥이 작은 쪽에 사법을 쓰면 안 된다고 한 겁니다. 사관침을 놓을 때도 인영맥이 클 경우엔 굵은 사관침으로 양경의 대표혈인 합곡 대신 음경의 대표혈인 태충을 사하면 촌구맥이 더 작아지죠? 그러면 순식간에 인영맥이 더 커져서 머리에 압력이 생깁니다.

반대로 촌구가 크고 인영이 작은 사람은 태충을 사하고 합곡을 보해야 합니다. 이때도 맥을 안 보고 무작정 합곡을 사하면 순식간에 인영맥이 더 작아집니다. 그러면 뇌세포로 가는 피가 갑자기 확 줄어드니까 앞이 캄캄해져서 기절하기도 하는 거예요. 그나마 가던 피도 갑자기 못 가게 되어 뒤로 넘어가는 겁니다.

사(瀉)와 보(補)는 간단합니다. 맥이 크면 사하고 작으면 보하라. 침을 찌르고 그냥 놔두면(유침) 기운이 모여들어 보(補)가 되고, 침을 자극하고, 긁고, 튕기면 기운이 잘 흐르게 되니까 사(瀉)가 되는 이치입니다.

침을 놓을 때 무슨 경맥의 순방향, 역방향을 따지는 건 맥을 조절하는 것과는 무관합니다. 그건 그냥 멋 부리는 침술이에요. 침 찌르는 기술. 침을 찌르는 기술과 침을 놓는 법은 다릅니다. 맥의 대소를 조절하는 것은 침법이고, 증상을 고치려고 하는 것은 침술입니다.

침술은 개인의 능력입니다. 똑같이 침을 놓아도 효과가 더 좋은 사람이 있고, 안 좋은 사람이 있잖아요. 기운이 좋은 사람이 놓으면 효과가 좋아요. 마찬가지로 똑같이 마사지를 해도 잘 풀리는 사람이 있고 안 풀리는 사람이 있습니다. 그건 개인의 기운이고 능력입니다. 그러나 여기서 말씀드리는 침법은 개인의 능력과 무관하게 어느 정도는 다 효과를 볼 수 있습니다.

홍맥이 나오고 인영이 클 때의 침법

그러면 홍맥이 나왔을 때의 침법을 한번 알아봅시다. 홍맥이 나오고 인영이 3성이면 비장보다 위장에 병이 더 있다고 했습니다. 어떤 책을 보면 이런 경우는 양명의 병이라는 기록이 있습니다. 또 정경의 병이기도 하죠? 이럴 땐 배를 따뜻하게 하고, 단맛과 매운맛을 먹고, 하체운동을 많이 하고, 들숨을 길게 합니다.

그리고 위경에 침을 놓으면 더 빨리 낫습니다. 이렇게 한 뒤에 침을 놓으면 맥이 급격히 작아져요. 경맥을 이용해서 맥의 조절을 빠르게 할 수 있는 도구가 바로 침입니다. 정경일 때는 침 한 방으로도 되는 경우가 많습니다.

위경의 여태, 충양, 족삼리 중에서 2개혈을 사하고, 비경 1개혈을 보한다. 2사1보하는 황제내경침법이죠. MT는 보법이니까 비경의 1~2곳을 보(補)한다. 요즘은 침관이 있어서 침놓기가 아주 쉬워졌습니다. 침이 넘어지지 않을 정도로만 들어가면 되거든요. 거기서 더 깊이 넣거나 빼는 건 각자의 재량이고 능력입니다.

홍맥이 나오고 인영이 6~7성인 경우는 음양의 편차가 굉장히 커진 것으로 사해의 병입니다. 이런 경우엔 인영맥이 조금만 작아져도 머리가 맑아졌다, 눈이 훤해졌다, 혹은 무릎팍도 금세 편해졌다고 말합니다. 왜냐하면 맥이 작아지면 일단 내부의 기혈 흐름이 달라져서 그만큼 혈관에 걸리는 압력이 작아집니다. 그러면 그 줄어든 나머지 부분은 어디로 가느냐? 당연히 에너지가 덜 가던 곳으로 가겠죠. 전체적으로 보면 균형이 그만큼 맞아 들어가는 것이기 때문에 이만해도 굉장히 좋아지는 겁니다.

홍맥 인영 6~7성은 사해의 병이므로 대장경의 합곡을 사한다. 또는 아까도 말씀드렸듯이 합곡의 보조혈인 위경의 족삼리혈을 같이 쓸 수도 있습니다. 이때는 사관침법을 씁니다. 이런 사람들은 10분 정도만 족삼리를 손가락으로 비벼만 줘도 트림이 나오거나 속이 편해졌다고 합니다. MT 보법은 태충 또는 태충의 보조혈인 소부혈에 8시간 이내로 붙이면 됩니다.

홍맥이 나오고 촌구가 클 때의 침법

그 다음에 홍맥이 나오고 촌구가 3성인 경우가 있습니다. 어떤 책은 촌구 3성이면 태음의 병이라고 합니다. 이때는 인영을 크게 하고 촌구를 작게 합니다.

위경 1개혈을 보하고, 비경에서 은백, 태백, 공손, 상구혈 중에서 2개혈을 사한다. 내경침법으로 2사1보 또는 1보2사를 하는 것은 인영 촌구의 맥을 같게 하는 겁니다. 그런데 장부가 허약한 상태에서 침만 놓으면 그때뿐이기 때문에 반드시 단맛으로 영양을 해야 합니다. 침으로 맥을 고쳐 놓은 다음에 영양을 해주는 것이 매우 중요합니다. MT는 작은 맥을 크게 해야 하니까 위경맥에 1~2곳을 붙입니다.

홍맥이 나오고 촌구가 4~5성인 경우에는 기경팔맥 중 충맥의 병으로, 이때는 맥이 3성일 때보다 머리로 피가 덜 가고 하체로 많이 갑니다.

충맥이 병났을 때는 중풍, 토사곽란, 비만이 오거나 의심하는 병, 암, 당뇨 등이 오기도 합니다. 이 정도면 중병이기 때문에 침 한방으로는 안 되고 영양을 꾸준히 하면서 침을 써야 합니다. 이때는 구궁팔괘침법으로 비경의 공손을 사하고, MT는 담경의 임읍에 붙입니다.

기경팔맥을 다스리는 침법은 구궁팔괘침법, 사해를 다스리는 침법은 사관침법, 정경의 병을 다스리는 침법은 황제내경침법입니다. 그리고 자석테이프 보법은 맥이 작은 쪽에 붙이는 방법으로 모든 병의 음양을 조절하는데 쓸 수 있습니다.

정리하자면 인영이 클 때는 무조건 양경은 사하고 음경은 보, 촌구가 클 때는 음경을 사하고 양경을 보합니다. 딱 이것밖에는 없어요. 12경맥 중에서 여섯 개는 양경이고 여섯 개는 음경이잖아요. 그 12경맥은 바로 6장 6부가 주관합니다. 이게 복잡한 것 같아도 결국은 6장 6부 안에서 대소와 허실을 조절하는 겁니다.

홍맥이 나올 때의 육기섭생법 처방

그러면 홍맥이 나올 때의 처방은 이떻게 하느냐? 1~3성이든, 4~5성이든, 6~7성이든 홍맥이 나오는 일체의 이유는 목극토라고 했습니다.

첫 번째, 음식으로 처방을 한다. 또는 생식으로 처방한다. 생식은 소량으로도 충분히 효과를 낼 수 있어요. 병을 빨리 고치고 싶다면 다른 것은 먹지 말고 생식으로만, 그것도 소량으로 자주 먹어야 합니다.

병이 깊을수록 분쇄하고 소화 흡수하는 능력이 떨어진 것으로 봐야 됩니다. 많이 먹으면 위장에 일거리가 많아져서 감당을 못 합니다. 하지만 병든 상태의 생명이 감당할 수 있을 만큼만 먹으면 효율이 높아질 수 있어요. 반면에 몸 상태는 고려하지 않고 많이 먹으면 괜히 힘만 빠지고 똥만 만들게 됩니다.

이렇게 홍맥이 나올 때는 단맛을 줍니다. 단맛이 나는 음식으로는 기장쌀, 호박, 연근, 참외, 감, 엿, 꿀, 고구마, 무화과, 미나리, 소고기,

식혜 등이 있습니다.

두 번째, 비위장을 지배하는 부위를 운동한다. 전신을 골고루 운동한 다음 무릎, 대퇴부, 배, 살, 입을 운동시켜 줍니다. 앉았다 일어났다, 윗몸 일으키기, 걷기 운동 같은 것을 하면 비위장이 지배하는 곳이 튼튼해집니다.

여성들은 유방을 마사지해주면 좋습니다. 특히 애기 엄마들은 출산 후 유방을 꾸준히 마사지해야 합니다. 애기가 젖을 뗄 때까지는 유방에 젖성분이 만들어지기 때문에 지속적으로 마사지를 해서 순환을 시켜야 그 안에 묵은 기운이 남지 않습니다.

세 번째, 호흡을 한다. 인영이 클 때는 들숨을 길게 하고 날숨은 짧게 한다. 촌구가 클 때는 날숨을 길게 하고 들숨은 짧게 한다. 언제까지 하느냐? 인영 촌구가 같아질 때까지 합니다. 이 호흡만 제대로 해도 병이 많이 개선돼요.

비위장이 허약할 때는 비위장을 튼튼하게 하는 운동을 하고, 비위장을 튼튼하게 하는 음식을 먹고, 비위장으로 인해 인영 촌구의 맥이 균형이 깨어졌을 때는 거기에 맞는 호흡을 하는 것이 훨씬 더 빠릅니다.

네 번째, 체온 유지, 온도 조절. 침 맞고, 뜸뜨고, 약 먹고, 수술 받으러 가기 전에 일단 먼저 뱃속을 따뜻하게 하라는 겁니다. 찬 것을 먹고 잘 체한다면 찬 것 대신 숭늉이나 따뜻한 국물을 먹어야 합니다. 냉장고에서 찬 물 꺼내 마시는 사람은 절대로 위장병을 못 고칩니다. 아이들 배 아픈 것이 잘 개선되지 않는다면 먼저 냉장고에서 물이나 음료수를 다 빼세요. 제가 이 공부를 하고 나서 제일 먼저 한 일이 냉장고에서 찬물과 얼음 상자를 걷어낸 겁니다. 나와 내 가족을 위해서 절대로 냉장고에 물 넣지 마세요.

다섯 번째, 천기에 맞춰서 생활한다. 낮에는 낮에 맞게, 밤에는 밤에 맞게 생활하고, 계절은 계절에 맞게 살아야 합니다. 홍맥이 나오는 사람은 하루 중에서는 한낮 정오, 일 년 중에서는 한여름인 장하가 가장 힘들기 때문에 위장이 안 좋은 사람들은 점심 먹고 나면 꾸벅꾸벅 졸아요. 이런 분들은 소식을 하는 게 좋습니다. 그러면 위장이 그만큼 편해지겠죠? 시간이 지나서 배가 고프면 그때 또 조금 먹으면 됩니다.

그리고 장마 비가 와서 축축해지면 위장이 안 좋은 사람들은 몸이 더 무겁고 힘들어지는데, 이럴 때 단맛을 먹으면 좋습니다. 또 비 오기 전에 기압이 떨어지잖아요. 그러면 무릎이 안 좋은 사람들은 무릎팍이 아프기 시작합니다. 이 사람들은 비가 올 것을 미리 압니다.

이 외에도 위장이 안 좋은 사람들은 토태과(土太過)인 해가 힘들고 그 해에는 위암 환자들이 터무니없이 많이 생깁니다. 2014년은 토태과의 해이므로 위장이 약한 사람들은 더 힘들어질 겁니다.

여섯 번째, 체질과 맥을 알아야 한다. 자신의 체질과 맥을 알아야 그에 맞게 영양하고, 운동하고, 호흡하고, 온도조질하고, 천기에 맞춰서 살아갈 수 있습니다. 이게 쉽지는 않지만 반드시 실천해야 합니다. 특히 병으로 고생하는 사람들은 이 육기 자연섭생법을 실천하면 자기 병을 자기 스스로 고칠 수 있습니다.

허실을 조절하는 1차 처방과 상극작용의 원리

그러면 먹는 것을 어떻게 처방하면 되느냐? 우리는 맥대로, 체질대로 기준을 세운다고 했습니다. 오행이 이렇게 있으면 그에 상응하여 각각 물질로서 존재하는 장부가 있습니다. 만약에 홍맥이 나온다면 거두절미하고 단맛을 먼저 취합니다. 골고루에 단맛을 먹으면 일단은 비위장이 실해집니다. 비위장이 실(實)해진 만큼 당연히 토극수(土克水) 하겠죠? 또 토극수를 하면 신장 방광이 허(虛)해집니다.

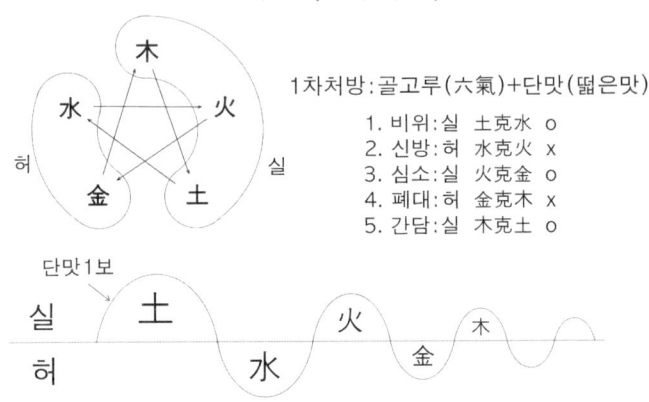

그림 단맛을 먹었을 때의 오장의 허실

하나를 강하게 하면 그 결과로 인해 당연히 약해지는 쪽이 있는 겁니다. 이 우주의 에너지 총량은 불변하잖아요. 그러니까 빛이 있으면 그늘도 있는 거죠.

그리고 수기(水氣)인 신장 방광이 허약하면 수극화(水克火)를 할 수 없죠? 수극화가 안되면 화기(火氣)인 심소장은 그만큼 실(實)해집니다. 실해진 만큼 화극금(火克金)을 하겠죠? 화극금을 하니까 금기(金氣)인 폐대장은 당연히 허(虛)해집니다. 허해지니까 금극목(金克木)을 못하고 목기(木氣)인 간담은 실(實)해집니다. 실해지니까 목극토(木克土)를 합니다. 이렇게 어떤 것을 먹으면 오장(五臟) 안에서의 허실 작용이 일어나고, 그 여파로 기운의 파동이 전신의 세포로 퍼져 나갑니다.

다시 정리하겠습니다. 토기인 고(固)정시키고, 뭉치고, 결속하고, 혼합하려는 단맛이 실(實)하면 토극수 하여 연(軟)하고 맑게 하려는 수기가 허(虛)해져 수극화를 못한다. 그러면 상대적으로 화기가 실해져서 확산(散)하고 퍼져 나가는 화기가 실(實)해져 화극금을 한다. 확산되는 화기운이 실하면 견고(堅)하고 긴장하여 조여드는 금기는 허(虛)해져 금극목을 못한다. 그러면 완만(緩)하고 부드럽게 하는 목기가 실(實)해진다.

이렇게 오행(木火土金水)의 기운이 심포 삼초 생명력인 상화(和)기의 권능으로 저절로 상생(相生)과 상극(相克)에 의한 허실작용을 함으로써 파동과 진동을 쉼 없이 발생하고, 소우주 내부의 질서와 조화의 항상성을 생성하고 유지해 나가는 것입니다.

독한 술이나 석청을 먹으면 쓰러질 수도 있다, 보약(補藥)보다 보식(補食)이 좋다

질문 : 아는 사람이 단맛이 나는 석청 한 컵을 마시고 쓰러졌습니다. 그건 왜 그런 건가요?

대답 : 비슷한 사례로 독한 술 한 컵에 그 자리에서 비틀거리면서 쓰러지거나, 소금 열 봉을 한 번에 먹고 쓰러지는 일도 있습니다. 식초를 많이 먹어도 쓰러지는 경우가 있어요.

왜 그러느냐? 바로 위에서 설명한 예시에서는 골고루에 단맛을 1만큼 더 먹은 상황이었습니다. 그런데 이를테면 석청 한 컵에 든 단맛의 함량이 20이라고 해봅시다. 단맛 20배를 더 먹으면 토극수의 강도가 20배가 되겠죠? 그러면 여기에 있던 수기가 20배 정도 약해지니까 수극화 하는 기운이 그만큼 줄어듭니다. 그에 따라 화기운이 20배 강해져 순식간에 견고하고 긴장시키는 금기운이 화극금으로 무너지게 돼요. 20배의 강도로 금기가 엄청나게 극을 당하는 겁니다.

그렇게 되면 금극목 하는 기운이 20배로 줄어듭니다. 그러면 이젠 목기가 20배의 강도로 목극토를 하겠죠? 그래서 단맛인 석청을 먹은 위장이 난리가 나서 울렁거리고, 토하고, 쓰러지기도 하는 겁니다. 물론 적게 먹으면 괜찮습니다. 여기서 이 세 개(목화토)는 우뚝 서고, 요 두

개(금수)는 확 주저앉아 버리니까 사람이 갑자기 휘청거리고 중심을 잃어버리는 거예요.

혹은 따끈따끈하게 데운 러시아산 보드카 70도짜리를 맥주 컵에 따라서 입도 안 떼고 단숨에 한잔을 들이켰다고 해봅시다. 그러면 순식간에 어떻게 되겠어요? 화극금이 확 되겠죠? 상극의 기운이 어느 정도 되느냐에 따라 그걸 받쳐주는 상화가 순식간에 휘청하는 겁니다. 그래서 흔히 석청을 먹으면 효과가 엄청나다거나 사람이 인사불성 된다고 하는 것은 한 번에 너무 많이 먹어서 생기는 당연한 반응입니다.

매운맛인 고춧가루도 강하게 먹으면 금극목이 세게 되어서 순간적으로 간담이 확 오그라들어요. 그러면 눈이 캄캄해지거나 쓰러지기도 합니다. 강력한 식초를 한꺼번에 많이 먹어도 순식간에 목극토를 하여 위장에 문제가 생긴다거나 심하면 쓰러지기도 합니다.

즉 허실의 정도에 따라서 그 중심이 흐트러지기도 하는 겁니다. 술도 너무 많이 먹으면 화극금이 강력하게 되니까 내부에서 중심이 흐트러져 사람이 중심을 못 잡고 비틀비틀 하잖아요.

사람이 하는 모든 육체적 행위, 정신적 행위는 내부의 기운 변화에 의해서 이루어집니다. 몸이 휘청하니까 정신을 못 차리잖아요. 그 정신도 내부의 육장육부 기운 작용에 의해서 발현이 되는 겁니다. 그래서 우리는 그런 것을 너무 강하게 먹으면 안 됩니다. 내일도 먹고 모레도 먹어야 되는데 왜 서둘러요? 조금씩 천천히 식사로 하면 되는 거예요. 보약(補藥)이 아니라 보식(補食)을 먹는 겁니다.

그런데 사람들은 보식은 별 것 아닌 걸로 생각하고, 보약만 무지 좋아하잖아요.

자, 그러면 2차 처방으로 넘어가기 전에 방금 적용한 1차 처방을 다시 살펴봅시다. 여기 보면 단 것을 먹어 실해진 장부 세 개, 허해진 장부 두 개가 있습니다. 허해진 것은 신방광과 폐대장, 실해진 것은 비위장, 심소장, 간담이죠. 목화토는 실해졌고, 이쪽의 금수는 허해진 겁니다.

이렇게 되면 목과 토가 맨날 싸우게 돼요. 애초에 홍맥의 원인이 목극토였는데 그 원인을 제거하지 않은 겁니다. 그래서 이럴 땐 단것을 먹음과 동시에 금기를 보강해서 금극목을 시키면 목극토가 안 됩니다. 그게 바로 2차 처방입니다.

완벽하게 허실을 조절하는 2차 처방과 상극작용의 원리, 율려(律呂)

그러면 목극토 하여 홍맥이 나왔을 때의 완전무결한 처방을 살펴보겠습니다. 이때 골고루에 단맛을 1만큼, 매운맛을 2만큼 주면 어떤 장부가 제일 힘이 세지겠어요?

(폐대장)

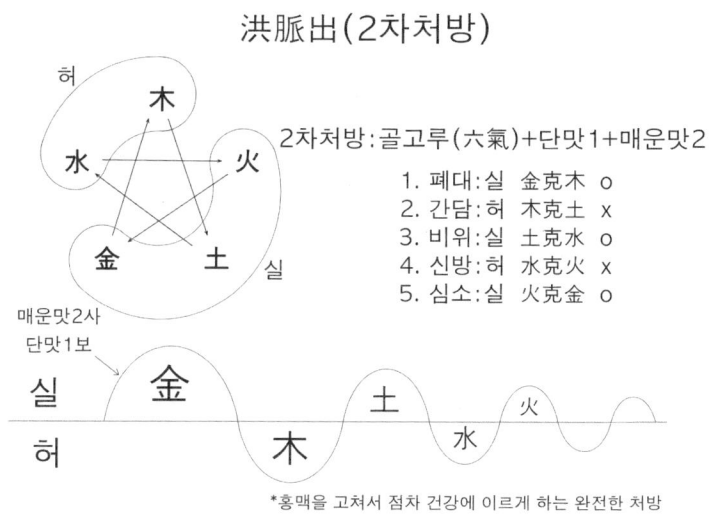

그림 홍맥이 나올 때 2차 처방

그렇죠. 폐대장이죠. 단맛 1을 먹은 비위장도 실해졌지만 매운맛 2를 먹은 금기(金氣)인 폐와 대장이 가장 많이 실(實)해졌습니다. 이렇게 되면 금극목(金克木)을 하겠죠? 1차 처방 때보다 금극목을 2배로 하니까 이 목기(木氣)인 간담은 허해집니다. 간담이 허(虛)해지면 목극토(木克土)를 할 수 없겠죠? 이로써 홍맥이 나오게 된 목극토의 원인을 제거한 겁니다. 그러면 비위장은 보다 실(實)해지겠죠? 비위장의 입장에서는 1차 처방 때보다 훨씬 더 조건이 좋아진 거예요.

바로 이러한 원리 때문에 홍맥일 때는 달고 매운 것을 먹으라고 했던 겁니다. 마찬가지로 현맥이든, 구맥이든, 모맥이든, 석맥이든 이 공식에 대입을 하면 같은 결과가 나옵니다. 이건 이치이고 원리입니다.

원리라는 것은 이럴 때 변하고 저럴 때 변하는 게 아니에요. 근원적 이치인 원리(原理)는 항상 그대로 존재하는 것입니다. 이것은 어떤 학설도 아니고 누군가 만들어낸 이론도 아닙니다.

어쨌든 이렇게 되면 비위장이 실(實)해져 토극수(土克水)를 합니다. 그러면 수기(水氣)인 신장 방광이 허(虛)해지겠죠. 이렇게 어떤 음식을 먹으면 오장에 영향을 주어 태과(實)와 불급(虛)이 일어나는데 이것을 인체(장부) 안에서는 허실의 균형이라고 합니다. 허실의 균형이 깨진 것을 병이라고 하고, 그 결과물은 바로 맥으로 나타납니다.

지구가 공전하면서 사시가 순환하고, 하루는 낮과 밤이 교차하듯이 항상 음양과 허실은 변하게 되어 있습니다. 그러니까 허약할 때 부족한 에너지를 넣어주면 전체적으로 균형을 이루면서 에너지의 순환이 굉장히 원활해지겠죠? 이런 식으로 섭생을 하게 되면 기운이 계속 돌고 돌다가 조건이 딱 맞는 순간 육장육부가 중심을 잡고 균형을 이뤄서 본래의 기력을 회복하게 됩니다. 건강을 회복했다는 것은 바로 이를 말하는 것이고, 이것이 바로 근본적으로 병을 다스려 나가는 법방입니다.

다시 돌아와서 신장 방광이 허해지면 당연히 수극화를 못하게 되니까 화기(火氣)인 심소장이 실(實)해집니다. 그러면 화극금(火克金)을 합니다. 이렇게 오행의 상극 작용이 계속 일어나는데, 힘이 넘치고(太過) 부족(不及)함에 따라 각 장부의 허실이 나타납니다. 이때 실해진 장부는 심소장, 비위장, 폐대장입니다. 그리고 허해진 장부는 간담과 신장 방광이 됩니다.

그래서 이 자연의 원리라는 것은 낮이 오면 반드시 밤이 오고, 밤이 오면 틀림없이 낮이 옵니다. 태어나면 죽고, 죽으면 다시 태어나는 그 원칙은 변하지 않는다는 겁니다.

예를 들어 어떤 사람의 간(肝) 조직을 떼서 검사했더니 뭔가 이상이 있다면 그것은 결과죠? 그러면 그 결과를 있게 한 원인은 뭐냐? 그 원인은 일체의 이유 없이 오래 전부터 금극목으로 인해 간(肝)이 허(虛)약해져 있었기 때문입니다.

그런데 현대의학에서는 그 원인은 고려하지 않고 결과만 놓고 허약해진 간세포를 떼 내야 된다고 합니다. 하지만 문제가 된 부위를 칼로 썰어냈다고 나머지 간이 튼튼해지는 게 아니라는 거예요. 그나마 남은 부위라도 살리려면 영양을 해야 됩니다.

그러니 서양에서 들어온 의학의 관점과 그것을 답습한 현대 동양 의학의 관점을 그냥 도외시할 수만은 없는 겁니다. 자연의 원리를 알고 있는 우리들이 먼저 자신을 살리고, 가족을 살린 뒤에야 지금부터 만나는 모든 사람을 다 살릴 수 있어요.

지금은 비록 그 사람들이 자연의 원리를 인정하지 않고, 육기섭생법을 실천하지 않는다 해도 우리가 정성을 다해서 그 사람들에게 지속적으로 전달해주고, 이해시키고, 깨닫게 하면 됩니다.

다시 돌아와서 화극금을 하면 폐대장이 아까보다는 허해지잖아요. 그런데 지금 매운맛을 두 배로 먹었죠? 그 상황에서 화극금의 작용이 동시에 일어납니다. 즉 이 금기운이 계속 실해지기만 하는 것이 아니라 허와 실, 태과와 불급에 의한 작용으로 일정한 시공(時空)간(5장 5부) 안에서 진동을 울린다는 거예요. 허해졌다가, 실해졌다가 다시 허해졌다가, 이 오장 안에서 계속 운동이 일어난다는 애깁니다.

지금 그림을 보면 에너지가 팽창됐다, 수축됐다, 팽창됐다, 수축됐다 하죠? 수축과 팽창이 일어나는 폭을 진폭, 이 진폭이 계속적으로 일어나는 것을 파동이라고 합니다. 내 안의 오장(五臟)에서 각각의 기운(緩散固緊軟)이 움직여 이러한 파동이 일어나는 거예요.

이 파동이 만들어내는 오음(五音)이 바로 궁상각치우(宮商角徵羽) 아니겠습니까? 이 오음의 파동을 조절하는 것이 바로 부도지에 나오는 율려(律呂)입니다. 율려조양(律呂調陽)이라는 말 들어보셨죠? 천지의 음양을, 오음(파동)을 조절해서 기운을 조절하는 것이 바로 율려입니다. 율(律)이 뭐예요? 천지의 기운을 고르고, 맞추고, 조절한다는 뜻이잖아요.

태초의 일기(一氣)에서 만들어진 것이 바로 파동이고, 그 공(空)에서 색(色)으로 나온 것이 소리, 빛, 맛, 형체 이런 것들입니다. 그러니까 어떤 맛 하나가 만들어지기까지는 태초의 일기부터 시작하여 수많은 과정을 거치면서 여기까지 온 겁니다. 그 맛을 지금 내 몸 안에서 쓰고 있는 거죠.

우리의 지구 어머니는 하루의 밤과 낮을 통해 미세하지만 거대한 수축과 팽창을 합니다. 일단 낮은 밝고, 환하고, 뜨거우며, 우리 눈으로 볼 수는 없지만 확장을 합니다. 그리고 밤은 고요하고, 어둡고, 춥습니다. 이때도 눈으로 볼 수는 없지만 수축을 합니다.

무량한 세월동안 비바람에 의해서 풍화된 탓도 있겠지만, 바로 그 낮과 밤의 기온 차이에 의해서 수축과 팽창의 기운 작용으로 바위 표면이 부서져 나가는 것이죠. 우리 몸도 마찬가지입니다. 보통 밤에 통증이 더 심해지는 것도 그런 이치 때문입니다.

들에 피는 이름 모를 꽃잎 역시 낮에는 확장하고 밤이 되면 수축합니다. 지구 어머니와 더불어 모든 만물의 에너지가 확장하고 수축하면서 각각의 진폭이 만들어지고 파동이 일어납니다.

지구 자전에 의해서 생기는 낮과 밤의 확장과 수축이 호흡하듯 음양을 조화시키고, 밀물과 썰물이 들고 나듯 모든 소우주는 들숨과 날숨으로 음양을 조절합니다. 사람도 음기운인 들숨으로 내부를 확장시켜 양기를 만들고, 양기인 날숨으로 내부를 수축시켜 음기를 만들어냄으로써 생명력의 항상성을 유지합니다. 일찍이 선조들이 이를 일러 '음중(陰中)에 양(陽)이 있고, 양중(陽中)에 음(陰)이 있다'고 했죠.

이러한 파동이 상화기(相火氣)의 권능으로 목화토금수의 상생 상극 작용을 통해 조화와 질서를 이루면서 생명을 탄생시키고, 지금 이 순간에도 우리의 정기신에 영향을 주고 있는 것입니다.

음양오행은 형이하학이다

음양오행은 철학적인 형이상학인 것 같지만 사실 형이하학입니다. 사람들은 눈에 보이는 것을 형이하학, 눈에 안 보이는 것은 형이상학이라고 하는데 그렇게 무지막지하게 갈라놓으면 안 돼요. 결국은 공과 색이 하나로 통하는 것이거든요. 생명탄생의 과정만 봐도 탯집 속에서 엄마의 오장으로부터 도움을 받아 하나의 수정란이 온전하고 건강한 태아로 거듭나는 것 아닙니까? 여기서 태아는 탯줄을 통해 대우주인 모체(母體)와 연결되어 있습니다.

그러면 다시 처방법을 살펴봅시다. 만약 구맥이라면 여기다가 쓴맛을 줍니다. 그러면 화극금을 하게 되어서 변화가 일어나겠죠? 여러분들이 집에서 직접 처방하는 연습을 해봐야 합니다. 구맥일 때의 2차 처방은 쓴맛을 1, 단맛을 2로 줍니다.

아까 설명 드렸듯이 홍맥일 때 단맛 1에, 매운 맛 2를 주니까 금기운이 실해졌습니다. 그런데 한없이 계속 실해지기만 하면 안 되잖아요. 어느 시점에 가면 그 커진 놈이 작아져야 합니다. 파동은 계속 커지는 게 아니라 커졌다 작아졌다를 반복합니다. 그렇게 허실의 균형을 이루면 병이 낫는 거예요.

허약한 장부에 필요한 영양분을 공급했으니까 그렇죠. 오늘도 이걸 먹고, 내일 아침에도 이걸 먹고, 점심에도 먹잖아요. 그러면 매번 섭취하는 영양분이 물결이 되어 너울이 이는 것처럼 파동을 만들면서 소우주 전체의 세포에 전달됩니다. 음식 속에 들어있는 맛이 파동, 진동, 기운의 움직임이다 그거죠. 우리 몸에 매운 걸 주면 이러한 일이 벌어집니다.

또 커졌다가 작아졌을 때 어떤 일이 벌어지느냐? 폐대장이 허하니까 금극목을 해요, 못해요? 못하죠? 아까는 금극목을 바로 했죠? 그러면 매운맛을 계속 줄이면 금극목이 안 되잖아요. 어느 땐가는 다시 늘어나야 되잖아요. 생명은 뭘 넣어주면 알아서 한다 그 애깁니다.

질문: 만약 맥이 4~5성이나 6~7성 된 것을 파도가 크게 치는 것으로 비유한다면 맥에 맞게 필요한 맛을 꾸준히 영양하여 인영 촌구가 비슷하거나 같아진 상태를 물결이 잠잠하고 고요해진 것으로 봐도 됩니까?

대답: 그렇죠. 맥이 6~7성이면 중병이므로 생명은 병을 이기고 살아남기 위해서 파동의 진폭을 크게 울립니다. 몸이 식었다면 온기를 회복하기 위해서 심장을 빠르고 힘차게 그리고 급하게 박동시키는데, 이 상태를 파도가 빠르고 크게 치는 것으로 볼 수 있습니다. 이때 맥에 따라

섭생을 하게 되면 몸이 따뜻해지고 해당 장부가 건강해져서 그 커졌던 파도가 점점 작아지고, 물결이 작아지면서 점점 고요한 상태에 이르게 됩니다.

방금 전에도 홍맥 4~5성이라면 언제까지 해야 한다고 그랬어요? 홍맥이 없어질 때까지 한다고 했잖아요. 만일 현맥이라면 현맥이 없어질 때까지 시고 쓴 걸 먹는 거예요. 그렇게 하면 현맥이 언젠가는 다스려질 수밖에 없다는 거죠. 사맥만 아니면 맥은 다 고칠 수 있습니다.

불치의 경우에 해당하는 사맥이나 장부를 절단한 경우는 어쩔 수 없습니다. 그러나 허약하더라도 장부가 살아있기만 하다면 이렇게 영양을 공급하고, 운동하고, 호흡하고, 몸을 따뜻하게 해서 장부의 기능을 회복시킬 수 있습니다. 이는 결국 병을 고쳐 건강해진 것으로 볼 수 있는 겁니다.

기경팔맥에도 음양이 있다

질문 : 홍맥 촌구 4~5성이면 충맥의 병이잖아요. 이럴 때 침으로는 공손을 사하고 자석테이프로는 담경의 임읍혈을 보하라고 하셨는데, 홍맥인데도 왜 담경을 보해야 하는지 이해가 잘 안갑니다.

대답 : 일단 그 전에 기경팔맥의 음양 관계, 즉 상호 보완 관계를 정리하고 갑시다. 먼저 기경팔맥의 음양 관계를 보면

1. 임맥(陰金)과 독맥(陽火)은 서로 상대를 이루며 음양의 보완 관계에 있다.

2. 충맥(陰土)과 대맥(陽木)은 서로 상대를 이루며 음양의 보완 관계에 있다.

3. 음교맥(陰水)과 양교맥(陽水)은 서로 상대를 이루며 음양의 보완 관계에 있다.

4. 음유맥(陰相火)과 양유맥(陽相火)은 서로 상대를 이루며 음양의 보완 관계에 있다.

기경팔맥의 병은 무조건 인영맥과 촌구맥의 차이가 4~5성이고, 4개씩 음양으로 나눌 수 있습니다. 음경맥에 속하는 임맥(열결), 충맥(공손), 음교맥(조해), 음유맥(내관)의 병인 사람은 촌구 4~5성이니까 인영맥은 크게, 촌구맥은 작게 해야 됩니다. 그리고 양경맥인 독맥(후계), 대맥(임읍), 양교맥(신맥), 양유맥(외관)의 병인 사람은 인영 4~5성이니까 촌구맥은 크게, 인영맥은 작게 해야 합니다.

기경팔맥을 통제하는 혈자리는 손과 손목에 4곳이 있는데 소장경의 후계(독맥)와 폐경의 열결(임맥), 심포경의 내관(음유맥)과 삼초경의 외관(양유맥)이 각각 음양을 이루며 보완 관계에 있습니다.

그리고 발에도 4곳이 있습니다. 담경의 임읍(대맥)과 비경의 공손(충맥), 신장경의 조해(음교맥)와 방광경의 신맥(양교맥)이 각각 음양을 이루며 보완 관계에 있습니다. 방금 질문하신 홍맥 촌구 4~5성일 때는 족태음경맥인 비경의 공손을 사(瀉)하면 촌구맥이 작아집니다. 그리고 족소양경인 담경의 임읍을 보(補)하면 인영맥이 커집니다.

다시 반복해서 설명하면 기경팔맥 안에서도 음양이 있습니다. 음경맥인 임맥과 양경맥인 독맥은 상대가 됩니다. 마찬가지로 대맥은 양경이고 충맥은 음경으로서 상대를 이루고, 음교맥과 양교맥, 음유맥과 양유맥이 서로 음양의 짝을 이룹니다.

독맥을 통제하는 혈자리는 소장경의 후계, 임맥을 통제하는 혈자리는 폐경의 열결이라고 했죠? 이 두 혈자리는 서로 상대혈이 되는 겁니다. 또 임맥과 독맥은 화극금 관계로 상호 보완 관계가 됩니다.

대맥을 통제하는 혈자리는 담경의 임읍, 충맥을 통제하는 혈자리는 비경의 공손입니다. 여기서 담경과 비경은 모두 발에서 시작하는데 목극토 관계로 상호 보완 관계가 됩니다.

이렇게 8개의 기경맥에 병이 생겼을 때는 일단 영양하고, 호흡하고, 맥에 따라 운동을 한 뒤, 인영맥이 클 때는 양경(후계, 임읍, 신맥, 외관) 중에서 사(침이나 뜸)하고, 음경(열결, 공손, 조해, 내관) 중에서 보(유침이나 M/T보법)하면 인영 촌구의 맥을 조절하여 같아지게 할 수 있습니다.

반대로 촌구맥이 클 때는 음경(열결, 공손, 조해, 내관) 중에서 사(침이나 뜸)하고, 양경(후계, 임읍, 신맥, 외관) 중에서 보(유침이나 M/T보법)하면 인영 촌구의 맥을 조절하여 같아지게 할 수 있습니다.

표 기경팔맥 침법, MT법 정리

기경팔맥	침법(사법)	MT법(보법)
대맥 (현맥 인영 4~5성)	임읍 사	공손 보
독맥 (구맥 인영 4~5성)	후계 사	열결 보
양교맥 (석맥 인영 4~5성)	신맥 사	조해 보
양유맥 (구삼맥 인영 4~5성)	외관 사	내관 보
충맥 (홍맥 촌구 4~5성)	공손 사	임읍 보
임맥 (모맥 촌구 4~5성)	열결 사	후계 보
음교맥 (석맥 촌구 4~5성)	조해 사	신맥 보
음유맥 (구삼맥 촌구 4~5성)	내관 사	외관 보

옛날에는 책에 분명히 이런 내용이 기술되어 있었을 텐데, 요즘 책들은 사방팔방, 중구난방이라 아무도 모르게 돼버렸습니다. 그것을 우리 현성 선생님께서 그 근본을 후학들이 알아보기 쉽도록 제대로 정리를 하신 겁니다. 신시배달국 시절 그때의 근본자리로 되돌려 놓으신 거죠.

그때는 자기가 자기 병을 스스로 고치고, 수련하고, 수행하는 것이 일상적인 생활이었을 겁니다. 신 것 먹고, 쓴 것 먹고, 곡식으로 병을 고치는 것들이 그냥 일상의 한 부분이었을 거예요. 왜냐하면 그 당시에는 『천부경』과 『삼일신고』의 내용을 기저에 깔고 모든 생활을 했거든요. 그랬기 때문에 우리 선조가 하늘의 가르침을 여는 개천문명(開天文明)을 열어 홍익인간, 제세이화, 광명세계의 사상을 배태할 수 있었던 겁니다.

천기보다 더 중요한 것이 체질과 맥이다

이번에는 체질 궁합에 대해서 공부하겠습니다. 진도 나가기 전에 질문을 몇 가지 받겠습니다. 궁금한 것이 있으면 질문을 하셔야 다른 동료들도 더불어 도움을 받을 수 있습니다.

질문 : 처방에 따라 영양을 하면 몸에서 기운이 돌잖아요. 그러면 예를 들어 아침에 영양한 단맛이 점심 전까지 몸 안에서 몇 바퀴 도는지 알 수 있습니까? 또 하루의 시간대에 따라 그 기운이 우리 몸에 얼마나 영향을 미치는지도 알 수 있나요?

대답 : 글쎄요, 몇 바퀴 도는지 정확히 모르겠습니다. 그러나 홍맥이 나오는 사람이 단맛을 먹으면 그렇지 않은 사람보다는 토기운의 운기(運氣)하는 힘이 세지고 빨라질 수는 있을 겁니다. 이런 사람에게 단맛과 매운맛을 주면 맥(기운)이 실제로 변합니다.

시간의 변화에 따라 우리의 몸에서도 그에 상응하는 생명력이 만들어집니다. 예를 들어 새벽에는 천지에서 목기가 왕성하기 때문에 우리의 몸은 그에 대응하는 힘인 목기를 필요로 합니다. 이때 목기가 강한 목형들은 편안하고 활발하게 움직일 수 있습니다. 소위 새벽형 인간이라고 하는 사람들이 여기에 해당하죠.

반면에 상대적으로 목기가 작은 토금형들은 새벽에 몸이 부자연스럽고 힘듭니다. 금형이면서 현맥 4~5성인 사람은 아침에 일찍 못 일어나고, 저녁이나 밤에는 활발하게 활동합니다.

봄과 새벽(木), 여름과 오전(火), 장하와 정오(土), 가을과 저녁(金), 겨울과 밤(水) 이렇게 계절과 하루의 시간이 순환하는데, 적어도 자신의 체질맥이 나오고 인영 촌구맥이 같으면 각 계절과 하루의 시간대로부터 많은 영양을 받을 수 있습니다. 그러나 완전한 자연인(인영 촌구맥이 같고 평맥인 사람)이 아닌 경우에는 이러한 시간(천기)의 영향보다는 체질과 맥(4~5성 이상)의 영향을 더 많이 받습니다.

그러면 홍맥이 나오는 사람이 오후에 단맛이나 매운맛을 먹었다면 오장 중에서 어떤 장부가 가장 영향을 많이 받느냐? 사실 이런 경우엔 다른 건 따질 것 없이 일단 단맛을 먹으면 무조건 비위장이 가장 실해집니다. 그러면 그것이 바로 수기인 신장 방광에 영향을 미치겠죠. 그러니 이런 사람은 토극수가 두렵다고 단것을 안 먹으면 안 됩니다.

반면에 석맥 나오는 사람은 단것을 먹으면 안 되겠죠? 이 사람은 짜고 신 것을 먹어야 합니다. 일단 짠맛을 먹으면 신장 방광이 가장 실해지잖아요. 신방광이 허약해서 석맥 나오는 사람이 수극화 하는 게 두렵다고 짠 것을 안 먹으면 안 된다는 겁니다.

마찬가지로 현재 구맥이 나오는 사람은 짠 것을 먹으면 안 되겠죠. 심소장이 가장 허한데 짠 것을 먹으면 수극화가 더 심해질 것 아니에요. 이런 경우에는 짠 것을 먹지 말라는 이론이 아주 틀린 것은 아닙니다. 하지만 석맥이 나오는 내가 그 사람들 따라서 짠 것을 기피하고 쓴 것을 먹어야 하느냐? 그건 아니죠. 내가 석맥이 나오면 나는 짠 것을 먹어서 내 체질과 맥에 맞게 해야 합니다.

현대의학이 짠 것이 해롭다고 온갖 언론매체를 통해 세뇌시킨 결과,

현재 대부분의 사람들은 석맥이 나오고 허리, 종아리, 발목, 귓병, 탈모, 생식기 이상, 고혈압, 당뇨병, 암, 통풍, 류머티스 같은 희귀병들이 창궐하고 있습니다. 그래서 우리는 더더욱 좋은 짠맛인 소금을 먹어야 하는 거예요.

12정경과 기경팔맥의 유주(流注) 운행의 순서

그래서 항상 우리가 처방할 때는 영양하고, 운동하고, 호흡하고, 몸을 따뜻하게 하고, 천기에 적응하되, 이러한 것들을 체질과 맥에 맞게 해야 한다는 것을 꼭 염두해 두셔야 합니다. 체질과 맥은 오직 내 문제입니다. 건강의 기준은 자기 자신의 6장 6부의 균형에 있는 것이지 타인과의 상대적 문제가 아닙니다.

아까 기운이 몇 번(바퀴) 도냐고 질문하셨는데 기운이라는 것은 끊임없이 돌아요. 심장이 뛰고 있는 한 끊임없이 12정경을 타고 전신을 돕니다. 12정경의 유주(流注) 운행의 순서는 다음과 같습니다.

1. 수태음폐경, 2. 수양명대장경, 3. 족양명위경, 4. 족태음비경, 5. 수소음심경, 6. 수태양소장경, 7. 족태양방광경, 8. 족소음신경, 9. 수궐음심포경, 10. 수소양삼초경, 11. 족소양담경, 12. 족궐음간경의 순으로 돌고, 또 다시 상기의 순서로 계속해서 순행(順行)한다고 되어 있습니다.

이렇게 기운이 잘 돌다가 멈추면 어떻게 되느냐? 기운이 멈췄다, 정지했다. 이것을 기절(氣節)이라고 하죠. 그런데 실은 기절해도 심장이 뛰고 있으니까 기운은 돌고 있습니다. 만약에 심장이 정지하면 그건 죽은 겁니다. 죽은 사람은 영양이고, 운동이고, 호흡이고, 기운의 운행이고 간에 아무것도 안 되잖아요. 심장이 뛰고 있는 한 기운은 계속 돕니다.

참고로 기경팔맥의 유주는 1. 임맥, 2. 독맥, 3. 양교맥, 4. 음교맥, 5. 양유맥, 6. 음유맥, 7. 충맥, 8. 대맥의 순으로 이루어집니다. 이러한 기운의 흐름은 살아있는 모든 사람에게 공히 해당됩니다. 만약 어떤 경맥이 막혀서 기운 순환이 안 된다면 그 순간 반신불수가 되거나 불구가 되는 것이고, 여러 경맥에 기운이 막혀서 돌지 못한다면 죽음에 이르게 되겠죠.

12경맥에 기운이 잘 돌게 하려면 먼저 12장부에 영양분을 골고루 공급해 줘야 합니다. 그런 다음 그 영양분이 12경맥을 타고 전신에 잘 흐르도록 골고루 운동을 하고, 호흡을 맥에 맞춰 편안하게 합니다. 그리고 무엇보다도 몸을 따뜻하게 유지하는 것이 제일 중요합니다. 사람은 온열동물이기 때문에 따뜻해야 기운이 잘 돕니다. 매일 찬 것을 먹고, 짧은 옷이나 얇은 옷을 입어서 몸을 춥게 하면 기혈(氣血)이 제대로 돌지 못하기 때문에 만병이 생길 수밖에 없어요.

무조건 배불리 먹는 게 능사가 아니라 허기(虛氣)진 장부에 기운을 채워야 한다

6장 6부를 허기지게 해서는 안 됩니다. 허기(虛氣)는 기가 비었다는 뜻입니다. 어제도 굶고 오늘도 굶으면 배가 고프죠? 그런데 내일도 안 먹으면 허기가 지잖아요. 마찬가지로 석맥 나오는 사람이 다른 건 배부르게 먹어도 정작 짠 것을 계속 안 먹으면 신장 방광은 허기지게 됩니다. 이것을 계속 허기진 상태로 놔두면 병이 어떻게 되겠어요?

(커집니다)

그렇죠. 우리가 맥과 체질을 알아야 하는 당위성이 바로 여기에 있습니다. 아무리 산해진미를 차려놓고 배터지게 먹어도 홍맥 나오는 사람이 단것을 안 먹으면 비위장은 허기(虛氣)진 상태에 놓여 있을 수밖에 없습니다.

병은 오장 중에서 가장 허약한 장부에 생기기 때문에 우리는 영양을 통해 이 장부를 실하게 해야 합니다. 그게 바로 허실(虛實)을 조절하는 겁니다. 실제의 기운을 찾는 것. 이런 것이 진정으로 사람을 위한 의학이 아니겠습니까? 여기에는 어떤 이론이나 학설 같은 것이 필요하지 않습니다. 이건 지극히 상식적인 이야기예요.

또 모맥이 나왔다는 것은 지금 폐대장이 허기졌다는 뜻이죠? 이럴 땐 한동안 매운 것으로 그 허기를 채워야 합니다. 석맥이 나왔다는 것은 신장 방광이 허기졌다는 뜻이므로 이때는 짠맛으로, 현맥은 간담이 허기진 것이니까 신맛으로, 구맥은 심소장이 허기진 것이니까 쓴맛으로 허기를 채우면 됩니다.

잔칫집에 가서 배부르게 먹고도 뭔가 허전하고 헛헛한 때가 있습니다. 이를테면 석맥인 사람이 제 아무리 배불리 먹었다 해도 짠맛을 먹지 않고 싱겁게 먹었다면 그런 느낌을 받게 됩니다. 사람들은 무조건 배부르게만 먹으면 최고인줄 아는데 참 문제예요.

소강절 선생의 우주 1년

그러면 시간에 대해서 한번 살펴봅시다. 소강절 선생은 북송의 성리학자로 호는 '소옹'입니다. '주역'을 저본으로 한 『황극경세서』 등을 남겼습니다. 역리(易理)를 응용하여 천지의 생성 변화를 설명하는데, 여기에 시간이 나옵니다.

천지에는 거대한 시간이 있습니다. 보통 가장 짧은 시간을 1초라고 하지만, 워낙 순간적으로 지나가기 때문에 이를 두고 우리가 '시간을 썼다'고 말하기도 힘들 정도입니다. 그래서 우리가 사용할 수 있는 시간의 기본 단위는 분(分)부터 시작해야 합니다. 1분. 보통 1분을 기준으로 숨은 몇 번 쉬고, 심장은 몇 번 뛴다고 얘기하죠?

성인(成人)을 기준으로 했을 때, 생명이 박동하는 정상적인 속도는 1분이 60초니까 1분에 60박입니다. 바로 이것이 균형을 이룬 생명의 속도, 우주에 부합하는 속도입니다. 그래서 맥이 1분에 60박보다 느리면 지(遲), 빠르면 삭(數)하다고 합니다. 또 1시간은 60분이니까 60이 우주의 속도가 됩니다.

또 6 곱하기 6은 36이고 원은 360도죠? 앞으로 지축이 바로 서고 지구가 태양의 주위를 정원으로 돌게 되면 정역으로 회귀하게 되는 겁니다. 원래는 정원인 360도로 돌다가 천지가 격변을 일으켜 타원이 되는 바람에 5와 4분의 1일이 늘어난 거예요. 이게 바로 천자문에 나오는 '윤여성세(閏餘成歲)'가 아닌가 싶습니다. 여기서 '윤여(閏餘)'란 남는 것을 보탠다는 뜻입니다. 이 4분의 1일 곱하기 4를 하면 1일이 되잖아요. 그래서 4년에 한 번씩 윤년이 생기는 겁니다.

시(時)가 지나면 이제 하루(日)가 나옵니다. 하루는 12시입니다. 자축인묘진사오미신유술해. 이 각 글자의 시간마다 기운이 서로 다릅니다. 왜 다른지 한번 볼까요? 지구가 자전할 때 태양으로부터 받는 기운이 매시(每時)마다 다릅니다. 태양이 정 가운데 있는 이곳은 오시(午時)죠? 그러면 반대편은 자시(子時)가 되는데 이 한낮의 시간과 자시의 햇빛의 강도, 기온, 바람의 방향 등은 서로 전혀 다릅니다. 그러니 당연히 서로 다른 기운이 형성됩니다.

또 1일(日)의 시간이 12시니까 12시 곱하기 12시하면 144가 나옵니다. 144에 천지인, 음중양 해서 공을 세 개 붙이면 144,000이라는 숫자가 나와요. 어, 그런데 어디서 많이 들어본 숫자 아닙니까? 요한계시록을 보면 세상의 마지막 날에 열 두 지파에서 각 1,200명씩 추려서 인(印)을 친 144,000명을 어디로 데리고 간다면서요? 제가 봤을 때는 그건 바로 이 시간을 두고 얘기한 것 같습니다.

그리고 일(日) 다음엔 한 달(月)이 있죠? 한 달(月)은 30일, 1년은 12달입니다. 내가 자식을 낳으면 나와 내 자식 간에 세대 차이가 납니다. 그 한 세대는 1세(世)가 되고, 1세는 30년입니다. 이 세(世)에 다시 12를 곱한 수(數)를 1운(運)이라 하고, 1운(360년)에다가 다시 30을 곱한 수를 1회(會)라고 합니다. 10,800년이 되죠? 이 1회(10,800년)에 12를 곱한 수는 1원(元)이라고 합니다. 그러면 얼마예요? 129,600년입니다. 그래서 우주의 1년인 원(元)을 129,600년이라고 한 겁니다. 이게 소강절 선생이 나눠놓은 우주의 시간 단위입니다.

일부 김항 선생의 정역(正易)과 수운 선생의 인내천(人乃天)

이렇게 소강절 선생이 나눠 놓은 것을 구체적으로 공부하여 하늘의 이치를 하나로 통한 분이 김일부 선생입니다. 소강절 선생이 이치를 세웠다면 그걸 완성시킨 분은 조선 말엽의 김일부 선생이에요. 또 이분이 나중에 정역을 완성시켰습니다. 상수론(象數論)을 기반으로 한 정역은 평등과 사랑, 조화를 염원하는 존공사상(尊空思想)과 天(十無極), 地(五皇極), 人(一太極)의 무극, 태극, 황극의 합일을 주장하며 인간과 천지 우주의 일치라는 이상적인 면을 강조하고 있습니다. 그리고 정역에 따르면 종국에 가서는 유불선 3교의 일치를 이루게 된다고 합니다.

같은 시기에 동학의 창시자 최수운 선생이 이와 같은 의미의 '사람이 곧 하늘'이라는 인내천(人乃天) 사상을 들고 나오는데, 이 두 분은 모두 연담(蓮潭) 이수회(李守會) 선생의 제자입니다. 이 분들의 이러한 사상과 철학은 가히 하늘과 맞닿으며 우주와 하나 된 정신세계의 경지라고 할 수 있습니다. 그럼에도 불구하고 지금을 사는 우리들은 이런 위대한 선조들의 가르침을 홀대하다 못해 무지하기 짝이 없는 실정입니다.

하여간 우주가 1원(元) 129,600년으로 크게 한 바퀴 돌고, 이것을 4로 나누면 32,400년이 됩니다. 김일부 선생과 『우주변화의 원리』를 쓴 한동석 선생에 따르면 십간(十干)과 12지(十二支)의 음양오행으로 돌아가는 우주의 큰 주기에서 볼 때 지금은 여름인 화(火)에서 가을인 금(金)으로 넘어가는 하추교역기라고 합니다. 이 말은 우주에 가을이 오면 씨종자인 알갱이가 추려진다는 얘기예요. 통상적으로 가을은 결실하여 씨를 추리는 시기잖아요.

그런데 화기가 끝날 무렵이 되면 엄청 뜨겁습니다. 요즘 남북극의 빙하, 킬리만자로의 만년설, 심지어는 시베리아의 동토까지 녹는 것도 이 뜨거운 화기 때문이라고 합니다.

화기가 충천하면 소금을 주식처럼 먹어야, 인간을 알려면 이 법을 알아야 한다

화기가 충천하면서 가을로 넘어감 때 이 화기를 다스려서 균형을 잡아주는 것이 수기(水氣)입니다. 수기로 화기를 다스려 수화의 균형을 잡아주지 않으면 화기(火氣)가 급팽창하여 내장이 다 썩고 터지게 됩니다. 소금(水氣)이 부족하면 화극금으로 썩을 것 아닙니까?

그런데 이 우주 의식이 인간을 병들게 하여 한방에 다 추리려고 하는 것인지 자꾸 세상의 지식인들이 짠(수기운) 것을 먹지 말라고 합니다. 그러든 말든 우리는 현재 석맥이 나오면 짠 것을 먹으면 됩니다.

지금 현재 80~90%의 사람들이 수극화가 안되어서 석맥이 나옵니다. 우리 선생님이 생전에 "앞으로 10년 정도 지나면 사람 몸속에 수기(水氣)가 고갈될 것인데, 그때는 소금을 주식(主食)처럼 먹어야 될 거다"라고 하셨는데 그때는 그게 무슨 말씀인가 했어요. 그런데 요즘에 보면 짠 걸 안 먹어서 어른이고 애들이고 생식기, 자궁, 난소 같은 곳이

다 병나잖아요. 특히 복강경 불임수술이나 정관수술을 한 사람들은 짠맛을 주식처럼 먹어야 합니다.

그러고 보면 한동석 선생이 뭘 보긴 본 것 같습니다. 이분이 2010년경부터 여성들이 임신하기 힘들어진다고 했는데, 그게 결국은 자궁이 썩는다는 얘기 아닙니까. 앞으로 수기를 강화시키지 않으면 피가 썩게 되고 그로 인한 수많은 병마로 고통 받게 될 겁니다. 실제로 현재 4쌍 중 1쌍이 불임입니다.

우리는 이런 이치를 사람 몸으로 공부하잖아요. 그런데 중통인사(中通人事)를 모르면 그런 말들이 무슨 의미인지 모릅니다. 천간지지만 따져 갖고는 천지는 알 수 있을지 몰라도 인간에 대해서는 잘 모릅니다. 인간을 알려면 반드시 6장 6부의 음양 허실 한열을 알아야 합니다. 그래서 체질분류법과 맥진법에 정통해야 하는 겁니다.

또 농사 중에서도 자식 농사가 제일 중요하다는데 사람에 대해서 제대로 알아야 농사를 지을 것 아닙니까? 그런데 요즘은 자식뿐 아니라 인간을 모르니 가정이건, 학교건, 종교에서건 모두 속수무책입니다. 인사를 모른다니까요. 사람을 제대로 못 보는데 어떻게 사람 농사를 짓겠습니까?

궁합(宮合)이란 무엇인가?

그래서 이번엔 그 농사를 잘 짓기 위한 궁합을 공부해 보려고 합니다. 궁합(宮合)의 궁(宮)은 생명에게 가장 편안한 곳, 가장 안전한 곳, 가장 잘 자랄 수 있는 곳을 말합니다. 자궁이나 궁궐에도 이 궁자가 들어가잖아요. 궁궐은 인간이 살 수 있는 집 가운데서 가장 튼튼하고 안전한 곳이죠? 궁합이란 어떻게 하면 이 궁의 합이 잘 되게 하느냐, 조화가 잘 이루어지느냐 하는 것입니다. 인간사에 있어 굉장히 중요한 문제라고 할 수 있겠죠.

궁합은 오로지 음(凹)과 양(凸)의 합(凹凸)입니다. 그런데 양이 음을 이렇게(凸凹) 만날 수도 있죠? 그러면 아까 이야기한대로 1년 살고, 한 세대 살다보면 점점 깨지는 부분이 많을 것 아닙니까. 딱 들어맞지 않는 부분이 점차 망가지고 허전해지는 겁니다. 또 음이 이렇게 양을 올라타고(凹凸) 있을 수도 있죠? 그러면 양기가 음에 항상 눌려서 제 구실을 못하게 됩니다.

예를 들어 내 발과 신발의 궁합은 어떠한가? 내 발이 250mm인데 신발이 270mm이면 궁합이 안 맞는 거죠. 신발을 신을 때 발이 양이라면 신발은 음이 됩니다. 또 발이 양이라면 양말은 음이 되고, 몸이 양이라면 옷은 음이 될 겁니다. 이럴 때 그 옷이 몸에 딱 맞아야 돼요. 귀걸이를 했는데 귀에 맞지 않고 헐렁거리는 건 음양의 궁합이 안 맞는 겁니다. 또 제 아무리 비싼 안경이라도 내 얼굴과의 궁합이 맞지 않으면 소용없습니다.

직업도 마찬가지입니다. 직업이 내 성격이나 적성과 딱 맞으면 일이 재미있어요. 일을 하면서도 지루하지 않고 별로 힘들지도 않습니다. 물론 힘은 들겠지만 그 일 때문에 짜증나거나 스트레스를 받는 정도가 덜하다는 거죠. 그런데 궁합이 안 맞으면 일을 수행하는 게 보통 힘든 일이 아닙니다.

각자 타고난 소질이나 재능에 맞춰서 일을 찾아가면 돈을 얼마 벌건 간에 일단은 재미있게 일을 할 수가 있습니다. 그런데 지금은 다들 월급 많이 주는 곳만 좇죠. 문제는 그렇게 어렵게 입사했는데 그 일이 나랑 안 맞을 수 있다는 겁니다. 그래서 요즘엔 모두가 선망하는 회사에 들어간 청년 5명 중 1명이 1년 안에 그만둬 버리는 경우가 많습니다. 그게 다 일과 나의 궁합이 안 맞아서 그렇습니다.

대입 때 전공 선택하는 것도 마찬가지에요. 자기 적성보다는 일단 수능점수에 맞춰서 좋은 대학 가는 데만 급급하잖아요. 그런데 서울대, 연고대 가는 게 중요한 것이 아니라 내가 재미있게 할 수 있는 공부를 하는 게 더 중요합니다. 그 학문을 즐겁게 해서 주위 사람들을 이롭게 할 수 있다면 그 인생의 반은 성공한 거나 마찬가지입니다.

적성과 재능에 맞지 않는데도 좋은 자리나 차지하고 감투나 쓰려고 공부한 사람들은 사실 그 공부가 안 맞는 거예요. 아이들을 단순히 기억력이 좋다고 무조건 법대에 보낸다거나, 사람 보는 것도 귀찮아하는 아이를 무조건 의대에 보낸다면 나중엔 그 일에 치여서 병이 나고, 그로 인해 제대로 된 가정도 꾸리지 못하게 됩니다.

음식도 그렇죠. 옛날 임금들이 왜 빨리 죽었느냐? 하루에 사용하는 에너지양은 한계가 있는데 맨날 산해진미에 값진 음식만 먹어대잖아요. 게다가 임금이니까 늘 과중한 업무에 시달리고, 밤에는 이 방, 저 방 다니면서 과음방사에 몸을 혹사당할 것 아닙니까. 그러다 보니 2,000년 동안 역대의 모든 왕조는 임금 노릇도 제대로 못하고 죽은 왕이 더 많습니다.

모든 궁합 중에서 제일 중요한 것은 부부궁합이다

이렇게 일, 학문, 직업, 옷, 음식 등 모든 것이 자신과 궁합이 맞아야 합니다. 특히 대인 관계에서는 더욱 그렇죠. 부모 자식 간의 관계, 친구 사이의 관계, 직장 동료들 간의 관계 등의 대인 관계에서 합을 이루는 것은 굉장히 중요합니다.

집을 짓든, 예술을 하든, 무언가를 집단으로 할 때도 여러 사람들과 합(合)을 이뤄야 좋습니다. 교향악단처럼 수십 명이 합동으로 연주할 때는 지휘자와 모든 연주자들이 완벽한 궁합을 이뤄야 완벽한 선율의 홀

륭한 예술작품이 나옵니다. 그런데 가끔 합주보다 독주를 잘하는 사람, 다른 사람과 합을 잘 못하고 혼자 잘하는 사람들이 있습니다. 이런 사람들은 그냥 혼자 살면 되는 거예요.

그럼 사람이 살아가는데 있어서 가장 중요한 궁합이 무엇이냐?

(배우자 궁합)

그렇습니다. 이 우주에서 부부 궁합이 가장 중요한 궁합입니다. 부부 궁합은 신발이나 양말 한 켤레 사는 것과는 차원이 다릅니다. 직업은 얼마든지 바꿀 수 있지만 부부 궁합은 달라요. 바로 여기서 음양이 합덕(合德)된 생명력으로 자녀를 생산하고, 또 평생을 함께 가정을 꾸려나가기 때문에 그렇습니다.

신혼부부나 결혼한 지 10년도 안된 부부가 서로 각방을 쓰면 썰렁하잖아요. 또 부부가 같이 살아가면서도 외롭다거나 허하다고 느낄 수 있죠? 이러한 모든 궁합 문제를 오늘 다 끝내 보도록 하겠습니다. 어쨌거나 사람은 여성과 남성 딱 두 종류밖에 없습니다.

사람은 남자가 있고 여자가 있습니다. 그런데 남자가 목형이라면 그 성품이 부드럽고, 온순하고, 희망적이고, 시적이고, 문학적이고, 계획적이고, 문필가이고, 희망적입니다. 그 속성은 봄과 같고, 새싹이 나듯 생육하고, 발아하여 목기인 나무와도 같습니다. 그렇다면 그 나무가 나무다울 수 있고, 외형적으로 훤해지려면 어디에 뿌리를 내려야 근사한 나무가 되느냐?

목형 남자가 목형 여자를 만나면 친구 같습니다. 남자도 나무, 여자도 나무가 되어 서로 숲을 이루죠? 그래서 이런 관계는 동업자 같고, 친구 같고, 연인 같아서 서로의 이상이 같고, 취미가 같고, 생각하는 게 같아서 뜻이 잘 맞습니다. 그런데 문제는 맨날 서로 계획만 하고 실천은 미룬다는 겁니다. 또 돈을 벌면 예술적이고 문학적이니까 연극이나 영화

보러 간다고 돈을 다 써요. 돈이야 또 벌면 된다는 낙천성과 희망이 있어서 그렇습니다. 그래도 이 궁합은 두 사람 사이에 큰 다툼 없이 살 수 있다는 장점이 있습니다.

목형 남자와 화형 여자의 궁합(남자가 여자를 生하는 관계)

목형 남자가 화형 여자를 만나면 어떻게 되느냐? 이건 목생화의 관계입니다. 나무는 불을 만나면 자기 몸을 태워서라도 불을 꺼트리지 않으려는 속성을 갖고 있어요. 봄이라는 속성은 어떻게 해서라도 자기 할 일을 다 해서 여름을 만들려고 합니다. 목기(木氣)인 자신을 태워서 불을 일으키기 때문에 불은 살리고 자신은 재가 되어 소멸됩니다. 그러니 이렇게 만나면 여자는 훤해지고 남자는 쪼글쪼글해지겠죠? 목생화 관계에서 목은 이 화기가 화기다워지기만 하면 내 역할은 다 하는 것이라고 생각합니다.

이를테면 회사에서 일하고 있는데 당장 주민등록등본이 필요하다고 해봅시다. 그러면 집에 있는 각시(覺氏)가 동사무소에 가서 떼 오면 되잖아요. 그런데 그걸 부인한테 안 시켜요. '당신은 가만있어. 내가 나가서 떼 올게' 하고 중간에 조퇴해서 직접 자기가 떼 옵니다. 또 저녁에 각시가 음식 장만해야 된다고 하면 퇴근하다가 시장에 들러서 반찬거리 다 사오고, 빨래도 다 해주고, 김치도 다 담가 줘요. 그리고 본인은 대충 입고 다닐지언정 각시한테는 명품가방에 구두며 옷이며 화장품이고 다 사다 줍니다.

이런 남자를 흔히 애처가라고 하죠? 며칠 출장 갔다가 집에 돌아와서도 각시가 '여보, 나 여기 아파요' 그러면 어깨도 주물러 주고, 마사지 해주고, 발도 닦아줍니다. 각시를 위해서 이 남자는 쉬지도 않아요. 애기 데리고 친척집에 갈 때도 자기가 준비 다하고, 각시 구두 솔질까지 다 해놓고 기다립니다. 그리고 양복 입은 채로 애기를 업어요. 그러면 기저귀 가방은 여자가 들어야 하는데 그것도 남자가 들어요. 그러면 모르는 사람들은 왜 남자가 저렇게 살까 합니다. 그래도 이 사람은 각시의 훤한 모습만 보면 행복한 거예요. 부모가 자식한테 하듯이. 그게 생(生)하는 관계라서 그렇습니다. 거의 일방적인 사랑이죠.

자연에서 보면 시간이 갈수록 봄은 목생화 해서 여름으로 가죠? 그래서 시간이 갈수록 봄기운인 남자는 사그라져 쭈글쭈글해지고, 여름기운인 화형 각시는 훤해져서 백년해로를 할 수가 없어요. 그래서 이런 관계로 만나면 남자가 50대에 중병이 들거나 죽을 수 있습니다. 20~25년을 같이 살면서 기운을 계속 고갈시키다보니 병이 생기는 거죠. 그래서 이런 관계는 여자가 과부가 되는 궁합으로 봅니다.

목형 남자와 토형 여자의 궁합(남자가 여자를 克하는 관계)

이번에는 목형 남자가 토형 여자를 만났습니다. 목극토의 관계로 만난 거죠. 이는 나무가 거름기 많은 땅에 뿌리를 내려 싹을 틔우고, 꽃을 피워서 가을이 되면 많은 열매를 맺을 수 있는 형국입니다. 토기는 끊임없이 자기의 기운을 나무에 주기 때문에 나무가 무성해지고 튼튼해집니다.

이 궁합은 여자가 전폭적으로 내조하고, 격려하고, 부족한 건 보충해줌으로써 남자가 밖에서 일을 잘 하게 합니다. 목화토금수 중에서 이 목기인 나무를 살릴 수 있는 유일한 기운이 토기이기 때문에, 목형 남자는 토형 여자를 만나는 게 좋습니다. 여자 토형도 남자 목형을 만나면 편안합니다. 이 사람이 막 윽박질러도 남자다워 보이고 멋있어 보여요. 그래서 목형 남자와 토형 여자는 백년해로를 할 수 있습니다.

땅이 자신의 에너지를 나무에게 주면 나무가 크게 자라서 가을에 낙엽을 뿌리고, 땅은 그 낙엽으로 다시 비옥한 토양이 되는 거예요. 이렇게 상호 보완관계를 유지하고 성장해 나가는 것이 자연의 도(道)입니다. 나무는 흙이, 땅은 나무가 있어야 건강한 겁니다.

기운으로 보면 여자 생식기는 요렇게(凹) 되어 있고 남자 생식기는 이렇게(凸) 돌출되어 있잖아요. 이 관계는 음양기운이 서로 딱(凹) 맞기 때문에 이 맞붙은 자리에서 열이 나고 뜨거운 에너지가 만들어집니다. 서로 손만 잡고 있어도 편안하고 좋습니다.

목형 남자와 금형 여자의 궁합(여자가 남자를 克하는 관계)

이번에는 목형 남자와 금형 여자가 만난 경우를 보겠습니다. 금기의 여자가 목기의 남자를 극하는 금극목 하는 궁합입니다. 금은 전기톱, 도끼죠? 나무가 아무리 잘나도 도끼로 저녁마다 한 번씩 쳐서 금극목을 하면 이게 긴장이 되어서 주눅 듭니다. 여자가 한번 눈만 흘겨도 확 오그라들어요. 그러니 아내가 무서운 겁니다. 반면에 여자는 남자가 하는 모든 일이 마음에 안 들고 못마땅해서 등신 같다고 생각합니다.

그래서 만일 내 아들이 목형이라면 어떤 일이 있어도 금형 여자와 결혼시키면 안 됩니다. 여자가 무슨 큰 기업 회장의 외동딸이라거나 돈 많은 가문의 무남독녀라서 그 집 재산을 다 차지한다고 해도 안 돼요! 이런 관계에서는 남자가 40대에 절단 납니다. 40대에 암이나 중풍 같은 것이 와서 그 젊은 나이에 죽을 수도 있습니다. 목형 남자라면 금형 여자는 반드시 피해야 합니다.

이런 경우의 예를 들면 가족모임에 나가기 전에 여자가 미리 남자한테 이렇게 주문합니다. '당신은 가서 아무 말도 하지 마.' 모임에서 형이 네 생각은 어떠냐고 물으면 각시가 허연 도끼눈을 뜨고 쳐다봐요. 그렇게 금극목을 하면 목형 남자는 '저는 할 말 없어요' 하고 맙니다. 만약에 말을 했다면 그날 저녁에 집에 돌아와서 달달 볶이는 겁니다. 아주 절단 나는 거죠. 꼬집고, 물어뜯고, 발로 차고, 못 살게 굴어요. 그게 금극목 관계입니다.

화형, 토형, 금형, 수형 남자들도 마찬가지입니다. 이렇게 맞고 사는 남자들은 대개가 상극관계로 만난 겁니다. 그걸 엄처라고 하죠. 엄한 마누라. 그런데 24시간을 호랑이 같이 무서운 마누라가 계속 극을 하면 남자가 하는 일이 잘 되겠어요? 그래서 직장에 가도 맨날 주눅 들고, 회식 자리에서도 일찍 일어나야 하고. 여자한테 끌려 다니는 거예요. 남자가 제 구실을 못 합니다.

이를 비유하자면 드릴이나 대못으로 나무를 두들겨 박는 것과 같습니다. 반면에 나무는 아무리 못을 때려도 되레 자기가 상처를 입어요. 나무는 절대 쇠를 이길 수 없습니다. 도끼, 전동대패, 전기톱 같은 걸 어떻게 감당해요? 늘 그놈으로 썰어대는데 이길 재간이 없죠.

또 어떻게 한번 해보려고 해도 이게 기운이 안 생겨서 남편 구실을 못합니다. 어쩌다 술을 먹어서 화기가 생기면 그때 화극금 딱 한 번해서 애가 생기는 거지 서로 오붓해서 생기는 게 아닙니다. 그러니까 이 사람은 화기로 금기를 이기기 위해서 퇴근길에 늘 술을 먹고 들어와요. 그래서 이 사람은 알코올 중독이 되거나 속에서 위장, 간 등이 썩습니다.

그러다 간암이나 위암에 걸리고 풍을 맞는 거예요. 멀쩡하게 살아남을 수가 없어요. 제가 아는 사람도 이런 관계로 만난 부부가 있습니다. 처음엔 잘 몰랐는데 그게 시간이 지날수록 그렇게 되더라고요. 금형들은 겉보기에는 번듯하고, 뭔가 의리가 있고, 정의로운 것처럼 보여도 실제로 그 관계를 들여다보면 그렇지가 않습니다. 그래서 이렇게 만나면 안 됩니다.

목형 남자와 수형 여자의 궁합(여자가 남자를 生하는 관계)

남자 목형이 여자 수형을 만났다. 이건 수생목이죠? 수기는 물기가 한 방울만 남아 있어도 나무를 살리려는 속성을 지니고 있습니다. 남자가 빈둥빈둥대는 백수건달이라도 미장원을 차려서 돈만 생기면 남자가 낚시 갈 때 낚시 자금으로 3만원을 쥐어 줘요. 신랑이 뭘 해도 근사하고 멋져 보이니까 그냥 왔다갔다만 해도 좋다고 합니다.

그리고 남자가 어디 간다고 하면 없는 살림에 있는 돈, 없는 돈, 코 묻은 돈까지 다 털어서 구두 한 켤레 사주고, 바지도 사주면서 신랑만큼은 자식 키우듯 번듯하게 해줍니다. 목형들은 간이 커서 놀고먹어도 하나도 걱정 않는 한량들이 많습니다. 특히 자기를 생하는 수형 각시가 옆에 있으면 더 마음 놓고 놀고먹어요.

그래도 수형 각시는 본질이 수생목 관계라 누가 자기 신랑 욕하는 걸 되게 싫어합니다. 우리 김 서방 같은 사람이 있는 줄 아느냐. 그런 소리 말라고. 살아 봤냐고. 신랑이 인천 어느 섬에 바다낚시 다녀와서 피곤하다고 하면 발도 닦아 주고, 남자가 샤워하러 들어가면 밖에서 수건 들고 기다려 주고, 또 남편이 외출하려고 하면 일하다 말고 와서 구두도 닦아 줍니다. 여자가 남자를 생하는 궁합으로 만나면 이렇게 되는 겁니다.

주변에서 남편 욕을 해도 자기는 남편이 예쁘니까 자신의 기운을 다 주는 겁니다. 그러니 여자는 어떻게 되겠어요? 나이 50만 되면 시커멓게 돼서 병이 나는 거예요. 그래도 남자는 한량 끼가 있어서 '걱정하지 마라. 네가 내 덕에 사는 것 아니냐' 이런다니까요. 자기 덕에 산대요. 끝까지 큰 소리 뻥뻥 치면서 삽니다.

그러니까 상대가 나를 생하는지, 내가 상대를 생하는지, 내가 상대를 극하는지, 상대가 나를 극하는지에 따라 이렇게 달라지는 겁니다. 이 중에서 목형 남자는 어떤 여자와 살아야 자기 할 일을 하고, 자기 기운을 마음껏 표출시킬 수 있느냐? 토형 여자를 만나야만 그 에너지를 받을 수 있다. 또 실천을 잘하는 토형 여자도 이렇게 만나야 좋습니다.

백년해로(百年偕老) 하는 이상적인 궁합

그러면 정리를 한번 해봅시다. 백년해로 하는 궁합이 있습니다. 남자와 여자 서로가 가장 좋은 궁합은 남자가 여자를 극하는 궁합입니다.

첫 번째, 남자 목형은 토형 여자를 만나야 좋습니다. 이래야 여자도 좋아요. 이 남자가 금형 여자와 만나면 맨날 극을 당합니다. 누르고, 무시하고, 물어뜯으려고 하고, 잠도 안 재우고, 무시하고. 남자가 이길 수가 없어요.

그런데 이 남자가 밖에 나가 돌아다니다 보니까 토형 여자가 하나 있어요. 동네 길 다방에서 서빙 하는 여자가 토형입니다. 저 미스 김만 만나면 남자는 좋은 겁니다. 미스 김하고 그냥 차 한 잔만 마셔도 좋아요. 또 손을 잡아 보니까 우리 금형 마누라의 뻣뻣하고 칼 같은 기운하고 게임이 안 됩니다. 미스 김한테 하듯 집에 들어가서 '여보~' 하면 '이게 미쳤나?' 그래요. 그러니 살 수가 없죠. 또 토형인 길 다방 미스 김이 봐도 목형인 이 아저씨가 정말 좋습니다.

두 번째, 화형 남자는 금형 여자를 만나면 좋다. 화형의 뜨겁고 확산하고 정열적인 기운은 쇠를 만나야 녹일 수 있는 것처럼, 그 사나운 금형도 화형만 만나면 순한 양이 됩니다. 화기로 쇠를 녹여 버리면 그냥 한방에 다 정리가 되는 거예요. 금형 여자가 화형만 만나면 따끈따끈해지거든요. 각이 딱 잡혀 있고, 획일적이고, 단순하고 엄격한 금형은 밝고, 환하고, 용감한 화형이 멋있습니다. 금형 여자는 예의 바르고 매너가 좋은 화형 남자를 만나면 그냥 좋아서 미소를 짓습니다.

그런데 화형들은 일단 융통성이 있고 유연한데다가 말주변도 좋고 재주도 많아서 그림을 잘 그린다거나, 뭘 잘 만든다거나, 기타도 잘 칩니다. 반면에 금형들은 이게 잘 안 됩니다. 항상 서늘하게 있다가 따끈따끈한 걸 만나니 좋은 거죠. 쇠를 녹여서 그릇이나 난로를 만들고, 모든 도구, 문명의 이기를 만들잖아요. 그래서 요렇게만 만나면 가정은 빛이 납니다.

그런데 거꾸로 화형 남자가 수형 여자를 만났다. 화롯불에 허구 헌 날 물 한 바가지씩 끼얹어 보세요. 그러면 불이 어떻게 되겠는지. 이런 관계에서는 남자가 뭣 좀 해보려고만 하면 재수 없는 소리만 합니다. "당신, 그거 틀렸어. 될 것 같아? 아이고, 꼴값을 하네" 이렇게 나옵니다.

금형 여자는 그 일은 당신이 딱 제격이라고 격려를 해줍니다. 그러면 불이 더 강하게 타오르겠죠. 화기가 강할수록 녹일 게 많습니다. 용광로의 기운이 좋을수록 거기에 더 많은 철광석을 집어넣어서 많은 도구를 만들 수 있는 거예요. 그래서 화형 남자는 금형 여자를 만나야 된다. 화토형인 윤 선생은 여기에서 금수형 여자가 있는지 한번 찾아보세요. 이런 사람이 금수형 여자를 만나면 좋습니다. 사람이 의리도 있고 지조도 있어요.

세 번째, 토형 남자는 수형 여자를 만나야 됩니다. 토형 남자는 확실하고 철저하고 정확하고 정직해서 자신에게 정해진 일을 잘 하고, 수형 여자는 지혜가 있어요. 물(水)은 흘러버리면 쓸모가 없잖아요. 그런데 흙(土)으로 댐과 저수지를 만들어서 물을 가두면 이 물로 농사를 지을 수 있고, 식수나 공업용수로도 쓸 수가 있어서 발전도 할 수 있죠? 그러면 토의 역할이 빛납니다.

토는 그 자리에 가만히 있는데 수는 융통성이 굉장히 많아요. 그래서 토형 남자가 수형 여자를 만나면 여자가 지혜롭고 참고 견디면서 내조를 잘 합니다. 남자가 미련 곰탱이처럼 한 가지만 알아도 여자는 다차원의 생각으로 앞뒤 사방을 보고 가지런하게 일을 처리합니다.

네 번째, 금형 남자는 목형 여자를 만나야 좋습니다. 이런 경우에는 여자가 아주 살갑고, 남자가 금기를 발휘해도 목기가 부드러운 기운으로 잘 받아줍니다. 그래서 사장이 금형일 때 바로 밑 참모가 목형이면 잘 맞지만, 반대로 사장이 목형이고 전무가 금형이면 하극상으로 회사가 망할 수도 있습니다.

선천(先天)은 남자가 여자를 극하는 궁합이 좋다

어쨌든 아직은 선천이니까 남자가 가장(家長)이잖아요. 그래서 남자가 중심이 바로 서야 가장이 가장다워집니다. 그런데 지금은 과도기라서 가장이 가장답기가 힘들죠. 지난 시대의 전통적인 가정이 해체되고 있는 지금은 인류 문명사의 과도기입니다. 그리고 여러 분야에서 여성들이 탁월한 능력을 발휘하며 두각을 나타내면서 상대적으로 사회적 지위가 높은 여성이 연하의 남자와 사귀고 결혼하는 것이 일상이 되었습니다.

하지만 이때도 운이 좋아서 남자가 여자를 극하는 관계로 만나면 지위나 나이에 관계없이 좋아요. 여자가 대학 나오고 남자는 고등학교 밖에 안 나온 경우라고 해도 잘 삽니다. 남자가 지식은 부족해도 모든 게 절도가 있고 품위가 있어서 남자가 박봉을 받아온다고 해도 잘 살 수 있는 겁니다. 누가 뭐라고 해도 내 신랑이 최고라고 생각하면서 사는 거예요.

그렇다 해도 가급적이면 사회적 지위, 집안, 학력 등이 비슷한 사람들끼리 만나야 잘 살 수 있습니다. 가정이라는 것은 단 둘만 사는 게 아니라 시댁과 처가가 서로 영향을 주게 되어 있잖아요. 그래도 요렇게 (표) 남자가 여자를 극하는 궁합으로 만나면 둘이 딱 결속이 되어 그나마 영향을 덜 받습니다. 부부의 궁합이 좋아서 합을 이루면 어떠한 어려움도 극복할 수 있습니다.

그런데 서로 잘나서 요렇게(凸) 만났다면 소가 닭 보듯 합니다. 맨날 허전하고 뭔가 텅 빈 것 같으니 남편은 남편대로 누구 만나러 가고, 아내도 아내대로 누구 만나러 가요. 소위 맞바람 피우는 것 있잖아요. 기운이 아니라 조건만 보고 결혼한 경우에 이런 일들이 많습니다.

지식이나 사회적 지위는 두 번째입니다. 아무리 지식이 많고, 사회적 지위가 높고, 가문이 좋다고 하더라도 서로 궁합이 안 맞으면 따로국밥이 된다는 겁니다. 겉으로는 교수, 판검사, 변호사, 의사 집 부부라고 해도 궁합이 좋지 않다면 겉보기와는 전혀 다른 상황이 됩니다.

반면에 요렇게(凹) 만나면 서로 모든 걸 의논하고 상의해서 가정의 화합을 가져올 수 있어요. 가화만사성이라는 말도 있잖아요? 바로 여기서 부터가 가화만사성의 출발점입니다.

다섯 번째, 수형 남자는 화형 여자를 만나야 좋습니다. 화형 여자는 화려하고, 환상적이고, 용감무쌍하고, 희생 봉사 정신이 강해서 병원이나 교회에 가서 봉사활동을 하면서 집에 있기 보다는 밖에서 활발하게 움직이는 것을 좋아합니다. 기운을 확산하는 성질, 즉 외향성이 강해서 그렇습니다.

그런데 이때 남편이 수형 남자라면 바가지로 찬물을 한번 끼얹어요. "당신 요즘 너무 활동이 많은 것 아냐?" 그게 바로 수극화 하는 겁니다. 그러면 이 화형 아내는 '제가 요즘 좀 그랬죠. 앞으론 좀 덜 나갈게요' 라고 말합니다. 만약에 수형이 아닌 다른 형이 그랬다면 당신이 뭔 상관이냐고 해요. 전혀 다르죠? 똑같은 말을 하더라도 말을 한 사람의 기운에 따라 상대방이 대응하는 게 달라집니다.

여자가 남자보다 너무 크면 안 좋다

남자가 여자를 극하는 궁합으로 만나야 가정도 화합하고 모든 일이 잘 됩니다. 제일 중요한 것이 정기신을 담고 있는 그릇인 6장 6부의 속궁합이에요. 그리고 한 가지 더 유념해야 될 것이 여자가 남자보다 너무 크면 안 됩니다. 여자가 남자보다 키나 몸집이 크면 남자가 감당을 못해요. 밤에 부부생활을 할 때나 일상생활을 할 때도 남자가 여자보다 작으면 남자의 기운이 눌리고 설기(泄氣)되기 때문에 남자가 조금이라도 큰 편이 낫습니다. 이렇다보니 농구선수처럼 키가 큰 여자는 남자 구하기가 만만치 않겠죠. 이런 여자를 남자가 감당할 수 있겠어요?

어쨌든 남자가 여자를 극하는 궁합으로 만나면 백년해로(百年偕老)합니다. 해로(偕老). '함께할 해'자죠. 제 호가 다해(多偕)인데 이 자연의 원리 공부를 많은 사람들과 함께 나누고 싶다는 의미로 그렇게 지었습니다.

절대 피해야 할 궁합

그 다음에 절대 피해야 될 궁합 다섯 가지가 있습니다. 바로 여자가 남자를 극하는 궁합입니다. 상대가 아무리 잘나고, 돈이 많고, 집안이 출중해도 이건 안 돼요. 행복이 얼마 못 갑니다.

첫째, 여자 목형이 남자 토형을 만나는 목극토의 관계로 여자가 남자를 극하는 상황입니다. 목형 여자는 계획하고, 설계하고, 학문적이고, 문학적이며, 융통성이 있고, 너그럽고, 대담하고, 미래지향적입니다. 반면에 토형남자는 일단 현실만 봅니다. 확실하고, 꼼꼼하고, 정확하고, 틀림없는, 그야말로 콩 심은 데 콩 나고 팥 심은 데 팥 나는 성격입니다. 그러다 보니 여자가 볼 때는 남자가 답답하고 미련하고 등신 같아서 만사가 맘에 드는 구석이 없는 거예요.

남자가 뭐라도 하려고 해도 몽둥이(木氣)로 한대 치면 흙(土氣)은 다 깨지죠. 남자가 뭘 좀 하려고 하면 뿌리를 내려서 기운을 다 빨아가는 겁니다. 그러니 주눅이 들어요. 목극토로 만나면 남자가 평생 기를 못 펴고, 40대에 중병이 생기거나 죽을 수도 있습니다.

아직까지는 선천이기 때문에 남자는 밖에 나가서 일을 해서 한 가정을 이끌고 나가야 합니다. 남자가 남자 구실을 제대로 해야 그 가정이 가정답지, 남자가 애보고 여자가 나가서 돈 벌어오면 벌써 뭔가 모양새가 안 나오잖아요.

지금 10원을 벌더라도 남자가 밖에 나가서 활동을 해야 그게 정상적인 가정의 모습이에요. 그런데 지금 수천 년 내려온 이러한 살림 문화가 급격히 변하고 있습니다. 너무 빠르게 이루어지는 변화를 감당하지 못한 나머지 수많은 가정이 해체되어 사회문제로 비화되고 있는 실정입니다.

두 번째, 여자 화형이 남자 금형을 만나도 그렇습니다. 금형들은 절도 있고, 리더십 있고, 상전의 기상이 있고, 정의를 위해서 일하려고 하는데, 화형 여자가 "왜 잘난 척 해? 당신이 틀렸어!" 그러면서 남자가 하는 일을 못하게 만듭니다. 화극금(火克金) 하는 거예요. 그래서 여자가 한번 소리 지르면 감당을 못하고 포기하고 맙니다. 금형이 나름대로는 멋진 사람인데 이렇게 화극금으로 만나면 잘 안 됩니다. 여자가 남자를 무시하면 남자가 제 구실을 못 해요.

세 번째, 토형 여자가 수형 남자를 토극수 관계로 만난 경우입니다. 물은 낮은 곳으로 쉼 없이 흘러 만물을 먹이고 자라게 하는 본성을 가지고 있는데, 토기의 우직함이 그 물길을 계속 둑으로 막는다고 생각해 보세요. 물은 고이고 결국엔 썩게 됩니다.

네 번째, 금형 여자가 목형 남자를 금극목으로 만난 경우입니다. 의리와 지조가 있고, 상전의 기상이 있는 금형 여자에게는 부드럽고, 문학적이고, 낭만적이고, 철학적인 목형 남자가 하는 말은 대부분 시답지 않고, 우습고, 같잖게 들립니다.

대개 목형 남자들은 현실적이지 못하고 이상적이고 미래 지향적입니다. 그러니 현실적 직관력이 뛰어난 금형 여자가 볼 때 한량(선비)기가 있는 목형 남자가 하는 생각이나 말과 행동은 꼭 등신같이 느껴지는 거예요. 그 남자의 학력이 높건, 인물이 훤하건, 가문이 출중하건 간에 금극목으로 만나면 남자가 그냥 만만하고 어수룩하게 보이는 겁니다.

이렇게 여자가 남자를 상극의 관계로 만났어도 남자가 여자보다 20~30cm 정도 키가 크면 극을 못합니다. 금극목을 하긴 해야 하는데 못하니까 오히려 여자에게 병이 생깁니다. 예를 들어 목기가 큰 아름드리 거목이고 금기(金氣)는 연필 깎는 칼이라면 이 작은 칼로는 큰 거목을 쓰러뜨릴 수가 없잖아요. 나무의 표피에 상처는 낼 수는 있겠지만 그 전에 칼이 먼저 부러질 수도 있습니다. 그런데 키가 비슷하거나 남자가 작으면 여지없이 금극목이 되어서 여자는 흰해지고 남자는 쭈글쭈글해져서 빨리 늙고 병들어 죽게 됩니다.

다섯 번째, 수형 여자가 화형 남자를 수극화의 관계로 만나면 결혼해서 몇 년만 지나면 부부관계가 잘 안됩니다. 남자는 화려하고, 환상적이고, 진취적이고, 용감무쌍하고, 예절바르고, 예술적인데, 수형 여자는 조용하고, 말도 않고, 소 잡아먹은 귀신처럼 뚱하게 있거든요. 뭔 남자가 촐랑거리고 가볍냐고 무시합니다. 남자가 항상 밝고 웃는 얼굴로 대하면 뭔 남자가 기생오라비처럼 웃음이 헤프냐고 편잔을 줍니다. 그냥 남자가 우습게 보이는 거예요.

그래서 남자는 점점 아내가 무서워져서 가까이 있으면 숨이 막힐 지경이 되는 거죠. 매사에 남자를 무시하니까 남편이 기를 못 폅니다. 이렇게 20~30년을 함께 살면 남자가 40대에 큰 병이 들거나 죽기도 합니다. 이런 경우 화형 남자는 집에서 나오면 해방감을 느낍니다.

남자는 밖에서는 어떤 소리를 들어도 자기 아내한테는 인정을 받아야 기를 폅니다. 다른 데서는 다 나를 알아주지 않고 무시해도 집에서 만큼은 대접 받는다면 이 남자에게는 집이 편안한 안식처가 됩니다. 그런데 아내가 항상 나를 무시하고, 나를 알아주지 않으면 밖에서 아무리 돈을 잘 벌고 이름을 날려도 남자는 공허하고 괴로워요. 남자들은 다른 것보다도 아내가 자신을 인정해 주기를 가장 바랍니다. 그게 남자의 속마음입니다.

남편 기를 살리고 신나게 해서 내가 손해 볼 건 하나도 없어요. 아내가 나를 인정만 해주면 모든 걸 다 바치는 게 남자예요. 남자는 단순해요. 그러니까 무조건 칭찬해 주세요.

만약에 내 동생이 토형인데 수형인 제부와 산다면 꿀 먹은 벙어리처럼 계속 토극수를 하는 대신 살갑게 말 한마디라도 더 하고, 신랑이 좋아하는 음식도 해주라고 하세요. 그러면 조금 낫습니다. 이래도 한 평생, 저래도 한 평생인데 왜 서로 원수같이 사느냐고요. 살면 얼마나 산다고.

우리 선생님은 이렇게 여자가 남자를 극하는 관계로 만난 경우는 무조건 이혼하라고 말씀하셨습니다. 남자 구실도 못하는 남편과 사는 이 여자도 사는 게 아니거든요. 서로 갈라서면 이 여자는 저기 홀아비 목형 김씨 아저씨를 만나서 잘 살 수 있습니다.

여자 토형은 이렇게 남자 목형과 목극토로 만나야 눈이 맞는 겁니다. 지나가다가 눈 맞았다는 게 바로 이런 걸 말하는 거예요. 토형 여자는 저기 길 건너 어디 사는 목형 부장님이 핸섬하고 멋있고, 수형 여자는 저쪽에 사는 확실하고 철저한 토형 아저씨가 멋있어요. 비록 회사의 말단 직원이라고 해도 멋있어 보입니다. 그래서 애당초 이렇게 여자가 남자를 극하는 궁합으로 만나는 결혼은 하지 말아야 합니다.

남자가 여자를 생하는 궁합

그 다음은 생하는 궁합이 있습니다. 아까 말씀드린 것처럼 목형 남자가 화형 여자, 수형 여자가 목형 남자를 만나는 경우가 생하는 관계입니다. 이런 경우는 생하는 남자가 기운을 다 뺏겨서 쭈글쭈글해지고 병이 나서 먼저 죽고, 여자 입장에서는 과부가 되는 궁합입니다.

첫 번째, 목형 남자가 화형 여자를 목생화의 관계로 만난 경우입니다. 남자는 죽을 때까지 여자를 생해요. 죽는 순간까지도 "보험 들어놨으니까 찾아서 잘 써라", "당신 노후를 대비해서 내가 연금 들어 놨다" 하는 것들 있잖아요. 끝까지 생을 하고 갑니다.

그런데 그렇게 잘해 주는 남자가 죽고 나면 여자는 무능한 엄마가 됩니다. 여태껏 남자가 다해서 여자는 할 줄 아는 게 없어요. 동사무소도 남자가 가고, 집안 청소니, 빨래니, 시장 보는 것까지도 남자가 다해서 공주처럼 살다보니 경제적으로 뭐 하나도 할 줄 아는 게 없는 겁니다. 그렇게 되면 나중에 살기가 팍팍해집니다.

그러면 어떻게 해야 하느냐? 오늘부터라도 여자가 거꾸로 생을 해줘야 합니다. 신랑 오기 전에 청소며 빨래를 다 해놓고, 음식도 맛있게 해 놓고 기다립니다. 그동안은 줄곧 받기만 했으니까 돌려줘야 하는 거예요. 그냥 이렇게 가다가 남자가 50대에 암 같은 중병에 걸려 버리면 그동안 벌어놓은 것 다 까먹잖아요. 병에 안 걸리게 하려면 남편의 기운을 지키고, 기운을 덜 뺏어 와야 합니다.

그것도 모르고 "나는 할 줄 모른다. 우리 신랑이 알아서 할 거야." 이러면 나중에 신랑은 빨리 죽고 과부가 되는 거예요. 이렇게 남자가 여자를 생하는 관계로 만나면 남자가 먼저 중병에 걸립니다. 여자는 그 병수

발도 힘들지만 그보다도 앞으로의 일이 걱정되어서 맨날 울어요.

두 번째, 화형 남자가 토형 여자를 화생토의 관계로 만난 경우. 화는 어떻게 해서라도 토를 단단하고, 견고하고, 예쁘게 만들려고 합니다. 도자기를 굽는 게 바로 그런 경우죠. 흙을 빚어서 불가마에 넣으면 도자기가 되잖아요. 불기운은 자신을 우주로 다 날려서 도자기 그릇 하나를 만들어냅니다. 그러다 종국엔 가마 속 불은 다 꺼지고 아름답게 빛나는 도자기 그릇이 하나 남아요. 사람도 마찬가지입니다.

그러니 그렇게 살 것이 아니라 서로 기운을 순환시켜주는 관계로 만나야 합니다. 나무가 토기에 뿌리를 내려서 기운을 빨아먹고 성장하여 가을이 되면 낙엽이 떨어지면서 순환이 되죠? 불이 쇠를 만나면 녹여서 좋은 도구를 만듭니다. 이렇게 기운이 돌아가야 하는데, 생하는 관계로 만나면 받는 쪽은 좋지만 생하는 쪽은 기운이 고갈되므로 50대에 중병이 들거나 사망할 수 있습니다. 이렇게 남자와 사별을 하면 여자 혼자서는 살기가 아주 팍팍해집니다.

세 번째, 토형 남자가 금형 여자를 만난 경우. 토생금이죠? 모든 쇠붙이는 흙에서 생성됩니다. 그러니 흙더미에서 금속 알갱이 하나까지도 다 빼주는 겁니다. 이렇게 되면 토기는 쇠약해지고 금기는 더 빛나게 되므로 이 관계도 기운을 돌려서 상호 보완해 줘야 됩니다.

네 번째, 금형 남자가 수형 여자를 만난 것은 금기의 압축시키는 힘으로 모든 것을 짜내서 물기를 만들어내는 형국입니다. 그러니 금기는 점점 마르고 비틀어져 볼품없어지고 수기는 넉넉해지겠죠. 그래서 금형이 50대에 먼저 병들고 죽게 되는 겁니다.

다섯 번째, 수형 남자가 목형 여자를 만난 경우. 여기서는 수형이 물기 한 방울까지도 전부 보내서 목형인 나무를 살리려다보니 수기가 고갈되어 먼저 병들어 죽습니다. 이 물이 없으면 나중에 나무가 어떻게 살 수 있겠어요? 이렇게 생하는 관계로 만나면 한 쪽의 기운이 저절로 생을 받는 쪽으로 오게 되어 있습니다.

준혁이 엄마는 토형이고 아빠가 토금형이죠? 신랑이 토기운도 있지만 금기가 있어서 토생금의 기운 작용으로 인해 신랑을 위해서라면 뭘 막 해주려고 합니다. 신랑이 가만히 있으면 신랑이 하는 걸 기다리지 못하고 본인이 먼저 한다니까요. 그래서 신랑이 각시를 사랑하고 애틋해하는 마음보다는 각시가 신랑을 사랑하고 애틋하게 여기는 마음이 더 많아요.

또 신랑이 인영맥이 작고 촌구맥이 크니까 성격이 느긋해서 긴장감이 없고 위기감이 없습니다. 그에 비해 준혁이 엄마는 인영맥이 크잖아요. 앞으로는 각시가 먼저 하지 말고 신랑이 할 때까지 기다리세요. 그게 기운을 조절하는 방법입니다. 그래야 두 분이 백년해로를 할 수 있습니다.

여자가 남자를 생하는 궁합

반대로 여자가 남자를 생하는 관계로 만나면 여자의 기운이 다 남자에게 갑니다. 남자가 여자를 생하는 궁합과 반대의 경우가 됩니다. 여기서는 여자가 쪼글쪼글해져서 남자보다 빨리 늙어요. 부부라는 것은 한 20년 정도 같이 살잖아요. 그 기운이 단 1~2년 안에 확확 변하는 게 아니라 20~30년 사는 동안 점차 에너지가 설기되는 겁니다. 그러면 여자는 먼저 쪼그라들고, 남자는 훤해지겠죠.

만약에 여자가 목형이라면 목극토 하니까 체질적으로 위장이 약하잖아요. 이런 경우 위암에 걸린다거나 금기가 약하니까 대장이 안 좋아집니다. 또 여자가 토형이라면 신장 방광에 병이 온다거나 간에 큰 병이 생길 수 있습니다. 우리 자연의 원리 회원들은 이러한 원리를 아니까 이런 관계로 만났어도 건강을 지켜가면서 에너지를 보할 수 있어요. 그러니 이런 걸 알고 사는 것과 모르고 그냥 사는 것은 세상을 사는 차원이 근본적으로 다른 겁니다.

　어쨌든 이렇게 여자가 남자를 생하는 궁합으로 만나면 여자가 남자를 위해서 헌신하고, 시댁을 위해서 헌신하고, 심지어 시댁 식구들까지도 예뻐 보입니다. 시동생이 있으면 그 학비까지 대준다니까요. 반대로 남자가 여자를 생하면 처갓집 식구들이 다 예쁩니다. 각시가 예쁘면 처갓집 말뚝보고도 절한다고 하잖아요.

　반대로 여자가 남자를 생하는 궁합으로 만나면 남자는 처갓집 식구들이 당연히 자기한테 잘해줘야 되는 걸로 생각합니다. 이런 이치를 알면 "아, 그래서 그런 행동을 했구나" 싶어지는 거죠. 뭐 화날 일도 아니고 이런 건 앞으로 살아가면서 조절이 가능합니다.

　그런데 여자가 남자를 극하는 궁합으로 만나면 시어머니가 와도 현관문을 안 열어줍니다. 이런 경우는 아예 남편을 무시하고 등신 취급해 버리니까 가화가 될 재간이 없습니다. 그러니까 가급적이면 남자가 여자를 극하는 백년해로 하는 궁합으로 만나야 살아가는데 훨씬 유리합니다.

같은 기운으로 만난 친구나 동업자 같은 궁합

　그 다음에 남자와 여자의 기운이 같은 체질로 만난 궁합이 있습니다. 기운이 동격이면 친구처럼 지냅니다. 고등학교, 대학교 때 연애하던 것처럼 서로 이름 부르고, 어렵지 않고, 벗처럼, 연인처럼, 늘 연애하는 것처럼, 동업자처럼 함께 일도 잘하고 뜻도 잘 맞아요. 여자도 남편이 어렵지 않고, 남자도 아내를 동격으로 보니까 무시하지 않고 서로 존중하면서 사는 궁합입니다.

　첫 번째, 목형 여자와 목형 남자가 만나는 궁합입니다. 매사에 계획하고 설계합니다. 시적이고 문학적이라 상당히 유연하고 부드럽습니다. 미래에 대해서 항상 낙관적이고 희망적이므로 궁색하지 않습니다. 건강할 때는 이렇게 좋지만, 반대로 병나면 심술부리고, 서로에게 상처가 되는 막말을 합니다. 그래도 서로 희망적인 말로 화해하고 용서하고 화목하게 살려고 노력합니다. 서로의 성격이 비슷하기 때문에 괜찮아요.

두 번째, 화형 여자와 화형 남자가 만나는 궁합입니다. 화형은 화려하고 환상적이며 진취적인 성격이 있고, 예쁘고 아름답게 살겠다는 생각을 합니다. 화형은 우중충하게 살고 싶지 않아요. 화형들은 본질적으로 확산되는 기운을 갖고 있어서 선물도 잘하고, 돈을 벌면 그 달에 다 써서 저축이 잘 안 돼요. 그래도 서로 불만이 없습니다.

그도 그럴 것이 같은 기운으로 같은 생각을 하고, 취향이 같고, 인생관도 얼추 비슷하잖아요. 그래서 해외여행도 잘 다니고 싸움박질 하다가도 금방 화해합니다. 막 싸우다가도 하루 자고 나면 손잡고 외출도 하고, 시장도 같이 가고 그래요. 여자는 밥을 해야 된다고 하면 무슨 소리냐? 남자도 밥을 해야 된다고 합니다. 동격이니까. 너도 애기 낳아 보라고 하는 여자 있잖아요. 여기는 그렇게 삽니다. 서로 어려움이 없어요.

세 번째, 토형 여자와 토형 남자가 만나는 궁합입니다. 토형끼리 만났다면 꼼꼼하고, 서로 절약하고, 알뜰살뜰하고, 콩 심은데 콩 나고 팥 심은데 팥 나니까 서로 믿음이 있습니다. 정확하고, 확실하고, 철저하고, 부모한테 잘해야 된다는 생각으로 부모한테 꼬박꼬박 생활비를 드립니다. 토형은 싫어도 배운 대로 합니다.

그런데 화기가 많은 사람들은 확산되고, 멀리 가고 싶고, 모험심이 강하고, 탐구하는 걸 즐겨요. 심장이 강심장이라 미지의 세계 같은 곳으로 가고 싶어 합니다. 그래서 돈 쓸 일이 많습니다. 토형들은 여기저기 돌아다니는 걸 싫어하고 그런 걸 쓸데없는 낭비라고 생각합니다.

네 번째, 금형 여자와 금형 남자가 만나는 궁합. 금형들은 서로 대장하려고 서로가 서로에게 지시합니다. 한쪽에서 재떨이 갖다달라고 하면 저쪽에서는 쓰레받이를 갖다달라고 하고, 남편이 물 좀 떠오라고 하면 아내는 과일 좀 깎아 놓으라면서 같이 시킵니다. 금형들은 서로 대장을 하려고 하고, 안 지려고 하고, 으르렁거리고, 서로 의리가 있니 없니, 정의와 정도를 따져도 기운이 같으니까 괜찮아요. 나라에 애국하고, 형제들에게 잘하며 부모에게는 효자입니다.

마지막 다섯 번째, 수형 여자와 수형 남자가 만난 궁합입니다. 수형들은 참고 견디고 지혜가 있습니다. 서로 말을 안 해도 상대방이 원하는 것이 무엇인지 다 압니다. 말을 않고 서로 쳐다보기만 해도 다 통해요. 주위 사람들이 보면 서로 말을 안 해서 답답하다고 생각합니다.

10년이 가도 서로 말을 않으면서 머리로 복심을 읽어요. 워낙 조용해서 사람 소리가 안 나니까 밖에서는 저 집엔 사람이 사나 싶겠지만, 100리 밖을 내다보는 수형들은 말없이도 다 통해서 신랑이 뭘 하면 속으로 다 압니다. 또 수형들은 비밀이 많고 참을성이 있어서 분란을 잘 안 일으키고, 싸움도 시끄럽게 안 합니다.

반면 화형은 활달하고 말이 많아서 분란이 일어날 수 있겠죠? 명절날 차례 지내러 가는 대신 외국으로 해외 여행가는 사람들은 대개 화형들이 많습니다. 확산하니까 잘 안 모아져요. 이 사람들은 차 끌고 고향 가봐야 길만 막히는데 나라도 안 가야 길이 덜 막힌다며 긍정적으로 생각합니다.

목형은 계획하고 설계한다고 했잖아요? 꼭 차가 막히고 힘들 때 가야 되느냐? 미리 갔다 오거나 끝난 다음에 한가할 때 갔다 오자. 그게 다른 사람 도와주는 거다. 이런 식으로 생각합니다. 그런데 토형들은 그날 차가 막혀서 12시간이 걸리든 말든 가야 되는 거예요. 다른 생각은 않고 정해진 날에 꼭 가야 된다고 생각합니다. 금형들은 후손된 입장에서 오로지 어떻게 해서든 그날 가서 꼭 성묘를 해야 된다고 생각합니다. 그러니 목화의 입장에서 토금을 보면 융통성이 떨어지니까 좀 답답하지요.

목화형들은 생각을 아주 여유 있고 융통성 있게 합니다. 목은 4차원이고, 화는 5차원이잖아요? 이쪽(토금수)은 각각 1차원, 2차원, 3차원이고요. 그래서 토형은 시골에 가서 음식을 꼭 해야겠다고 생각하고 그 날 가서 밤새 음식을 만듭니다. 반면에 지혜로운 수형은 시간이 없으면 여기서 음식을 만들어 가지고 가면 된다고 생각합니다. 체질에 따라 기운에 따라 사람마다 이렇게 달라요.

이렇게 체질이 같은 남녀가 만난 경우는 친구처럼, 동업자처럼 지내기 때문에 그래도 백년해로는 합니다. 싸움박질을 해도 금방 화해하니까 마음에 큰 병 걸릴 것도 없이 잘 사는 거예요.

이 체질 궁합을 참고로 해서 남자가 목화형이라면 목극토 하고, 화극금 하니까 토금형의 배우자를 얻으면 되겠죠. 또 체질 궁합은 배우자 관계 뿐 아니라, 친구 관계, 직장의 상하 관계, 부모 자식 간의 관계 등 일체의 모든 대인 관계에 적용됩니다. 그러므로 이 체질 궁합법을 숙지해서 응용한다면 살아가는데 많은 도움이 될 것입니다.

얼굴과 몸의 체질이 다른 경우, 평천하(平天下)는 내 몸을 바르게 하는 것에서부터

질문 : 얼굴과 몸의 체질이 다른 경우는 어떻게 봐야 합니까?

대답 : 그 질문이 드디어 나왔네요. 얼굴과 몸이 다른 사람들이 있습니다. 얼굴은 목형인데 몸은 금형이거나, 얼굴은 토형인데 몸은 목형일 수 있죠? 얼굴에서는 정신세계가 나오고 몸에서는 장부의 허실이 나옵니다. 그래서 얼굴이 목형이고 몸이 금형이면 몸이 생각을 극해요. 생각은 뭘 해야 한다고 하는데 몸이 그 생각을 안 따라 줘서 항상 자기 안에서 생각과 실천이 어긋나는 이율배반적인 상황이 생기는 겁니다.

반대로 얼굴은 목형인데 몸이 토형이라 생각이 자꾸 몸을 괴롭힙니다. 몸은 아닌데 생각이 자꾸 뭘 하라고 그래서 막상 뭘 해도 개운치가 않습니다. 요즘은 이상하게도 이런 사람들이 많습니다.

얼굴도 목형이고 몸도 목형인 사람이 살기가 편하고, 이게 다르면 살기가 고단해집니다. 궁합을 볼 때는 몸보다는 얼굴을 기준으로 하는 것이 좋습니다. 왜냐하면 서로 의견이 맞는다, 가족들하고 의사가 통한다, 마음을 어떻게 쓴다, 이런 것들은 모두 머리에서 나오거든요. 성격이 서로 안 맞으면 결혼을 해도 결혼 생활이 아주 고단하고 힘들어집니다. 그래서 일단은 그 정신세계가 맞는 것이 좋습니다. 그러면서 우리는 이 공부를 했으니까 장부의 허실을 적절히 조절하면 됩니다.

일전에 어떤 여자 분이 생식원에 왔어요. 미국 교포인데 몸과 마음에 심각한 병이 왔다고 해서 살펴보니 얼굴은 금형인데 몸은 목형이에요. 생각이 몸을 극하는 경우죠? 이 분 얼굴은 금형인데 홍맥이 나오고 위장이 망가져 있었습니다. 몸에서 허실이 나온다고 했잖아요. 몸이 목이니까 목극토를 해서 계속 위장병을 앓는 겁니다.

그래서 제가 "여사님은 생각이 본인을 괴롭힌다. 당신의 생각이 당신의 몸을 극한다"고 하니까 정말 그렇다면서 그 어디에서도 이런 설명을 못 들었대요.

이럴 땐 어떻게 처방해야 하느냐? 이 분의 경우는 몸이 목이니까 처방할 때는 몸에 기준을 둡니다. 결국은 장부에 의해서 생각이나 기운, 정신세계가 만들어지기 때문에 그 몸에서 장부의 균형이 잡히면 생각도 안정감이 생기게 되는 겁니다.

건강할 때는 나름대로 괜찮게 살 수 있어요. 건강만 하면 무슨 일이든 할 수 있고, 돈이 없으면 돈 벌러 가면 되고, 뭘 하고 싶으면 그걸 할 수가 있습니다. 그런데 몸에 병이 나면 취미 생활이고 뭐고 만사가 힙듭니다. 이분도 몸을 건강하게 만들어 놓으니까 하루하루 살기가 좋아졌죠. 이분은 그 당시 국내에 두 달 정도 체류하면서 하루 세끼를 생식으로 했고, 귀국할 때도 사서 갔습니다.

이분에게는 홍맥이니까 두 달 동안 골고루에 토금을 줬습니다. 전에 공부한 처방의 기준대로 주면 되는 겁니다. 그러다가 나중에 미국에서 여기에서는 어떻게 하면 되느냐고 전화가 왔어요. 저는 미국에도 단맛과 매운맛이 있으니 그것을 먹으면 된다고 했습니다. 그런 음식은 유럽에도, 아프리카에도, 아마존 강 유역에 가도 있어요. 그것을 자기 체질과 입맛에 맞게끔 적절하게 섭생하면 건강이 더 나빠지지 않고 어느 정도 자기 몸을 추스르면서 생활할 수 있습니다. 그 후에는 좋아졌는지 연락이 없습니다.

여기는 건강해지면 거의 연락을 안 하는 곳이에요. 그건 당연한 거잖아요. 몸이 좋아지고 자기가 살 수 있는 상태가 되면 계속 올 이유가 없습니다. 그러라고 제가 여기서 강의하는 겁니다. 이 공부를 해두시면 어느 지역에 가서도 잘 살 수 있고, 그 지역을 평화롭게 할 수 있어요. 그게 바로 평천하입니다.

평천하는 한 명이 하는 게 아닙니다. 정법 하나로 모든 사람이 각 지역에 가서 평천하를 하는 거예요. 그 첫 번째는 일단 가화(家和), 즉 집안을 화목하게 하는 데서부터 시작합니다. 자기 집안도 잘 못 다스리고, 화목하게 하지도 못하면서 어떻게 평천하를 이루느냐는 거죠. 지금은 집집마다 아픈 사람이 있고, 우환덩어리들이 있어서 화목하지가 않고 다 괴롭습니다.

그래서 우리의 첫 번째 목표는 일단 자기의 정기신(精氣神)을 바르게 하여 내가 잘 살고 가화(家和)를 이루자. 그렇게 해서 가화를 이룰 수 있는 사람이 많아지면 바라는 일을 이루고, 그것이 저절로 평천하가 되는 게 아니겠습니까? 뭐가 갑자기 툭 튀어 나와서 세상을 어떻게 하는 게 아닙니다. 자기 병도 못 고치고, 자기 집구석도 다스리지 못하면서 어떻게 평천하를 이루겠어요? 그것이 현성 선생님이 생전에 갖고 계셨던 가치관이었고, 제자들을 가르치시면서 바랐던 세상의 모습이었습니다. 너무도 지당할 뿐만 아니라 추상적이지도 않고, 아주 현실적인 생각 아닙니까?

질문 : 병든 생각도 장부의 기운에 따라서 나오는 것이니까 그 사람을 무작정 비난할 수는 없겠네요. 현재 자기 장부의 기운에 따른 성격대로 하는 거니까요.

대답 : 그건 병난 성격이 나오는 거죠. 병난 사람에게 아무리 비난하고 잘하라고 훈계를 해도 병이 있는 한 고쳐지기 힘듭니다. 병난 성격이 나오면 그 사람도 고단하지만 주위도 불편해져요. 그런데 그 병을 고치면 건강한 본성이 저절로 나오게 됩니다.

질문 : 체질대로 성격이 나오는 것이라면 명절 때 시댁에 안 내려오는 며느리를 비난할 수는 없는 것 아닌가요?

대답 : 그런 경우는 이기적인 거잖아요. 체질도 중요하지만 체질을 넘어 인간 도리는 해야죠. 결혼은 온전한 가정을 이루는 것인데, 그러려면 그 가족 구성원들이 일정 부분 희생하고, 화합하고, 의리를 지키고, 선을 베풀어야만 합니다. 사람 관계는 베푼 만큼 받고 받은 만큼 주게 돼 있어요. 그런데 병이 나면 베푸는 게 없다 보니까 받지도 못하는 겁니다.

선(善)과 악(惡)의 차이

선과 악의 차이가 뭐냐? 단순히 남의 물건을 훔치고, 패악질 하는 게 악이 아닙니다. 선과 악 중에서 본래 무선악(無善惡)인 중(中)을 찾지 못하면 가화만사성이 안 이루어집니다. 그런데 몸이 온전히 건강해지면 자기만 위하지 않게 됩니다. 이 선(善)은 뭡니까? 나누어 준다는 뜻이에요. 반대로 악(惡)은 나누어 주지 않는 것입니다.

이게 '착할 선', '베풀 선(善)' 자죠? 베푼다는 것은 내 것을 내어 주는 겁니다. 어떤 할머니가 무거운 짐을 힘겹게 들고 갈 때 어떤 젊은이가 그걸 들어주는 것은 힘을 나눠주는 거잖아요. 그걸 착한 사람의 선행이라고 하죠? 선행이라는 건 다른 게 아니라 바로 나눠주는 겁니다. 자선사업 같은 것도 선행이라고 하잖아요. 즉 내가 가진 물심을 내어 주는 겁니다.

우주는 모든 생명들이 필요로 하는 기운을 다 줍니다. 그래서 우리 선조들은 천지가 베푸는 은혜로 창생이 복되게 산다고 본 거에요. 어미가 새끼를 낳고 기르는 것도 자신의 생명 기운을 내주는 겁니다.

골고루 나눠서 공평하게 하는 것을 '절대 선'이라고 하고, 우주의 절대 진리는 '진선미'라고 합니다. 진선미란 우주가 모든 생명에게 참(眞)되게 베풀어(善) 아름답게(美) 한다는 뜻 아닙니까? 여기서 일단 중요한 것은 나눠준다는 점입니다. 땅이 바윗덩이처럼 초목에 자기 기운을 안 준다면 그건 베푸는 게 아니잖아요.

그런데 악(惡)은 뭐냐? 이 글자는 '버금 아(亞)' 자입니다. 버금은 무엇의 다음 자리, 두 번째라는 뜻이죠. 그러니 최선은 아니고 차선입니다. 즉 악이라는 것은 두 번째(亞) 좋은 마음(心), 버금가는 마음이라는 뜻이에요. 그러면 그 버금가는 마음이란 무엇이냐?

옛날에 대가족을 이루어 살던 시절, 할아버지, 할머니가 삼형제를 뒀습니다. 훗날 이 삼형제가 혼인을 하여 큰집, 작은집 하는 식으로 각기 일가를 이루게 됐어요. 거기서 또 자식을 낳으면 할아버지 1대, 아들 2대, 손자 3대가 되겠죠.

이 집에서는 큰집에서 어디서 일한 대가로 떡을 얻어오면 할머니가 손자들에게 공평하게 나누어 줍니다. 또 막내가 어디서 토끼를 잡아 오면 그걸로 음식을 만들어서 똑같이 나눠 먹어요. 그게 바로 나누는 선(善)입니다.

어느 날 둘째 집 며느리가 마을 잔칫집에서 품앗이 일을 하고 떡을 조금밖에 못 갖고 왔어요. 그런데 온 가족들과 나누기에는 양이 너무 적어서 두 내외는 상의 끝에 우리 애들이나 먹게 해야겠다고 결심합니다. 그래서 아이들에게 이불 속에서 떡을 몰래 먹게 했습니다.

이게 바로 할 수 없이 내 자식들만, 또 나만 생각한 겁니다. 오직 나뿐이다. 자기 식구들끼리만 나눠 먹었다. 이게 다른 사람에게 피해를 주는 나쁜 짓은 아니죠? 그런데 실제로는 나쁜 짓을 한 거잖아요. 나만 생각했다 이거예요. 나뿐인 사람. 무슨 말인지 알겠어요? 즉 공동체 전체를 생각하는 것은 선이고, 그 공동체 안에서 나만 생각하는 것을 두 번째 가는 마음이라 하여 악이라고 했던 것입니다. 이게 바로 악(惡)의 시초예요. 악인이라고 하면 무슨 험악한 사람인 줄로만 아는데 그게 아니라는 얘깁니다. 나와 내 가족만 생각했다. 나뿐이다. 이게 바로 우리 선조들이 생각한 악의 본래 의미였다는 겁니다. 실제로 문자를 보면 그 속에 들어있는 정신과 뜻이 그렇게 되어 있습니다.

어느 날 이런 일들이 생기기 전에는 선악의 개념 자체가 없었어요. 선이 뭔지, 악이 뭔지 분별의 기준도 없이 사람답게 그냥 살아온 겁니다. 그런데 지금껏 다들 이 버금가는 마음이 무엇인지도 모른 채 5천년을 허송세월 했습니다.

명절 때 착한 사람(善人)이 되는 건 간단합니다. 같이 와서 차례 상 준비하고, 함께 절하고, 기도 하고, 설거지라도 같이 하면 그게 선행이 되는 겁니다. 시간이 없다는 둥 어쩌고저쩌고 하면서 핑계대고 회피하면 그게 바로 나쁜인 사람(惡人)이 되는 거예요. 각자 자기만 위하는 생각을 하다 보니까 지금 이 세상에 악인이 들끓잖아요. 처음에 악인이라고 불렸던 사람은 요즘처럼 남의 집에 불 지르고, 빼앗고, 속이고, 다른 이를 죽이는 인간이 아니었을 겁니다. 사실 선악의 개념은 이렇게 미세한 백지 한 장 차이일 뿐입니다.

그러니 우리가 지금보다 선한 사람이 되는 건 그렇게 어려운 일이 아니죠? 내가 할 수 있는 일을 십시일반 쭉 거들면 그게 선행입니다. 꼭 무슨 큰 물질을 갖다 줘야만 베푸는 게 아닙니다. 말 한마디라도 좋게 하고, 기운이라도 한번 북돋아 주고, 칭찬이라도 한번 해주면 그게 바로 베푸는 거예요.

제가 이 강의하는 것도 그렇습니다. 선생으로부터 배운 좋은 내용을 나만 쓴다면 나는 나쁜 놈이 되잖아요. 저도 이 자연섭생법을 저 혼자만 쓰기가 뭣해서 이걸 나누어 드리는 겁니다. 처음에는 무료로 이 강의를 했는데 사람들이 공짜라고 우습게 여겨서 배우려고 하질 않기에 어찌어찌 하다가 지금까지 오게 됐습니다.

지난 수천 년 동안 해왔던 방식대로 콩 한 쪽도 나눠 먹었더라면 악(惡)이라는 말은 안 생기지 않았을까 싶습니다. 여기서 마치겠습니다. 긴 시간 동안 이야기를 들어주시느라 수고 많으셨습니다.

비위장 洪脈편 제4강

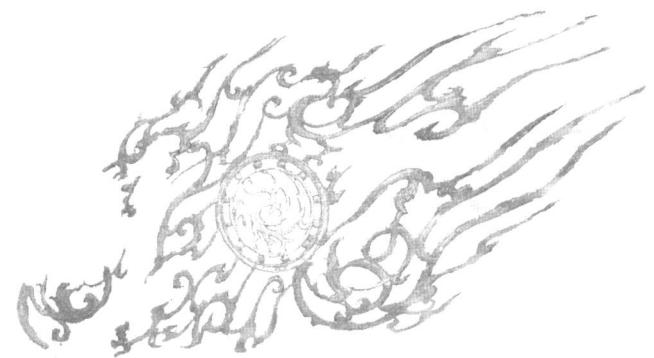

비위장 洪脈편 제4강

무릎에 물이 차는 경우

안녕하세요. 144페이지를 펴세요. 오늘은 비장과 위장이 허약하거나 식어서 문제가 생겼을 때 어떤 음식으로 영양하면 되는지 알아보겠습니다. 그리고 운동에 대해서도 알아보겠습니다. 운동하는 순서와 운동하는 원칙, 각 장부를 튼튼하게 하는 운동 부위를 알려드릴 겁니다. 시간이 되면 15낙맥의 병과 병이 진행하는 순서, 즉 맥이 나빠지는 이치를 동양 과학적으로 공부합니다. 또 반대로 진행되는 맥이 고쳐지는 순서와 그 원리에 대해서도 설명드릴 겁니다. 진도 나가기 전에 질문 받겠습니다.

질문 : 무릎에 물이 차는 것은 왜 그런가요?

대답 : 그건 위장이 약해서 그렇습니다. 이제는 다 아시겠지만 무릎은 비장과 위장이 지배하는 관절입니다. 우리가 직접 무릎을 영양할 수는 없기 때문에 무릎을 지배하는 장부를 영양하는 겁니다. 그리고 무릎에 냉기가 들면 기혈의 순환이 잘 안되는데 바로 그 순간에 물이 빠져 나가지 못하면 무릎에 물이 찹니다. 이럴 땐 그 부분을 따뜻하게 해서 오그라든 것을 풀어주면 순환이 되면서 물이 저절로 빠져 나갑니다.

질문 : 일전에 병원에서 주사기로 무릎에 찬 물을 빼는 치료를 했는데 시간이 지나니까 또 물이 차더라고요. 약을 먹어도 별다른 차도 없이 계

속 반복되는데 어떻게 해야 합니까?

대답 : 그렇죠. 계속 차죠. 만약에 그 물이 배에서 찬다면 그건 아주 심각한 문제입니다. 그게 바로 복수거든요. 이런 경우에는 물을 뺀 다음 무릎을 아주 따뜻하게 해서 순환을 시켜주면 더 이상 안 찹니다. 곡식주머니로 찜질해 주거나 효소욕을 하면 좋겠죠.

그리고 무릎에 힘을 넣어 주기 위해서 배설시키는 힘인 심포 삼초와 위장을 영양해야 합니다. 이때 단맛을 너무 많이 먹으면 토극수가 되니까 짠맛을 조금씩 받쳐주면서 먹어주는 게 좋습니다.

물이 차는 것도 일종의 염증입니다. 물도 한 곳에 계속 고이면 썩기 때문에 이를 막기 위해서 짠맛을 받쳐주면 안전해집니다. 요즘엔 무릎에 물 찬 사람들이 아주 많습니다. 대부분이 병원에 가서 물을 빼고 또 빼고 하다하다 안 되면 나중에는 무릎을 칼로 자르는 수술을 해버려요. 우리는 그런 최악의 상태까지 갈 것 없이 영양하고 따뜻하게 해서 해결하면 됩니다.

지극히 자연스럽고 상식적인 방법으로 하자는 거예요. 단맛을 먹고, 짠맛인 미역국을 먹고, 해당 부위를 적당히 움직여 병을 고치는 것은 자연스럽고, 당연하고, 온순한 방법입니다.

그런데 우리가 보통 사람들에게 이렇게 단순하게 말하면 잘 듣질 않아요. 지극히 정성스러운 마음으로, 그 사람 눈높이를 생각해서 밑에서부터 차근차근 얘기해 줘야 합니다. 거두절미하고 무작정 달고 짠 것 먹으면 된다고 말하면 누가 듣겠습니까? 그건 강의실에서 하는 말이고 현장에서는 다르게 말해야 합니다. 예를 들어 단맛 나는 감초 우린 물을 뜨겁게 해서 꿀을 넣어 드시면 좋다는 식으로 말하면 뭐가 좀 있어 보이잖아요.

그리고 조금만 생각할 수 있는 사람이라면 다 알아듣습니다. 이치적으로 봐도 식으면 응축되고, 응축되면 순환이 안 되어 물이 고이게 되잖아요. 그래서 거기를 따뜻하게 해주면 식은 것이 풀리면서 순환되는 겁니다. 마찬가지로 우리가 몸 여기저기가 무겁고 찌뿌듯할 때 목욕탕에 가서 뜨거운 물에 몸을 담그고 있으면 기혈의 순환이 잘 되고 몸도 가벼워지는 것을 확인할 수 있습니다. 몸을 따뜻하게 하면 일체의 기운은 순환이 잘 되게 되어 있어요. 다른 분 질문하세요.

구안와사 다스리는 법

질문 : 제가 37세쯤에 구안와사가 왔었습니다. 한의원에 갔더니 원장님이 여든도 넘으신 분인데 침을 어떻게나 많이 놓으시던지. 입 양쪽, 코 옆쪽에 이렇게 긴 침으로 80개씩 꽂으니까 죽겠더라고요. 그렇게 한 보름 정도 맞으니까 돌아왔어요. 전에 선생님께서 구안와사에 대해서 말씀해 주신 적이 있긴 하지만, 다시 한 번 설명해 주셨으면 좋겠습니다.

대답 : 구안와사는 눈이나 입이 돌아간 증상이잖아요. 물론 입만 돌아간 경우도 있습니다. 구안와사가 오면 무조건 좌우 인영맥의 대소(大小) 차이가 생깁니다. 한쪽은 가늘고 작고, 다른 한쪽은 상대적으로 굵고 큽니다. 작아진 쪽은 금극목이 되어서 오그라든 거고, 반대쪽은 목극토나 화극금이 되어서 늘어나고 풀어진 겁니다. 그래서 늘어난 쪽의 맥을 보면 대개 홍맥이나 모맥이 나오고, 오그라든 쪽은 현맥이나 구삼맥이 나옵니다.

눈이나 입이 돌아가 오그라든 쪽은 금극목 하여 인영맥이 가늘고 길고 긴장감이 있고, 반대쪽은 목극토나 화극금 하여 맥이 굵고 넓고 완만하게 퍼져 있다고 했죠? 그렇다면 퍼진 쪽을 오그라들게 하고, 오그라든 쪽은 퍼지게 하면 점점 균형이 맞아 눈과 입이 바르게 될 겁니다.

인영맥이 작고 오그라든 쪽은 대개 현맥, 구삼맥(경우에 따라서는 구맥, 석맥도 나옴)이니까 맥대로 담경과 간경, 심포경과 삼초경에 각각 2개혈에 보법으로 침을 놓습니다. 그러면 가늘고 긴 맥은 굵어지고, 오그라든 것은 펴지게 됩니다.

반대로 느슨하게 풀어진 쪽은 홍맥이나 모맥이 상대적으로 크게 나오니까 비경과 위경, 폐경과 대장경의 2개혈에 사법으로 침을 놓습니다. 그래야 맥이 작아지겠죠? 이렇게 경맥에 흐르는 생명력을 각각 토극수, 금극목 시키면 단단하게 잡아주고 오그라들게 합니다.

구안와사는 좌우 대칭의 균형이 깨지면서 한쪽으로 확 오그라들어서 오는 겁니다. 균형이 어그러지면서 냉기가 들어간 거예요. 대개 구안와사 중에서 눈이 돌아간 것은 담경에, 입이 돌아간 것은 위경맥 쪽으로 냉기가 들어가서 생깁니다. 찬 것을 먹었다든지, 찬바람을 맞았다든지, 찬 바닥에서 잠들었다든지, 위장이 스트레스를 받아서 식었다든지 해서 냉기가 안면에 흐르는 위장경맥을 타고 침범하면 안면마비, 구안와사, 중풍 등이 올 수 있습니다.

얼굴을 보면 위경맥이 안면 정중앙을 지나 눈 밑의 승읍혈까지 옵니다. 그래서 이곳이 식으면 눈이 잘 감기지 않습니다. 또 아랫입술 밑 턱으로도 위경맥이 지나가는데 이곳이 식고 경직되면 입이 돌아갑니다. 안면 마비증은 대부분 위장이 차가워진 것과 관계가 있습니다. 옛날 책에도 구안와사가 오면 먼저 위장을 다스리라는 기록이 있습니다. 그러니까 이럴 땐 일단 단맛을 먹어야 되겠죠. 그리고 이 경직된 쪽의 맥을 목극토를 시키고 화극금을 시켜서 고쳐주면 됩니다. 다시 말해 현맥(간담경)이나 구삼맥(심포 삼초경)을 다스리면 됩니다.

긴장되고 오그라든 쪽의 발의 간경 2개혈과 담경 2개혈에 보법(補法)을 쓰고, 오그라든 쪽 손에는 심포경(또는 심경) 2개혈과 삼초경(또는 소장경) 2개혈에 보법을 써서 맥을 굵게 만들면 됩니다. 목극토를 시키면 굵어지고 화극금을 시키면 퍼지잖아요. 이렇게 하면 맥이 굵어지면서 오그라든 것이 펴집니다.

긴장감이 없고 풀어진 쪽은 어떻게 하면 되느냐? 손에서는 대장경 2개혈과 폐경 2개혈에 사법을 쓰고, 발에서는 위경 2개혈과 비경 2개혈에 사법(瀉法)을 쓰면 굵은 맥이 가늘어지면서 돌아간 입이 당겨집니다.

그런 뒤에 단맛으로 영양하고 배를 따뜻하게 해야 이게 다시 안 돌아갑니다. 요즘 사람들은 구안와사를 고쳐 놓으면 도로 돌아가는 경우가 많은데, 그게 계속 과식하고 찬 것을 먹어서 그렇습니다. 소식하고 위장을 따뜻하게 해줘야 이 경맥으로 따뜻한 기운이 돌기 때문에 다시 오그라들지 않습니다. 우리는 기본적으로 늘 소식을 해야 합니다. 밥을 많이 먹어서 위장을 혹사하면 위장에 있는 정상적인 생명온도가 식습니다.

구안와사가 생긴 지 하루 이틀 정도 된 것은 이런 방법으로 다스릴 수 있습니다. 하지만 오래되어 몇 년씩 된 것은 오랫동안 치료해야 합니다. 또 가끔 구안와사가 오면 빨리 고쳐 볼 요량으로 오전에도 침 맞고, 오후에도 침 맞으러 다른 한의원에 가는 사람들이 있습니다. 물론 환자의 원기가 충분하다면 보법으로 몇 시간동안 침을 놓아서 효과를 볼 수 있습니다.

그런데 문제는 이런 침법은 대개 사법을 쓰기 때문에 매일 그렇게 맞으면 원기가 약해진다는 겁니다. 원기가 부족하면 회복능력이 떨어지고 치료가 잘 안됩니다. 그래서 이런 분이 오면 이게 얼마나 걸릴지 딱 잘라 말씀드리기가 상당히 힘들어요. 구안와사는 장부의 기운을 다스려 네 개의 맥을 같게 해야 합니다.

질문 : 요즘 일반인들의 맥을 보면 한쪽은 작고, 한쪽은 큰 경우가 많던데요?

대답 : 그래서 다들 와사증까지는 아니지만 입이 조금씩 삐뚤어져 있

습니다. 좌우의 맥차이가 4~5배가 되면 반신불수의 병이 침범된 것이라고 했습니다.

질문 : 그러면 한쪽은 현맥이 벌떡벌떡하면서 더 크고 날카롭게 뛰고, 반대쪽은 맥이 벌렁벌렁하면서 작을 수도 있나요? 또 이럴 땐 현맥의 병이 더 크기 때문에 근육이 경직되거나 할 수 있을 것 같은데요.

대답 : 그럴 수도 있습니다. 이런 경우엔 이 현맥 쪽의 병이 더 커서 오그라들 수 있는 개연성이 더 크고 근육도 쥐가 잘 납니다. 간담이 근육을 지배한다고 했죠? 현맥이면 간담이 허약하니까 근육 쪽으로 에너지를 덜 보내줄 것 아닙니까? 그래서 근육 경련, 마비, 쥐가 나는 것도 다 현맥 증상입니다.

박 선생님(구안와사)은 쥐가 나다 못해 아예 확 돌아가면서 굳어버린 경우입니다. 중풍처럼 한쪽에 반신불수가 온 경우도 거의 다 그렇습니다. 일단 좌우의 맥이 4~5성이면 반신불수의 병이 발병된 것이 아니라 침범된 것입니다. 이 말귀를 잘 알아들어야 됩니다. '발병(發病)'이 아니고 '침범(侵犯)'이 된 거예요. 병이 들어와서 자라고 있다가 어느 시점에서 어떤 인연을 만나면 발병이 되는 겁니다. 그러면 그날 중풍 맞았다고 하는 거죠.

그런데 박 선생님은 그냥 병이 침범된 경우로, 그때 바로 잘 대처하셔서 지금까지 오신 겁니다. 잘못하면 또 돌아가요. 이렇게 와사가 위경맥을 타고 얼굴로 오면 별일 아니지만 장부 쪽으로 해서 몸으로 오면 풍이 됩니다.

이런 사람들이 폭식이나 과식을 하면 위장에 급격한 부담이 가중됩니다. 배가 나온 사람들은 충맥에 병이 있다고 했습니다. 충맥에 병이 있으면 중풍이 올 수 있기 때문에 이런 분들은 1차적으로 소식하는 연습을 해야 합니다. 밥을 많이 먹어서 좋을 일이 하나도 없습니다.

질문 : 한쪽은 인영에서 홍맥이 크고 다른 쪽이 현맥이 작은 경우에는 사관침 네 개를 꽂고, 심포경의 내관이나 비경의 공손에 MT를 붙여 놓으면 더 빨리 돌아오나요?

대답 : 그렇습니다. 인영맥이 커서 돌아간 쪽이 대개 홍모맥이 나오니까 맥이 큰 쪽의 합곡을 사하고, 맥이 작아 오그라든 쪽의 합곡은 보하고. 또 태충을 보하거나 태충의 보조혈인 심장경의 소부혈을 보하면 맥이 커지면서 오그라진 것이 펴집니다. 그러면서 MT보법을 병행한다면 더 효과적입니다. 즉 맥이 큰 쪽은 사하고 작은 쪽은 보하면 좌우 맥이 같아집니다.

질문 : 좌우 합곡과 태충에 침을 모두 꽂아 놨을 경우엔 맥이 큰 쪽은 사하고, 맥이 작은 쪽은 보해서 잘 조절해 주면 되는 겁니까?

대답 : 그렇죠. 이건 맥만 같아지면 되는 겁니다. 너무 커진 쪽은 작게 해주고 너무 작은 쪽은 크게 해주면 낫는 거죠. 이 맥의 대소를 조절하는 데는 침이나 MT가 아주 유효합니다. 특히 그 자리에서 맥을 작게 하거나 크게 하는 데는 침이 제일 좋습니다.

침을 많이 써봐야 스무 개 미만입니다. 그것도 얼굴이 아니라 손발에만 해서 말이죠. 물론 구안와사는 얼굴에도 침을 쓸 수가 있습니다. 협차(거)나 영향혈에 침을 쓰면 바로 그 자리에서 당겨줍니다. 여러분들이 필요할 땐 방금 체크해 놓으신 각 경맥의 주요 혈자리 중에서 취해서 쓰면 되는 거예요.

치질 다스리는 법

질문 : 저희 남편이 치질이 있는데 이런 건 어떻게 해야 합니까?

대답 : 치질은 모맥의 증상으로 여기에도 음양이 있습니다. 속에서 생기는 암치질과 겉에서 생기는 수치질이 있습니다. 꼬들꼬들하게 항문 밖

으로 나온 것은 수치질, 항문 속에서 생기는 것은 암치질이에요. 항문은 어떤 장부가 관리를 합니까?

(금기, 폐대장)

그렇죠. 대장(大腸)입니다. 대장, 직장, 항문이 서로 연결되어 있잖아요. 항문은 대장에 속해 있기 때문에 치질일 때는 매운맛과 짠맛을 대량으로 먹으면 하루 이틀만에도 효과를 봅니다. 겉으로 드러난 건 금방 해결돼요. 생강차를 다섯 봉씩 타서 진하게 마셔도 좋고, 금기원 같이 매운 것을 많이 먹거나 밥을 고추장에 아주 맵게 비벼 먹어도 됩니다.

화극금 하여 모맥이 나오는 사람은 매콤하고 짭짜름해야 맛있어요. 이런 사람은 라면을 끓일 때 수프만 넣으면 싱겁다고 합니다. 거기다가 고춧가루를 밥숟가락으로 두 술 정도 더 넣어야 그 국물이 얼큰하고 좋습니다. 그리고 소금을 더 넣으면 수극화 하겠죠? 수치질 같은 것은 이렇게 맵고 짠 것을 얼마나 먹느냐에 따라 그 자리에서 바로 해결할 수 있습니다.

그런데 찬 것을 먹거나 과식하면 절대 못 고칩니다. 소식을 해야 장부가 유연하게 움직여서 변이 술술 자연스럽게 잘 빠져 나가는데, 과식을 하면 대장이 담고 있어야 할 변의 양이 많아집니다. 허약해진 대장과 항문이 그것을 내보내려면 보통 힘든 일이 아니에요. 그것도 모르고 똥구멍이 욕할 정도로 밥을 많이 먹으면 안 되는 겁니다. 제 고향인 충청도에서는 밥을 너무 많이 먹으면 할머니들이 "애야, 똥구멍이 욕 하겠다"고 그럽니다.

반면에 항문 속에서 생기는 암치질이나 치루 같은 것은 정도에 따라 상당한 기간이 필요합니다. 무엇이든 겉으로 드러난 것보다 깊숙한 곳에 있는 것이 시간이 더 걸립니다. 하지만 그렇다고 해도 오늘부터 골고루에 맵고 짠맛으로 섭생을 꾸준히 하면 해결할 수 있습니다.

이런 사람이 쓴맛인 술이나 커피를 먹게 되면 화극금이 되어 병증이 커지게 됩니다. 항문에 병이 있는 사람에게 술은 독약과 같습니다.

현맥이 나오는 폐암 말기와 모맥이 나오는 폐암 말기

질문 : 제가 아는 분 중에 폐암 말기인 분이 있는데요. 병원에서 시한부 판정을 받았다고 해도 지금부터 꾸준히 섭생을 하면 나을 수 있을까요?

대답 : 그건 어렵습니다. 저희도 말기 암으로 진단받은 경우를 많이 봤는데 결국 몇 년 정도 더 살고 돌아가시더라고요. 당장 두 달 안에 죽는다고 한 분은 한 3년 정도 더 사시고 돌아가셨습니다. 이런 암 환자들은 대개 병원치료를 병행하거든요. 그런데 그 독한 항암제가 몸속으로 계속 들어오는 한은 생명이 그 이상 감당하기가 힘듭니다.

폐암 말기 환자들이 먹는 이레사라는 약은 하도 독해서 유럽이나 미국에서는 판매 허가를 취소했을 정도입니다. 일본과 한국에서는 지금도 그 약을 처방하는데 워낙 독해서 오랜 기간 동안 먹을 수가 없다고 합니다.

폐암도 크게 보면 음양중이 있습니다. 세상만사는 다 음양중이 있어요. 하루도 밤과 낮이 있고, 날씨도 추운 겨울과 상대적으로 더운 여름이 있습니다. 그런데 또 봄과 가을이라는 중도 있죠? 밤과 낮이 있다면 해가 뜨고 해가 지는 때도 있잖아요. 그래서 항상 음양중으로 봐야지 흑백논리로 보면 안 됩니다. 현대인들은 이런 이분법적인 사고(思考)로 사물을 보는 게 습관이 되어 있어서 사는 게 힘든 거예요.

세상에는 옳은 것과 그른 것만 있는 게 아닙니다. 어떻게 딱 옳은 사람과 그른 사람만 있겠어요? 실제로는 그 중도(中道)인 옳지도 그르지도 않은 사람이 더 많습니다. 만사와 만병을 살필 때도 이같이 음양중

삼태극적 관점으로 보는 것이 보다 유리합니다.

사진을 봅시다. 정상적인 폐가 이만하다고 하면 이것(그림 음)은 수축된 폐, 이것(그림 양)은 확장된 폐입니다. 폐는 화극금으로 허약해지기 때문에 대개 폐암은 정상적인 상태보다 확장되어 있습니다. 엑스레이를 찍어 보면 폐 확장증은 폐가 이렇게 벙벙하게 되어서 영상이 뿌옇게 나와요. 폐를 이루고 있는 허파꽈리는 그 모습이 마치 고무풍선과 비슷합니다. 폐 속에는 뼈와 근육이 아니라 이런 벙벙한 놈이 들어 있어서 들숨을 하면 꽈리가 확장하고 날숨을 하면 수축합니다.

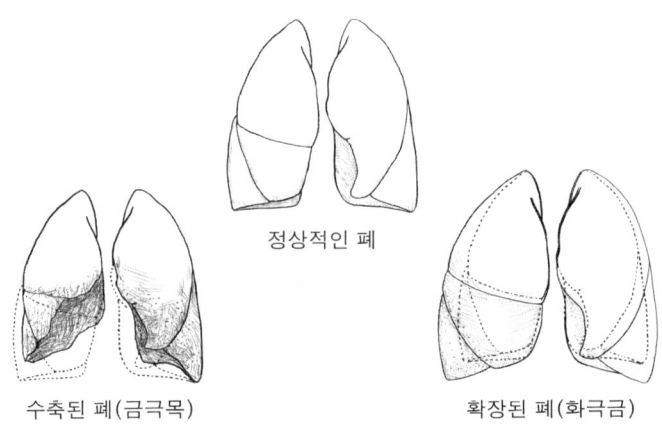

그림 폐 수축과 확장(폐암) 사진 영상도

반면에 화극금이 안되고, 금금목 하여 수축된 폐의 사진을 보면 오그라들어서 그 영상이 진하게 나옵니다. 크게 보면 폐암에도 이렇게 수축증(현맥)과 확장증(모맥)의 두 가지가 있습니다.

그러면 폐암일 때는 어떻게 섭생하느냐? 첫째, 금기(金氣)가 너무 세면 금극목 하여 간담뿐만 아니라 폐도 수축하고 오그라듭니다. 이건 현맥이 나오는 폐암입니다. 이때는 일체의 증상, 병명, 국소 부위를 따질 것 없이 골고루에 신맛과 쓴맛, 그리고 떫은맛을 먹습니다. 그래야 현맥이 고쳐지고 오그라든 허파가 부드러워지면서 확장됩니다.

둘째, 화기(火氣)가 너무 세면 화극금 하여 폐가 늘어나고 확장됩니다. 폐 확장증은 모맥이 나오는 폐암입니다. 마찬가지로 이때도 일체의 증상이나 병명에 관계없이 맥을 기준으로 하여 골고루에 매운맛과 짠맛, 그리고 떫은맛을 먹어야 합니다. 이렇게 하면 늘어난 것이 오그라들고 확장된 것이 짠맛으로 수극화 하기 때문에 수축시킬 수 있습니다.

그런데 현대의학에서는 폐암의 원인이 전혀 다른 두 사람에게 모두 똑같은 약을 준단 말이죠. 이것이 바로 병명치료의 전형입니다. 폐암이라도 현맥이면 뭘 줘야 한다고 했어요?

(신맛, 쓴맛)

그렇죠. 이럴 때 매운 걸 주면 금극목을 더 하게 됩니다. 그러면 더 빨리 오그라들어요. 이레사라는 약은 확장증을 치료하는 약이라고 합니다. 즉 세포조직을 수축시키는 약인 거죠. 현맥이 나오는 폐암 환자였던 분이 저희 생식원에 오셨었는데, 그 독한 약을 3년 정도 계속 복용하니까 현맥의 긴장감이 더 커지더니 나중에는 근육경련까지 와서 간질 환자처럼 발작을 일으킵니다. 그래서 인영 촌구맥이 4~5성 이상일 때는 무조건 맥대로 처방해야 한다는 것입니다.

그리고 70~80세 이상 고령이신 분들은 무슨 병으로 돌아가신다는 것보다는 늙어서 저절로, 즉 노환으로 돌아가시는 것으로 봐야 합니다. 나이를 먹어 늙는 것은 병드는 것과는 다릅니다. 나이가 그 정도 되면 허파뿐 아니라 간, 심장, 위장, 신장, 위장, 대장 등 다른 모든 장기의 나이도 70~80세라는 얘기거든요. 눈, 코, 입, 귀, 치아, 피부, 관절, 혈관, 근육, 신경 등 모든 인체 기관이 노화되는 것은 생명의 순리이고 지극히 자연스런 자연의 원리입니다.

그런데 이것을 병이라고 해서 그 연로한 노약자에게 맹독성의 항암제를 투여하고, 장기를 도려내는 수술을 하는 건 그 생명에게 못할 짓을 하는 것 아닙니까? 이 시대는 어떻게 생을 마감하고 평화롭고 장엄한 죽음을 맞이할 것인가에 대해서도 공부가 필요한 시대입니다. 자연의 원리를 제대로 공부하면 죽는 것도 잘 죽을 수 있습니다.

6장 6부를 열나게 하는 음식, 내 몸은 내가 조율해야 한다

6장 6부를 열나게 하고 뜨겁게 하는 음식이 있습니다. 예를 들면 간담을 뜨겁게 하고, 심소장을 뜨겁게 하고, 비위장을 뜨겁게 하고, 폐대장을 열나게 하고, 신장 방광을 열나게 하고, 심포 삼초를 열나게 하는 것이 있습니다. 이 정도는 간단한 상식으로 꼭 알고 가야 합니다.

1. 먼저 유황은 신맛이 있으면서 간담을 뜨겁게 합니다. 식용으로 쓰는 유황이 있어요. 이 유황으로 키운 유황 오리는 신맛이 나면서도 열을 내는데, 비위장이 허약해 홍맥이 나오는 사람에게는 해로울 수 있습니다. 유황은 일반적인 음식이 아니기 때문에 많이 먹으면 안 됩니다.

2. 영지는 쓴맛이 있으면서 심장을 뜨겁게 합니다. 영지는 인영맥을 크게 하는 보기제이므로 촌구맥이 큰 사람에게는 좋고, 모맥이 나오고 인영맥이 큰 사람은 장복하면 오히려 해롭습니다.

3. 인삼과 꿀은 단맛이 있으면서 비위장을 뜨겁게 합니다. 이것도 인영맥을 크게 하는 보기제입니다. 홍맥이 나오고 촌구맥이 큰 사람에게는 매우 좋으나, 석맥이 나오고 인영맥이 큰 사람은 해로울 수 있습니다.

4. 생강은 매운맛이 있으면서 폐대장을 뜨겁게 합니다. 보중제로 홍맥이나 모맥이 나오는 사람에게는 아주 좋습니다. 그러나 간담이 허약하여 현맥이 나오는 사람이 장복하면 오히려 해롭습니다.

5. 소금, 간장은 짠맛이 있으면서 신장 방광을 뜨겁게 합니다. 중(中)에 속합니다. 지상에서 가장 중요한 음식이 소금입니다. 바다가 짠맛이죠? 이 짠맛이 해롭다고 우기는 사람들이 많은데, 사람 몸의 양수와 체액도 짠맛입니다. 그러면 이것도 해로운 겁니까?

6. 타닌은 떫은맛이 강하고 심포 삼초를 따뜻하게 영양합니다. 대부분의 곡식과 열매, 초목에서도 일정 부분 떫은맛이 납니다.

이 밖에 커피도 우리가 추울 때 타서 마시면 훈훈해지죠? 하지만 장복을 하면 인영맥이 커집니다. 그래도 우리는 괜찮습니다. 왜냐? 들숨을 길게 하면 인영맥이 작아지고 촌구맥은 커진다는 것을 알기 때문이죠. 저는 쓴맛인 커피를 입에 달고 삽니다. 인영맥이 커지면 들숨을 길게 해서 호흡하거나 하체운동을 해서 작게 하고, 그래도 인영맥이 크다면 MT를 음경맥에 붙여서 조절합니다.

여러분도 지금부터 꾸준히 연습을 하면 나중에 자석테이프를 붙이고 호흡만 해도 바로 맥이 조절되는 것을 확인할 수 있습니다. 기타리스트가 어떤 노래를 들으면 기타로 무슨 연주든 잘 따라 하잖아요. 그건 과거에 상당한 연습량이 있었기 때문에 음률이 몸에 익어서 그렇습니다.

우리 몸도 주인인 내가 조율을 할 필요가 있습니다. 자기의 맥에 맞춰 영양하고 꾸준한 운동과 호흡을 통해 인영 촌구를 같게 하여 내면의 음양기운의 균형을 맞추는 것이 조율입니다. 그리고 더 나아가 6장 6부의 균형을 이뤄 평맥을 만드는 것이 우리가 지향하는 완전한 율려를 이룬 사람이 되는 길입니다.

이렇게 꾸준히 노력하다 보면 인영맥이 클 때 들숨을 길게 몇 번만 해도 바로 작아집니다. 맥이 그 자리에서 뚝뚝 떨어져요. 맥이 내일 다시 커지면 또 들숨을 몇 번 해서 조절하는 겁니다. 날마다 악기를 쓰다 보면 조율하기가 쉬워지듯 사람 몸도 그렇습니다.

뽕나무, 동충하초, 오가피, 오디

질문 : 뽕나무 잎이나 뿌리는 오행 중 어디에 속합니까?

대답 : 뽕나무는 떫은맛 상화에 속합니다. 거기다 적으세요. 뽕나무 잎이나 뿌리는 상화라서 굉장히 좋아요. 거기에서 추출한 상피가루나 상황버섯이 좋다고 하죠? 이 상(桑)자가 들어간 건 모두 뽕나무하고 관계된 겁니다. 요즘은 또 꾸찌뽕(산에서 자란 야생뽕나무)이 좋다고 야단법석입니다.

그리고 뽕나무 먹고 자란 누에 있죠? 누에가루로 만든 여러 가지 기능식품 또는 그 놈이 실을 다 뽑고 나서 빠져 나온 번데기도 심포 삼초 상화입니다. 이것도 다 뽕나무 먹고 자란 놈들이라서 굉장히 좋습니다.

질문 : 동충하초는요?

대답 : 동충하초(冬蟲夏草)도 상화입니다. 겨울에 죽은 곤충(벌레) 속에 균사가 들어가 여름에 풀(버섯류)이 된 것인데, 자연산도 있고 농가에서 재배하는 것도 있습니다. 그 종류가 다양하고 맛은 대개 담백하거나 떫은맛이 나지만, 다른 맛도 있습니다. 일단 내가 먹어봐서 시면 간담으로 들어가고, 단맛이면 비위장, 비린맛이면 폐대장, 별 맛이 없다면 상화로 들어가는 겁니다.

질문 : 오디는 상화인가요?

대답 : 오디는 기본적으로 상화지만 그 외에도 여러 맛이 나요. 오디를 수확할 때 보면 색깔이 다 똑같지 않습니다. 보라색, 분홍색, 까만색도 있고 뭐 여러 가지가 있습니다. 어떤 건 단맛인데, 쓴맛이 나거나 신맛이 나는 것도 있어요. 그래서 오디는 크게 상화로 보지만 시기에 따라 단맛, 신맛, 쓴맛이 같이 있습니다.

질문 : 오가피는요?

대답 : 오가피는 금기에 속해요. (맛이 쓰던데요?) 쓴맛도 있는데, 대

체로 매운맛이 강해서 금기가 많습니다. 옛날 기록에 보면 오가피는 간 기능을 사(瀉)하는 약재로 되어 있습니다. 간 기능은 목기이고 그 목기를 사하는 것은 금기죠? 약재의 맛은 경우에 따라 사람마다 그 맛이 약간씩 다를 수 있습니다. 어떤 사람은 쓰다고 하고, 어떤 사람은 매콤하다고 해요. 오미자 주스도 어떤 사람은 시거나 쓰다고 하고, 어떤 사람은 달다고도 하죠. 하지만 오가피는 본초학 책에서도 금기에 배속되어 있습니다.

비장과 위장을 영양하는 음식 1

그러면 비장과 위장을 영양하는 음식을 살펴봅시다. 식품영양학이든, 보건학이든, 한의학이든, 각각의 장부를 튼튼하게 하는 먹거리에 대하여 정리가 안 되어 있습니다.

그런데 그걸 현성 선생님께서 이렇게 정리해 놓으신 겁니다. 본초학, 경혈학, 허실론 이런 것들은 어떤 책에도 다 나와 있지만 이렇게 장부를 영양하는 식품군을 정리해 놓은 것은 최초입니다.

그러면 비위장을 영양하는 것이 뭐냐? 비위장을 영양하는 음식은 누가 먹어봐도 단맛이 납니다. 또 향내나는맛, 곯은내나는맛이 납니다. 계란을 삶으면 나는 냄새가 곯은내예요. 또 참외가 한 여름에 확 익으면 썩지는 않아도 속에서 곯은내가 약간 납니다. 그런 것들은 전부 비위장을 영양합니다.

먼저 곡식으로는 기장쌀과 피쌀이 있습니다. 과일은 참외, 대추, 호박, 무화과, 곶감, 감. 감 종류는 연시감이나 홍시감 모두 똑같은 단맛입니다. 어느 지역에서 났든 단맛을 갖고 있다면 무조건 비위장을 영양합니다.

고구마 줄기, 미나리, 시금치, 마도 비위장에 좋습니다. 거기에 연근도 적으세요. 육류로는 쇠고기, 토끼고기, 동물의 비장과 위장, 췌장이 있습니다.

비위장이 크고 신방광이 작은 토형들은 '쇠고기 먹을래? 돼지고기 먹을래?' 하면 돼지고기를 먹는다고 합니다. 육질이 연(軟)한 돼지고기는 신장 방광을 좋게 하고, 육질이 찰진(固) 쇠고기는 위장을 좋게 하거든요. 또 소 내장 속에 들어 있는 위장(천엽)을 썰어서 생식으로 먹기도 합니다.

육류 소비를 줄이지 않으면 장차 대재앙이 닥쳐올 것이다

사실은 고기도 생식을 해야 적게 먹을 수 있습니다. 고기 소비량을 줄여야 지구환경이 덜 파괴되고 덜 깨져 나갑니다. 지금 곡물 생산량의 30~40%를 가축사료로 쓰고 있는데 앞으로 중국, 인도에서 현재 우리나라만큼 육류를 소비한다면 전 세계 곡물 생산량의 50% 이상을 사료로 써야 할 겁니다.

그리고 이 가축들을 키우기 위해서 상상을 초월하는 면적의 초지(田)가 사용되고 있는 것도 문제입니다. 고기를 생산하기 위해서 아마존 밀림, 아프리카, 인도네시아 등지의 거대한 숲을 베어내고 초지를 조성하는 참극이 벌어지고 있습니다.

우리가 이렇게 너무 육식 위주로만 가게 되면 다음 세대들이 살기 고단해집니다. 이미 그 결과로 밀림에서 살던 아프리카 사람들 다수가 삶의 터전을 잃고 굶주림의 고통 속에 놓여 있잖아요? 여기엔 육류소비자들의 책임도 분명히 있습니다. 그런데도 이런 추세가 계속된다면 장차 이 문제로 인해 대재앙이 닥쳐올 겁니다.

고령화 사회가 급속도로 전개됨에 따라 앞으로 노인들의 건강 문제뿐만 아니라 먹거리 문제 또한 심각해질 텐데, 이런 문제를 상당 부분 해결할 수 있는 것이 바로 자연섭생법의 실천에 있다고 확신합니다.

비장과 위장을 영양하는 음식 2

조미료로는 엿기름, 꿀, 설탕, 잼, 엿 등이 있습니다. 엿기름은 토기인데 별로 달지는 않고, 꿀이나 설탕이 아주 달죠. 위장이 안 좋은 분들 중에서 시판되는 설탕은 못 믿겠다는 분들은 어디 믿을 만한 곳이나 시골에 친척이 있다면 엿을 고아서 조청을 먹으면 좋습니다.

포도당도 단맛이죠. 마가린은 그렇게 달지는 않지만 토기에 속합니다. 버터, 우유. 우유는 토기와 금기가 같이 들어 있습니다. 요즘엔 아기 때부터 우유를 너무 많이 먹이다 보니까 아이들 중에 현맥이 많아요. 그래서 요즘 애들이 사나워지고 말을 안 듣고 대드는 겁니다.

표 비위장을 영양하는 음식

분 류	종 류 (단맛, 향내나는맛, 끓은내나는맛)
곡 식	기장쌀, 피쌀, 백미 등
과 일	참외, 호박, 대추, 감, 무화과, 곶감, 멜론, 홍시감 등
야 채	고구마줄기, 미나리, 시금치, 마 등
육 류	쇠고기, 토끼고기, 동물의 위장, 비장 및 췌장 등
근 과	고구마, 칡뿌리, 연근 등
조미료	엿기름, 꿀, 설탕, 쨈, 엿, 포도당, 마가린, 버터, 우유 등
차 류	인삼차, 구기자차, 칡차, 식혜, 두충차, 대추차, 꿀차, 호박차 등

근과는 뿌리죠? 단맛 나는 뿌리로는 고구마, 칡, 연근. 연근은 달고, 떫어요. 그 다음 차로는 인삼차, 구기자차, 식혜, 두충차, 대추차, 꿀차. 그 외에도 단맛이 있으면 여기에 포함시켜서 활용하면 됩니다. 사실 이

정도면 비위장을 고치고도 남습니다. 이걸 다 먹으라는 게 아니라, 이 중에서 내가 좋아하는 걸 드시면 되는 겁니다. 내가 구하기 쉽고, 맛있게 먹을 수 있는 것으로 하면 되는 거예요.

비장과 위장을 튼튼하게 하는 운동부위

비위장을 튼튼하게 하는 운동은 무릎운동, 대퇴부운동, 배 운동, 윗몸일으키기, 살 운동, 입 운동이 있습니다. 여기서 배 운동과 윗몸일으키기는 기경팔맥인 충맥을 강화시키는 운동입니다. 그리고 위경맥과 비장경맥이 지나가는 쪽을 스트레칭을 하거나 운동하는 것도 좋습니다.

비위장을 튼튼하게 하는 운동	절운동, 무릎, 대퇴부, 윗몸일으키기, 걷기 등 비위장경이 지나가거나 비위장이 지배하는 부위를 움직여 준다.

운동의 기준

이번 시간은 운동에 대해 설명하겠습니다. 먼저 운동의 기준을 알아야 합니다. 운동을 할 때는 골고루 하는 것이 중요합니다. 운동을 하는 목적은 사람마다 달라요.

서양에서 온 운동은 일방적으로 한쪽으로만 하게 되어 있습니다. 오른손잡이가 계속 오른손으로만 탁구를 하는 것처럼 테니스나 볼링, 골프도 한쪽으로만 합니다. 그런데 내 몸 입장에서 보면 왼쪽도 오른쪽만큼 중요하거든요.

이렇게 한쪽만 일방적으로 쓰면 이쪽 근육은 발달되고 다른 쪽은 오그라들어서 척추가 비뚤어질 수밖에 없습니다. 그래서 반드시 반대쪽으로도 해줘야 합니다. 이쪽으로 이 동작을 했다면 저쪽으로도 같은 동작을 해야 됩니다. 이쪽에서 사용하는 근육이 반대쪽에도 있잖아요. 그래야 좌우 똑같이 균형추를 잡아줄 수 있어서 척추가 바르게 되고, 12유혈로 기운이 골고루 가서 12장부에 영향을 주게 됩니다.

운동의 순서

첫 번째, 병 고치는 운동을 먼저 합니다. 병자(病者)가 무릎팍에 병이 있거나 위장병, 고혈압, 당뇨, 갑상선, 비만 등이 있다면 무조건 그 병을 고치는 운동을 먼저 해야 합니다.

병이 있는 사람이 무거운 역기를 든다고 잘하는 게 아닙니다. 역기를 들더라도 병이 있는 사람은 100kg이 아니라 5kg짜리를 드는 게 잘하는 겁니다. 이런 사람들은 에너지를 순환시키는 것이 중요하지 순발력을 강화시킬 일이 아닙니다. 그렇게 6개월이고 1년이고 해서 병을 고쳤어요. 병이 있던 사람이 병을 고치면 그게 최고인 거죠.

두 번째, 유연하게 하는 운동을 합니다. 몸을 경직되지 않고 부드럽게 하는 운동. 스트레칭, 요가, 체형교정운동, 맨손체조나 등산 같은 것 있죠? 또는 봉천대배 같은 절 수련을 해서 몸이 유연해져야 합니다. 경맥을 보면 몸 좌측에 여섯 개, 여기 우측에 여섯 개가 흐르잖아요. 몸을 좌우로 이렇게 늘려 보면 당기는 데가 있어요. 한번 몸을 이렇게도 늘려 보고 저렇게도 늘려 보고 해보세요.

세 번째, 힘 세지게 하는 운동을 합니다. 병도 고쳤고 몸도 부드러워졌으면 이제는 힘이 세어지게 하는 운동을 할 수 있습니다. 무거운 바벨을 든다든지, 배낭을 메고 관악산을 오르락내리락 한다든지, 발목에 모래주머니를 차고 걷거나 달리기를 한다든지 해서 체력을 강화시키는 운동을 할 필요가 있습니다. 체력이 강화된 몸으로는 뭐든지 할 수 있어요.

이렇게 몸을 부드럽게 하고 병도 고치고 힘도 길렀습니다. 그러면 그 힘으로 하고 싶은 걸 할 수 있고 바라는 것을 이룰 수 있습니다. 그런데 병도 안 고친 사람이 처음부터 힘만 세어지게 하는 운동을 하면 자칫 몸을 더 망칠 수 있습니다. 자꾸 헬스클럽에 가서 알통을 만들려고 그래요. 병 있는 사람이 근육 알통 만들어서 뭐 하려고요? 그러면 근육을 지배하는 간이 더 고단해집니다. 병이 있는 사람은 일체의 이유 없이 그 병을 먼저 고쳐야 합니다. 그런데 이 운동에도 원칙이 있습니다.

운동의 3대 원칙

병 고치는 운동의 3대 원칙이라고 해도 됩니다.

첫 번째, 직선운동은 에너지를 소비하고, 원운동은 에너지 생성 능력을 강화합니다. 직선운동은 던지기, 주먹치기, 발차기 같이 스트레이트로 쭉 뻗는 운동을 말합니다. 팔굽혀펴기나 턱걸이, 배드민턴, 테니스 같은 직선운동은 에너지를 소비합니다.

그런데 병이 있는 사람이 이런 에너지를 소비하는 운동을 과다하게 하면 안 되겠죠? 병자는 에너지를 생성하는 운동을 해야 합니다. 생명은 먼저 에너지를 생성해야 그 생성된 기운으로 병을 고칠 수 있어요.

원운동은 에너지를 생성합니다. 어깨와 허리, 손목, 무릎, 고관절, 팔꿈치 등을 꾸준히 돌리면 에너지가 소비되는 것이 아니라 내부에서 에너지가 생성되어 순환이 됩니다. 반면 팔과 다리를 직선으로 운동하면 에너지가 소비됩니다. 서양에서 건너온 운동은 상대방을 이겨야 하고 기록을 단축하는 운동이 대부분이기 때문에 원운동보다는 직신운동을 많이 합니다. 이런 운동을 계속하다 보면 과다한 에너지를 소모하게 되어 종국에는 몸이 망가지게 돼요.

그래서 우리는 이런 직선운동 대신 손목, 어깨, 고관절 등 모든 관절을 원운동하고, 허리 돌리기를 좌우로 해서 에너지를 생성해야 합니다. 이렇게 에너지를 생성한 뒤에 소비해야 하는데, 생성은 하지 않고 소비만 하면 나중에 탈이 날 수 있습니다.

무릎 운동을 할 때도 무릎을 천천히 좌우로 돌려주면 이 안에서 에너지가 생성됩니다. 목도 좌우로 천천히 돌리고, 손목 돌리기도 해주고, 팔꿈치도 이렇게 천천히 돌려요. 또 양 손을 양 어깨에 짚고 앞뒤로 계속 이렇게 돌려주면 늑골까지 다 운동이 됩니다.

질문 : 자전거 타는 것도 원운동에 속하나요?

대답 : 원운동이 약간 되긴 하죠. 자전거 타기는 직선과 원운동이 동시에 이루어집니다. 자전거 페달 돌리기는 고관절과 무릎을 계속 회전시켜 줍니다. 원운동도 전후로 하는 것이 있고, 좌우로 하는 것이 있습니다.

정리하면 척추와 관절을 돌려주는 것을 원운동이라고 하고, 관절을 뻗는 것을 직선운동이라고 합니다. 예를 들어 달리기는 발목과 무릎으로 가는 것이니까 거의 직선운동이면서 에너지 소비가 더 많죠.

두 번째, 순발력(빨리) 있게 하는 운동은 에너지를 소비하고, 천천히 하는 운동은 에너지를 생성한다. 빨리 하는 운동은 에너지 소비능력을 강화합니다. 운동선수는 에너지 소비능력을 극대화시켜서 그 순간에 그 에너지를 발산시켜야 경기력이 나와요. 이렇게 빨리 하는 운동은 에너지를 소비하고 에너지 소비능력을 증가시킵니다.

관절염이나 당뇨, 고혈압 있는 사람이 그렇게 할 이유는 없습니다. 이런 사람들은 그냥 천천히 하면 됩니다. 천천히 산책을 하다가 심심하면 조깅도 약간 해줘요. 이건 할아버지도 할 수 있고, 할머니도 할 수 있습니다. 또 뚱뚱한 사람도 할 수 있고, 마른 사람도 할 수 있는 겁니다.

자기 몸에 맞게 천천히 꾸준히 운동을 계속하면 그 내면에 있는 에너지가 순환이 되어 에너지를 생성합니다. 병석에 누워 있던 사람이 천천히 움직여서 거동하면 기운이 생기죠? 그게 바로 운동입니다. 우리는 이걸 체계적으로 해보자는 겁니다.

세 번째, 땀이 많이 나게 하는 운동은 에너지를 소비하고, 땀이 날듯 말듯 할 정도의 운동은 에너지를 생성합니다. 제자리에서 30분 정도 허리 돌리기를 하거나 어깨를 20분 정도 돌리면 허리와 어깨에서 후끈후끈 열이 나기 시작해요. 운동을 하다 보면 열이 나는 경우가 있고, 땀이 나는 경우가 있습니다. 땀이 나는 것은 내부에서 열이 증폭되어 감당을 못하니까 생명이 땀구멍을 열어서 열을 발산하는 겁니다.

그러니까 땀을 뻘뻘 흘리면서 하는 운동을 하면 에너지 소모량이 많아지는 거예요. 헬스장에서 빠르게 걷기를 계속하면 땀이 뻘뻘 나잖아요. 그건 에너지 소비량을 증가시키는 겁니다. 환자들은 그렇게 하면 안 되겠죠. 땀으로 소비될 에너지를 내면으로 끌어안아 그 기운으로 병을 고치고, 그 기운으로 몸을 유연하게 만들고, 그 열기로 몸을 힘세게 만들어야 합니다.

이런 사람들은 땀이 날듯 말듯 할 정도로 운동을 합니다. 딱 그 정도가 체내에서 열이 충분히 발생된 상태입니다. 인체의 어느 부분을 계속 천천히 움직여주면 그 부분에 열이 만들어지고, 만들어진 에너지가 내부에서 순환됩니다. 그런데 그 상태에서 운동을 더 강화하게 되면 열 생산이 증가하고, 이 열을 더 이상 감당하기 힘들면 생명이 모공을 열고 열을 내기 위해 땀을 빼냅니다. 이때 땀이 확 빠져나가면서 몸은 급속도로 식게 돼요. 식으면 세포가 수축되고 수축된 만큼 순환 장애가 옵니다.

운동선수들은 대개 젊은데다가 그 또래보다 힘이 세고 건강한 사람들입니다. 그런데 45세 이상 된 어른들은 절대 그렇게 운동하면 안 돼요. 이런 분들은 땀이 날락 말락 할 정도로 한 시간 이상 운동하면 몸이 훨씬 더 가볍고 지치지도 않고 기분도 좋아집니다.

그리고 힘을 계속 생성시켰기 때문에 힘이 남아 있거든요. 병을 고치고 싶다면 약한 부위를 계속 원운동 해줍니다. 하지만 운동을 생전 않다가 처음 하는 사람들은 이렇게 하든 저렇게 하든 어려워요. 운동을 전혀 안 하던 사람은 앉았다 일어났다 50번만 해도 어렵습니다.

어쨌든 환자는 이렇게 운동하는 것이 유리합니다. 환자는 에너지를 생성해서 밖으로 내보내기 보다는 생성한 에너지를 내부에서 계속 사용하는 것이 훨씬 유리합니다.

생명은 제일 약한 곳부터 에너지를 공급하려는 속성이 있다

어깨가 식어서 통증이 있다면 운동을 해서 만들어진 열기로 치유하는 겁니다. 그게 바로 상화잖아요. 에너지를 생성했다는 것은 결국 심포 삼초 생명력을 만들었다는 뜻입니다. 그 심포 삼초 생명력으로 내 몸에 있는 병을 치유하는 거죠. 만약에 간이나 위장이 안 좋다면 그 기운으로 간과 위장을 정상화시킵니다.

그리고 운동을 할 때 비위장이 허약하여 홍맥이 나오면 단것을 먼저 먹고 하는 게 더 좋아요. 모맥이면 매운 것을 먹고, 석맥이면 짠맛을 먹고 운동하면 몇 배는 더 효과가 있습니다. 그렇게 해서 병이 다 고쳐지면 그 이후에는 경우에 따라서 땀나는 운동을 해도 되겠죠.

그리고 운동을 할 때 내 몸의 어느 부위에서 가장 먼저 땀이 나는지 살펴보세요. 가장 먼저 땀나는 곳이 약한 곳이고, 튼튼하고 건강한 쪽은 나중에서야 땀이 납니다. 왜냐하면 생명은 가장 약한 곳부터 생명 에너지를 보내 주려는 속성이 있기 때문에 그렇습니다.

운동의 요령(방법)

운동하는 요령(방법)을 설명하겠습니다.

첫 번째, 운동에는 상하(上下) 운동이 있습니다. 앉았다 일어났다 이것만 해도 굉장히 좋아져요. 학교 다닐 때 맨손체조도 하고 윗몸일으키기도 하죠? 또 역기를 들어 올렸다 내리기, 철봉에서 턱걸이하기, 팔굽혀 펴기 등 몸을 상하로 움직이는 모든 운동을 포함합니다.

두 번째, 좌우(左右) 운동이 있습니다. 옆구리를 좌측으로 기울이고 우측으로 기울입니다. 좌측으로 하고 나면 반드시 우측으로도 해줘야 좌우 균형이 맞습니다.

세 번째, 전후(前後)로 하는 운동이 있습니다. 몸을 뒤로 젖히고 앞으로도 젖히고. 앞으로 젖히면 독맥과 방광경이 당겨지고, 뒤로 젖히면 임맥과 위경맥, 신장경맥이 이완됩니다. 처음에는 너무 젖히지 말고 되는 만큼만 하세요. 자꾸 하다 보면 유연해지고 부드러워집니다. 이 밖에도 척추를 앞으로 굽히고 뒤로 젖히는 운동, 목을 뒤로 젖히고 앞으로 수그리는 운동이 있습니다.

네 번째, 원(圓)운동, 돌리는 운동이 있습니다. 목, 허리, 손목을 돌리고, 모든 관절을 천천히 가장 큰 원을 그리며 돌립니다. 돌릴 때는 한쪽으로만 돌리지 말고 반드시 반대쪽으로도 돌려줘야 됩니다. 그래야 그 부위가 균형을 찾을 수가 있어요.

대부분은 잘되는 쪽으로만 하려는 습성이 있습니다. 허리 돌리기도 잘되는 쪽으로 많이 돌리게 되는데, 이제부터는 그렇게 하지 말고 오히려 안 되는 쪽으로 열 바퀴를 더 돌려주세요. 왼손잡이라면 어깨를 돌릴 때 오른쪽 어깨를 열 바퀴 더 돌려주는 겁니다. 살아오면서 오른손잡이는 오른손을 더 많이 사용했고, 왼손잡이는 왼손을 더 많이 썼잖아요.

앞으로 일생을 살아가면서 기왕이면 균형을 잡고 살아가는 것이 훨씬 유리합니다. 병은 상하, 전후, 좌우, 표리의 균형이 깨져서 생기거든요. 체질을 개선하는 것은 음식으로 가능하지만 체형은 반드시 운동을 해야 고쳐집니다.

다섯 번째, 비틀기 운동이 있습니다. 한번 해볼까요? 손을 깍지 껴서 비틀고, 그런 다음 몸통을 왼쪽으로 비틀어 보세요. 자, 이렇게 왼쪽으로 했으니까 반드시 반대로도 해야겠죠? 이렇게 비틀면서 내 몸의 어느 부분이 경직되어 있는지 살펴봐야 됩니다. 거울을 보고 내 몸을 보는 방법도 있긴 하지만 그건 껍데기를 보는 방법입니다. 사지(四肢), 관절(關節), 또는 몸속 구석구석 어느 부위에서 어디가 더 경직되고 풀어졌는지 확인하려면 이렇게 움직여 봐야 알 수 있습니다. 이렇게 몸을 움직여서 나를 보라는 거예요.

엑스레이로는 형태의 변화 외에 이런 통증 같은 건 나오지 않습니다. 또 MRI를 만 번 찍어도 내 몸이 어떤 상태에 있는지는 알 수 없습니다. 현대 과학은 엑스레이, 초음파, CT, MRI 등 모든 기기를 동원하여 힘줄, 인대, 관절의 변화, 뼈 구조를 살펴 문제가 없다면 별 이상이 없다고 진단합니다. 그런데 우리 몸은 형태가 변하지 않은 상태에서도 쑤시고, 당기고, 결리고, 소리 나고, 통증이 있을 수 있거든요. 현대의학으로는 그런 걸 잡아내지 못합니다.

사실 모든 사람은 스스로 각자의 몸을 통해서 다 확인해 볼 수 있어요. 전후좌우 상하로 움직여보고, 돌려도 보고, 당겨(스트레칭)도 보고, 비틀어도 보고, 버티기도 해보고, 두드려도 보고, 바르게 앉고, 서고, 걷고, 뛰어 보기만 해도 어디가 잘 안되는지 확인할 수 있습니다.

여섯 번째, 버티기 운동이 있습니다. 기마자세를 취한 상태에서 그냥 요렇게 털썩 주저앉는 건 쉽죠? 그런데 그렇게 하지 말고 기역자를 만들 만큼 내려갔을 때 그 자세로 오래 버텨보는 겁니다. 이게 바로 버티는 운동이에요. 그렇게 하면 무릎과 대퇴부(허벅지)의 힘이 더 강화됩니다. 거기서 더 내려가면 허벅지의 힘이 빠져요. 또 이렇게 하면 허벅지 살을 빼는 데도 좋습니다. 그 상태로 버티면 기운이 그쪽으로 들어가겠죠? 그러면 이 안에서 열이 생산되어 지방질을 분해하는 능력이 강화됩니다. 열이 바로 칼로리이고 생명력이잖아요.

운동은 열을 만들고 순환시키기 위한 몸짓, 오랜 기간 수영한 사람들은 대개 살이 잘 안 빠진다

결국은 열을 만들기 위해서 운동하는 겁니다. 여기에서 열은 에너지를 말합니다. 한겨울 아주 추운 날 밖에 나가면 열 생산이 잘 안 됩니다. 몸이 식으니까 사용할 에너지가 충분히 만들어지지 않는 거죠. 또 한여름의 혹서로 아주 더울 때는 몸에서 열이 다 빠져 나가 힘이 안 생깁니다.

즉 내 몸에 있는 열(생명력)에너지를 어떻게 만들고, 사용하고, 간직하느냐에 따라서 운동선수들은 성과가 나오는 것이고, 일반인들은 건강한 몸을 만들 수 있고, 또 삶의 질을 좋게 만들 수 있습니다. 몸이 열(에너지)을 잘 만들어서 사용할 때 좋은 결과도 만들어 낼 수 있는 겁니다.

일곱 번째, 운동에는 밀고 당기기도 있습니다. 역기를 들어서 밀어 올리거나, 턱걸이로 당기기 운동을 하기도 하잖아요. 사실 이런 건 이미 다 아는 것들입니다. 몸을 상하로 움직여 본다, 좌우로 움직여 본다, 전후로 움직여 본다, 원으로 돌려본다, 비틀기 해본다, 버티기를 해본다, 밀고 당기기를 해본다. 모르는 말이 하나도 없잖아요.

그러니까 그냥 누워서도 해보라는 거예요. 밤에 잠이 안 온다면 자리에 누워서 몸 쪽으로 발끝을 당겨 보는 거예요. 고관절이 아픈 사람은 고관절을 돌려 보기도 하고. 꼭 운동복을 입고 해야 운동이 아닙니다. 어디서든 아무 옷을 입고도 할 수 있습니다.

그러면 당기기는 어떻게 하느냐? 발끝을 몸 쪽으로 당겨 보세요. 그러면 여기 방광경 쪽이 운동되죠. 이번엔 발끝을 밀어보세요. 이렇게 밀고 당기고, 밀고 당기고. 손도 같은 방법으로 응용해서 운동하면 되겠죠. 이런 운동은 앉아서도 누워서도 할 수 있습니다.

제가 왜 이런 이야기를 하느냐면 많은 분들이 자꾸 시간이 없어서 운동을 못한다는 거예요. 그런데 사실은 서서도, 걸으면서도, 뛰면서도 할 수 있습니다. 못할 게 하나도 없습니다. 체육관에 가서 운동하는 것만 운동입니까? 꼭 수영장에 가서 수영을 해야 운동하는 게 아니라는 겁니다.

겨울철에 수영하는 것은 엄청 손해입니다. 몸에 열을 만들어 병을 고쳐야 될 사람이 왜 찬물에 뛰어들어요? 자기 혈관에서 흐르는 피의 온도보다 수영장 물이 차다면 그건 무조건 찬물입니다. 그러니 옷 벗고 찬물 속에서 운동하는 것 보다는 옷 입고 실내에서 운동하는 편이 훨씬 유리합니다.

또 수영을 하게 되면 찬물에서 한참 움직이느라 몸이 식을 뿐만 아니라, 탈의실에서 옷 갈아입을 때도 냉기가 들어갑니다. 그러고 나서 시원한 캔 음료수를 마시죠? 그럼 몸이 더 식는 겁니다. 그래서 물속에 오래 있는 사람들은 절대 살이 안 빠져요.

다이빙 선수나 수영 선수들 중에서 마른 사람 봤습니까? 빼빼 마른 물개 봤어요? 물개, 바다표범, 바다코끼리 같은 동물들은 대개 거죽이 두껍고 통통합니다. 왜냐? 물에서 오는 냉기로부터 내부에 있는 생명 온기(溫氣)를 지키기 위해서는 지방질을 두텁게 만들어야 하기 때문입니다. 그뿐 아니라 몸 안에 있는 온기가 밖으로 빠져나가는 것을 차단시키기 위해서라도 피부 거죽의 지방질이 두꺼워야 합니다.

우리의 전통 춤사위, 선도는 상하 좌우의 균형을 이루는 몸동작이다

우리 조상 대대로 내려온 모든 춤사위, 선도 체조 같은 것들은 전부 좌우, 상하를 똑같이 하게 되어 있습니다. 이런 우리의 전통 체조에는 몸의 균형과 체형을 바르게 하는 이치가 담겨져 있어요.

탈춤의 동작을 보면 원운동이 많습니다. 물론 하체와 상체도 고루 쓰고, 전후좌우의 균형도 잘 맞습니다. 이쪽으로 '얼~쑤!', 반대편으로도 '얼~쑤!' 하는데, 처음 배우는 사람이라면 여기 허벅지가 더 당길 수 있습니다. 그래도 버티는 거예요. 불편한 쪽일수록 조금 더 버텨주는 겁니다. 더 아프고 당기는 것은 더 오그라들었다는 얘기거든요.

이런 건 산술적으로, 수학적으로 표현을 할 수가 없습니다. 그 오그라드는 정도를 수치로 표현할 수가 없다는 거예요. 그러니 기계에 의존하는 대신 내가 직접 몸을 움직여봐서 좌측이 더 당긴다면 그쪽을 더 많이 운동시켜 좌우 균형을 맞춰야 합니다.

굉장히 주관적이죠? 삶도 그렇고, 숨 쉬는 것도 그렇고 어차피 모두 주관적으로 할 수밖에 없습니다. 고유의 독립된 소우주는 매우 주관적입니다. 객관적으로 할 수가 없어요. 반면에 학문이라는 것은 이걸 누군가에게 인정받아야 하니까 객관적으로 수치화하고 계량화시켜야 합니다. 하지만 그게 전부가 아니거든요.

여러분들은 지금까지 운동에 대해서 말씀드린 내용을 기초로 해서 눕고, 앉고, 걷고, 달리기를 하든 산을 타든 뭘 해도 좋습니다. 저는 관악산 바로 밑에 살다 보니까 산을 자주 타는데 그때마다 여기 아래 팔뚝 폐대장경이 지나가는 자리가 제일 당깁니다. 또 심소장이 약하니까 팔꿈치에서 뚝뚝 소리가 납니다. 그래서 걸을 때 계속 손목과 하완을 비틀고 당기면서 산행을 합니다. 팔 전체를 스트레칭 하는 거죠. 당기면서 밀면서 운동을 해주면 여기 주관절 부위가 징징거려요.

산행을 하면서 주변에 사람이 없으면 이렇게 스트레칭을 하다가 사람이 오면 점잖게 가고, 다시 혼자 있게 되면 또 흔들면서 그렇게 산에 가서 좋은 공기 마시며 몇 시간 놀다 오는 겁니다.

무릎을 어떻게 움직일지, 손목, 주관절, 어깨를 어떻게 움직일지, 발목, 허리를 어떻게 움직일지는 전부 지금까지 설명한 내용을 원칙으로 합니다. 그리고 운동을 할 때는 직선운동보다는 원운동을 한다. 빨리 하기보다는 천천히 한다. 땀을 뻘뻘 흘리기 보다는 날듯 말듯 할 정도로 한다. 이렇게 해야 에너지가 소비되어 빠져나가는 양보다 생성되어 순환되는 양이 많아집니다.

운동 시간의 설계

정해진 시간에 어떻게 운동해야 하느냐? 예를 들어 60분 동안 운동한다면 그 시간 동안 어떻게 운동을 해야 내 몸의 열을 빨리 만들고, 그 열을 내 몸 전체에 많이 돌려주느냐 하는 걸 고려해야 합니다.

다음은 60분 운동을 기준으로 한 운동 시간의 예시입니다. 먼저 10~15분간 준비 운동으로 몸 풀기를 합니다. 그런 뒤 20~25분간 본 운동을 강하게 하여 열을 만들고, 10분 정도는 천천히 마무리 운동을 하여 호흡을 편안하게 만듭니다. 그리고 마지막 10분은 가지런해진 상태에서 길게 호흡을 하면서 선도체조로 마무리 합니다. 운동으로 만들어진 열을 온 몸으로 돌리는 거예요.

이렇게 전체 운동 시간을 음양중으로 나누어 진행해야 합니다. 2시간을 운동할 때도 같은 방법으로 시간을 분배하여 꾸준히 운동하면 몸에 무리가 가지 않고 체형을 교정할 수 있습니다. 체형을 교정하면 몸의 기혈 순환이 원활해지고, 인영 촌구의 맥이 같아지면 병이 고쳐질 뿐만 아니라 힘이 세지고 건강하게 살 수 있습니다.

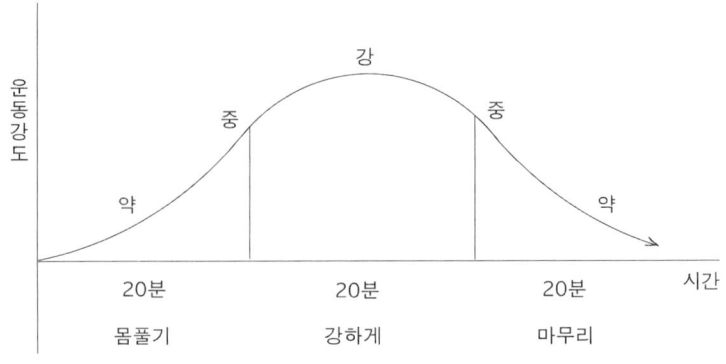

*운동은 서서히 시작하여 점차 강도를 높이다가 다시 서서히 마무리한다

음 : 준비 운동, 몸 풀기, 천천히 하는 운동
양 : 본 운동, 약간 강하게, 점점 강하게
중 : 마무리 운동, 점점 약하게, 마무리 호흡

그림 운동 시간의 설계

 그러면 무슨 운동을 하면 되느냐? 처음 10분간의 준비 운동으로는 천천히 걷기, 앉아서 스트레칭을 하거나 누워서 몸의 긴장을 푸는 동작을 하는 게 좋습니다. 목과 어깨를 돌린다든지 허리, 손목, 발목을 돌리는 동작을 해서 몸 풀기를 합니다.
 그리고 본 운동은 20분간 동작을 크게 하거나 빠르고 강하게 해서 땀이 약간 날 정도로 합니다. 템포가 빠른 음악을 틀어놓고 제자리에서 빨리 걷기를 하는 것도 좋습니다. 제 자리에서 천천히 걸으면서 동작을 크게 하거나 동작을 작고 빠르게만 해도 열 생산이 많이 됩니다. 이렇게 계속 하면 에너지 생성과 소비가 증대됩니다. 우리는 몸을 건강하게 할 목적으로 운동을 하기 때문에 이 정도만 합니다.
 그 다음은 10분 정도 서서히 마무리 운동을 하면서 강도를 줄입니다. 그런 뒤 마지막 10분간은 땀을 식혀서 마르게 합니다. 운동을 세게 하다가 바로 마무리하면 몸이 제자리로 안가기 때문에 이렇게 서서히 마무리하면서 땀을 식혀 뽀송뽀송하게 만들어 놓고 일상으로 돌아가야 합니다. 120분 운동을 한다면 지금까지의 과정들을 각각 2배씩 늘리면 되겠죠.

운동할 때는 이렇게 시간을 안배해서 하는 것이 유리합니다. 정 어떻게 해야 좋을지 모르겠다면 그냥 절 수련을 100배 정도 하는 것도 괜찮습니다.

또 운동할 때 중요한 점은 촌구맥보다 인영맥이 큰 사람은 골고루 운동한 후에 하체운동을 더 해주고, 촌구맥이 크고 인영맥이 작은 사람은 골고루 운동한 후에 상체운동을 더 해줘야 상하 음양의 균형을 이룰 수 있다는 겁니다. 이에 더해 좌측이 약하고 경직된 사람은 좌측을, 우측이 약하고 경직된 사람은 우측을 더 운동해 주면 좌우의 균형까지도 맞출 수 있게 됩니다.

각 장부를 튼튼하게 하는 운동

6장 6부의 각 장부, 간담, 심소장, 비위장, 폐대장, 신장 방광, 심포 삼초를 각각 튼튼하게 하는 운동이 있습니다.

첫 번째, 간담을 튼튼하게 하는 운동으로는 먼저 눈 운동이 있습니다. 위를 봤다가, 아래를 봤다가, 좌측을 봤다가, 우측을 봤다가 하면서 눈을 운동시킵니다. 이때 그냥 쓱 보는 게 아니라 최대한도로 보면서 눈을 원으로 돌려줍니다. 이것도 제대로 하면 눈 주변이 뻐근합니다.

그 다음 목 운동이 있습니다. 목을 뒤로 젖혔다가, 앞으로 구부렸다가, 좌로 돌렸다가, 우로 돌리면서 원운동 시켜 줍니다. 이 목 운동을 20~30분 정도 하면 발이 뜨끈뜨끈해집니다. 발은 간이 지배한다고 했죠?

그 외에도 고관절 운동, 발 운동, 옆구리 운동이 있습니다. 옆구리는 대맥과 간경맥, 담경맥이 지나가는 자리입니다. 또 간경이 유주하는 곳과 인체의 전체 측면인 담경이 유주하는 부분을 늘리고, 당기고, 스트레칭, 도인체조 등을 하면 됩니다.

두 번째, 심장과 소장을 튼튼하게 하는 운동으로는 혀 운동, 얼굴 마사지가 있습니다. 얼굴 전체는 심소장이 지배한다고 했죠? 여기 광대뼈 밑을 만져보면 홈이 있습니다. 그 밖에도 코 주변과 상하 입술부분, 턱 옆의 귀 아랫부분 등 손가락이 들어가는 자리는 전부 만져보세요. 꾹꾹 눌러주다가 좀 더 자극이 되거나 더 아픈 자리가 있으면 그곳을 더 눌러줍니다.

세수할 때 얼굴을 이렇게 한 번씩 풀어주면 심장이 편해집니다. 심장이 힘들어서 맥박이 급하게 뛰면 얼굴이 경직되는데, 이때 얼굴의 혈자리를 직접 풀어주게 되면 경직된 얼굴을 도로 펴는데 소모되는 에너지가 적어지기 때문에 심장이 편해집니다.

그 외에도 상완(윗팔뚝), 주관절(팔꿈치관절), 견갑골 운동이 있습니다. 또 기경팔맥인 독맥, 심경과 소장경이 지나가는 부분을 당기고 이완시키는 운동을 할 수 있겠죠.

세 번째, 토기인 비위장을 튼튼하게 하는 운동은 입 운동, 입술운동이 있습니다. 입술이 갈라지거나 허옇게 벗겨지는 것은 위장이 약해서 그렇습니다. 이때는 단맛을 먹은 뒤 혀로 입술을 마사지하고 이빨로 입술을 가볍게 깨물어 자극하는 운동을 합니다. 그러면 순환이 잘 되어 입술이 건강해지고 예뻐집니다. 보름 정도만 해보세요. 입술 건강하게 하는 것은 거저먹기입니다.

또 배 운동, 허벅지 운동(대퇴부), 무릎 운동, 살 운동이 있습니다. 여성들은 유방마사지 운동을 하면 좋아요. 그 밖에도 비장경, 위장경과 충맥이 지나가는 자리를 늘리고 당기는 스트레칭 등을 하면 됩니다.

맥에 따라 12경맥에 전달되는 기운의 양이 다르다, 몸에 이상이 있는 것은 몸의 주인이 제일 잘 안다

경맥 운동은 어떻게 하느냐? 일단 위경맥은 다리의 가운데 정 중앙으로 지나갑니다. 그래서 이렇게 대퇴부 전면을 구부려 당기면 위경맥에 운동이 되고, 요렇게 종아리와 무릎 뒤 허벅지 뒷부분을 당겨서 자극하면 방광경이 운동됩니다. 이것은 앉아서 해도 되고 서서 해도 됩니다. 이런 식으로 약한 장부의 경맥이 지나가는 자리를 늘리고 당겨 운동을 해줍니다.

내가 만약 석맥이면 방광경이 많이 경직되어 있을 것이고, 현맥이면 옆구리가 경직되어 뜨끔뜨끔하고 당기거나 목과 고관절이 경직되어 있을 수 있습니다. 홍맥이면 앞의 허벅지 힘이 약해져 위경맥에 힘이 들어가지 않기 때문에 산이나 계단 오를 때 무지 힘들어요. 또 구맥이 나와서 심소장 경맥에 전달되는 생명력이 허약하면 상완과 팔꿈치가 아프고, 모맥이 나와서 폐경과 대장경에 전달되는 생명력이 약하면 손목과 하완이 늘어지거나 아플 수 있습니다.

그러니까 어느 경맥으로 힘이 잘 소통되느냐 덜 되느냐에 따라서 그쪽 부위의 힘이 강한지, 약한지가 결정됩니다. 사실 모든 사람들은 스스로 그걸 다 알고 있어요. 몸의 주인이 스스로 자기 몸을 움직여서 확인하면 쉽게 알 수 있습니다.

석맥이면 저 사람은 허리가 아플 것이다, 뒷목이 뻑뻑해진다 뭐 이런 식으로 대충 추측은 할 수 있지만, 그 추측보다는 당사자가 느끼는 게 더 정확하다는 겁니다. 그러면 제일 정확하게 아는 그 사람이 스스로 판단하고 섭생법을 실천하는 것이 훨씬 더 현명하고, 경우에 합당하고, 이치에 합당한 것이 아니겠냐는 거죠. 그러니 나는 내가 어디가 아픈지 잘 모르겠다고만 하면 안 되는 거예요.

폐와 대장을 튼튼하게 하는 운동

네 번째, 폐와 대장을 튼튼하게 하는 운동으로는 코 운동, 손목운동, 하완운동, 항문 조이기, 피부 운동이 있습니다. 또 폐경맥과 대장경맥, 임맥을 강화하는 운동이 있습니다.

코 옆에 대장경이 끝나는 영향혈이 있습니다. 손가락을 비주(鼻柱)에 살짝 대고 요렇게 내려 보세요. 거기에 움푹 꺼지는 곳이 있죠? 거기서 약간 아래, 콧방울의 가장 바깥쪽을 비익점이라고 하는데 이곳이 영향혈입니다. 여기를 살짝 눌러 보세요. 그러면 콧구멍이 완전히 막힙니다. 또 한 번 비벼 보세요. 그러면 영향혈과 윗잇몸에 이르는 이 선상이 마사지가 됩니다. 이 부분의 기혈 순환이 잘 되면 코맹맹이가 없어지고 축농증, 비염이 개선됩니다. 기왕이면 짠맛과 생강차 같은 매운맛을 먹고 하면 더 효과적이겠죠.

코로 에너지 순환이 잘 되고 온기가 충만해야 겨울철에 찬 공기가 코로 들어가도 바로 데울 수 있습니다. 바로 못 데우면 찬 공기가 그대로 폐로 들어가겠죠? 그래서 기침이 나오는 거예요. 그래서 폐가 작은 목형이나 화형들을 보면 코 통이 금형보다 큽니다. 반면에 금형들은 폐가 크기 때문에 코 통이 길지 않습니다.

또 폐대장이 허약하면 항문에 치질이나 치루 같은 게 잘 생기고, 피부가 가렵고 각질이 생깁니다. 이럴 땐 몸을 비비세요. 그러면 열이 나죠? 열이 난다는 건 에너지가 피부까지 온다는 얘기입니다. 특히 나이 드시면 금기운과 수기운이 약해지기 때문에 자꾸 이렇게 비벼서 에너지가 순환이 되게 하면 좋습니다. 그리고 피부를 두드려도 보세요. 자, 한

번 직접 해보세요.

그리고 이 밖에 폐경맥과 대장경, 그리고 임맥이 지나가는 부분을 당기고 밀고, 구부리고, 돌리고, 이완시키는 운동이 있습니다. 임맥을 튼튼하게 하는 운동으로는 절 수련이 굉장히 좋습니다.

질문 : 꽃가루가 날릴 때 알레르기 비염이 오는 것도 폐대장이 허약해서 그런 건가요?

대답 : 일단은 그렇다고 봐야죠. 폐대장과 심포 삼초가 허약한 상태로 보면 됩니다.

질문 : 꽃가루만 날리면 비염에 걸려서 재채기하는 사람들이 있잖아요. 그럴 땐 어떻게 해야 합니까?

대답 : 그건 방금 말씀드린 대로 심포 삼초와 폐가 약해서 그래요. 꽃가루가 날리면 들숨 할 때 폐로 꽃가루 성분이 들어옵니다. 꽃가루에는 향기(香氣)라는 특정한 기운을 만들어내는 물질이 있어요. 그런데 이 기운에 대한 적응력이 약한 사람이 있습니다.

그건 결국 폐 속에 있는 생명력, 즉 적응력이 약한 것이니까 떫은맛과 매운 것을 먹으면 됩니다. 재채기는 생강차 먹고 마스크 두 장을 겹쳐 쓰면 간단히 해결됩니다. 또 모든 염증은 짠맛으로 다스리므로 반드시 좋은 소금을 먹어야 합니다.

자신이 싫어하는 냄새와 색깔은 오장 중 가장 허약한 장부를 극하는 기운이다

질문 : 비린내를 싫어 못 맡는 것도 폐가 안 좋아서 그런 건가요?

대답 : 그건 현맥, 즉 간담이 안 좋은 겁니다. 비린내는 금기(金氣)에 속합니다. 간담이 허약해서 목극토를 못하거나 금극목 하여 현맥이 나오는 사람은 비린내를 싫어합니다. 반대로 비린내를 좋아하는 것은 폐대장

이 허약한 것으로 보고 비린맛을 먹어야 합니다.

특히 더 싫어하는 냄새가 있는 경우도 있습니다. 쑥향이 싫다거나, 간장 냄새가 싫다거나, 지금처럼 생선 비린내가 싫다거나 하는 경우가 있잖아요. 냄새에 대한 적응은 간, 심, 비, 폐, 신의 5장과 심포 삼초의 권능으로 후각을 맡아 행하는 코가 합니다. 좋아하는 냄새는 자신에게 필요한 기운이고, 싫어하는 냄새는 자신의 제일 허약한 장부를 극하는 기운이라는 것을 알아야 합니다.

그래서 간담이 허약하여 현맥이 나오는 사람은 금극목 하는 매운 냄새나 비린내를 싫어하고, 심소장이 허약하여 구맥이 나오는 사람은 수극화 하는 청국장 냄새나 간장다릴 때 나는 짠 내를 싫어합니다.

그리고 비위장이 허약하여 홍맥이 나오는 사람은 목극토 하는 신 김치에서 나는 신 냄새를 싫어하고, 폐대장이 허약하여 모맥이 나오는 사람은 화극금 하여 타는 냄새나 쑥향 같은 쓴 내를 싫어합니다. 신방광이 허약하여 석맥이 나오는 사람은 토극수 하여 단맛이 있는 냄새를 싫어합니다.

심포 삼초가 허약하여 구삼맥이 나오는 사람은 모든 냄새를 싫어하거나, 특히 사람에게서 나는 냄새를 싫어합니다. 그래서 대인 기피증이 오거나 다른 사람과 어울리는 것을 극도로 어려워 할 수 있습니다.

질문 : 그러면 검정계통의 색상을 선호하는 것도 장부의 허실과 관계 있습니까?

대답 : 그렇습니다. 색이 되었든, 냄새가 되었든, 소리가 되었든 그것이 나에게 편안하거나 불편하게 느껴지는 일체의 감각이나 감정의 표출도 그 사람의 6장 6부의 허실에 의해 나타나는 생명력의 발현입니다.

색에 대한 반응도 그 사람 내면으로부터 나오는 기운 표출입니다. 자신이 좋아하는 색과 싫어하는 색(色)도 5장과 심포 삼초의 권능으로 시각을 맡아 행하는 눈이 합니다. 좋아하는 색깔은 자신에게 필요한 기운이고, 싫어하는 색은 자신의 제일 허약한 장부를 극하는 기운이라는 것을 알아야 합니다.

이것을 정리하면 다음과 같습니다.

1. 간담이 허약한 사람은 청색을 좋아하고, 금기인 흰색은 금극목 하기 때문에 싫어한다.

2. 심소장이 허약한 사람은 붉은색을 좋아하고, 수기인 검은색을 싫어한다.

3. 비위장이 허약한 사람은 노란색을 좋아하고, 목기인 청색을 싫어한다.

4. 폐대장이 허약한 사람은 흰색을 좋아하고, 화기인 붉은색을 싫어한다.

5. 신방광이 허약한 사람은 검은 색을 좋아하고, 토기인 노란색을 싫어한다.

6. 심포 삼초가 허약한 사람은 대체적으로 강한 색은 싫어하고, 파스텔 톤의 은은한 색을 좋아한다.

이것은 허실작용에 의한 상극의 원리에 따른 것입니다. 궁상각치우 오음에 대한 호불호의 감정 역시 각각의 소우주 내면의 장부의 허실에 의한 기운 표출에 따른 것입니다.

다시 말씀 드리면 우리의 코는 천지자연 안의 어떠한 냄새에도 다 적응할 수 있게끔 되어 있습니다. 코는 폐와 연결되어 있기 때문에 폐를 튼튼하게 하면 냄새에 대한 적응력이 생깁니다.

신장 방광을 튼튼하게 하는 운동

다섯 번째, 신장 방광을 튼튼하게 하는 운동은 귀, 허리, 종아리(하퇴부), 발목 운동이 있습니다. 겨울철에 유독 귀가 시리거나 귀가 멍멍한 사람들이 있습니다. 그럴 땐 귓바퀴를 타고 올라가면서 귀를 꽉꽉 잡아당기기만 해도 귀 쪽으로 생명 기운이 가서 바로 훈훈해지는 것을 확인할 수 있습니다.

그리고 이 귓바퀴 주변으로 반원을 그리며 삼초경맥이 지나갑니다. 귀 바로 밑에는 삼초경의 예풍이라는 혈자리가 있고, 삼초경은 귀를 한 바퀴 감아 돌아서 관자놀이 바로 옆의 사죽공이라는 혈자리까지 옵니다. 그 라인을 같이 지압해 주면 좋아요.

나이가 들어서 심포 삼초와 신장 방광이 안 좋은 사람들은 이명, 환청이 잘 생깁니다. 왜냐면 그쪽으로 기운이 잘 안가서 그렇습니다. 다른 이유가 없는 겁니다. 그래서 이때는 짠맛과 떫은맛을 먹고, 귀를 마사지하고 잡아당기고 귀 주변에 있는 삼초경락을 자극하면 효과가 있습니다. 그리고 신장 방광을 튼튼하게 하는 운동을 더 많이 해줘야 합니다.

질문 : 귀 먹는 것도 그래서 그런 건가요?

대답 : 그렇죠. 귀 먹는 것도 수기인 신장 방광이 약해서 그럽니다.

질문 : 돌아가신 할머니께서 생전에 가는귀가 먹으셨는데 굉장히 짜게 드시더라고요. 그것도 본인에게 필요해서 그런 건가요?

대답 : 그렇죠. 사람은 누구든지 나이가 먹으면 수기가 약해집니다. 그래서 나이가 들면 대부분 가는귀가 먹고, 귀가 잘 안 들리고 멍멍해져요. 물론 다른 감각 기관도 약해집니다.

이밖에 신장 방광을 튼튼하게 하는 운동으로 허리, 발목, 종아리, 정강이, 하퇴부 운동이 있습니다. 허벅지를 대퇴부, 정강이는 하퇴부라고 합니다. 허리는 가장 중요한 곳이므로, 튼튼한 몸을 만드는 데는 이 허리를 부드럽고 튼튼하게 하는 것이 최대 관건입니다.

그리고 뒷목. 방광경이 중첩되고, 대추혈 부분에서 병목 현상이 일어나는 곳이죠. 그 부분을 운동해 주면 신장 방광이 좋아집니다. 또 신장경과 방광경, 음교맥과 양교맥이 연결되고 지나가는 부분을 전후좌우로 움직이고, 돌리고, 당기고, 밀고, 이완시키는 운동이 있습니다.

심포 삼초를 튼튼하게 하는 운동

여섯 번째, 심포 삼초를 튼튼하게 하는 운동으로는 전신운동과 어깨, 손 운동이 있습니다. 옛날에 할머니들 보면 겨울철에 추워서 바깥에 나가지도 못하고, 할 일도 없잖아요. 그러면 옷장에서 옷을 죄다 꺼내 놓고서 그걸 도로 개어 넣는 겁니다. 그걸 계속 반복해요.

심포 삼초가 약해지면 손가락이 굳어집니다. 손가락이 굳으면 안 되니까 손 운동 하시느라고 그러는 겁니다. 뭘 알고 했던 게 아니라 저절로 그렇게 한 거죠.

이 외에도 심포 삼초를 튼튼하게 하는 운동으로는 전관절 운동, 전신운동이 있습니다. 그리고 심포경과 삼초경, 유유맥과 양유맥이 연결되고 지나가는 부분을 전후좌우로 움직이고, 돌리고, 당기고, 밀고, 이완시키는 운동이 있습니다.

이렇게 각 장부를 영양하면서 이러한 순서와 방법으로 천천히 꾸준하게 운동하면 병을 고치고 체질을 개선하여 힘세고 건강하고 행복하게 오래 살 수 있습니다.

아기의 손톱이 휘어지고 깨지는 경우, 빈혈

15낙맥의 병에 대해서 공부하기 전에 먼저 질문 받겠습니다.

질문 : 애기 손톱이 좌우로 휘어져요. 발톱도 그렇고요.

대답 : 한창 자라고 있는 시기에 6장 6부 중 간담의 힘이 부족해서 그렇습니다. 골고루에 신맛과 떫은맛을 먹으면 됩니다.

질문 : 성장하는 중에는 그럴 수도 있는 건가요?

대답 : 예, 그렇게 될 수 있어요. 아기가 클 때는 여러 가지 변화가 오는데, 아기들은 손톱이든 발톱이든 온 몸이 연하기 때문에 부드러운 기운이 부족하면 오그라들 수 있습니다. 애기가 몇 살이죠?

(20개월 정도예요)

우유 먹겠네요?

(예, 우유 먹여요)

손톱이 오그라든 것은 금극목으로 부드러운 기운이 정상치보다 약해져서 그렇습니다. 손발톱은 간담이 지배하고 손은 상화잖아요. 그러면 고소한맛이나 신맛을 먹이면 되겠지요.

애기가 20개월 정도면 강력한 신맛인 목기원도 먹을 수 있습니다. 목기원을 안 먹는다면 상화만 줘도 나아요. 애기들은 상화만 주면 웬만한 건 다 낫고, 혹은 무슨 문제가 생겼을 때 사관에 MT만 붙여줘도 다 낫습니다. 애기가 잘 때 사관에 MT 작은 것을 붙여주면 자면서 스스로 다 해결합니다.

(매일 붙여도 되나요?)

20일까지는 붙여도 돼요. 그런데 큰 병이 아닌 이상 20일 동안이나 붙일 일이 뭐가 있겠어요? 감기가 올 것 같으면 얼른 사관에 MT를 붙여주면 됩니다.

유년기인 7~8세까지는 한창 자라야 하니까 목기가 가장 필요할 때입니다. 이 시기의 애기들 맥을 보면 80~90%가 현맥이나 구삼맥이어서 이때는 특별한 경우를 제외하곤 누구든지 과일 같은 것을 잘 먹습니다. 그래서 이런 경우에는 신맛이나 고소한맛, 떫은맛을 먹어야 합니다.

질문 : 빈혈은요?

대답 : 빈혈은 심포 삼초와 신장 방광이 허약해서 생기는 거예요. 짠맛

과 떫은맛이 부족하면 어지럼증이나 빈혈이 생길 수 있습니다. 그걸 의학적으로는 적혈구가 부족해서 그렇다고 말합니다. 적혈구는 신장과 골수에서 만든다고 했죠? 현대의학에서는 빈혈이 있는 사람에게 철분을 먹이는데 그것도 수기(水氣)에 속합니다.

그런데 그런 수기는 별로고 멸치나 미역, 다시마 같은 데서 얻어지는 게 진짜배기예요. 식물이나 동물에서 얻어지는 게 진짜 영양분이지 그렇게 가공된 철분은 먹어봐야 거의 영양이 안 됩니다.

질문 : 허리가 아플 땐 어떻게 합니까?

대답 : 지금 석맥이 나온다면 콩을 먹는 게 더 좋아요. 옛날 의서에 따르면 이럴 땐 다음과 같이 해서 먹으면 낫는다고 되어 있습니다. 첫 돌 지난 애기의 하루 중 첫 오줌을 한 달간 받은 뒤 거기에 콩을 보름 정도 담굽니다. 그런 다음 그 콩을 그늘에 말렸다가 다시 애기 오줌에 일주일간 묵힙니다. 그러면 그것을 개어서 환으로 빚어서 먹는 거예요.

그런데 이 과정이 만만치 않습니다. 만들기도 무척 어렵고, 만드는 과정에 그 사람의 정성과 공력이 들어가잖아요. 그렇게 해야 무슨 약성(藥性)이 있는 것처럼 되어 있단 말이죠. 그냥 다시마 가루 먹으라고 쉽게 말해야 맞는 거예요. 문제는 너무 쉽다보니까 믿지도 않고 무시합니다.

고관절 괴사증

질문 : 고관절이 썩어 들어가는 것도 몸이 차서 그런가요?

대답 : 고관절이 썩어 들어가는 괴사증은 차서 그럴 수도 있지만 기본적으로는 그 부위가 허약해져서 그런 것으로 봐야 합니다. 그리고 썩기 전에 염증이 먼저 생기잖아요. 그건 짠 것도 부족하다는 얘깁니다. 또 그 부위가 뼈거든요.

이런 경우 엑스레이를 찍어 보면 까맣게 나오는 부분이 있습니다. 이런 건 대개 식어서 생기는 것으로, 이렇게 식으면 뭉치고 기혈 순환이 안 되니까 고관절 괴사가 오는 겁니다. 병원에 가면 거의 수술을 해야 된다고 하는데 이건 비용도 만만치 않습니다.

그런데 그 관절을 튼튼하게 하는 게 옳지 수술을 하면 되겠냐는 거죠. 이런 사람은 지금 현재 현맥이 무지 세게 나오기 때문에 이럴 땐 맥대로 골고루에 신맛과 쓴맛, 그리고 짠맛을 먹습니다. 이렇게 영양을 하면서 고관절 부위의 기혈 순환이 원활해지도록 천천히 가볍게 운동하고, 그 부위를 따뜻하게 해야 합니다.

질문 : 매운 걸 막 찾는 애기들이 있잖아요. 그런 애기들은 심소장이 허약한 것으로 볼 수 있나요?

대답 : 매운 걸 찾으면 폐대장이 허약한 것으로 봐야 합니다.

질문 : 매운 먹거리를 찾는데 폐대장이 허약하다는 말씀인가요?

대답 : 그렇죠. 매운맛은 금기니까 화극금을 해서 금기가 약해진 겁니다.

질문 : 그러면 매운맛을 찾을 때는 화기가 더 센 것으로 봐야 하나요?

대답 : 그렇죠. 처음 공부할 때는 헷갈릴 수가 있어요. 저도 처음에는 이게 그렇게 헷갈려서 우리 아들을 반 잡았잖아요. 단맛을 먹여야 하는데 식초를 한 그릇 따라서 입 떼지 말고 먹어라. 목극토 해서 속이 울렁울렁하는 애한테 설탕 대신 식초를 먹이니까 바로 토하고 난리를 쳐요. 저도 처음에 그랬습니다.

질문 : 맥이 급하고 허열이 많은 사람들은 수영보다는 다른 운동이 더 좋겠네요?

대답 : 그럼요. 몸이 차서 맥이 빠르거나 급한 사람은 수영을 하면 안 된다고 했습니다. 왜 찬물에 들어가요? 수영은 삼복더위 때 하는 게 가장 좋습니다. 이때는 우주에서 뜨거운 열기가 계속 내려오기 때문에 몸

안에 열기가 생깁니다. 그러면 이 열을 식힐 필요가 있거든요. 그래서 예전에 시골에서는 등물이나 멱을 감았던 거예요. 여름에는 수영을 해도 괜찮습니다.

병이 상극의 방향으로 진행하는 이치

질문 : 석맥이 나오고 인영 4~5성이 나오는데요. 이 상태에서 짠맛을 먹으면 인영 석맥이 바뀌잖아요. 그런데 혹시 석맥이 바뀌지 않고 작아지게만 해서 균형을 맞출 수는 없나요? 아니면 수극화 쪽으로 돌아서 구맥이 나오게 하거나 반대쪽인 홍맥으로 꼭 돌아야만 되는 건가요?

대답 : 아니에요. 짠맛을 먹으면 일단 석맥이 작아집니다. 석맥이 작아진 상태에서 계속 짠맛을 주면 그때 석맥이 변하게 됩니다. 적으세요. 병이 커져서 점점 진행하는 방향으로 맥이 변하는 이치를 말씀드리겠습니다.

1. 간담에 병이 있어서 현맥이 나오는 것을 그냥 방치해 병이 커지면 간담이 썩어 문드러져서 죽겠죠? 그런데 생명은 안 죽고 살려고 하는 힘이라고 했습니다. 그러면 생명력인 상화의 입장에서 한번 봅시다. 금극목 하여 현맥이 있다. 현맥이 있으면 간담에 병이 있는 것으로, 1년이고 10년이고 그렇게 있다 보면 이게 나중에는 썩어 문드러져요.

그러면 간담 때문에 오장(五臟)의 전체 균형이 깨져서 집이 무너지게 됩니다. 목화토금수 이렇게 다섯 개의 기둥 가운데서 하나가 자빠지면 집 전체가 붕괴될 것 아니에요. 그게 바로 죽음에 이르는 겁니다. 멀쩡하던 사람이 갑자기 죽는 것은 이러한 경우입니다.

하지만 전체 생명 입장에서 보면 지금 다른 네 개의 기둥은 멀쩡하잖아요. 그러면 어떻게 해야 나 자신이 무너지지 않느냐? 간담의 병이 커져서 현맥 4~5성이 오래된 사람이 죽지 않으려면 병기(病氣)가 어디로 가야 한다고 했어요?

(병의 진행 방향은 상극의 방향으로 간다고 했습니다)

그러면 지금 현맥이 나오는데, 그 다음은 어디로 갑니까?

(목극토, 홍맥)

그렇죠. 간담 다음에는 비위장이 병이 난다고 했습니다. 동양 과학적으로 상세히 살펴봅시다. 현맥 4~5성이 나왔다는 것은 금극목 했다는 얘기예요. 이 상태에서는 간담이 제일 허약합니다. 그러면 목극토를 할 수 없겠죠? 목기인 간담이 저 하나 살기도 바쁜데 누구를 극하겠어요?

이렇게 현맥이 나오면 목극토가 이루어질 수 없기 때문에 비위장은 편해집니다. 그러면 토극수를 하겠죠? 그런데 현재 현맥이면 신장 방광은 간담보다 힘이 세요. 힘이 센 만큼 수극화를 할 수 있습니다. 그리고 심소장도 일정부분은 간담보다는 힘이 있는 것으로 봐야 됩니다. 그러면 화극금을 할 수 있겠죠? 이렇게 살펴보면 지금 현재 토를 극하는 기운은 없게 됩니다.

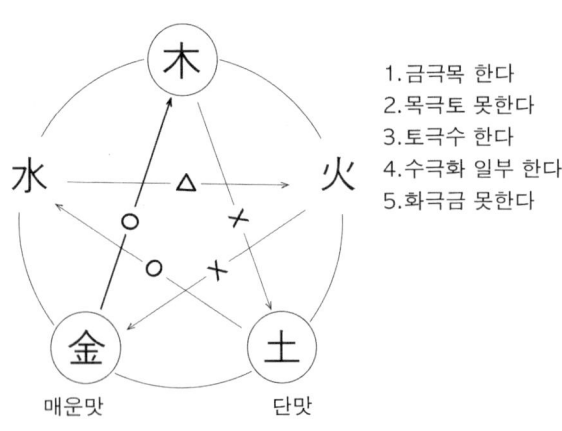

1. 금극목 한다
2. 목극토 못한다
3. 토극수 한다
4. 수극화 일부 한다
5. 화극금 못한다

그림 현맥일 때 가장 편안하고 안전한 장부는 비위장,
오행 상극도(금극목 할 때의 오행의 역학관계 도)

그렇다면 지금 현재 오장(五臟) 중 어떤 장부가 힘이 제일 세겠어요? 토가 제일 힘이 세겠죠? 나를 죽이려고 하는 병의 세력이 있다면 내 자아는 이 병의 세력을 그 중에서도 힘이 제일 센 곳에 두는 게 유리합니다. 그래서 현재 그 병을 감당할 수 있는 가장 실(實)한 장부인 여기(토)로 옮겨 놓는 거예요. 이렇게 병이 진행되는 생명의 원리와 이치를 경우에 맞게 설명하는 곳은 그 어디에도 없습니다.

병기가 토기인 비위장으로 가면 이제 홍맥이 나옵니다. 그러면 단 것을 먹으면 되는데 자꾸 당뇨 걸린다, 살찐다, 이빨 썩는다 하면서 단 것을 못 먹게 하니까 안 먹었어요. 그러다 보니 병이 점점 더 커져서 토기(土氣)인 비위장이 죽게 생겼습니다. 그러면 자아(自我)의 생명력은 병을 어디로 옮겨야 합니까?

2. 지금 현재 홍맥이 나오니까 토극수를 못합니다. 그러면 수기인 신장 방광이 편하고 힘이 세집니다. 그리고 전체를 살펴보면 이 수를 극하는 기운이 없어요. 그러면 생명력은 죽지 않고 살기 위해서 제일 안전한 곳인 수기(水氣)인 신장 방광으로 병을 옮겨 놓아야 합니다. 그러면 이제 석맥이 나옵니다. 홍맥 4~5성 이상에서 토극수(土克水)의 방향으로 석맥 4~5성 이상이 나오게 된 것은 병의 세력이 빠져나간 비위장이 건강해져서 그런 것이 아니라 생명을 연장한 것입니다.

병이 악화되어 진행하는 방향이 상극의 순으로 이뤄지는 것은 현재 상태에서 제일 튼튼하고 버틸 수 있는 장기로 병을 옮겨서라도 살아남으려고 하는 순수한 생명작용입니다. 그건 생명이 살아남기 위한 일종의 수명 연장책이에요. 그런데 일부 사이비들의 말에 휘둘려서 단 것을 먹지 않다가 병이 더 악화되어 결국은 토극수의 방향인 신장 방광으로 가게 됐습니다. 그러면 이제 석맥이 나오겠죠.

석맥이 나오면 생명은 저절로 짠 것이 먹고 싶어집니다. 그런데 또 절대로 짠 것 먹으면 안 된다고 하죠? 그러니 연골과 뼈도 약해지고, 머리털도 빠지고, 침도 마르고, 생식기에도 이상이 오는 겁니다.

3. 석맥 4~5성 이상이 나왔는데도 짠 것을 안 먹으니까 이제 신장 방광의 병은 더 악화되어 이젠 병이 수극화의 방향인 화로 갑니다. 이때는 구맥 4~5성이 나옵니다. 구맥이 나와서 심소장이 허약하면 저절로 쓴 것이 먹고 싶어집니다. 씀바귀가 먹고 싶다든지, 술이 먹고 싶다든지 합니다. 죽음이 가까운데도 술을 찾는 사람들이 있잖아요. 그게 쓴맛을 원해서 그렇습니다. 그래서 이럴 땐 오늘 내일 할지언정 약주 한 잔이라도 드시게 하라는 겁니다.

4. 쓴 걸 먹어서 고쳐 놓아야 하는데 안 고쳐 놓으면 다시 이게 어디로 가요? 이제 병은 화극금의 방향으로 이동해 금기인 폐대장이 병납니다. 이때는 모맥이 4~5성 이상 나옵니다. 매운 걸 엄청 먹어야 하는데 자극적인 것은 안 된다고 하니까 또 병이 점점 커질 것 아니에요? 그러면 이 커진 병마가 어디로 가겠습니까? 당연히 금극목의 방향으로 이동하여 다시 현맥이 나옵니다.

5. 이때는 현맥이 4~5성 이상 나옵니다. 이는 마치 간장과 담낭에 병의 기세가 해일처럼 덮쳐 오는 것과도 같습니다. 이렇게 오장을 순차적으로 다 망가트려 가면서 상극의 순으로 점점 병마가 커지고 생명력이 고갈됩니다. 나중에는 담즙 분비마저도 잘 안 돼 소화도 못시켜요. 그러다 보니 잘 먹지도 못하게 되고 결국엔 사망에 이르게 됩니다.

오장의 기능이 망가질 만큼 망가졌을 때에야 비로소 죽는 것이지 살 기운이 조금이라도 있다면 이 자아는 스스로 살아남기 위해 병기(病氣)를 조금이라도 안전한 곳으로 옮깁니다. 그런데 하다하다 더 허약해져서 오장의 기운이 극도로 쇠약해지면 어떻게 되느냐? 이렇게 상극의 방향으로 도는 병의 진행속도가 점점 빨라집니다. 그래서 병이 더 깊어지고 커지면 정신 줄을 놨다가, 헛땀도 났다가, 열도 났다가, 헛소리도 했다가 막 그래요.

나이가 삼사십이면 병이 장부에 머물러 있는 시간이 길기 때문에 고칠 수가 있습니다. 하지만 병세가 오장을 다 돌아 사맥이 나오고, 얼굴은 시커멓게 썩어 있고, 사색이 완연하면 어렵습니다.

어차피 모든 사람은 결국 이런 과정을 거쳐서 노환이나 숙환으로 돌아가게 됩니다. 간으로 병이 왔던 사람은 병이 한 바퀴 돌아서 다시 간으로 돌아오면 마지막엔 죽을 수도 있겠죠.

지금까지는 병이 커지는 순서와 진행방향의 이치를 설명 드렸고, 지금부터는 맥을 고쳐서 병이 다스려지는 이치와 그 진행 방향을 설명 드리겠습니다.

병맥이 고쳐지는 이치와 그 진행방향, 회복(回復)의 의미

맥이 고쳐지는 순서는 상극의 역순으로 진행합니다. 앞서 설명한 예시처럼 현맥이 나오는데도 신 것을 안 먹어서 병이 커졌다고 해봅시다. 병이라는 것은 고치지 않고 놔두면 내면에 병기가 쌓여 커진다고 했습니다.

그러면 이제 병은 현맥에서 홍맥으로 진행합니다. 이제는 무릎팍이 아파요. 그런데 이건 전에 있었던 고관절 괴사가 나았다는 뜻은 아닙니다. 거긴 거기대로 약해져 있는 상태에서 지금 현재는 병이 토로 왔기 때문에 무릎팍이 더 욱신욱신 쑤시는 거예요. 그러면 갈수록 뻗정다리가 됩니다. 노인성, 퇴행성관절염 환자들을 보면 무릎을 구부리지 못하는 뻗정다리가 많아요.

가장 문제가 있는 곳에 통증이 오면 생명은 먼저 아팠던 다른 곳의 통증을 몸속에 잠복시킵니다. 그래서 지금 심한 통증이 오는 곳을 해결하면 과거의 잠복했던 부분의 통증이 나타나는데 이를 일러 명현반응이라고 하는 것입니다. 그러면 이런 것들을 어떻게 일거에 고칠 수 있느냐?

현맥 4~5성이 나와서 신맛과 쓴맛을 꾸준히 먹으면 간담이 점점 실(實)해집니다. 이때 현맥이 나오게 한 원인은 오장(五臟) 중 누구입니까?

(금, 폐대장)

그렇습니다. 금극목(金克木) 해서 현맥이 나왔죠? 그러면 이 금기(金氣)가 간담에 병을 유발시킨 놈이에요. 그래서 허약한 맥이 나올 땐 이처럼 오장(간심비폐신) 중에서 어느 장부가 힘이 가장 실한지를 한번 살펴봐야 합니다. 만약에 오장 중에서 화기(火氣)인 심소장이 가장 실하다면 화극금(火克金) 하여 폐대장이 허약한 모맥이 나오겠죠.

허약한 장부를 음식으로 영양하여 실(實)하게 하고, 운동해서 병을 다스린다는 것은 곧 맥이 변(變)한다는 말과 같습니다. 우리는 병이 뭔지 모르니까 맥을 기준으로 장부의 허실관계를 살펴 볼 수밖에 없습니다.

또 우리는 어떤 책이나 이론을 근거로 하는 것이 아니라 생명의 본성을 이해하고, 그 원리를 근본으로 삼아야 합니다. 생명이 자신의 병든 집(精氣神)을 고치는 과정에서 죽지 않고 안전을 담보하려면 가장 허약(虛弱)한 장부보다는 가장 실(實)한 장부에 사기(邪氣)를 담아서 해결하는 편이 훨씬 낫습니다. 그게 바로 생명의 몸짓이고 우주적 관점에서 보더라도 이치에 합당한 거죠.

실제로 현맥이 고쳐지면 모맥이 나오기 때문에 당사자는 얼큰한 맛이 입에 당깁니다. 매운탕, 추어탕, 생선, 새우나 꽃게탕이 먹고 싶거나 겉절이, 열무김치, 무, 배추, 생강차, 수정과 등 비린맛이나 매운맛이 맛

있다고 합니다.

천지합덕(天地合德)으로 빚어낸 먹거리 속에는 고유의 강한 기운이 들어 있고, 그 기운은 맛으로 표출됩니다. 이 중에서 신맛을 먹은 만큼 목극토, 쓴맛을 먹은 만큼 화극금, 단맛을 먹은 만큼 토극수, 매운맛을 먹은 만큼 금극목, 짠맛을 먹은 만큼 수극화를 하게 됩니다. 이는 먹을거리 속에 들어있는 고유의 맛(五味)이 각각의 오장(五臟)을 영양하고, 다른 기운과 합하여 상극의 원리에 의한 중화작용(中和作用)도 동시에 일어난다는 것을 의미합니다.

그러면 병을 다스리고 맥을 고쳐 건강을 회복하는 순서는 어떤 식으로 진행되느냐?

1. 지금 현맥의 병이기 때문에 간담을 영양하는 신맛으로 꾸준히 영양하면 현맥이 고쳐지고, 자아(自我)의 생명력(生命力)은 금극목의 역순인 모맥으로 돌아갑니다.

2. 모맥이 나와서 폐대장을 영양하는 매운맛으로 꾸준히 영양하면 모맥이 고쳐지고, 화극금의 역순인 구맥으로 돌아갑니다.

3. 구맥이 나와서 심소장을 영양하는 쓴맛으로 꾸준히 영양하면 구맥이 고쳐지고, 수극화의 반대 방향인 석맥으로 돌아갑니다.

4. 석맥이 나와서 신장 방광을 영양하는 짠맛으로 꾸준히 영양하면 석맥이 고쳐지고, 토극수의 반대 방향인 홍맥이 나옵니다.

5. 홍맥이 나와서 비위장을 영양하는 단맛으로 꾸준히 영양하면 홍맥은 없어지고, 다시 목극토의 역순(逆順)으로 현맥이 나옵니다.

이렇게 하면 간담도 좋아지고, 폐대장도 좋아지고, 심소장도 좋아지고, 신방광도 좋아지고, 비위장도 좋아지겠죠? 그러면 오장을 모두 건강하게 되돌려 놓은 셈입니다. 이 정도까지 맥이 다 돌아갔다면 이 사람은 환골탈태(換骨奪胎)를 한 겁니다.

이렇게 다 돌아가는데 딱 얼마나 걸린다고 말할 수 없고, 맥을 봐야만 알 수 있습니다. 현재 심장이 뛰고 있는 맥의 현실을 직시해서 맥과 체질대로 하면 됩니다. 맥도 안 보고 얼마나 걸릴지 추측하거나 무슨 병이라고 하는 건 안 되는 거예요.

그런데 스스로 치유하려는 생명력의 본성을 깨닫지 못하면 신맛으로 꾸준히 영양하여 간담이 실해지면 목극토 하여 비위장이 허(虛)해지는, 즉 병이 진행하는 방향으로 움직인다고 생각할 수도 있습니다. 그러나 장부를 건강하게 하는 과정은 병세(病勢)가 커져서 진행하는 것이 아니라 반대로 병을 이기고 회복하는 과정이라는 것을 직시해야 합니다.

여기서 회복(回復)이라는 것은 이전 상태로 다시 돌아가거나, 본래의 상태를 되찾는 것을 말합니다. 복원이라는 것은 본디 있던 것을 그대로 되살리는 걸 말하잖아요. 그런데 복원은 않고 엉뚱한 데로 간다? 그러면 병을 못 고치는 거죠. 예를 들어 병이 여기서부터 시작되어서 지금 요기까지 왔다면 그 왔던 곳으로 되돌아가야 병을 고쳤다고 말할 수 있습니다. 본래(本來)의 자리로 찾아가려면 온 길로 되돌아가는 것이 가장 빠릅니다.

이렇게 맥은 좋아하는 음식으로 하나씩 하나씩 상극의 역순으로 회복시켜가는 겁니다. 시간이 걸릴 뿐 꾸준히 실천하면 결국은 됩니다. 천리길도 한 걸음부터잖아요. 지금 그 한 걸음을 내딛는 사람은 궁극의 목적지인 건강회복이라는 지점에 도달할 것입니다.

현맥 6~7성인 사람이 꾸준히 노력하면 홍모맥이 나온다

지금 이 여사님은 아직도 현맥 6~7성이 나오고 있습니다. 신맛을 먹어서 현맥이 다 고쳐졌으면 모맥이 나와야 하는데 아직 현맥이 그대로 있기 때문에 계속 신 것을 드셔야 합니다. 현맥이 없어져야 비로소 간이 좋아졌다고 할 수 있습니다.

만약 이 상태에서 신 것을 안 먹으면 그 다음에는 위장이 망가져요. 그래도 지금 계속 신맛을 드시고 있기 때문에 간담을 튼튼하게 하는 과정에 계신 겁니다. 아직 병이 고쳐진 게 아니기 때문에 신 것을 꾸준히 드셔야 합니다.

질문 : 그럼 저는 원래 모맥이 나와야 한다는 건가요?

대답 : 그렇죠. 목화형 체질이니까 홍모맥이 체질맥입니다. 목형이라도 현맥 6~7성이 나오는 사람은 신맛을 많이 필요로 합니다. 이 여사님만 그런 게 아니라 현맥 6~7성이 나오는 사람은 신맛이 많이 필요해요. 처음에 생식원 오셨을 때 기억하시죠? 현맥이 인영에서 20배 정도로 벌떡거리던 그 당시에는 담즙이 말라 비틀어져서 물도 못 마실 정도로 소화력이 악화돼 있었습니다. 그래도 지금은 신맛을 많이 드셔서 밥도 먹고, 이것저것 먹어도 소화가 되는 상태로 호전되었습니다.

질문 : 지금 현맥 4~5성 이상인 사람이 신 것을 많이 먹는다고 해서 바로 목극토가 되는 건 아니죠?

대답 : 지금 간(肝)이 난리인데 신맛을 아무리 많이 먹는다 한들 당장은 안 되죠. 오랫동안 꾸준히 신맛을 먹어서 목극토 할 정도가 되면 간은 좋아진 것으로 볼 수 있습니다. 현맥이 없어지고 굵고 퍼진 홍모맥이 나와야 확실히 맥이 변한 겁니다. 그래야 살도 찌고.

질문 : 다해 선생님께서는 신맛을 많이 드시잖아요. 그러면 홍맥도 나올 수 있는 겁니까?

대답 : 목극토가 되면 나올 수 있습니다. 장부의 허실관계가 어느 정도 균형을 이룬 상태에서는 신맛을 많이 먹으면 목극토로 홍맥이 나올 수 있습니다. 그 정도가 되면 더 이상 신맛을 먹을 수가 없습니다. 신 것만 봐도 진저리가 쳐집니다. 생명은 우리들의 느낌이나 의식, 지식이나 관

념보다 더 상위(上位)에 있어요.

질문: 저는 현맥 인영 4~5성인데 꾸준히 노력하면 홍맥이 나오게 할 수 있습니까?

대답: 그럼요. 현맥 4~5성인 사람이 꾸준히 노력하여 홍맥이든, 모맥이든 나오면 좋아진 거예요. 반대로 아무 노력도 않고 가만히 있다가 현맥 4~5성에서 홍맥 4~5성으로 변하는 것은 병이 점점 커지는 겁니다.

그런데 이 여사님은 지금 체질에 맞춰서 생식하고, 운동하고, 효소하면서 이 공부도 하고 계시잖아요. 이렇게 하다가 현맥이 반대쪽인 홍맥이나 모맥으로 바뀌면 좋아졌다고 할 수 있는 겁니다.

질문: 저는 아침에 눈 뜨기가 힘들고 몸이 굳은 것 같아서 일어나기가 힘들거든요. 왜 그런 거죠?

대답: 4~5성이면서 석맥이나 현맥이 나오면 새벽이나 아침에 눈이 안 떠지고 몸이 되게 무겁습니다. 아침에 눈은 떴는데 못 일어나는 사람들 있죠? 현맥이나 석맥이 나오면 몸이 굳어서 천근만근입니다. 이런 사람이 낮에 양기(陽氣)를 받고 활동(活動)하여 운기(運氣)가 되면 저녁이나 밤에는 말똥말똥해져요. 그런데 새벽과 오전에는 몸이 찌뿌듯하죠. 반면 인영 촌구가 같고 체질맥이 나오는 사람들은 가뿐하게 일어납니다.

질문: 4~5성인 상태에서 현맥이 나왔다가 구맥이 나왔다가 할 수 있습니까?

답변: 그럴 수 있습니다. 현재 석맥 4~5성인 사람이 갑자기 만취할 정도로 폭음하면 화극금이 되어 모맥 4~5성이 나올 수 있습니다. 다르게 말하면 6장 6부 안에서 지금 현재 어떤 장부가 가장 허약하고 힘들어하는지를 보여주는 것이 바로 맥(脈)입니다.

그래서 4~5성 이상의 맥이 나오는 사람은 이미 반신불수의 병이 침범된 것이므로 지금부터라도 자신과 가족을 위해 건강관리에 신경을 써야 할 것입니다.

맥이 명확하지 않은 경우, 원형탈모증
여러분들이 가족들이나 지인들 맥을 보실 때 어떤 맥인지 정확히 판단하기 어려운 경우가 있을 수 있습니다. 그때는 모르겠다고 하지 마시고, 일단 그 사람이 수술한 곳이 있는지 혹은 지금 약을 복용하고 있는지를 확인해야 합니다. 이 시대에는 맥이 명확하지 않은 경우에 해당되는 사람들이 부지기수로 많다고 이전 강의 때도 말씀드렸습니다.

맥은 인영 촌구 네 개 밖에 없습니다. 그 네 개 중에서 일단 음양의 대소를 따져야 합니다. 그런데 우측 인영맥은 6~7성인데 좌측 인영맥은 4~5성이고, 또 좌우 촌구맥은 아주 작은 경우가 있을 수 있겠죠? 그러면 이런 건 도대체 무슨 맥이냐?

이럴 땐 네 개 중에서 제일 큰 맥을 찾아서 그 맥에 해당되는 것을 먹도록 해야 합니다. 4~5성 이상일 때는 무조건 맥대로 처방하고, 4~5성이 아닌 정경의 맥(1,2,3성)일 때는 무조건 체질대로 하라고 했죠? 4~5성이 아닌 것은 병이 아니니까 자기가 먹고 싶은 것을 먹으면 됩니다. 지금 여기서 공부하시는 분들은 이 여사님 말고는 거의 젊은 분들이기 때문에 4~5성이 있다고 해도 그리 오래되지 않았어요. 이런 건 얼마 안 되어 금방 조절이 가능합니다.

만약 어떤 사람이 석맥 4~5성이다. 이 맥이 다른 맥으로 바뀌려면 어떻게 해야 된다고 했죠? 일단은 짠맛을 꾸준히 먹어서 석맥이 작아지게 해야 합니다. 계속 짠 걸 먹어서 신장의 힘이 세지고 피가 맑아지면 4~5성이던 맥이 작아지게 되고, 나중에는 홍맥으로 바뀝니다.

큰 맥을 작아지게 했다는 것은 병의 세력을 다스려 놓았다는 말이잖아요. 맥이 커질수록 병은 커진 것이고, 맥이 작아지면 큰 병은 고친 겁니다. 즉 먼저 커진 맥을 작게 해야 맥이 변할 수 있습니다.

예를 들어 단단하고 걸쭉하고 바둑돌 같은 석맥이 4~5성으로 크게 나올 때는 얼굴이 시커멓게 되거나 머리카락이 곱슬곱슬해지고, 굵은 작대기 변이 나옵니다. 그런데 맥이 3성, 2성으로 작아지면서 신방광이 건강해지게 되면 머리카락에 윤기도 생기고 얼굴의 검은 기도 벗겨지고, 아픈 데도 없어지고, 변보기도 수월해지면서 점점 낫게 됩니다.

질문 : 원형탈모증은요?

대답 : 원형탈모증은 석맥과 구삼맥 증상입니다. 신장 방광과 심포 삼초가 약하면 생깁니다. 이럴 땐 일단 골고루에 짠맛과 떫은맛을 먹습니다.

명현반응은 과거의 병력을 해소하는 과정의 산물이다

질문 : 이렇게 맥이 작아지면서 병이 낫는 과정에서 명현반응이 나오잖아요. 그런데 이 명현반응은 반드시 나타나는 것인지, 아니면 사람에 따라서 반응 없이 그냥 지나갈 수도 있는 것인지 궁금합니다.

대답 : 명현반응도 천층만층으로 나옵니다. 과거에 내가 많이 아팠다면 그 아팠던 만큼 반응이 나와요. 크게 아픈 데가 없었다면 무기력증이 오거나 변이 계속 묽게 나오는 등 다양하게 나타납니다.

과거에 허리가 굉장히 아팠었다면 회복하는 과정에서 반드시 허리가 아픕니다. 짠 것 많이 먹고 허리 운동을 하면 병이 나을 때 단단하게 오그라든 세포가 연하게 펴져요. 그런데 그게 아무 통증이나 이상 없이 펴질 수가 없거든요.

허리가 안 좋은 사람이 영양하고 운동하면 오그라들고 제 기능이 떨어져 있던 허리의 세포 속으로 새로운 정기(精氣)가 들어가 활력(活力)을 만들어 변화를 일으키는데, 이때 변화를 일으키면서 잠재해 있던 묵은 기운과 냉기가 빠져나오면서 통증이 생기게 됩니다.

그러니까 큰 병이나 증상이 없었던 사람은 명현반응 없이 수월하게, 나도 모르게 맥이 좋아질 수 있어요. 반면 과거에 크게 다쳤다든지, 큰 병에 걸린 경험이 있다면 이러한 명현반응은 거의 예외 없이 나타납니다. 그래도 그 통증은 참을 수 있는 범위 안의 즐길 수 있을 정도의 강도입니다.

질문 : 그러면 육기 섭생법을 실천하는 과정에서 나타나는 통증이 명현반응인지 아닌지의 여부는 그 기간으로 판단하는 건가요?

대답 : 판단하는 기준은 맥입니다. 이럴 땐 맥의 변화가 생깁니다. 석맥인데 그 바둑돌처럼 딱딱했던 것이 좀 걸쭉해지고 완만해졌다면 이것도 변한 거죠? 그러면서 4~5성이던 석맥이 3성, 2성으로 점점 작아지는데 이렇게 맥이 작아질 때 통증이 생길 수 있습니다.

이렇게 몸에서 생기는 모든 정보가 업식(業識)으로 내재하고 있다가 회복하는 과정에서 튀어나오는 것이 바로 명현반응입니다. 자아(自我) 내면에 잠재하고 있던 과거의 병력 또는 업식을 해소하고 회복하는 것을 업장소멸이라고 해도 될 겁니다.

질문 : 그러면 반대로 작은 맥이 커지거나 걸쭉한 맥이 단단해질 때도 통증이 생기겠네요?

대답 : 그렇습니다. 아까와는 반대로 작은 맥이 커지면서 걸쭉하던 석맥이 더 단단한 바둑돌처럼 되었다면 신장의 병은 더 커진 겁니다. 이렇게 되면 혈관에 흐르는 피가 더 탁해지기 때문에 온 몸이 무거워지고 석맥의 제증상이 생기겠죠. 이렇게 병이 커질 때도 이런저런 고통이 수반됩니다.

질문 : 아이들이 태어날 때부터 피부병이나 기타 다른 이상한 병이 생기는 것은 어떻습니까?

대답 : 보편적으로 아이들에게 생기는 증상은 대개 정경의 증상입니다. 이것은 심포 삼초편의 임신, 출산, 육아, 소아과에서 상세하게 설명했으니 그것을 참고하시면 됩니다. 그런데 엄마 뱃속에서부터 잘못 만들어진 경우는 빨리 되는 것이 아니니까 서두르지 말고 아이가 20년 동안 성장하는 과정을 살펴 6장 6부를 영양하면서 조절해야 합니다.

그리고 젊은 사람들은 병이 생긴, 즉 전병(前病)의 역사가 짧잖아요. 또 10대 후반이나 20대 청년들은 생명력이 왕성할 때입니다. 그때는 무슨 병이 들어와도 왕성한 생명력으로 바로 바로 제압할 수 있습니다. 그래서 젊은 친구들은 맥이 금방 금방 변해요. 이 공부를 젊었을 때 해야 하는 이유가 바로 거기에 있습니다.

질문 : 저는 얼굴이 까만 것이 항상 스트레스였는데 이것도 해결할 수 있습니까? 어려서부터 깜씨라고 놀림을 많이 받았거든요.

대답 : 해결할 수 있습니다. 얼굴에 뭐가 나거나 시커먼 것도 생식하고 소금을 먹으면 그 검은 것이 벗겨지고 훤해집니다. 그런데 본인 얼굴에 까만 건 안 벗겨진다고 생각하죠? (예) 다 벗겨져요.

얼굴이 까만 건 어디가 안 좋은 거예요?

(신장 방광)

얼굴이 벌건 것은?

(심소장)

얼굴이 창백하면?

(폐대장)

그렇죠. 그것이 원인입니다. 그래서 얼굴이 까만 것도 짠 것을 많이 먹으면 됩니다. 실제로 깜씨였던 제 안해(아내)가 오랜 기간 골고루 생식과 소금을 주식처럼 먹었더니 얼굴이 환하고 아름답게 변했어요.

질문 : 간담이 허약하여 현맥이 나왔을 때 신맛을 먹어야 되잖아요. 그런데 쓴맛을 먹어서 화극금을 했을 때도 현맥이 고쳐집니까?

대답 : 예, 그럼요. 만약에 내가 먹을 게 쓴 것 밖에 없다면 쓴 걸 먹어도 현맥을 고칠 수 있습니다. 그래도 신 것을 먹어서 본질적으로 간을 영양해야 합니다. 화극금을 시키는 것은 결국 금극목 하는 것을 막으려고 하는 것이지 근본적으로 간을 튼튼하게 하는 건 아닙니다. 그래서 직접 간을 영양하는 것이 현실적으로 제일 빠릅니다. 그러면서 쓴 것을 먹어주면 더 좋겠죠.

그래서 현맥을 처방할 때는 신맛과 쓴맛을 같이 먹어야 한다고 하는 것이 원칙입니다. 어제 처방의 기준에 대해서 말씀드렸죠? 4~5성 이상일 때는 맥대로, 4~5성 미만일 때는 체질대로 하는 것이 기준(基準)이라고 여러 번 반복해서 말씀드렸습니다. 그리고 그 기준에서 주 증상 등을 참고하라고 했습니다. 말씀드린 대로 하시면 됩니다.

부정맥이 나올 때는 심포 삼초를 좋게 하는 것이 급선무다

질문 : 현맥이 나오면서 부정맥이 뛰는데요. 이럴 땐 부정맥을 고치는 것이 우선입니까? 아니면 현맥을 고치는 것이 우선입니까?

대답 : 그럴 때는 일단 심포 삼초를 좋게 해서 부정맥을 고치는 것이 급선무입니다. 그리고 신맛과 쓴맛으로 현맥을 다스리면 됩니다.

부정맥이 나올 때 생명이 가장 먼저 해야 되는 일이 뭐냐? 심장의 리듬을 찾는 겁니다. 생명의 입장에서는 일정한 리듬을 찾는 것이 가장 우선적으로 해야 되는 일이에요. 그래야만 다른 장기의 허실을 조절하기가 용이해집니다.

구맥이나 부정맥이 나오는 사람들은 심장이 힘들어지는 화태과의 해인 올해(2008년)가 가장 힘들었을 텐데 올해만 잘 넘기면 토불급의 해인 내년(2009년)에는 편해질 겁니다. 이런 분들은 심소장편에서 상세히 설명 드린 부정맥 고치는 방법을 그대로 따라서 하시면 됩니다. 그렇게 하면 내년 입춘이 지나면서 굉장히 좋아질 거예요.

질문 : 어린이가 부정맥이 나올 수 있나요? 일곱 살 먹은 아이인데 부정맥이 뛰는 것 같아서요.

대답 : 그럴 수 있습니다. 가끔 보면 심장에 구멍 난 애들도 있고, 심장판막에 문제가 생긴 애들도 있는데 그런 경우는 다 부정맥이나 대맥이 뛰고 있습니다. 심장이 박동(搏動)하여 피가 흐르는데, 판막 등 심장에 이상이 있다면 맥이 불규칙하게 뛸 수 있습니다. 협심증 같은 것도 필연적으로 부정맥이나 대맥이 나오게 되어 있어요.

좌우의 맥이 다르게 나오는 경우

질문 : 좌우의 맥이 각기 다르게 나오는 건 어째서 그런 건가요?

대답 : 그렇게 나오는 경우도 있습니다. 일단은 척추가 바르지 않거나, 한쪽은 경직되고 다른 쪽은 이완되어 좌우의 균형이 안 맞는 경우에 좌우 맥이 다르게 나올 수 있습니다.

우리 몸은 좌우에 경맥이 동일하게 있습니다. 예를 들어 좌측 방광경의 기혈 순환이 나쁘면 석맥, 우측 위경맥의 기혈 순환이 나쁘면 홍맥이 나올 수도 있습니다. 이때도 가장 큰 맥을 찾아서 큰 맥을 기준으로 처방하면 됩니다. 만약에 좌우 두 맥의 크기가 똑같다면 단맛과 짠맛을 같이 먹고, 좌측은 방광경, 우측은 위장경을 좋게 하는 운동을 더 해주면 되겠죠.

그리고 드물긴 하지만 좌우 인영 촌구 네 개의 맥이 전부 다르게 나오는 경우는, 네 장부의 허실의 질서가 잘 안 맞는 상태입니다. 이런 사람들은 괜히 몸이 찌뿌듯하고 무겁고 그래요. 몸 안의 생명력이 여기를 고칠지, 저기를 고칠지 명확하지 않은 상황입니다. 분명히 몸이 안 좋은데 어디가 아픈지 잘 몰라요. 이런 사람들은 마음도 종잡을 수 없습니다.

이럴 때도 우리는 네 개 중 제일 큰 맥을 찾아서 먼저 고치면 됩니다. 이때는 심포 삼초를 떫은맛으로 두 배 정도 영양하는 것이 좋습니다. 그리고 제일 큰 맥이 현맥이라면 골고루에 신 것, 홍맥이면 골고루에 단 것을 먹으면 나머지는 질서정연하게 자리를 잡게 됩니다. 한꺼번에 네 개의 맥을 다 고치려고 하지 말고 인영 촌구 중에서 가장 큰 맥을 찾는 것이 우선입니다.

단식과 생식의 차이점

질문 : 생식, 생식하지만 사실 먹기 힘들어요!

대답 : 생식은 약이 아니라 식사입니다. 그런데 병이 있다면 일단 눈 딱 감고 병부터 고쳐야겠죠. 이럴 땐 다른 건 일체 안 먹고 3개월이고 6개월이고 딱 생식만 하는 겁니다. 마른 사람이라고 해도 병을 고치려면 거기서 더 살이 빠져야 됩니다. 마른 사람도 병든 살과 탁기가 들어 있는 살이 다 빠져 나가야 돼요. 이 살덩어리가 다 병이잖아요. 이 살 속의 세포 속에 병이 다 스며들어 있는 겁니다.

몸에서 탁기를 빼낼 때 그놈만 쏙 빼낼 수 있으면 좋겠지만 그게 안 되거든요. 그 탁기도 지금은 나의 일부인데 그냥 나가려고 하겠습니까? 그래서 심포 삼초 생명력은 할 수 없이 내 살, 내 세포 속에 탁기를 담아서 살과 함께 빼내는 겁니다. 그렇게 하다가 더 빠져 나갈 것이 없을 정도가 되면 생명은 빠른 속도로 살을 복원합니다.

질문 : 단식하고는 뭐가 다릅니까?

대답 : 단식과는 전혀 다르죠. 단식은 그냥 굶는 겁니다. 단식도 반드

시 영양을 하면서 해야 되거든요. 생식만 먹으면 살이 빠지긴 하지만 저 근본적인 자리에서는 나쁜 기운을 빠지게 하면서 근기를 하나씩 하나씩 쌓아가고 있는 겁니다. 그러니까 일방적으로 굶는 단식과 생식은 내용이 다른 거죠.

질문 : 체내에 새로운 정기를 채우면서 탁기가 빠져 나간다는 말씀인가요?

대답 : 그렇죠. 우리는 소식을 하는 겁니다. 굶어서 뺀 사람과 생식으로 소식을 해서 뺀 사람은 나중에 기력이 회복될 때 상황이 다릅니다. 단식한 사람들은 나중에 보식할 때에 잘못하면 후유증이 생깁니다. 재수가 좋으면 굉장히 좋아지는데 잘못하면 손해예요. 그러니 우린 굶을 필요가 없습니다. 생명에 필요한 것을 먹어가면서 고치면 돼죠.

질문 : 선생님, 저는 허리 바로 위쪽 등에서 땀이 나는데 왜 그런 겁니까?

대답 : 위장이 약해서 그래요. 거기엔 12유혈인 위유, 비유가 있습니다. 위장과 비장이 허약하면 생명력을 순환시키기 위해서 그 부위에 가장 먼저 땀이 나게 됩니다. 생명 입장에서 보면 그 부분에 가장 먼저 열이 만들어져야 하잖아요. 질문은 여기까지만 받고 진도 나가겠습니다.

15낙맥(絡脈)의 병, 경맥, 낙맥, 손낙맥

이번 시간은 15낙맥의 병에 대해서 공부하겠습니다. 15낙맥의 병은 맥으로 나타나지 않습니다. 맥과는 관계가 없고, 맥에 큰 영향을 주지도 않습니다. 그리고 이 병은 체질분류법으로도 알 수 없습니다. 교재 빈 공간에 적으세요. 경맥은 인체의 종(縱)으로 흐르고, 낙맥은 인체의 횡(橫)으로 흐른다.

예를 들어 족궐음 간경맥을 보면 태돈, 행간, 태충, 중봉, 여구, 곡천을 지나 기문까지 이렇게 흐르는데, 그 경맥에서 뻗어 나와 세세하게 흐르는 작은 줄기 같은 것들이 있습니다. 이것이 바로 낙맥입니다. 일반적으로 우리가 알고 있는 경맥이 흐르는 유주선상(流注線上)은 그 경맥의 중심선(中心線)이 지나가는 길입니다. 즉 인체의 세로로 흐르는 이 경맥의 중심선을 경부, 호남, 중부, 서해안, 중앙고속도로라고 한다면 그 옆으로 잘게 흐르는 선은 1번, 3번, 7번, 39번 국도로 볼 수 있습니다.

또 간경맥의 태돈, 행간, 태충, 중봉, 여구, 곡천, 기문 이런 곳은 경혈이잖아요. 경맥을 고속도로나 주요 간선도로라고 한다면 이러한 혈자리들은 나들목에 비유할 수 있습니다. 그런 혈자리가 총 365개가 있습니다. 경맥은 6장 6부의 12경맥에 기경팔맥 중 독립적으로 존재하는 임맥과 독맥을 합해서 총 14개의 경맥이 있습니다.

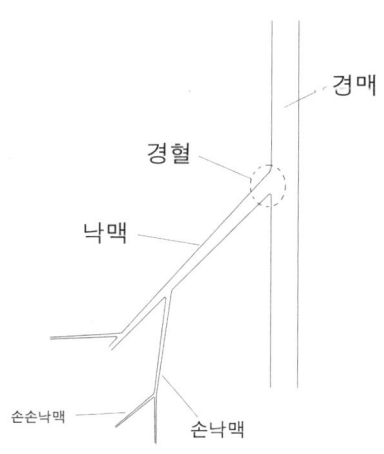

그림 경맥 (예 : 간경맥, 경맥은 고속도로, 혈자리는 나들목)

이러한 각 경맥에서 뻗어 나간 큰 낙맥 14개와 족태음비경의 대락혈인 대포혈을 포함하여 총 15개의 낙맥이 있습니다. 그러니까 낙맥은 일반 국도나 지방도 같은 거예요. 또 이 낙맥에서 미세한 줄기가 이어져 나가고, 그 이어져 나간 작은 낙맥에서 더 작은 낙맥이 연속적으로 뻗어 나오는 구조로 되어 있습니다.

이렇게 경맥에서 이어져 나간 것은 낙맥, 이 낙맥에서 다시 이어져 나간 것은 손낙맥(孫絡脈)이라고 하니까 이 손낙맥에서 다시 이어져 나간 것을 손손낙맥이라고 해야 할까요?

(비포장도로네요)

그렇죠. 저기 산골에 오두막집이 하나 있다면 그 사잇길까지 연결돼야죠. 그래야 우체국 아저씨도 거기까지 갈 수 있고, 택배도 갈 수 있잖아요. 우리 몸에는 이런 낙맥이 세포 하나하나까지 다 연결되어 있습니다. 몸속 저 깊은 곳까지 생명의 끈이 씨줄과 날줄로, 물샐틈없이 입체적으로 짜여져 있습니다.

탯집에서 태아가 만들어질 때 보면 먼저 어떤 끈(경락) 하나가 생깁니다. 이를 설계도(유전자 정보)에 따라 집을 만드는 시공자(相火氣)에 비유할 수 있습니다. 이 생명의 끈이 먼저 생기면 그 끈을 타고 혈관이 만들어집니다. 경락이 미세한 혈관을 이끌고 가는 거예요.

머리를 만든다면 일단 그 전체 설계도대로 담경, 소장경, 위경, 대장경, 방광경, 삼초경과 임맥과 독맥, 그리고 수많은 낙맥과 손낙맥이 완성되고, 그 완성된 경락의 끈을 따라 헤아릴 수 없을 정도로 많은 미세혈관이 만들어집니다. 그러면 머리통 전체(뇌세포와 五官 그리고 六體)를 만들기 위해서 엄청난 양의 피가 그곳으로 갈 수 있겠죠.

손가락을 만들 때도 마찬가지입니다. 먼저 열 두 개의 경락이 좌우로 뻗어나가고, 그에 따라 수많은 낙맥이 뻗어 나갑니다. 그러면 혈관이 그 낙맥을 따라 가면서 살도 만들고, 뼈도 만들고, 근육도 만들어 가는 거예요.

이 혈관을 거기까지 끌고 가는 생명의 힘은 MRI나 엑스레이로는 나타나지 않습니다. 제 아무리 정밀한 장비라도 사진 상에는 세포만 찍힙니다. 인간의 눈과 C/T, 초음파로는 뼈, 근육, 혈관이나 힘줄과 같은 물질만 찍힐 뿐 그 물질을 있게 한 생명력(相火氣)의 근원은 나타나지 않습니다. 그렇지만 분명히 존재하죠.

그 생명의 힘이 종으로 흐르는 큰 선이 경맥, 횡으로 흐르는 선이 낙맥입니다. 이 경맥(經脈)과 낙맥(絡脈)을 줄여서 경락(經絡)이라고 합니다. 경락 마사지라는 말도 있죠? 인체에는 12정경의 병과 기경팔맥의 병 외에도 15개의 중요한 낙맥이 있는데, 여기에 병이 생기는 것을 15낙맥의 병이라고 합니다.

이 낙맥에 병이 드는 것은 상당히 희귀한 경우입니다. 갑자기 귀머거리가 되었다거나, 벙어리가 됐다. 갑자기 앉은뱅이가 됐다. 갑자기 미친 사람이 됐다. 이런 것들은 대개 낙맥에 병이 들어선 경우입니다.

이건 장부의 허실과는 거의 무관하므로 진맥이나 체질분류 같은 다른 방법으로는 원인을 알 수 없습니다. 이때는 15낙맥의 혈을 살펴서 허(凹)한지, 실(凸)한지 확인해야 합니다. 낙맥의 병은 희한한 병이라 섭생, 운동, 호흡 수련으로도 잘 안 되고, 침으로도 잘 안 돼요. 그러면 어떻게 해야 되느냐? 15낙맥의 병은 뜸으로 다스린다.

여기 손목을 보면 폐경 상에 열결이라는 혈자리가 있습니다. 손으로 직접 혈자리를 만져서 실(凸)한지, 허(凹)한지를 따지는 겁니다. 그 혈자리가 움푹(凹) 들어가면 허(虛)한 것이고, 그 자리가 뭉쳐서 팥알만 한 것이 나왔다(凸)면 실(實)한 것입니다. 허(虛)할 때는 보(補)를 하고, 실(實)할 때는 사(瀉)를 합니다.

뜸으로 하는 보법(補法)은 살갗을 태우지 않고 따뜻하게 두세 장을 뜹니다. 처음에는 한두 장으로 시작해서 점차 두세 장으로 늘립니다. 뜸을 뜨면 쑥이 타면서 그 온기가 안으로 들어가요. 하루 이틀만에는 안 되고, 느긋하게 두세 달 정도는 해야 합니다. 그렇게 오랜 기간 뜸을 떠서 온기가 들어가면 기운이 소통되어 움푹 들어갔던 혈자리가 솟아 평평해집니다. 다 솟아오르면 움푹 들어가 막혀서 생겼던 병이 다 고쳐지는 거예요. 어떤 뜸 법이든 살갗에 화상을 입히면 사법, 화상(火傷)을 입히지 않게 하면 보법입니다.

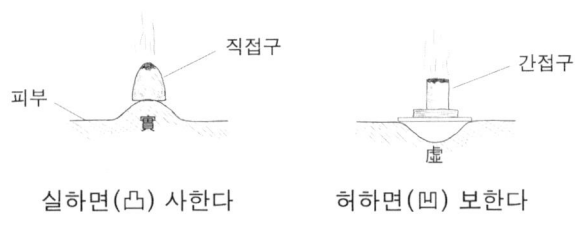

그림 뜸 법에서의 보법과 사법

사법(瀉法)은 팥알만 하게 뭉친 혈자리에 뜸 스무 장 가량을 태웁니다. 뜸을 뜰 때는 뜸 받침판을 떼야 합니다. 똑 하면 떼어지죠? 받침을 떼어 낸 뜸 몸통을 뭉친 혈자리에 올려놓고 불을 붙이면 이 뜸이 타 들어가면서 혈자리에 화상을 입힙니다. 그러면 이 강력한 열기로 딱딱하게 뭉쳐있던 임파가 타서 녹으면 막혔던 기운이 곧바로 소통됩니다. 소통만 잘 되면 하루 이틀 만에도 고쳐질 수 있어요.

뜸을 올려놓고 연속해서 태울 때 처음에는 엄청 아픕니다. 그래도 계속 그 자리에 불을 붙여서 20장까지 뜹니다. 뜸을 한 번에 그 정도 태우면 살타는 냄새가 납니다. 처음에는 물집도 생겨서 물집 터지는 소리가 나기도 합니다.

처음 2~3일은 아프지만 그 이후부터는 적응이 되어 살이 타도 아프지 않습니다. 이 사법은 보름이든, 한 달이든 뭉친 것이 다 타서 없어질 때까지 합니다. 얼마나 걸리건 뭉친 것이 타서 녹아 없어지면 병은 고쳐진 거예요.

질문: 보를 빨리 하기 위해서 상처가 나지 않도록 하루에 10장 가량 하면 어떻습니까?

대답: 상처가 나지 않더라도 너무 과다하게 열이 가면 오히려 사가 될 수 있습니다. 그러니까 느긋하게 하루에 두 방 정도만 해야 합니다. 뜸은 시중에서 파는 음양 뜸으로 하면 됩니다. 사법은 하루에 스무 장 정도가 좋습니다. 그렇게 해야 임파가 뭉쳐서 막힌 혈자리를 뚫을 수 있어요. 그러면 그 자리가 타서 동전만 한 화상(火傷)이 생깁니다.

그러면 15낙맥의 병을 한번 살펴봅시다.

1. 열결(列缺). 열결혈은 폐경상의 촌구맥을 보는 태연혈 바로 옆, 손목에 있습니다. 열결이 실(實)하면 수예가 온다. 즉 손이 저리고 뜨겁습니다. 괜히 손이 마비가 오는 것처럼 저려요. 이때는 실증이니까 사법을 씁니다.

열결이 허(虛)하면 괜히 하품이 계속 나온다든지, 기지개를 켜게 된다든지, 소변이 저절로 나온다든지 합니다. 움직이거나 앉았다가 일어날 때 소변이 찔끔 나오는 사람들 있죠? 할아버지, 할머니들 중에 움직이다가 오줌에 젖어서 냄새나는 분들 있잖아요. 또는 깔깔거리면서 웃을 때 오줌이 저절로 찔끔찔끔 나옵니다.

젊은 사람들 중에서도 버스 타려고 뛰다가 오줌이 저절로 나오거나, 웃을 때 찔끔찔끔 나오는 이들이 있는데 이건 다른 방법으로는 잘 고쳐지지 않습니다. 이럴 땐 열결을 살펴서 움푹 들어가 있으면 보법을 시행하여 효과를 볼 수 있습니다.

질문: 혹시 요실금을 말씀하시는 건가요?

대답 : 요실금 하고는 달라요. 요실금은 석맥과 구삼맥으로 오는 병이므로 골고루에 짠맛과 떫은맛을 먹으면 됩니다. 그런데 이 15낙맥의 열결의 병은 뜸을 떠야 효과를 봅니다.

2. 공손(公孫). 공손혈은 족태음비경상에 있습니다. 공손은 제1중족골, 즉 발의 아치 부분 가운데 쏙 들어가는 지점에 있어요. 여기가 움푹 들어갔다면 허(虛)한 것이고, 뭐가 도돌도돌 딱딱한 게 있다면 실(實)한 겁니다.

공손혈이 실(實)하면 장중절통(腸中切痛). 창자가 끊어지는 것처럼 아픕니다. 갑자기 배가 끊어진다고 그래요. 너무 아파서 움직이질 못 합니다. 이때는 공손을 사(瀉)합니다.

공손혈이 허(虛)하면 고창병(鼓脹病)이 오고, 기(氣)가 역지(逆止)하면 곽란(癨亂)이 온다. 이때는 보(補)를 합니다. 고창병은 북처럼 배가 불러 오는 것으로, 복수가 차는 걸 말합니다.

초목을 소금에 절이는 것은 제독하여 중화시키는 것이다, 15낙맥의 병

옛날에는 기근이 오거나 흉년이 들면 사람들이 초근목피(草根木皮)로 연명하는 경우가 많았습니다. 먹을 게 없으니 소나무 껍질을 벗겨 먹고, 풀뿌리를 뜯어 먹어요. 문제는 소금에 절여 제독을 한 뒤에 먹어야 하는데 제독(除毒)이 안 된 걸 그냥 먹는다는 겁니다.

이런 거친 초목이 체내에 들어오면 비장은 백혈구를 만들어서 제독을 합니다. 그런데 허구 헌 날 제독이 안 된 풀죽만 먹으니까 나중엔 생명이 감당을 못해서 배가 북처럼 부풀어 올라요. 식량이 부족한 아프리카 같은 곳 아이들을 보면 몸은 빼빼 말랐는데 배는 이렇게 나온 경우가 많죠. 그게 바로 고창병(鼓脹病)입니다.

그러면 풀 속에 들어 있는 풀독, 텁텁하고 쓴맛, 이런 사나운 독성을 어떻게 제독하느냐? 바로 소금에 절이는 겁니다. 배추김치 담글 때 소금에 절이죠? 그래야 독성이 부드러워지고 소화 발효가 잘 될 수 있는 조건이 만들어집니다.

옛날 고려조, 조선조 때 기근이 들어서 가난한 사람들이 유리걸식하게 되면 나라에서 구휼미(救恤米)말고도 구황염이라는 것을 줬습니다. 관아에서 가난한 백성들에게 소금을 나눠준 거예요. 먹을 게 없어서 유리걸식하고 초근목피로 연명하다 보면 고창병이 생겨서 배가 터져 죽잖아요. 그래서 나라에서 구황염(救荒鹽)을 줬던 겁니다.

다시 공손으로 돌아옵니다. 공손이 허하면 복수가 차고, 기(氣)가 역지(逆止)하면 곽란(癨亂)이 일어난다. 여기에서 기가 역지(逆止)한다는 것은 냉기가 머물러 있거나 거꾸로 역상하는 것을 말합니다. 이런 경우 일단 공손혈을 살펴서 움푹 들어가 있다면 뜸으로 보(補)해야 합니다. 이런 건 그냥 놔두면 며칠 만에 죽기도 해요.

뜸 재료는 대부분 쑥으로 만듭니다. 장마철 전에 채취해서 그늘에 뽀송뽀송하게 잘 말린 쑥을 비벼서 가루를 낸 뒤 그 놈을 뭉치면 쑥뜸이 되는 거예요.

3. 통리(通里). 통리혈은 수소음심경맥상에 있습니다. 주먹을 쥐고 손목을 구부려 보면 새끼손가락에서 오는 심줄이 있어요. 심줄 안쪽으로 흐르는 건 심경맥, 바깥쪽으로 흐르는 건 소장경맥입니다. 통리혈은 손목의 신문혈과 팔꿈치의 소해 사이에 있는데, 손목의 신문혈에서 1치 정도의 위치에 있습니다.

통리혈이 실(實)하면 가슴이 치밀어 오르고, 허(虛)하면 말을 할 수 없다. 실하면 뭔가 아래에서 위로 치밀어 오른다는 얘깁니다. 그러니 사람이 살 수가 없어요. 이때는 사법을 씁니다.

반대로 통리혈이 허(虛)하면 말을 할 수 없습니다. 갑자기 말을 못

해서 벙어리가 되는 거예요. 이때는 하루에 2방 가량 보를 합니다. 심장이 충격을 받아서 확 놀라면 놀란 그 기운이 혀를 굳게 만듭니다.

이렇게 통리가 허해져서 갑자기 말문을 닫았다. 이럴 땐 어떤 처방을 해도 잘 안 듣지만, 통리에 뜸으로 보하면 효과를 봅니다. 혹시 주변 사람 중에 이런 경우가 있다면 통리혈을 살펴 움푹 들어갔는지 확인하고 하루에 2~3장씩 따뜻하게 보(報)해 줍니다. 그러면 점차 기운이 소통되어 말을 하게 됩니다.

이밖에 말을 제대로 못하는 경우가 몇 가지 있습니다. 비위장이 허약해서 홍맥이면 혀뿌리인 설근이 굳어서 말을 못합니다. 또 심소장이 허약하여 구맥일 때는 말을 더듬고, 신장 방광이 허약하여 석맥 4~5성일 때는 귀에 이상이 생겨 잘 들리지 않아 말을 못합니다.

4. 내관(內關). 내관혈은 수궐음심포경에 있습니다. 손목 정 중앙의 태릉혈과 팔꿈치의 곡택혈 사이에 있고, 태릉혈에서 6분의 1지점, 2치 정도에 있습니다. 주먹을 쥐고 앞으로 구부리면 심줄이 있죠? 그 심줄 가운데에 있습니다. 새끼손가락에는 심소장 경맥이 지나가고, 심포경은 가운데 손가락에서 노궁으로 지나가죠? 폐경은 엄지손가락이니까 당연히 촌구맥 보는 쪽을 지나갑니다.

내관혈이 실(實)하면 심통(心痛). 마음이 아프고, 가슴에 통증이 있다는 뜻입니다. '나는 그 생각만 하면 마음이 아파서 살 수가 없어요', '가슴이 쿡쿡 찌르는 것 같아요' 이렇게 얘기합니다. 또 어떤 사람은 가슴을 칼로 후벼 파는 것 같다고 그래요. 이때는 뜸으로 사합니다.

그리고 내관혈이 허(虛)하면 두강(頭强). 이건 머리가 무겁고, 뻣뻣해진다는 얘깁니다. 머리가 아프고, 항상 머리가 무거워서 살 수가 없다는 사람들 있죠? 이건 MRI 찍어도 안 나오고, 정신과 상담해도 잘 안 돼요. 이럴 땐 내관을 보면 됩니다.

5. 지정(支正). 지정혈은 수태양소장경에 있습니다. 소장경이니까 바깥 팔뚝 쪽에 있어요. 소해혈과 양곡혈 사이의 2분의 1지점에서 약간 아래쪽에 있습니다. 어떤 사람은 여기에 무슨 구슬 매달아 놓은 것처럼 팥알만한 알갱이들이 쭉 있더라고요.

이 지정혈에 팥알 같은 게 있어서 실(實)하면 골근(骨筋)이 해이(解弛)하고 팔목이 늘어집니다. 뼈와 근육이 해이해졌다는 얘기예요. 이렇게 되면 긴장이 풀리고 늘어져 기력을 찾지 못합니다.

지정혈이 움푹(凹) 들어가 허(虛)하면 사마귀가 나타난다. 이때는 보법을 씁니다. 아래 팔뚝에 소장경맥을 타고 물 사마귀가 생기는 경우가 있는데 이럴 땐 제일 큰 왕사마귀에 뜸을 떠서 뿌리까지 태우면 나머지는 저절로 해결됩니다. 그리고 율무를 생식하면 사마귀가 없어집니다.

저도 이 지정을 다스려 본 적이 있습니다. 예전에 회원 한 분이 이 자리에 병이 나서 오셨는데, 손목의 뼈와 근육이 아래로 늘어져 힘을 못 쓰는 거예요. 멀쩡하던 분이 갑자기 그렇게 된 겁니다.

이 분이 말도 멀쩡하게 하시고 다른 곳은 전혀 이상이 없는데, 오로지 팔목 밑이 딱 늘어져서 움직이질 못하는 거예요. 참 희한하죠? 맥만 봐서는 모르겠고, 증상도 없고, 침으로도 안 되고, 꼬집어 뜯어도 감각이 없어서 이게 뭔가 하고 고민하다가 번뜩 생각나는 게 있었습니다. 현성 선생님께서 "체질로도, 맥으로도 모르고, 뭔지 모를 때는 15낙맥을 봐라" 그러셨거든요. 그 말씀이 언뜻 떠오르는 겁니다.

책을 펴고 15낙맥 편을 찾아보니 아니나 다를까 지금 공부하는 이 대목이 나와요. 그래서 그 자리에서 바로 지정혈을 살펴봤더니 역시 그곳에 단단하게 뭉친 것이 밤톨만 하게 있습니다. 또 소장경맥을 타고 꼬들꼬들 구슬 같은 것들이 여러 개 있는 거예요.

그래서 거기다가 뜸뜨는 자리를 표시하고, 집에 가셔서 매일 20장씩 뜸을 뜨라고 일러드렸어요. 그 말대로 그 분이 집에서 뜸을 뜨기 시작했습니다. 뜸을 그 정도로 뜨면 살이 이만큼 움푹 파입니다. 지금도 그 어르신은 당시 뜸뜬 자리에 동전만한 흉터가 있어요. 뜸을 뜨면 살이 타는 냄새도 나고 그래요. 말이 스무 장이지 살을 벌겋게 태우는데 그게 쉽겠습니까?

계속해서 그렇게 하루에 스무 장씩, 22일 정도 태우다가 결국 손목 늘어진 것이 회복되어 오셨습니다. 그런데 아직 근육과 인대의 회복이 덜 되어 손가락은 마음대로 안 되더라고요. 그걸 완전히 회복하는데 한 2년 정도 걸렸습니다. 그것도 본인이 직접 뜸을 떠서 고친 거예요. '누구든지 공부만 하면 자기 병을 자기가 고칠 수 있다'는 것이 자연의 원리의 가르침 중에서도 핵심입니다.

6. 편역(偏歷). 편역혈은 수양명대장경 상에 있습니다. 위치는 팔꿈치를 구부리는 부분에 있는 곡지혈과 손목의 양계혈 사이에 있고, 양계혈에서 4분의 1지점에 있습니다. 이 자리를 만져보면 대개 뭉친 것이 있는데 이런 부분은 엄지손으로 비벼서 풀어줘야 합니다.

편역이 실(實)하면 귀가 먹거나 귀가 잘 안 들릴 수 있습니다. 갑자기 귀 먹은 사람들 있잖아요. 그럴 땐 편역을 살펴보면 됩니다. 이때는 사법을 씁니다.

석맥 4~5성이면 귀에 이상이 생길 수 있다고 했습니다. 이때는 짠맛과 떫은맛을 먹어야 하고, 석맥 4~5성이 아닌데도 귀가 안 들릴 때는 편역을 살펴야 합니다.

편역이 허(虛)하면 이가 차고 시리고, 흉격마비가 옵니다. 가슴이 마비되는 것 같다거나 답답하고 굳어지는 것 같다고 합니다. 이때는 보법(補法)을 쓰면 됩니다.

7. 외관(外關). 외관혈은 수소양삼초경 상에 있습니다. 위치는 팔꿈

치 끝과 손목의 양지혈 사이에서 양지로부터 6분의 1지점, 2치쯤 되는 곳에 있습니다. 내관의 반대쪽이죠?

외관이 실(實)하면 팔꿈치가 당깁니다. 자꾸 팔꿈치가 당겨서 아프다고 합니다. 이때는 사(瀉)를 합니다.

외관이 허(虛)하면 일어서지를 못합니다. 이럴 땐 하루에 두 세장씩 보합니다.

15낙맥은 손에서 보면 하완 중간 위쪽에는 없어요. 열결, 편역, 내관, 외관, 지정, 통리는 주로 팔목부분에 있습니다. 그리고 발과 다리에는 공손과 임읍, 발목의 태종이 있고, 하퇴(정강이)부 아래의 경맥이 꼬부라지는 부분에 있는 광명, 비양, 풍륭혈이 있습니다.

8. 비양(飛陽). 비양혈은 족태양방광경 상에 있습니다. 위치는 무릎 뒤 위양혈과 발목의 곤륜혈 사이의 중간에서 1치 정도 밑에 있습니다.

비양은 장딴지 뒤쪽에 있어요. 비양과 광명 자리가 너무 차고, 이 부위가 떨어져 나가는 것처럼 아주 시린 사람들은 그 부분이 따뜻해지도록 긴 양말이나 토시 같은 것으로 보온을 해주면 좋습니다.

비양이 실(實)하면 코가 막히고, 두배통(頭背痛)이 온다. 두배통은 머리와 등짝이 아프다는 거죠. 이때는 사법을 씁니다.

비양이 허(虛)하면 코피가 잘 난다고 적혀 있습니다. 까닭 없이 코피가 주룩주룩 나는 사람들이 있어요. 대개 인영맥이 크고 모맥이나 구맥이 나오면 코피가 잘 납니다. 그런데 맥을 고치고 인영맥을 작게 했는데도 코피가 계속 난다면 비양혈을 살펴봐야 합니다. 이곳 역시 허하면 뜸으로 보(補)를 합니다.

대체로 인영맥이 큰 경우에 코피가 잘 나는데 거기엔 그만한 까닭이 있습니다. 인영맥이 크면 머리에 압력을 많이 받게 됩니다. 그런데 이 압력이 더 커져서 뇌혈관이 터지면 큰일 나잖아요. 그래서 생명은 그 압력을 완화시키도록 보다 안전한 곳을 통해 코피를 터트리는 겁니다. 이런 사람들은 평상시에 들숨을 길게 호흡을 하거나 하체운동을 많이 해서 머리 쪽으로 압력이 너무 올라가지 않도록 해야 합니다.

질문 : 아이들이 코피 흘리는 것은요?

대답 : 애들은 구맥인 경우에 혈관이 약해져 코피를 많이 흘릴 수 있고, 폐가 약하고 모맥이면 코가 약해져 그럴 수 있어요. 폐병이면 각혈을 하잖아요. 그런데 모맥, 구맥도 아니면서 코피가 자주 난다면 비양을 살펴 거기에 MT를 붙이거나 뜸으로 보(補)를 하면 좋습니다.

9. 광명(光明). 광명혈은 족소양담경 상에 있습니다. 위치는 무릎 측면의 돌기인 비골두와 복사뼈(외과첨) 사이의 3분의 1지점에 있습니다. 복사뼈 정점에서 상방 5치, 장딴지 측면에 있습니다.

광명이 실(實)하면 궐역(厥逆)한다고 돼 있습니다. 궐역이라는 것은 냉기(冷氣)가 아래에서 위로 막 치솟아 역상(逆上)하는 것을 말합니다. 이때는 사법을 씁니다.

광명이 허(虛)하면 앉은뱅이가 된다고 적혀 있습니다. 이때는 보법을 씁니다. 외관이허해서 일어서지 못하는 것과 비슷하죠? 앉은뱅이는 중한 환자인데, 만약 광명이 병나서 그런 것이라면 뜸으로도 나을 수 있을 겁니다.

10. 풍륭(豊隆). 풍륭혈은 족양명위경 상에 있습니다. 위치는 하퇴부 전면(前面)에 흐르는 위경맥에서 무릎의 독비혈과 발목의 해계혈 사이의 중간 지점에 있습니다. 정확히는 중간의 조구혈에서 외측으로 1치 정도 되는 곳에 있어요.

풍륭이 실(實)하면 전광한다고 돼 있습니다. 즉 미쳐서 날뛴다. 이때는 사를 합니다. 옛날에 시골에는 그런 사람들이 꽤 있었습니다. 비만 오면 소 잃어버린 사람처럼 궁시렁거리고 돌아다녀요. 이런 병은 보통 그 원인도 모르고, 고칠 수도 없다고 합니다. 그런데 만약에 그 사람이 우리 가족이라면 그냥 놔둘 수 없잖아요. 이럴 때 우리는 풍륭이라는 혈자리를 살펴서 실제로 실(凸)하다면 사(瀉)를 하고, 허(凹)하면 보(補)를 하면 됩니다.

풍륭이 허(虛)하면 기력이 빠져서 발을 옮기지 못하고 정강이가 나른하며, 기역(氣逆)하면 후비졸음(喉痺卒瘖)한다. 이는 기가 역류하고, 목구멍이 막혀서 말이 안 나온다는 뜻입니다. 이때는 보법을 씁니다.

11. 태종(太鐘). 태종혈은 대종(大鐘)이라고도 하며 족소음신장경 상에 있습니다. 위치는 안쪽 복사뼈(내과정점) 높이의 태계혈에서 바로 0.5치 밑에 있습니다. 발목의 아킬레스건 내측과 뒤꿈치 뼈(종골)가 교차하는 지점의 움푹 들어가는 곳을 말합니다.

태종이 실(實)하면 소변불통이라고 돼 있습니다. 즉 소변이 안 나온다. 이때는 사법을 씁니다. 병원에 가보면 수술 후 오줌이 안 나와 호스를 껴서 받아내는 사람들 있죠? 그게 소변불통이라서 그런 거예요. 이럴 때 우리는 어떻게 하면 되느냐? 태종에 콩알처럼 뭔가 뭉친 것이 있다면 그 부분을 1시간 정도만 비벼줘도 소변이 소통됩니다. 소변만 소통이 되면 그냥 퇴원할 사람인데, 오줌이 안 나오니까 방광에 구멍을 뚫어서 소변을 빼내는 것이거든요.

또 오줌소태나 요실금일 때도 태종혈을 누르면 되게 아파합니다. 그래서 이럴 때도 이 혈자리에 MT를 붙여준다거나, 지압, 뜸을 해주면 소변 관계가 상당히 쉬워집니다.

태종이 허(虛)하면 요통, 허리가 아프다. 이때는 짠맛을 먹고 뜸으로 보를 해줍니다. 이 시대는 허리에 문제가 있는 사람이 부지기수로 많습니다. 이는 발목에 있는 태종혈과도 상당한 관련이 있습니다. 특히 발목 부분에는 신장경과 방광경의 혈자리가 밀집해 있어 발목 운동으로 생명

기운이 잘 소통되도록 하는 것이 중요합니다.

12. 여구(蠡溝). 여구혈은 족궐음간경 상에 있습니다. 위치는 무릎 밑 경골내측과 안쪽 복사뼈 사이에 있고, 복사뼈(내과정점)에서 대략 상방으로 3분의 1지점의 아래쪽에 있습니다. 그러니까 복사뼈 정점에서 5치 위를 말하는 겁니다.

여구혈이 실(實)하면 음경(陰莖)이 늘어진다고 돼 있죠? 이때는 사법을 씁니다. 고개 숙인 남자들은 이 여구를 살펴보고 실(凸)하여 뭉친 것이 있다면 뜸을 태워(瀉) 그 기능을 회복시킬 수 있습니다. 또 성욕이 너무 강한 남녀는 이 여구혈에 보법을 쓰면 정력이 뚝 떨어집니다.

여구혈이 허(虛)하면 음부가 가려워지고, 고환이 붓고, 토산 불알이 일어난다고 돼 있습니다. 이때는 보법을 씁니다. 사타구니가 가려워 긁는 사람들이 꽤 많습니다. 현맥이 나와도 음부소양증이 생길 수 있는데 이때는 신맛을 먹고, 만약에 현맥이 아닌데도 생식기 소양증(가려움증)이 있다면 여구혈을 봅니다. 또 남자들 고환이 퉁퉁 붓는 것도 뜸으로 보하면 됩니다.

13. 회음(會陰). 회음혈은 기경팔맥 중 하나인 임맥 상에 있습니다. 위치는 생식기와 항문 사이의 회음건(會陰腱) 중심에서 후방에 있습니다.

회음이 실(實)하면 복피통(腹皮痛), 즉 뱃가죽이 아프다고 돼 있습니다. 뱃가죽이 찌르는 것처럼 아프다거나, 찢어지는 것처럼 아프다는 사람들이 있습니다. 이때는 사를 합니다.

회음이 허(虛)하면 복피소양, 즉 뱃가죽이 가렵다는 뜻입니다. 뱃가죽이 너무 가려워서 세게 긁다가 거죽이 마치 소가죽처럼 된 사람도 있습니다. 이때는 뜸을 보법으로 떠야 합니다. 그런데 이 회음은 뜸을 뜨기가 어렵습니다. 뜸으로 인한 화상이 생겼을 경우에도 문제가 될 수 있습니다.

『황제내경』「영추」의 경맥편을 보면 뱃가죽이 아프거나 심하게 가려울 때는 임맥(任脈)의 구미(鳩尾)혈에 뜸을 뜬다는 내용이 있습니다. 그래서 이때는 회음혈보다는 회음혈의 보조혈인 구미혈에 뜸을 뜨는 것이 보다 현실적인 방법이라고 할 수 있겠습니다.

구미혈은 명치와 배꼽 사이에 있는데, 명치에서 8분의 1지점에 있습니다. 더 정확히는 심장의 모혈인 거궐과 명치의 중간에 있습니다.

14. 장강(長强). 장강혈은 기경팔맥인 독맥 상에 있습니다. 위치는 꼬리뼈와 항문 사이, 좀 더 정확히는 꼬리뼈 앞 끝에 있습니다.

취혈에는 두 가지 방법이 있습니다. 첫 번째는 무릎을 꿇고 머리를 바닥에 댄 뒤 엉덩이를 들어 올린 상태에서 꼬리뼈와 항문의 중간 지점에서 취혈하는 방법입니다. 또 다른 방법으로는 척추를 세우고 바르게 앉아서 손가락으로 꼬리뼈가 들어가는 끝 부분을 취혈할 수도 있습니다.

장강이 실(實)하면 척추강(脊椎强)이 온다고 적혀 있습니다. 척추가 굳는 것을 말합니다. 이때는 사법을 씁니다.

장강이 허(虛)하면 두중(頭重), 즉 머리가 무거운 것을 말합니다. 이때는 보법을 씁니다. 장강혈에 뜸뜨는 것도 보통 일이 아니죠?

15. 대포(大包). 대포혈은 족태음비경 상에 있습니다. 위치는 겨드랑이 중심부에서 수직으로 내려가는 선(액와선)상에서 제6 늑골과 제7 늑골 사이에 있습니다. 대포혈을 찾아서 누르면 대개 심한 압통이 생깁니다.

대포혈이 실(實)하면 전신통(全身痛)이 온다고 돼 있습니다. 온 전신이 다 아픈 것을 말합니다. 특히 살찐 사람들은 여기를 누르면 거의 다 아픕니다. 이때는 사법을 씁니다.

대포혈이 허(虛)하면 백절(百節)이 풀어진다고 적혀 있습니다. 이것은 모든 관절이 풀어진 것을 말합니다. 자신의 의지와는 관계없이 팔다리가 이리저리 막 늘어지고 풀어지는 겁니다. 이때는 보법을 씁니다.

이렇게 해서 15낙맥의 병, 교재 34쪽 하단에 나오는 체질대로 허실을 처방하는 정경의 병과 맥대로 처방하는 기경팔맥의 병까지 모두 설명했습니다.

장부를 절단하는 수술을 하지 않았고, 사맥(死脈)만 아니라면 체질과 맥대로 음식, 운동, 호흡, 온도조절, 천기 등의 육기섭생법을 처방하고 실천하여 자기 스스로 병을 고칠 수 있습니다. 또한 특이한 경우인 15낙의 병까지도 뜸으로 보법과 사법을 써서 고칠 수 있기 때문에 이를 바르게 이해하고 행한다면 의통자(醫通者)에 한발 더 다가서게 될 것입니다.

다음 주는 가을의 숙살지기인 금기(金氣), 즉 폐대장에 대해서 공부합니다. 굵고, 넓고, 짧고, 퍼져 있는 모맥의 모든 것에 대해서 공부합니다. 일주일 동안 여러분들은 숙제로 다섯 명 이상 맥을 보시고, 지금까지 공부한 교재를 세 번씩 읽도록 하세요. 긴 시간 수고하셨습니다. 감사합니다.

찾아보기

【 ㄱ 】

가습기 / 93
가을철 자연의 금기운 / 179
가장 중요한 궁합 / 319
가정 / 327
가화(家和) / 341
각 장부와 대기의 관계 / 92
각설(覺說)이 타령 / 120
간경맥의 유혈 / 259
간경의 모혈 / 254
간담을 튼튼하게 하는 운동 / 379
간유(肝兪) / 259
간질 / 211, 215
갑상선 항진증 / 237
개기름 / 188
개벽(開闢) / 253
개운(開運) / 273
개천문명(開天文明) / 308
거궐(巨闕) / 253
거지(巨智) / 120
건강의 기준 / 310
건강회복 / 398
겨울철 자연의 수기운 / 178
경기(驚氣) / 63
경락(經絡) / 411
경맥 / 408, 409
경맥 운동 / 381

경맥 주행상의 통증 / 121
경문(京門) / 254
계절에 따른 천지기운 / 175
계절의 순환 / 177
고관절 괴사증 / 389
고기로 영양 / 246
고창병(鼓脹病) / 414
고혈압 환자 / 171
곡식자루 / 282
공(空) / 302
공기(空氣) / 173
공손(公孫) / 277, 414
공손혈이 실(實)하면 / 414
공손혈이 허(虛)하면 / 414
과부가 되는 궁합 / 333
곽란 / 282
관원(關元) / 255
광명(光明) / 420
교맥의 병 / 233
교육(敎育) / 112
구궁팔괘침법 / 293
구맥 인영 4~5성 / 231
구삼맥 / 149
구삼맥 4~5성 / 234
구삼맥 비만(물만 먹어도 살찌는 비만) / 158
구삼맥으로 인한 위장병 / 202

구안와사 / 124, 186, 352
구취 / 188
구황염(救荒鹽) / 415
구휼미(救恤米) / 415
국 문화 / 183
군사조직 / 270
궁합(宮合) / 316, 318
궐역(厥逆) / 420
귀에 이상 / 418
금기자위기야(金氣者圍氣也) / 52
금생수(金生水)의 원리 / 49
금생수의 원리 / 51
금형 / 240
금형 남자는 목형 여자 / 327
금형 여자가 목형 남자 / 330
급소 / 255
급체(急滯) / 282
기경(奇經)의 병(病) / 237
기경팔맥 침법, MT법 정리 / 307
기경팔맥을 다스리는 침법 / 98
기경팔맥의 병과 사해의 병 / 230
기경팔맥의 음양 관계 / 305
기도 / 204
기마자세 / 373
기문(期門) / 254
기절(氣節) / 310
기혈(氣血) / 311
김일부 선생 / 314
김장 / 89
끈(경락) / 410

【 ㄴ 】
나쁜인 사람(惡人) / 345

낙맥 / 408
난자(卵子) / 58
남자 목형은 토형 여자 / 325
남자가 여자를 克하는 관계 / 321
남자가 여자를 극하는 궁합 / 325
남자가 여자를 생하는 관계 / 320
남존여비 사상 / 121
낮과 밤을 가르는 기준 / 227
내관(內關) / 416
내년(來年) / 27
내복약 / 194
내일(來日) / 28, 30
냄새 / 88
냉기 / 162
농경시대 / 288
눈 안에서의 오행 / 267
늘 / 28
능(能) / 57

【 ㄷ 】
단내(타는 냄새) / 87
단맛 / 171
단맛을 먹었을 때의 오장의 허실 / 296
단식 / 407
단식과 생식의 차이점 / 407
담경의 모혈 / 254
담경의 유혈 / 259
담경의 합혈 / 250
담유(膽兪) / 259
담즙 / 195
당뇨병 / 186, 211
대맥과 충맥 / 281
대맥의 병 / 230

대소(大小) / 209
대장경의 모혈 / 255
대장경의 유혈 / 261
대장유(大腸腧) / 261
대장의 합혈 / 250
대퇴부 / 142
대포(大包)혈 / 277, 423
대포혈이 실(實)하면 / 423
대포혈이 허(虛)하면 / 423
독맥(督脈) / 144
독맥의 병 / 231
동충하초(冬蟲夏草) / 362
동치미 국물 / 233
두강(頭强) / 416
두배통(頭背痛) / 419
두유(頭維)혈 / 278
두전증 / 182
두중(頭重) / 423
뒤꿈치 갈라지는 것 / 174
등골이 오싹하고 무서운 것 / 149
디스크 수술 / 263
딸기코 / 188
딸꾹질 / 87, 249

【ㄹ】
루터나 칼뱅 / 37
루프스 / 216, 237
류머티스 / 212, 237
링거액(생리식염수) / 171

【ㅁ】
마무리 운동 / 378
마스크 / 211
마음 / 274

마음이 나오는 본처(本處) / 58
만병의 근원 / 215
만사(萬事) / 32
만사지(萬事知) 문명 / 111
말을 제대로 못하는 경우 / 416
맛(五味) / 397
매운맛 / 199
맥 / 234, 398, 401
맥 위장병 / 199
맥으로 인한 증상 변화 / 211
맥이 고쳐지는 순서 / 395
맥이 나오는 위장병 / 195
맥이 명확하지 않은 경우 / 237, 401
맥이 정경인 1~3성일 때 / 238
먹거리 / 397
멍 / 189
면역력과 저항력 / 180
면황 / 190
명현반응 / 402
모(募) / 251
모맥 촌구 4~5성 / 233
모맥이 나오는 폐암 / 359
목간(目間) / 265
목극토(木克土) / 155
목기의 작용 / 45
목생화 / 41
목형 / 238
몸에서 나는 냄새 / 87
몸의 특정 부위에 살이 찌는 것 / 142
몸이 차서 오는 비만 / 162
몸이 찬 사람 / 283
무균실 / 174
무례(無禮) / 47

무릎에 물이 차는 것 / 349
무산증 / 195
무선악(無善惡) / 342
묵은 기 / 209
문자(文字) / 61
미간(眉間) / 265
미생물 / 210
미친병 같은 정신질환 / 211

【ㅂ】
바다(水氣) / 223
반신불수의 병 / 354
발 모양(발가락에서의 종시혈) / 247
발병(發病) / 139, 354
발톱 / 138
발효 / 178, 222
발효열 / 210
밤참(야식) / 155
방광경 / 165
방광유(膀胱兪) / 261
방광의 모혈 / 255
방광의 합혈 / 250
방위(方位) / 41
배고파도 못 먹을 때 / 201
백년해로 하는 궁합 / 325
백년해로(百年偕老) / 321, 329
백절(百節)이 풀어진다 / 423
백혈병 / 189
뱃속이 차면 / 147
버금 아(亞) / 343
버티기 운동 / 373
병 / 67
병기(病氣) / 394

병맥(病脈) / 139
병맥이 작아서 생기는 증상 / 238
병명치료 / 359
병의 진행 방향 / 392
보(補) / 187
보디빌딩 / 243
보법(補法) / 98, 287, 289
보사(補瀉)의 본질 / 287
보온재 / 262
복강경 수술 / 162
복명(腹鳴) / 123
복수 / 415
복습(復習) / 113
복심(腹心) / 59
복원 / 398
복피소양 / 422
복피통(腹皮痛) / 422
본 운동 / 378
본성(本性) / 70, 148
봄철 자연의 목기운 / 178
부(浮) / 209
부럼 / 89
부부 궁합 / 319
부완삭(浮緩數) / 210
부정맥 / 405
부증불감(不增不減) / 286
부침(浮沈) / 208
불임 / 316
불임수술에 의한 비만 / 162
비경 / 278
비린내나 매운내 / 87
비만(4~5성 이상)의 종류 / 163
비만의 원인과 해결 방법 / 152, 154

비만의 첫 번째 원인 / 153
비만증 / 124
비양(飛陽) / 419
비염 / 383
비위장을 영양하는 음식 / 363, 365
비위장을 튼튼하게 하는 운동 / 366
비위장이 건강할 때의 성격 / 70
비위장이 허약할 때의 정신적 증상 / 80
비유(脾兪) / 260
비유와 위유 / 122
비장경의 모혈 / 254
비장경의 유혈 / 260
비주(鼻柱) / 265
비틀기 운동 / 373
빈혈 / 388
뽀빠이 팔뚝 / 143
뽕나무 / 362
뿌리 / 224

【 ㅅ 】

사(瀉) / 187
사(死) / 29
사(瀉)와 보(補) / 290
사관침 / 290
사관침법 / 98
사기(邪氣) / 396
사람 / 311, 319
사람 얼굴 모양 / 101
사람의 기운 / 73
사마귀 / 417
사망(死亡) / 29
사맥(死脈) / 139, 395
사법(瀉法) / 98, 287, 289, 412

사상(四象) / 39
사상의학 / 97
사지와 관절 / 267
사해(四海)의 병(病) / 206, 237, 292
삭(數) / 209
산과다증일 때 / 181, 197, 198
산소 호흡기 / 173
살 빼는 확실한 방법 / 124
삼음교(三陰交) / 277
삼초경의 모혈 / 255
삼초경의 유혈 / 260
삼초부의 합혈 / 251
삽(澁) / 210
상거허 / 250, 281
상치통 / 180
상하(上下) 운동 / 372
상화기(相火氣) / 111
상화기(相火氣)의 작용 / 57
상화힝과 표준형의 처방 / 245
새벽형 인간 / 308
색에 대한 반응 / 384
색채요법 / 245
생각의 차원 / 70
생리식염수(소금물) / 171
생리통 / 277
생명 / 399
생명력 / 96, 284
생명력(相火氣)의 근원 / 411
생명력의 근본 / 256
생명물질 / 290
생명본위 / 234
생명의 본성 / 396
생명의 속도 / 313

생명의 순리 / 359
생명이 박동하는 정상적인 속도 / 313
생명이 진화하는 과정 / 223
생명체 / 242
생명탄생의 과정 / 303
생사(生死)의 근원(根源) / 69
생사거래(生死去來) / 28
생식 / 407
생식기 / 322
생식기 소양증(가려움증) / 422
서양의학의 위장병 처방 / 194
서양의학이 병(病)을 보는 관점 / 125
석맥 / 224, 310
석맥 4~5성 / 233
석맥 변비 / 99
석맥 위장병(배고파도 못 먹는 사람) / 200
석맥이 나오는 위장병 / 200
석문(石問) / 255
석삼극무진본(析三極無盡本) / 107
선(善) / 343
설계도(유전자 정보) / 410
설근 / 64, 185
성장통 / 215
성질 / 70
세포 / 109
세포 창조와 육기(六氣)의 작용 / 109
소(素) / 172
소강절 선생 / 312
소금(素金) / 172, 223, 415
소금(水氣) / 315
소변불통 / 421
소식 / 65, 408

소염제 / 194
소우주 / 224
소장경의 유혈 / 261
소장의 모혈 / 255
소장의 합혈 / 250
소재 / 223
소화액 / 222
소화제 / 194
소화제 설명서 / 196
속쓰림 / 181
속이 거북하거나 체했을 때 / 280
속자서발(速刺徐拔) / 208
손 모양(손가락에서의 종시혈) / 248
손낙맥(孫絡脈) / 410
손에서 진물이 나거나 갈라지는 이유 / 25
손톱 / 137
수기(水氣) / 224, 226, 315
수기의 작용 / 53
수레(車) / 270
수생목(水生木) / 171
수술 후의 맥과 영양하는 법 / 131
수습(修習) / 113
수승한 에너지 / 224
수영 / 375
수예 / 413
수전증, 두전증 / 182, 211
수축과 팽창 / 302
수형 / 241
수화(水火)의 균형 / 144
순발력(빨리) 있게 하는 운동 / 369
순소금 / 222
술이부작(述而不作) / 148

숨 / 173, 271
숭늉 / 285
쉰내나 노린내 / 87
슈퍼 바이러스 / 226
스테로이드 / 217
스트레스성 비만 / 160
슬냉, 슬통 / 122
습(習) / 112
습관(習慣) / 112
시간 / 27, 31, 227
시간을 나누는 기준점 / 229
시간을 잘 쓰는 법 / 27
시공자(相火氣) / 410
시조(時調) / 206
시종(始終) / 27
식도 / 204
식욕이 항진 / 189
신궐(神闕=배꼽) / 256
신장 방광을 튼튼하게 하는 운동 / 385
신장경의 모혈 / 254
신장경의 유혈 / 260
실(實) / 207
실습(實習) / 113
심장경의 유혈 / 258
심소장을 튼튼하게 하는 운동 / 380
심장의 모혈 / 253
심통(心痛) / 416
심포 삼초 / 252
심포 삼초 상화기(相火氣) / 57
심포 삼초 생명력 / 108
심포 삼초가 건강할 때 / 149
심포 삼초를 튼튼하게 하는 운동 / 387
심포경의 유혈 / 258

심포유(心包腧, 궐음유厥陰腧) / 258
심포장의 모혈 / 252
15낙맥 / 277, 419
15낙맥의 병 / 408, 411
12경맥의 종시혈(終始穴) / 246
12모혈(募穴) / 251, 252
12유혈(腧血) / 256, 257
십이처(十二處) / 58
십지혈(十指穴) / 246
쓴맛 나는 먹거리 / 178
씨종자 / 315

【 ㅇ 】
아래 잇몸 / 180
아토피 / 225
악(惡) / 343
안면 찰색 진단법 / 266
안면마비 / 352
앉은뱅이 / 420
알레르기 비염 / 383
알코올 중독자 / 183
암 / 182
암내 / 87
앞이마 / 278
애기 / 388
애처가 / 320
약수터 / 285
양(陽) 체질 / 147
양(陽)의 시간대 / 227, 229
양경(陽經)맥 / 287
양교맥의 병 / 233
양릉천 / 250
양유맥의 병 / 234

어혈(瘀血) / 26
억음존양(抑陰存養) / 121
언어장애 / 64
얼~ 씨구(氏求) / 119
얼굴과 몸의 체질이 다른 경우 / 339
엄지손톱 / 137
엄처 / 323
업(業) / 32
업식(業識) / 403
업장소멸 / 403
에고 / 284
엑스레이 / 373
MT 보법 / 291, 292
여구혈이 실(實)하면 / 422
여구혈이 허(虛)하면 / 422
여름철 자연의 화기운 / 178
여성들의 역할 / 121
여자 목형이 남자 토형 / 329
여자 화형이 남자 금형 / 330
여자가 과부가 되는 궁합 / 321
여자가 남자를 극하는 관계 / 322
여자가 남자를 극하는 궁합 / 329
여자가 남자를 생하는 관계 / 324
여태(厲兌) / 281
역지(逆止) / 415
연골(디스크) / 263
연습(練習) / 113
열(熱) / 208, 374
열결(列缺) / 413
열결이 실(實)하면 / 413
열결이 허(虛)하면 / 413
열기(熱氣) / 93, 179
열매 / 224

염전 / 224
염증 / 204, 350
염화나트륨(NaCl) / 172
엽록소 / 108
영계 / 34
영향혈 / 382
예 / (禮)47
예습(豫習) / 113
예절 / 47
오(子午), 묘유(卯酉) 시간대 / 228
오계맥(五季脈)의 상(像)과
　원리(原理) / 69
오늘 / 28
오시(午時) / 229
오음계 / 54
오줌소태나 요실금 / 421
오행 상극도 중 화극금과 수극화
　도(圖) / 226
오행(木火土金水)의 기운 / 297
오행의 기운에서 음양기운 / 56
오행체질의 대소 / 105
완전한 것 / 78
완전한 자연인 / 309
왕년(往年) / 26
왕소금 / 193
외관이 실(實)하면 / 419
외관이 허(虛)하면 / 419
요실금 / 414
요통 / 263, 421
우리(宇理) / 111
우리말에 담긴 시간의 의미 / 27
우주 자연에서의 6차원은
　상화기(相火氣) / 77

우주의 시간 단위 / 314
운(運) / 269, 270
운기조식(運氣調息) / 271
운동 / 243
운동 시간의 설계 / 378
운동 시간의 예시 / 377
운동(運動) / 273
운동을 하지 않으면 절대 고칠 수
  없는 병 / 211
운동의 3대 원칙 / 368
운동의 기준 / 366
운동하는 요령(방법) / 371
운명(運命) / 273
운신(運身) / 274
운행(運行) / 270
울혈(鬱血) / 26
원(圓)운동, 돌리는 운동 / 372
원리(原理) / 300
원방각 / 101
원생 세포 / 107
원수(原水) / 224
원운동 / 368
원형탈모증 / 402
원효대사 / 120
원효대사의 '자루 없는 도끼' / 115
위경련 / 283
위경맥 / 280, 281
위경의 합혈 / 250
위궤양 / 181
위무력 / 186
위산 / 197
위암 / 182
위양혈 / 251

위염 / 197
위장 / 184
위장경의 유혈 / 260
위장병의 종류 / 193, 203
위장의 모형 / 122, 253
위장이 안 좋은 사람 / 295
위중혈 / 250
위하수 / 186
윗잇몸 / 180
유년기 / 388
유동기, 적, 취 / 174
유맥의 병 / 234
유방암 / 268
유연하게 하는 운동 / 367
유침 / 290
유해한 각종 식품첨가제 / 252
유혈(俞穴) / 122
육(育) / 112
육경(六境) / 58
육근(六根) / 58
육기(六氣) / 111
육기섭생법 / 424
육장 6부를 열나게 하는 음식 / 360
육장육부의 음양허실을 조절하는
  침법 / 98
육합혈(六合穴) / 249
윤여성세(閏餘成歲) / 313
율려조양(律呂調陽) / 302
은백(隱白) / 275
음(陰) 체질 / 147
음(陰)의 시간대 / 227
음경(陰經)맥 / 287
음경(陰莖)이 늘어진다 / 422

찾아보기 433

음교맥의 병 / 233
음기의 시간대 / 229
음양(陰陽) / 205
음양오행 / 303
음양을 조절 / 130
음양을 조절하는 침법 / 98
음양의 궁합 / 317
음양의 기운 / 45
음양이 합덕(合德) / 319
음유맥의 병 / 234
의자(醫者) / 242
의처증, 의부증 / 82
의학 상식이라는 것들의 이면 / 131
이레사 / 357, 359
인내천(人乃天) 사상 / 314
인당 / 265
인력(引力)작용 / 50
인물(人物)에서의 격물치지 / 70
인영(人迎)혈 / 280
인영맥을 보는 자리 / 280
인의예지신(仁義禮智信) / 148
인의예지신의 오덕(五德) / 58
인중 / 265
인체 / 261
인턴 / 113
일(事) / 32
일기(一氣) / 58
일반 소금224
일시무시일(一始無始一) / 107
일월(日月) / 254
일적십거무궤화삼 / 58, 108, 223
임기응변 / 242
임맥과 독맥 / 282

임맥의 병 / 233
임신 / 316
임파 / 269
입과 입술에 이상 / 124

【 ㅈ 】

자궁 / 316
자석테이프 보법 / 98
자습(自習) / 113
자시(子時) / 229
자식 농사 / 316
자연에서의 1차원은 토기(土氣) / 73
자연에서의 2차원은 금기(金氣) / 74
자연에서의 4차원은 목기 / 76
자연에서의 5차원은 화기 / 77
자연에서의 수기는 3차원 / 75
자연의 기운 / 73
자연의 도(道) / 322
자연의 원리 / 301
잔중(또는 단중, 전중) / 252
잠 안 오는 사람233
잠을 많이 자도 피로가 안 풀리는 이유 / 23
잠재능력 / 78
장강이 실(實)하면 / 423
장강이 허(虛)하면 / 423
장명(腸鳴) / 123
장문(章門) / 254
장부와 마음의 상관관계 / 145
장중절통(腸中切痛) / 414
장하기인 자연의 토기운 / 178
재채기 / 87
저항물질 / 290

저혈압 / 214
적 / 174
적성과 재능 / 318
전 관절 / 277
전광한다 / 420
전두통 / 123, 279
전례 / 37
전병(前病)의 역사 / 404
전신운동 / 160
전신통(全身痛) / 277, 423
전통 체조 / 376
전후(前後)로 하는 운동 / 372
절 운동 / 160
절대 피해야 될 궁합 / 329
접질리거나 다칠 때 / 25
젓갈을 담글 때 / 193
정경(正經)의 병(病) / 237
정관 수술 / 162
정기(精氣) / 403
정기신(精氣神) / 341
정역 / 314
정자(精子) / 58
제독(除毒) / 414
제산제 / 198
제왕절개 / 162
제철 음식 / 88
조식(調息)법 / 271
족 1,2지 부자유 / 123
족삼리(足三里) / 250, 280
족양명위경 / 279
족태음비경 / 276
종교개혁 / 36
종합 항생제 / 217

좋은 습관 / 114
좌우(左右) 운동 / 372
주거문화 / 184
죽염 / 223
죽음(死)의 의미 / 29
준비 운동 / 378
중극(中極) / 255
중병 / 139
중부(中府) / 251
중완(中脘) / 122, 253
중통인사(中通人事) / 316
중풍 / 352
중화작용(中和作用) / 397
증상 / 243
지(遲) / 209
지각판 / 50
지구 어머니 / 302
지구 자전 / 303
지금 / 27
지삭(遲數) / 209
지정혈에 팥알 같은 게 있어서
  실(實)하면 / 417
지정혈이 움푹(凹) 들어가
  허(虛)하면 / 417
지혜(智慧) / 55
직선운동 / 368
직업(職業) / 32, 317
진리(眞理)와 교리(敎理) / 72
진선미 / 343
진통제 / 194, 236
짠내, 썩은내, 고린내, 쩐내 / 88
짠맛 / 171

【ㅊ】

착한 사람(善人) / 344
참(眞)된 이치 / 272
참나(眞我)인 심포 삼초 / 111
처방의 기준 / 229, 405
처방의 기준(4~5성 이상일 때) / 235
척추강(脊椎强) / 423
천기(天氣) / 34
천식 환자 / 211
천지와 생명 탄생의 과정 / 107
천지지도(天地之道) / 207
천지합덕(天地合德) / 397
천천히 하는 운동 / 369
천추(天樞) / 255
체관 / 224
체온 / 193
체지방 / 262
체질과 맥 / 310
체질대로 처방 / 238
체질별 비만(1~3성) / 167
체질별 살 빼는 방법 / 165
체했을 때 / 122, 248
초근목피(草根木皮) / 414
최고의 개운(開運)법 / 273
최고의 선(善) / 272
최고의 아름다움(美) / 272
최수운 선생 / 314
충맥(衝脈) / 44
충맥의 병 / 233
충맥의 통혈 / 277
충맥이 병나면 / 282
충맥이 병났을 때 / 292
충양(衝陽) / 281

취 / 174
치루 / 356
치매 / 215
치질 / 355
친구나 동업자 같은 궁합 / 336
침 / 195, 289
침(沈) / 209
침범(侵犯) / 354
침법 / 98, 290
침술 / 290
침완(沈緩) / 210
침을 찌르는 방향(方向) / 289

【ㅋ】

카페인 / 232
칼로리(열량) / 170
커피 / 232
코끝 / 265
코피 / 419
크리스탈 / 223

【ㅌ】

탈춤 / 376
태교 / 62
태아 / 410
태양과 지구의 공전 궤도 / 176
태종(太鐘) / 421
토 기운 / 39
토극수(土克水) / 201
토기에 해당하는 장부 / 44
토기의 속성 / 39
토기의 작용 / 48
토사 / 282

토형 / 239
토형 남자는 수형 여자 / 326
토형 여자가 수형 남자 / 330
토형 체질 / 192
토형의 본성(本性) / 70
토형의 특징 / 192
통리(通里) / 66, 415
통증 / 236
통혈 / 277
트림 / 87

【 ㅍ 】
파자 / 30
편식 / 241
편역(偏歷) / 418
평천하 / 341
폐 수축과 확장(폐암) 사진
　영상도 / 358
폐 획징증 / 358, 359
폐경맥의 모혈 / 251
폐경맥의 유혈 / 258
폐암 / 357, 358
폐대장을 튼튼하게 하는 운동 / 382
폐유(肺腧) / 258
표리(表裏) / 177
표준처방 / 194
표층토, 지표층, 암반층, 수맥층 / 50
품성 / 288
품앗이 / 213
풍류(風流) / 33
풍륭(豊隆) / 420, 421
풍수(風水) / 33
프로테스탄트 / 36

피 / 25
피부 / 225
피아(彼我) / 216

【 ㅎ 】
하거허 / 250
하늘기운 / 179
하추교역기 / 315
하치통 / 180
학습(學習) / 113
한(寒) / 208
한글 전용을 주장하는 것 / 61
한기(寒氣) / 179
한기, 추위 / 93
한동석 선생 / 315, 316
한숨 / 87
한열 관계 / 216
한열 조절 / 131
한열(寒熱) / 207
함(鹹) / 226
합(合) / 318
합곡의 보조혈 / 281
항상 / 28
항생제 / 194
행주좌와어묵동정(行住坐臥
　語默動靜) / 256
향기(香氣) / 383
허(虛) / 207
허기(虛氣) / 311
허리 돌리기 / 263
허실(虛實) / 130, 207
허파 / 262
헤모글로빈 / 108

헬리코박터균 / 193
현대 과학 / 373
현대의학 / 301, 373
현맥 간질 / 215
현맥 위장병 / 196
현맥 인영 4~5성 / 195, 230, 231
현맥(弦脈) / 69
현맥이 나오는 폐암 / 359
현맥일 때 가장 편안하고 안전한
  장부는 비위장 / 392
현성 선생님 / 78, 212, 307, 363
현성의 자연의 원리 / 92, 97
현재(現在) / 27
형이하학 / 303
호언장담 / 81
호흡 / 272
홍맥 / 45
홍맥 간질 / 215
홍맥 비만 / 155
홍맥 위장병 / 196
홍맥 인영 6~7성 / 292
홍맥 증상 / 81
홍맥 촌구 4~5성 / 233, 277
홍맥의 변화 / 205
홍맥이 나오는 원인 / 155
홍맥이 나오는 진짜 위장병 / 197
홍맥이 나올 때 2차 처방 / 299
홍맥이 나올 때의 육체적 증상 / 150
홍맥이 나올 때의 처방 / 293
홍익인간 / 213
화기(火氣)의 준동 / 225
화기의 작용 / 46
화기자산야(火氣者散也) / 47

화랑도 / 121
화병 / 143
화학기호 / 172
화학적 생명물질 / 88
화형 / 239
화형 남자는 금형 여자 / 325
환(還) / 271
환골탈태(換骨奪胎) / 397
환부역조(換父易祖) / 172
환절기의 기운 / 179
활(滑) / 210
활기(活氣) / 213
활력(活力) / 403
활인(活人) / 213
황제내경침법 / 98, 291
황토소금 / 223
회복(回復) / 398
회음(會陰) / 422
효소 / 178, 210
후두통 / 248
후비졸음(喉痺卒音) / 421
후중 / 24
훈민정음을 창제 / 92
흉격마비 / 418
힘 세지게 하는 운동 / 367

【 책 】
『우주변화의 원리』 / 315
『의방류취』 / 67
『참전계경』 / 33, 55, 148
『천부경』 / 58, 108
『파자비결』 / 30
『황극경세서』 / 312